經 絡 圖 解

린윈꾸이 蘭云桂

중국 산동의 린칭(臨淸)에서 1930년 출생했다. 1953년 중국 위생부 침구과(鍼灸科)를 졸업했다. 복건(福建) 성(省)위원회 외래진료부 및 인민의원 침구과, 중의연구소 경락 침구기공연구실, 복건중의학원 침구연구센터에서 부주임 · 주임 · 주임의사 등을 역임했다. 화교대학(華僑大學) 중의과 교수로 복건성 과학기술발전계획수립에 참여했으며 성(省) 과학협회 위원, 위생부 의학과학위원회 위원, 성(省) 중의학회 상임이사, 성(省) 침구학회 회장, 중국 침구학회 상임이사, 전국 경락연구회 부주임, 국제 침구의사 능력심사위원회 위원, 홍콩 침구의사학회 고문, 〈복건중의약(福建中醫藥)〉 편집위원회 부주임, 〈복건의약(福建醫藥)〉 편집위원, 〈중국침구잡지(中國鍼灸雜誌)〉 편집위원으로 활동했다.

저서로는 《경락도해(經絡圖解)》《침법구법도해(鍼法灸法圖解)》《중국경락문헌통감(中國經絡文獻通鑒)》 등이 있다.

논문 〈10,378명(각종 병환자 및 건강인 포함)의 혈위전저항(穴位電抵抗) 연구〉에서 혈위의 진단가치를 발견하여 위생부의 의약기술혁명선봉금상을 수상했고, 〈인체 십사경 아래의 전저항선로(電抵抗線路)〉로 발양조국의학성적우수상을 수상했다.

이 두 논문은 이미 진단 및 경락연구의 지표로 쓰이고 있다. 또한 〈십사경감전선로연구(十四經感傳線路研究)〉에서는 독창성이 인정되어 위생부의 과학기술성과 2등상을 수상했다. 《경락도해》에서 열 항의 새로운 내용을 기술하여 성(省) 과학기술성과 1등상을 수상했으며, 本書인 수정본은 제2회 세계전통의학대회 우수상을 차지했다. 〈사봉혈치료부적(四縫穴治療府積)의 메커니즘 연구〉로는 성(省) 자연과학우수상을 수상했다. 이 밖에도 총 78편의 논문을 발표했다.

經 絡 圖 解

藺云桂 著 孫仁喆·李汶鎬 編譯

청홍

손인철 孫仁喆

원광대학교 한의과대학 및 동대학원 졸업(한의학박사)
경락경혈학회 회장, 대한한의학회 부회장
대한한의사회 중앙대의원 역임
현재 기초한의학발전특별위원회 위원
현재 한방건강TV 이사
현재 원불교 수위단원
현재 원광대학교 한의과대학 교수(경혈학)

■ 주요논저

"침자극이 혈액상에 미치는 영향"
"관원혈 애구가 고혈압백서의 혈압에 미치는 영향"
"경기(經氣)연구"
"한국침구동인제작과정 연구"
"단전(丹田)과 하복부혈의 상관성 연구"
"한국 침구 경혈학의 특징과 현황"
《침구학》《알기쉬운 경혈학》《경혈 안마학》
《족혈 안마요법》《경혈학실습서》《이것이 웰빙건강이다》
《경혈해부도해》《몸건강 마음건강》《도해 경혈학》 등 다수.

이문호 李汶鎬

원광대학교 한의과대학 및 동대학원 졸업(한의학박사)
대전대학교 한의과대학 부속 한방병원 침구학 교수, 세명대학교 한의과대학 침구학 교수,
포천중문의과대학교 교수, 강남차한방병원 침구과 수석과장 역임.
현재 경락경혈학회 감사
현재 원광대학교 한의과대학 외래교수
현재 강남제일한의원 원장

■ 주요논저

"사상체질분류에 객관성 부여를 위한 시도(試圖)"
"도시·농촌 남녀고등학교 3학년 학생을 중심으로 사상체질·신체체격 및 신체형태지수에 관한 비교 조사연구"
"사상체질유형과 체격 및 신체형태지수와의 비교연구"
"금연침(禁煙鍼) 치료에 대한 임상적 고찰"
"요골신경마비(橈骨神經麻痺)의 침구치료에 관한 문헌적 고찰"
"육미지황탕(六味地黃湯) 및 팔미지황탕(八味地黃湯)의 약침이 신장기능에 미치는 영향"
"이명(耳鳴)의 이침선혈법(耳鍼選穴法)에 대한 연구"
"약침요법의 소개 및 문제점 고찰"
《약침요법(藥鍼療法)》 등 다수.

한의과대학에서 침구학을 지도하면서도 항상 부족함을 느끼는 부분은 임상적인 기술보다는 경락 · 경혈 자체에 대한 보다 근본적인 이해와 접근이었습니다.

경혈학에 대한 보다 근본적인 이해가 없는 상태에서는 "장님 코끼리 만지는 격"이라는 생각을 임상현장에서 항상 절실히 느꼈기 때문입니다. 그래서 시간이 있을 때마다 경혈학 자료를 수시로 연구하지만 책마다 차이가 있어 명확하면서도 확실하게 참고할 자료가 거의 없었습니다. 또한 국내 및 외국 자료는 대부분 과거의 자료들을 취합하여 재편집한 것이 대부분인지라 나의 고민들을 근본적으로 해결해 주지 못했습니다. 그러던 중에 우연히 중국 복건과학기술출판사에서 발행한 蘭云桂 박사님의 《經絡圖解》를 입수하게 되었습니다.

이 책을 입수하고 나는 한의과대학을 막 입학한 학생시절에 조헌영 선생님의 《통속한의학원론》을 밤새 읽고 받았던 충격과 한의학의 미래에 대한 설렘을 다시 경험하게 되었습니다. 그때 이 책이 나 혼자 보기에는 너무 아까운 책이라고 생각되어 하루라도 빨리 한국어로 번역해 국내 여러 독자들에게 接할 기회를 주어야겠다고 결심하게 되었습니다. 또한 독자 여러분들이 한 단계 향상된 임상적 접근에 미력이나마 보탬이 되었으면 하는 간절한 마음으로 내 작은 노력들은 시작되었습니다.

이 책의 특징은 지금까지 경락의 형태와 流注 및 臟腑와의 상관관계 등에 대하여 가능한 圖式化했다는 점입니다. 이는 한의학의 기초 및 임상을 하는 분들에게 가시적인 표현을 통하여 좀 더 용이하게 접근하도록 도와줄 것이라고 생각합니다. 또한 지금까지 경락도해에 관련된 서적들은 무수히 많은데, 本書가 이들과 차별화된 부분은 기존의 서적들이 거의 2차원적 형태로 그려져 있는 데 비하여 本書는 입체적(3차원적 형태)으로 경락의 淺深 · 出入을 나타내어 독자들이 좀 더 현실적인 감각과 학습의 효과를 느낄 수 있도록 되어 있습니다.

번역 과정에 있어 가능한 原文에 충실했으며, 주석은 原書에는 없는 부분으로서 독자의 이해를 돕기 위한 編譯者의 작은 노력임을 알리는 바입니다.

참고로 이 책은 編譯 과정에서 原書와 약간의 차이가 있을 수 있으나 근본적인 차이는 없으며 단지 이는 언어적 차이로 인하여 독자의 이해를 용이하게 하기 위한 것임을 밝혀 둡니다. 또한 내용의 일부는 독자들의 이해를 용이하게 하기 위하여 原文에는 나타나지 않는 내용이 첨가된 부분도 있습니다.

노력을 기울였으나 혹시 편역 과정에서 내용상 미흡한 점이 있거나 오류가 있을 수 있음을 수용하며 이에 대하여 넓은 마음으로 양해해 주고 叱正해 주기를 부탁합니다.

本書를 출판하기까지 도와주신 분들 중에는 대한한의학회 회장 박동석 교수님, 경락경혈학회 회장 이준무 교수님, 원광대학교 한의과대학 침구경혈학교실 김경식·이호섭 교수님(이상 無順), 한국한의학연구원 학술정보부 책임연구원 엄동명 교수님(전 세명대학교 한의과대학 원전의사학교실) 및 번역에 참여해 주신 길춘현, 동여생, 김유봉, 이경희, 장경호, 이승준, 정덕현, 조윤철, 박상일, 유헌식, 주상근, 송석모, 전인숙 선생께 감사의 말을 전합니다. 또한 동신대학교 한의과대학 나창수 교수님, 동의대학교 한의과대학 송춘호 교수님, 우석대학교 한의과대학 이상룡 교수님, 원광대학교 한의과대학 김재효 교수님, 동신대학교 한의과대학 윤대환 교수님(이상 無順)께서 本書를 추천해 주신데 대해 이를 보은하고자 더욱 노력하겠습니다.

마지막으로 本書의 저자이신 藺云桂 선생님께 존경을 표합니다.

2006년 5월

손인철 이문호

한의학의 핵심인 經絡學說은 과학성과 그 실천적 유효성이 이미 오래 전부터 널리 사람들에게 알려져 왔다. 그럼에도 불구하고 경혈학 책의 대부분에는 경혈도가 단지 單線으로만 그려져 있는데, 이번에 출간된 《經絡圖解》에는 입체적인 형상으로 되어 있어 그 의미가 별다르고 할 수 있다.

특히 《黃帝內經》을 주로 하는 古代醫書의 기록을 근거로 한 古代經絡圖를 컬러화시켜 경락학 서적의 질적 향상을 가져왔다.

이제 시범적인 立體解剖의 방식을 운용하여 體表經絡路線 및 內臟과 각 組織器官經絡路線의 분포를 형상화한 것을 비롯하여 奇經八脈 중에 督脈과 任脈의 분포노선이 상세하게 기술되어 있다. 또한 十二經·奇經八脈·十二別絡·十五絡脈·體表 분포와 경혈분포도 등이 100장이 넘는 圖解로 실려 있어 경혈학은 물론 한의학 이론을 심화하고 발전시키는 새로운 계기가 되지 않을까 싶다.

이 책의 원서인 《經絡圖解》는 저자 蘭云桂 선생이 9년이라는 오랜 시간 연구과정을 거쳐 완성한 원고로 1985년 초판이 출간되었고, 다시 5년 후인 1990년 개정판을 출간하게 이른다. 개정판은 이미 중국에서 베스트셀러로 아주 많이 팔렸다.

《經絡圖解》가 우리나라에서 출판되면 관련 전문가는 물론 침에 관심 있는 모든 분들에게 경혈의 신비로움의 실체가 자명한 사실로 들어나리라 믿어진다. 이에 즐거운 마음으로 추천사를 지어 여러분에게 이 책을 추천하는 바이다.

2007년 5월

이준무

경락경혈학회 회장 · 상지대학교 한의과대학 교수

　서양의학이 들어와서 국민보건에 크게 이바지하고는 있지만, 한의학이 가지고 있는 특수한 부분은 지금도 큰 변함없이 질병치료의 상당부분에서 큰 비중을 차지하고 있는 실정이다. 더욱 침구영역에 있어서는 구미 각국에서 많은 연구와 施療를 하고 있는데, 이것은 천여 년 전의 학술이나 현세의 것이나 큰 차이가 없다는 사실로, 그만큼 옛 학술의 정확성을 인정하고 있기 때문이다.

　어디까지나 私見이지만, 서양의학이 새로운 것을 추구하는 것이라면, 한의학은 어떻게 하면 옛 학술을 잘 응용할 수 있는가를 연구하는 것이라고 본다.

　약물요법에서는 일본에서 많이(거의) 사용하고 있는 張仲景의 醫方인 古方(派)과 우리나라에서 주로 사용하는 金元醫學이 주류인 後世方(派)과는 조금씩 다른 점이 있는데, 침구부문에서는 派나 流가 따로 없고 예나 지금이나 변함없이 이어져 내려오는 것이 특이한 점이라 할 수 있다.

　침구치료의 기본이라고 할 수 있는 經穴과 經絡은 지금까지 잘 전수되어 왔지만, 이것에 더욱 확실성과 정확성을 기하고자 이번에 이문호 박사께서 多忙한 중에도 불구하고 심혈을 기울여 《經絡圖解》라는 책자를 완역한 것은 침구학계의 학구적 산물이요, 적절한 시기에 옳은 길잡이 역할을 할 것이라고 생각하며 그 노고에 깊이 경의를 드리는 바이다.

　本書가 기존의 經絡經穴圖와 다른 것은 입체적 圖解가 되었다는 점이다. 그리고 한의학도나 경락침구전문가 여러분들에게 소중한 침구학의 기초자료가 되어줄 것이며, 임상에서도 활용할 가치가 충분하다고 생각하여 이에 감히 추천하는 바이다.

2007년 5월

구본홍
한의학박사 · 의학박사

경락학설은 韓醫學의 기초이론에서 매우 중요한 위치를 차지하고 있다. 무릇 臟腑表象, 氣血流注, 경혈과 臟腑의 상관관계, 皮의 分部(편역자 주 : 현대 의학의 dermatome에 해당), 筋의 分經(편역자 주 : 현대 의학의 myotome에 해당)은 경락의 관계와 영역에 근거하지 않은 것이 없다.

辨證定位 · 鍼灸取穴 · 按摩分經 · 韓藥歸經 또한 경락의 이론에 근거하지 않은 것이 없다.

따라서 "學醫不知經絡, 開口動手便錯(의학을 공부하면서 경락을 알지 못하면 말을 하거나 손을 움직여 치료하는 것마다 모두 그르친다)."이라는 옛말[1]은 조금도 이상할 게 없는 것이다.

그림(←圖形)으로 경락순행노선을 표현하기 시작한 것은 대략 서기 3~4세기의 三國에서 西晉에 이르는 시기이다. 안타깝게도 唐代 이전의 오래된 圖解는 이미 오래전에 분실되어 손실되었고 현재 볼 수 있는 것은 宋代 이후의 의학서적 속에 삽입된 그림 圖解(←插圖)와 소수의 두루마리 그림[圖卷]과 書畵帖뿐이다.

인체의 경락 분포는 淺表 · 分肉 · 筋間 · 骨間에서 臟腑에 이르기까지 구분되어 있다. 그러나 이전의 경락도는 단지 單線(2차원적 형태)으로 그려 입체적인 형상(3차원적 형태)이 결여돼 경락의 淺深 · 出入을 나타낼 수 없었다.

경락 사이에는 원래 相交 · 相會 · 相接 · 相合[2]이 있으나 이전의 경락도는 대부분 一經一絡一圖였기에 그 사이의 상호관계를 나타내 표현할 수 없었다.

藺雲桂 선생은 다년간 경락을 전심전력으로 연구했는데, 고대문헌을 考證하고 현재의 循經感傳을 조사하여 적지 않은 깨달음을 얻었다. 이에 고대문헌에 있는 경락순경노선에 근거해 현대해부학을 결합한 《經絡圖解》를 편찬하여 경락의 복잡한 차이와 각 경락의 상호관계를 일목요연하게 나타내고 古人의 부족한 점을 보충했다.

이 작업은 결코 간단하게 이루어진 것이 아니다. 고대문헌에 기록된 경락에 대해 광범

---

[1] 喻嘉言의 말. 嘉言은 喻昌(1585~1664)의 字로서, 청나라 초기의 의학자이다. 그는 "治病은 반드시 병에 대해 아는 것을 우선으로 해야 하며, 병을 알고 난 후에 약을 논해야 한다(治病必先識病, 識病然後議藥)."고 하여 辨證論治 사상과 病案을 강조했다.

[2] '六合' 관계를 말한다.

위하고 깊이 있는 종합적인 연구가 진행되지 않았다면 이 圖解를 출판할 수 없었을 것이다.

古代醫書는 말이 간결하고 의미가 풍부하며 세세한 부분에 대해 생략이 많으므로 경락순행노선을 考證하는 데 많은 어려움이 있어 후학들에게 중대한 연구 과제를 남겨 주었다.

藺雲桂 선생의 연구는 문헌학적인 관점에서 경락을 연구함으로써 우수한 先例를 남겼다. 이 책의 출판은 분명 鍼灸文獻 연구의 길을 넓혀 경락연구의 깊이를 더하는 데 도움이 되리라 믿어 특별히 서문을 쓴다.

1985년 10월

王雪苔
중국중의연구소 부원장 / 중국침구학회 부회장 /
제1회 국제침구연합회 비서장 / 제2회 국제침구연합회 회장

本 圖解는 1985년 福建科學技術出版社에서 출판된 이래로 국내외 학자의 깊은 관심을 받았고 많은 국내외 관심 있는 사람들이 끊임없이 편지를 보내와 개정수정판을 출판할 것을 건의했다.

1989년 저자는 다행히 福建科學技術出版社가 개정판을 출판하겠다는 소식을 접하게 되었고, 이 같은 기회에 깊이 감사하고 또 한 번 여러분과 한의학의 중요 이론인 경락학을 연구하게 되어 기뻤다.

《圖解》 중의 揷入圖는 원래 본인이 편찬한 경락학 草稿의 揷入圖인데 동료가 검토하면서 經絡圖를 먼저 낼 것을 건의한 것이다. 출판 후에는 적지 않은 누락과 부정확한 곳이 있는 것을 발견했고, 圖形도 정확하지 않아 매우 불만스러웠는데 이번 修訂版에서는 적지 않게 개정과 보충을 했다.

1. 十四經 古圖는 컬러圖로 바꾸었고, 《類經圖翼》의 全身經絡圖 2장, 《銅人腧穴鍼灸圖經》의 全身圖 1장, 古圖의 文章說明을 첨가했다.
2. 모든 經絡圖는 새로 수정을 하여 解剖部位와 경락노선의 순행을 더욱 형상화했다.
3. 十二經絡綜合圖에서 足少陽膽經의 노선을 수정했으며 기타 圖解 중에도 적지 않은 변동이 있었다.
4. 《黃帝內經》에 기록된 經絡病候를 첨가했다.
5. 奇經八脉 중에 督脉·任脉의 분포노선을 수정했다.
6. 十二經筋에 원문의 病候와 치료를 첨가했다.
7. 五官經絡 분포에서 口區의 분포와 '腎氣通于耳'의 노선을 첨가했다.
8. 十二經·奇經八脉·十二別絡·十五絡脉·體表 분포와 經穴分布圖를 첨가했다.
9. 經絡機能 圖解를 첨가했다.
10. 三百六十五絡 圖解를 첨가했다.
11. 五臟病症 圖解를 추가했다. 生殖系統 圖解를 內臟器官 1장 중에 포함시켜 원래 64장의 圖解를 100장으로 늘렸다. 每篇의 문장도 다시 배열하고 대부분 註解를 첨가했다.

수정과정 동안 새로운 내용을 발견하고 더 나아가 연구할 과제를 제시했다.

1 陽經의 總會는 足太陽이며, 足太陽經의 主幹線에는 經絡連接點 12개 處가 있어 어떠한 陽經과도 직접적으로 연계가 발생할 수 있다.

2 三百六十五絡의 분포와 某 穴位의 관계는 많은 穴이 胸腹內線에서 나오는 絡脉으로 예를 들어 下腹의 關元 · 中極 · 曲骨 등 穴은 足三陰의 腹線에서 시작한 것이지 결코 體表經絡路線이 아니며 이전의 經穴連結線圖는 足厥陰肝經과 足太陰脾經의 體表線을 이런 穴位까지 그린 것은 완전히 착오이다.

3 많은 穴位는 經脉 主幹線에 있지 않은데, 예를 들면 足少陽膽經의 京門穴, 足厥陰肝經의 章門穴, 足陽明胃經의 豊隆穴, 手太陰肺經의 列缺穴 등은 經脉의 分支線에 있고 이전의 經穴連結線圖는 잘못된 것이다.

4 目系까지 분포하는 經線은 《靈樞 · 大惑論》의 "五臟六腑之精氣, 皆上注于目而爲之精[3], ……而與脉并[4]爲系[5], 上屬于腦, …… , 其入深[6], 則隨眼系以入于腦, ……目者, 心使也[7], 心者, 神之舍也[8]"라는 기록에 근거하여 이들 모두는 뇌와 연계가 발생하며 뇌는 경락이 가장 밀집한 부위이다.

5 十二別絡은 經絡全體 대순환에 대하여 조정작용을 일으킬 수 있다.

6 경락체계[9]는 인체가 14~16세까지 발육한 후에 모두 通達한다.

7 陰經別絡의 足三陰別絡은 表裏經과 두 번 銜接[연결]한다(←"二會表裏經").

8 經이든 絡이든 관계없이 개별적인 차이가 있는데 예를 들면 《靈樞 · 經脉》篇에서 말한 "人經不同, 絡脉異所別也."[10]이다. 상술한 내용은 저자가 다른 章과 節에서 설명을 추가했다. 여기에서 다시 말하고 싶은 것은 本《經絡圖解》는 經絡循行圖이며, 그중 새로 첨가한 經穴圖는 여전히 經線連線圖에 속하므로 경락의 진면목을 반

---

3) 人體五臟六腑의 精을 모두 眼部에 輸注 · 匯集하며, '精'은 '睛'을 의미한다.

4) 合并.

5) 眼系.

6) 邪氣가 入深했다.

7) 眼睛視物의 작용은 주로 心의 제어를 받는다. '使'는 '作用'을 의미한다.

8) 精神意識의 發源地. '心藏神' 하기 때문이다.

9) 경락시스템.

10) 인체의 體型, 肥瘦와 사람에 따른 經脉 長短의 차이, 經脉 別出의 부위(←絡脉)에 약간의 차이가 있으므로 융통성 있게 운용해야 한다.

영할 수 없다는 점이다. 어떤 사람은 經穴連結線圖를 경락도라고 말하는데 이것은 착오이다. 이번 수정과정 중에 본인은 적지 않은 수확이 있었다. 경락학에는 아직 발견되지 않은 이론이 많이 있으므로 한의학이론을 심화하고 발전시키기 위해 중요한 의의가 있음을 알았다.

이번 수정작업 동안에 의사 王輝廉의 적극적인 지지에 힘입었으며 동료들은 수정작업에 많은 건의를 해 주었다. 이에 대하여 감사드린다.

1990년 4월

藺云桂

경락이론은 한의학 이론의 중요한 구성부분이다. 이것은 陰陽·五行·營衛氣血·臟腑 등과 더불어 한의학의 이론체계를 이루었고, 생리·병리·진단·치료·예방 등의 방면에서 중요한 역할을 한다.

《靈樞·經別》篇에서는 이른바 "夫十二經脉者, 人之所以生[11], 病之所以成[12], 人之所以治[13], 病之所以起[14](무릇 十二經脉은 사람이 생존하는 수단이요, 질병이 형성되는 원인이요, 환자를 치료하는 수단이요, 질병을 치유하는 수단이다)"라 하여 모두 경락의 기능과 밀접한 관계를 갖고 있음을 말하고 있다.

陰陽의 조절, 五行의 변화, 營衛氣血의 운행, 五臟六腑의 氣血공급, 內臟·五官·骨肉·皮毛 사이의 관계 등은 모두 기본적으로 경락에 의하여 완성되는 것이기에 "經脉者, 所以能決生死, 處百病, 調虛實, 不可不通(경맥은 生死를 결정하고 모든 병을 다스리며 虛實을 조절하므로 경맥에 통달하지 않으면 안 된다)[15]"라는 말이 있는 것이다.

경락이론은 경락노선을 기초로 한다. 歷代 醫家들은 경락노선의 분포를 아주 중시했다. 《黃帝內經》·《難經》·《鍼灸甲乙經》·《黃帝內經明堂》[16]·《脉經》·《傷寒論》·《銅人腧穴鍼灸圖經》[17]·《本草綱目》·《類經圖翼》·《醫宗金鑒》[18] 등의 한의학이론 서적과 歷代 註解家는 경락에 대하여 적지 않은 연구와 정리를 했다. 그러나 지금까지도 여전히 체계가 미흡한데 예를 들면 十二經脉은 아직 완전한 分布圖解가 없으며, 十二經脉·十二別絡·十五絡脉·奇經八脉 등 47개 노선의 組合關係 또한 명확하지 않다. 또한 內臟과 器官의 經絡總分布, 歸納 또한 상세하지 못하고, 十二臟腑 사이의 經絡관계를 언급한 적이 없으며, 《黃帝內經》에 적지 않게 산재하는 경락노선과 관련된 論述이 아직 경락체계 속으로 포함되지 않았다. 그러므로 교육·임상·과학연구의 응용에도 상당한 어려움

---

11) 생리적 상태에서 생존의 수단.

12) 병리적 상태에서 병의 발생과 형성의 원인.

13) 치료방면에서 예방·치료·보건의 수단.

14) 治癒의 수단.

15) 《靈樞·經脉》篇.

16) 黃帝內經明堂類成. 7세기 초(唐初) 당나라 조정에서 지정한 침구학습의 주요 교과서로서, 楊上善 選註한 鍼灸經脈書. 全 13권.

17) 宋代, AD 1028년.

18) 淸代, AD 1742년.

과 문제가 존재하고 있다.

福建省中醫藥研究所 鍼灸經絡研究室은 1958년에 설립된 이래로 중국의 醫學遺産을 계승·발전시켜 한의학의 중요한 이론을 교육·임상·과학연구 분야에 체계적으로 제공하기 위하여 가장 먼저 古代經絡路線의 분포에 대한 연구를 진행했다.

中華書局에서 출판한 《素問·王冰註·靈樞經·難經·集註》 合本과 商務印書館에서 출판된 《鍼灸甲乙經》을 원본으로 여러 醫家 註解와 관련 서적을 참고하여 경락노선과 분포구역을 비교적 체계적으로 정리했고 또한 전부 圖解로 그려 완성했다.

❦ ❦

《經絡圖解》는 歷代의 經絡圖와 달리 여타 經絡圖解가 갖추지 못한 아래와 같은 특징을 갖고 있다.

1. 立體解剖의 방식을 운용하여 體表經絡路線 및 內臟과 각 組織器官經絡路線의 분포를 완전하고 형상적으로 圖解 중에 표시하여 경락노선의 모든 분포를 자세히 알 수 있다.
2. 《黃帝內經》의 "굵은 것은 經이고, 가는 것은 絡이며, 絡의 分支가 孫絡이다."라는 기록에 근거하여 경락노선을 형상적으로 각 부위 위에 그려서 경락과 孫絡 분포의 모든 경락노선을 표시했다.
3. 十二經脉·十二別絡·十五絡脉 3종류의 경락노선은 經脉을 단위로 한 장의 圖解에 그려서 本經과 別絡, 絡脉의 분포상 상호관계를 표시했다.
4. 각 內臟經絡分布圖는 각 內臟으로 통하는 모든 경락노선을 나타냈다.
5. 각각의 중요한 組織器官인 腦·眼·喉·舌·耳·鼻·生殖器 등을 통과하는 모든 經絡路線分布도 제작하여 완성했다.
6. 47개의 중요 경락노선의 관계를 더 잘 이해하기 위하여 十二經脉·十二別絡·十五絡脉·奇經八脉 總연계노선圖를 그렸다.
7. 內臟 사이의 경락관계를 전면적으로 이해하기 위하여 內臟 總연계노선圖를 그렸다.
8. 《鍼灸甲乙經》의 關聯穴位와 《黃帝內經》·《難經》의 기록 및 근육위치에 근거하여 十二經筋 분포도를 그렸다.
9. 《黃帝內經》의 기록에 근거하여 十二皮部의 분포도를 그렸다.
10. 圖解 중에 일부 十二經과 奇經八脉에서 누락된 경락노선을 보충했다. 上述한 내용

으로 비교적 체계적인 經絡路線分布圖解를 구성했다.

《經絡圖解》의 제작 중에서 우리는 중시할 만한 것과 더욱 연구해야 할 내용을 발견했다.

1. 경락은 十二經이 主幹線이 되며 그 脉絡(奇經八脉·十二別絡·十五絡脉·十二經筋·十四皮部·雜脉十一絡을 포함)은 기본적으로 十二經의 分支 혹은 分部區이다. 72개 혹은 69개 分部區가 있는데 이것은 十二經 主幹線에서 분출되는 것이며, 다른 3개(任脉·衝脉·督脉) 絡脉은 胞中에서 출발하는 것이다.

2. 腦部 혹은 頭蓋骨部에 분포하는 비교적 많은 경락은 그 경락병증 중 모두 精神病症의 기록이 있다.

3. 경락노선이 뇌에 진입하는 위치는 세 곳이 있는데, 즉 大後頭孔[19]·眼窩裂孔[20]·顖門[21]이다.

4. 十五絡脉은 대부분 分支를 2개 分出한다. 第1分支는 직접 상대의 表裏經과 서로 銜接[연결]하고, 오직 心包經과 三焦經의 絡脉만이 第1分支가 없다. 第2分支는 대부분 다른 부위에 있고, 膀胱經은 第2分支가 없다.

5. 內臟의 경락관계 중에서 단지 臟과 臟 사이에만 직접적인 경락관계가 있고 臟과 腑 사이에는 직접적인 경락통로가 없다.

6. 각 陰經 노선 사이의 연계는 모두 胸腹部 내부에 있고, 대부분은 臟에 있으며 腑에 있는 경우는 극히 적다. 각 陽經 노선 사이의 관계는 대부분 臟腑 내부에 있지 않고 노선과 노선 사이에서 연계가 발생한다.

7. 경락 사이에는 經과 經·絡과 經의 연계가 있는데 絡과 絡 사이에는 직접적인 연계가 없다.

8. 모든 經은 일정한 통로를 거쳐서 머리에 분포한다. 頭部에 분포하는 경락노선은 32개이며 경락 분포가 가장 밀집된 부위이다.

---

19) foramen magnum.

20) orbital fissure. 眼窩의 바닥과 측벽 사이에 있는 공간으로 신경과 혈관이 지나는 통로가 된다.

21) fontanel. 顖之孔也. 小兒巓前頭骨, 初生未闔常跳動者是.

⑨ 十二別絡의 陰經 別絡은 일종의 중요한 경락노선이며, 그것에 의해 陰陽表裏의 6개 경락 분포 단위를 구성했는데, 그 안에서 피드백(feed-back)작용을 일으키기 때문이다.

⑩ 우리가 그린 각 內臟 사이의 경락관계 總圖에서는 足太陰脾經의 絡脉과 手陽明大腸經·手太陽小腸經 및 足陽明胃經을 결합하여 구성한 소화기관의 단위(Unit)를 표시한다.²²⁾

⑪ 心臟·眼睛·喉舌은 경락 분포가 가장 많은 三大器官이다. 그중 心臟에는 19개의 經絡線이 분포하고, 眼睛에 분포하는 것은 16개의 經絡線이 있고, 喉舌에 분포하는 것은 20개의 經絡線이 있다. 이상 11개 방면의 내용은 대부분이 과거에 제시된 바가 없는 것이다.

本 圖解는《黃帝內經》을 주로 하는 古代醫書의 관련 기록을 근거로 하여 그린 것이기에 經絡路線分布의 정확한 상황을 대표하는 것은 불가능하며 다만 일종의 說明圖일 뿐이다. 저자는 圖解의 설계·제작과 經絡線의 구성에 대하여 그것을 형상화하는 것 외에 그 經絡線의 분포는 결국 古代記錄의 범위를 뛰어넘지는 못했다. 그러나 순행경로에 대한 부족한 설명 혹은 歷代의 다른 견해에 대하여 경락순행과 인체해부에 근거하여 약간 보충했다.

경락노선의 순행은 모두《黃帝內經》의 기록에 근거한 것이다. 발전과정에서 나타나는 補充路線, 예를 들어 奇經八脉 중의 維脉과 足陽明經 胸腹部의 노선은《鍼灸甲乙經》의 穴位를 서술한 것으로 定位한다. 古代經絡圖와 대조 및 참고를 하기 위하여 저자는 朱璉의《新鍼灸學》중에 실려 있는 明代의 古代腧穴經絡圖를 모방한 것을 사용했다.

이 圖解는 완전하게 古代經絡圖를 대표하지는 못하지만 宋代 이후의 경락도 중에서 분명 대표성을 가진다.

本 圖解는 1975년에 시작하여 1983년도 원고를 완성했으며, 9년의 연구과정을 거쳤으나 수준에 한계가 있고 잘못과 결점이 많기에 독자의 비평과 지도를 바란다.

---

22) 圖解 78 을 참조.

本 圖解의 제작과정 동안에 中國中醫研究院 王雪苔 부원장, 安徽中醫學院 孟昭威 교수, 黑龍江祖國醫學研究所 張縉 연구원, 山東中醫學院 張善忱 부교수, 北京中醫學院 楊甲三 교수, 遼寧中醫學院 王品山 주임의사, 上海中醫學院 李鼎 교수 등의 격려와 지도에 힘입었다.

脫稿 중에는 또한 본 연구소 莊子長 소장의 적극적인 지지 덕분에 圖解를 여러 차례 교정했다.

年老하신 吳緝庵 선생님, 俞長榮 교수, 趙正山 부주임의사 등이 원문을 검사하는 데 도움을 주셨다. 徐蘭英, 盧希玲 두 분이 다방면으로 본인의 작업을 도와주었다. 이에 대해 감사를 드린다.

1985년 10월

福建省中醫藥研究所 藺云桂

【原文 名詞의 해석】

경락의 분포경로에 관한 原文 字句에는 몇 가지 名詞와 述語에 일정한 의의가 포함되어 있다. 이에 독자가 쉽게 이해하도록 아래의 내용을 참고로 해설한다.

- 해당 경락이 어느 하나의 臟 혹은 腑에 종속되어 직접적 지배를 받는 것을 '屬'이라 하고, 그 경과 表裏 관계가 있는 臟腑와 배합된 것을 '絡'이라 한다.

- 經脉의 開始를 '起'라 하고, 沿하여 走行하는 것을 '循'이라 한다.

- 아래에서 위로 走行하거나 혹은 低陷處에서 高處로 走行하는 것을 '上'이라 하고, 위에서 아래로 走行하는 것을 '下'라 한다.

- 他經의 부근을 주과(走過)하는 것을 '行'이라 하고, 手足의 관절주변을 통과하는 것을 '過'라 한다.

- 兩側으로 并行하는 것을 '挾'이라 하고, 그 중간을 천과(穿過)하는 것을 '貫'이라 한다.

- 兩條의 經脉이 相會하는 것을 '交'라 하고, 그 주위를 巡繞하는 것을 '環'이라 한다.

- 外에서 裏에 이르는 것을 '入'이라 하고, 深部에서 淺部에 이르는 것을 '出'이라 한다.

- 邊緣을 '廉'이라 한다.

- 兩脉이 相併하는 것을 '合'이라 하고, 經脉의 分支를 '別'이라 한다.

- 어딘가에 도달하는 것을 '抵'라 하고, 진행하다가 退行하는 것을 '却'이라 하며, 어딘가에 도달한 후 다시 돌아오는 것을 '還'이라 한다.

目次

■ 第一章 古代經絡

■ 第二章 十二經脉 · 十二別絡 · 十五絡脉

Contents

■ 第三章　奇經八脉

■ 第四章　經絡·穴位

■ 第五章　十二經筋

■ 第六章　三百六十五絡

■ 第七章　十四經皮部

■ 第八章 臟腑 및 生殖器

第九章 頭部 組織器官

第十章 內臟 사이의 經絡關係와 經絡路線

第十一章 頭頸部 經絡

■ 第十二章 經絡機能圖

■ 第十三章 五臟病症

■ 第十四章　雜脉

■ 부록　국제표준경맥경혈명

Contents

[경락도]

Contents

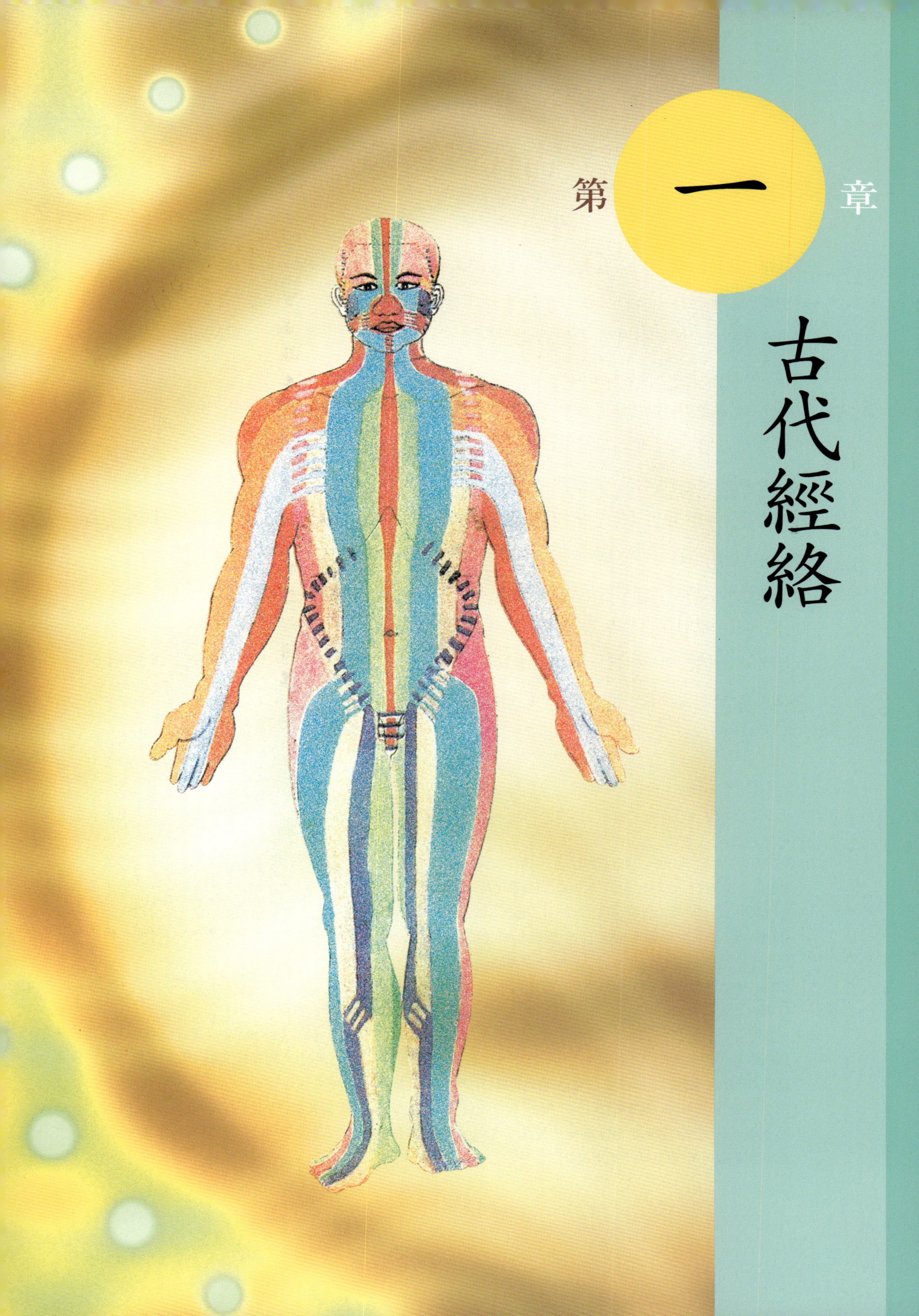

第　一　章
古代經絡

古代經絡圖

    고대 경락에 대한 기록은 먼저 문자로 기술되었고, 후에 발전하면서 경락도를 그리게 되었다.

    중국 最古의 의학서적인 《黃帝內經》·《難經》에는 비교적 완전한 경락노선이 기록되어 있으나 경락도는 없다.

    晉代 皇甫謐의 《鍼灸甲乙經》[1]은 경락에 대해 체계적으로 기술을 했고, 또한 각 경락 소속의 穴位를 상세히 기록했으나, 역시 경락도는 없다.

    漢代 이전에는 경락도에 관한 기록이 없다. 후에 《隋書 · 經籍誌》에 경락도의 기록이 보이는데, 예를 들면 《曹氏十二經明堂偃側人圖》[2] 1권, 《黃帝十二經脉明堂五臟人圖》[3] 1권, 《扁鵲鍼灸圖》[4] 3권, 《鍼灸圖經》 10권 등이다. 그러나 애석하게 모두 전하지 않는다.

    지금까지 전해지는 경락도는 대부분 宋代 이후의 작품으로 王惟一의 《銅人腧穴鍼灸圖經》[5]에는 경락도 3장과 경혈도 12장이 구분되어 실렸다.

    元代의 滑伯仁의 저서인 《十四經發揮》[6]는 완전하게 經絡穴位 분포의 經線을 그렸다. 초보적으로 透視法을 사용하여 부분적으로 內臟에 通達하는 경락선을 그렸다.

---

1) 282년(晉 太康 3년)에 간행되었고, 총 12卷 128篇이다. 이는 《素問》·《靈樞》와 《明堂孔穴鍼灸治要》의 3권을 편찬하여 이뤄진 것으로, 중국 최초의 鍼灸學 전문서적이다.

2) 三國시대 魏나라 曹翁氏가 所撰했다. (《三國志 · 魏去》 卷20에 傳한다)

3) 《隋書 · 經籍志》의 목록에 실려 있는 醫書로서, 《舊隋書經籍志》에 나온다. 全 1권으로 되어 있으나 현재는 傳하지 않는다.

4) 《隋書 · 經籍志》의 목록에 실려 있는 醫書로서, 全 3권이며 현재는 傳하지 않는다. 이 책이 《扁鵲內經》 9卷, 《外經》 12卷과 有關한지에 대해서는 알 수 없다. 이를 《扁鵲偃側鍼灸圖》라 稱하기도 한다.

5) 1026년 北宋 醫官 王惟一이 著作한 全 3권의 침구학 서적으로서, 이를 《新鑄鍼人腧穴鍼灸圖經》, 《銅人經》 등으로 稱하기도 한다. 正背屈伸人形尺寸圖, 十二經脉, 任督脉의 경혈도 등이 기재되어 있다. 또한 三陰三陽 經脉 및 督脉 · 任脉의 循行과 경혈을 열거하고 각 學者의 학설을 참고하여 정정했다.

6) 1341년(至正 元年)에 간행되었다. 이 책은 元代 忽公泰의 《金蘭循經》을 더욱 발전시킨 것이며, 이 책의 특징은 奇經八脉 중의 任脉과 督脉을 十二經脉과 함께 취급하여 운용하고 있다는 것이다. 이것은 경락학설의 발전과정에 있어서 획기적인 변혁이다.

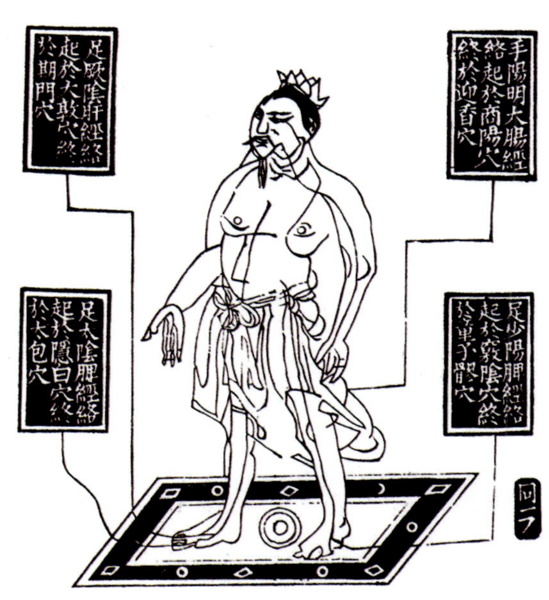

明・清代에 그린 經絡穴位圖는 대부분 이 책을 원용했다.

本書가 채용한 第一章 **01** 全身圖는 1026년 출판된 《銅人腧穴鍼灸圖經》이며, 第一章 **16-1**, **16-2** 全身圖는 1624년에 출판된 《類經圖翼》[7]이다.

第一章의 十四經 컬러圖는 1954년 출판된 《新鍼灸學》[8]이 모방한 《十四經發揮》圖이며, 圖解의 설명은 《靈樞・經脉》篇의 원문과 王惟一・滑伯仁 註解를 채용했다. 현재로서 《十四經發揮》 중의 圖解와 문장의 설명은 적지 않은 문제가 있으나 역사적 성격을 띤 圖解로서는 역시 비교적으로 전면적이다.

---

7) 明代 張介賓이 편찬했으며, 全 11권이다. 《類經》註釋의 부족을 보충한 서적이다. 따라서 이름을 翼이라 했고, 주로 運氣(제1・2권)와 鍼灸(제3~11권)의 두 부분으로 포괄했다.

8) 朱璉이 편집한 全 5권의 鍼灸學 서적이며, 人民衛生出版社에서 출판했다.

凡一十一穴
左右共二十二穴

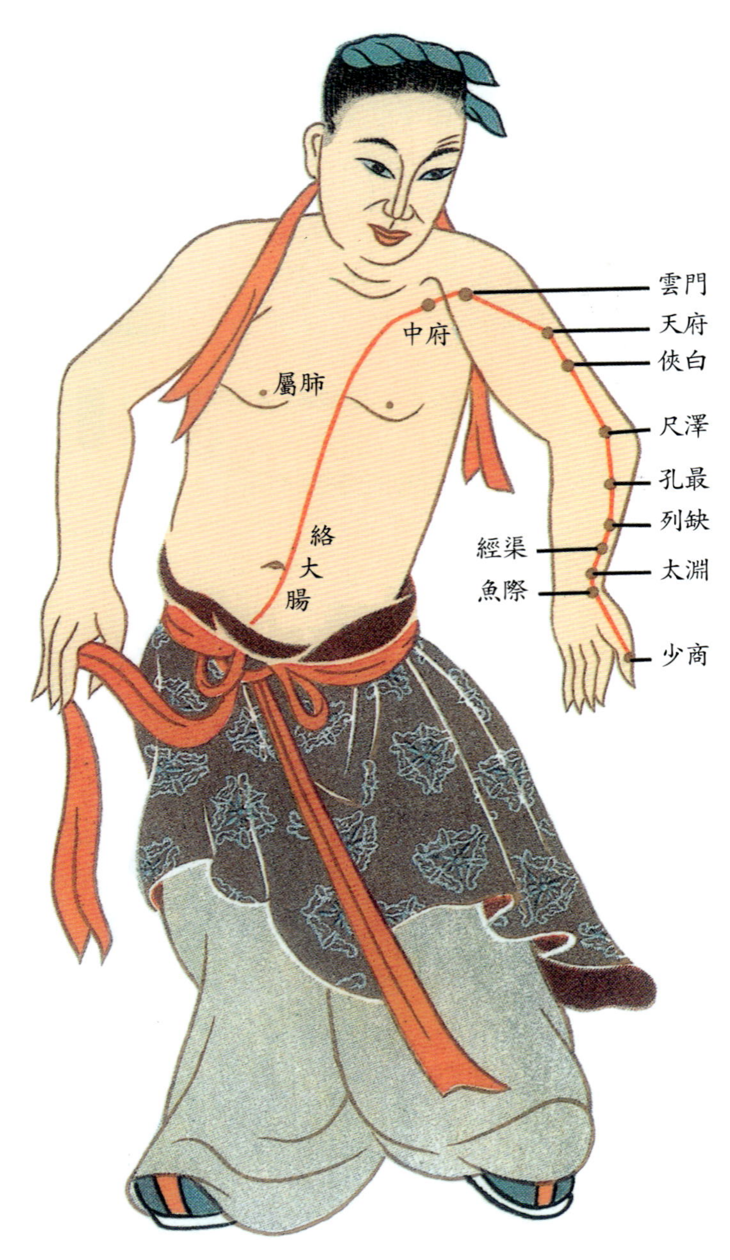

02
手太陰肺經圖

手太陰肺經

肺手太陰之脉, 起⁹⁾于中焦⁽¹⁾¹⁰⁾, 下絡¹¹⁾大腸⁽²⁾¹²⁾, 還¹³⁾循胃口⁽³⁾¹⁴⁾, 上膈¹⁵⁾屬¹⁶⁾肺^{(4)[1]}, 從肺系¹⁷⁾橫出腋下⁽⁵⁾¹⁸⁾, 下循臑内⁽⁶⁾¹⁹⁾, 行²⁰⁾少陰²¹⁾心主²²⁾ 之前⁽⁷⁾, 下肘中^{[2]23)}, 循臂内²⁴⁾上骨²⁵⁾下廉⁽⁸⁾, 入寸口⁽⁹⁾²⁶⁾, 上魚⁽¹⁰⁾, 循魚際⁽¹¹⁾, 出大指之端^{(12)[3]}. 其支者⁽¹³⁾, 從腕後²⁷⁾直出次指内廉, 出其端^{(14)[4]}.

手太陰肺經의 경맥은 中焦에서 起始하며, 아래로 大腸에 絡했다가, (다시 돌아와) 胃口部를 (휘감아) 돌아, 횡격막을 꿰뚫고 상행하여 肺臟에 屬하며, (계속해서) 肺系로부

---

9) 經脉의 開始.

10) 中焦에 대한 견해는 학자에 따라 약간의 차이가 있는데, 각각 ①中焦腹部 ②中脘 ③臍中으로 보는 경우가 있다.

11) 本經 臟腑表裏의 통로 연락을 말한다.

12) 任脉의 水分穴(臍上 一寸處)의 부위에 해당되며, 肺脉이 大腸腑에 연락된다.

13) 經氣가 經脉을 떠나간 후에 가던 길을 다시 찾아 돌아오는 것을 말한다.

14) 胃의 上口이며, 噴門을 말한다. 噴門은 현대 해부학적 용어이며, 한의학적 용어로는 賁門에 속한다. 여기의 賁門은 한의학에서 말하는 '七衝門'의 하나로 胃上口를 말하며, 위로는 식도와 연결되어 있다. '七衝門'은 《難經‧四十四難》에 나오는 消化系의 7개 關門으로서 입술은 飛門, 齒牙는 戶門, 후구개[會厭]는 吸門, 胃의 입구는 賁門, 太倉의 아래 입구는 幽門, 대장과 소장이 만나는 곳은 闌門, 항문은 魄門이라고 한다.

15) 횡경막.

16) 本經의 臟腑에 연락하는 것을 말한다.

17) 폐와 連接하는 기관지‧후두 등으로 肺에 관계되는 주변 조직을 말한다.

18) 中府‧雲門穴處. 中府穴에서 足太陰脾經과 交會한다.

19) 上腕 내측의 二頭筋 부위, 天府‧俠白穴處.

20) 他經 주위를 走過하는 것을 말한다.

21) 手少陰心經.

22) 手厥陰心包經의 別稱.

23) 尺澤穴을 말한다.

24) 前臂의 내측으로, 孔最‧列缺穴處.

25) 上臂의 上骨. 즉, 橈骨을 말한다.

26) 腕後 橈骨動脈 搏動處로서, 經渠‧太淵穴處.

27) 手太陰肺經의 絡穴인 列缺穴.

터 옆으로 겨드랑 밑[腋窩]으로 나와, 上臂 내측을 따라 아래로 순행하여, 手少陰心經과
手厥陰心包經의 전방을 지나, 팔꿈치 중앙으로 내려온 다음, 前臂 내측의 요골경상돌기
로 내려와, 腕後의 寸口로 들어가, 魚腹部로 올라가, 魚際穴을 순행하여, 拇指의 끝으로
나온다. 그의 支脈은 腕骨 뒤쪽에서 곧추 食指 안쪽을 따라 순행하여, 食指의 끝으로 나
온다. (《靈樞ㆍ經脉》篇)

(1) 中焦者, 在胃中脘, 主腐熟水穀, 水穀精微上注于肺, 肺行榮衛, 故十二經脉自此爲始. 所以
　　 手太陰之脉, 起于中焦. 又高承德云：中焦乃臍中也.
(2) 大腸爲肺之雄, 故肺脉絡大腸.
(3) 胃口, 謂胃之上口, 賁門之位也.
(4) 手太陰爲肺之經, 故其脉上膈屬于肺.
(5) 腋謂肩之裏也.
(6) 臑謂肩肘之間也.
(7) 少陰在後, 心主處中, 而太陰行其前也.
(8) 上骨爲臂之上骨也, 下廉爲上骨之下廉也.
(9) 經渠穴在此寸口中.
(10) 魚謂手大指之後也, 以其處如魚之形, 故曰魚.
(11) 魚際謂手魚之際, 有穴居此, 故名曰魚際也.
(12) 少商穴分也.
(13) 《鍼經》曰：“支而橫者爲絡, 此手太陰之絡, 別走陽明者也, 穴名列缺.”
(14) 手太陰自此交入手陽明.

[1] 起, 發也. 絡, 繞也. 還, 復也. 循, 巡也, 又依也, 治也. 屬, 會也. 中焦者, 在胃中脘, 當臍
　　 上四寸之分. 大腸, 註見本經. 胃口, 胃上下口也. 胃上口, 在臍上五寸上脘穴; 下口在臍上
　　 二寸下脘穴之分也. 膈者, 隔也. 凡人心下有膈膜與脊脇周回相着, 所以遮隔濁氣, 不使上薰
　　 于心肺. 手太陰起于中焦：受足厥陰之交也, 由是循任脉之外, 足少陰經脉之裏, 以次下
　　 行, 當臍上一寸水分穴之分, 繞絡大腸; 手太陰陽明相爲表裏也. 乃復行本經之外上, 循胃上
　　 口, 邐迤上膈而屬會于肺, 榮氣有所歸于本臟也.
[2] 肺系, 謂喉嚨²⁸⁾也, 喉以候氣, 下接于肺. 肩下脇上際曰腋. 膊下對腋處爲臑. 肩肘之間也.

---

28) 肺之上管也. 《靈樞ㆍ憂恚無言》篇 “喉嚨者, 氣之所以上下者也.”

臑盡處爲肘, 臂節也. 自肺臟循肺系出而橫行, 循胸部第四行之中府雲門, 以出腋下, 下循臑內, 歷天府俠白, 行手少陰手心主之前, 下入肘中, 抵尺澤穴也. 蓋手少陰循臑臂, 出小指之端. 手心主循臑臂, 出中指之端. 手太陰則行乎二經之前也. 中府：在雲門下一寸, 乳上三肋間, 動脉應手陷中. 雲門：在巨骨下, 俠氣戶傍二寸陷中, 動脉應手, 擧臂取之. 天府：在腋下三寸臑內廉動脉中. 俠白：在天府下去肘五寸動脉中. 尺澤：在肘中納文上動脉中.

[3] 肘以下爲臂. 廉, 隅也, 邊也. 手掌後高骨傍, 動脉爲關. 關前動脉爲寸口. 曰魚·曰魚際云者：謂掌骨之前, 大指本節之後, 其肥肉隆起處, 統謂之魚. 魚際, 則其間之穴名也. 旣下肘中, 乃循臂內, 上骨之下廉, 歷孔最列缺, 入寸口之經渠太淵以上魚際, 循魚際出大指之端, 至少商穴而終也. 端, 杪也. 孔最穴去腕上七寸. 列缺 ：去腕側上一寸五分, 以手交叉頭指[29]末, 筋骨罅中絡穴也. 經渠：在寸口陷中. 太淵：在掌後陷中. 魚際：在大指本節後內側散脉中. 少商：在大指端內側, 去爪甲如韭葉, 白肉內宛宛中.

[4] 臂骨盡處爲腕. 脉之大遂爲經. 交經者爲絡. 本經終于出大指之端矣；此側從腕後列缺穴, 達次指內廉出其端, 而交于手陽明也.

---

29) 食指.

手陽明大腸經圖

凡二十穴
左右共四十穴

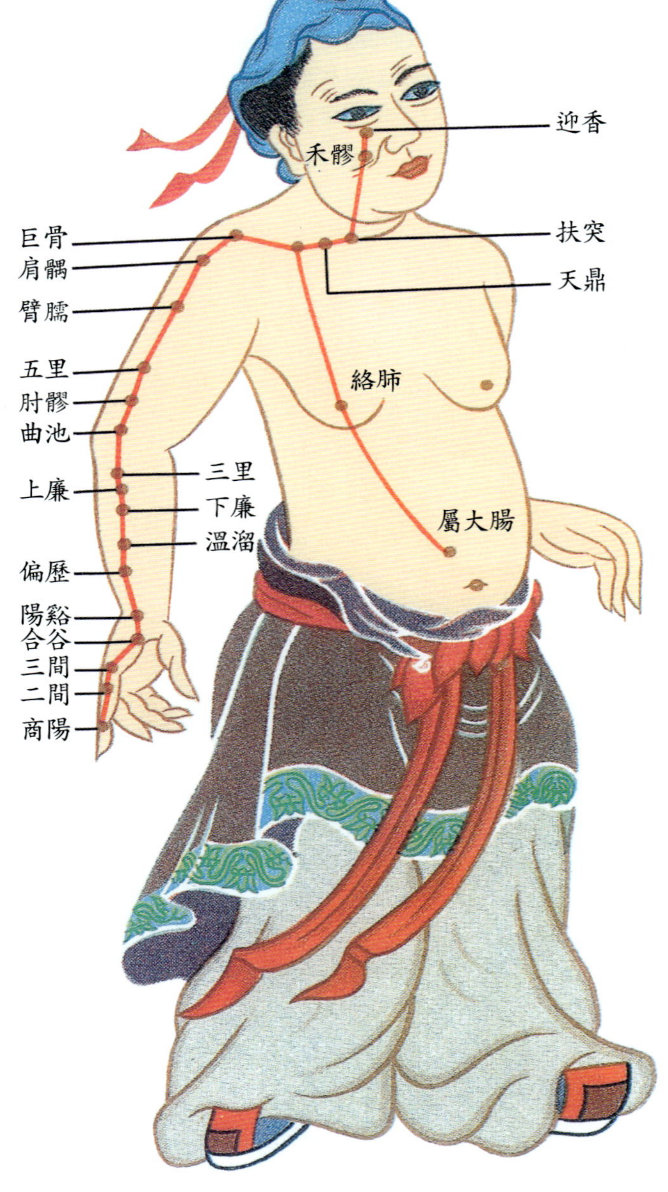

40

手陽明大腸經

大腸手陽明之脉, 起于大指次指之端(1), 循指上廉30), 出合谷兩骨之間(2), 上入兩筋之間(3)[1]31), 循臂上廉(4)32), 入肘外廉(5), 上臑外前廉33), 上肩[2], 出髃骨34)之前廉(6), 上出于柱骨之會上(7)[3]35), 下入缺盆, 絡肺(8), 下膈36), 屬大腸(9)[4]. 其支者, 從缺盆上頸37)貫頰(10), 入下齒中[5]38), 還出挾口39), 交人中(11)40), 左之右, 右之左, 上挾鼻孔(12)[6]41).

手陽明大腸經의 경맥은 食指의 끝에서 起始하며, 食指의 上緣을 타고 올라와, 拇指와 食指 掌骨 사이에 있는 合谷穴로 나와, 위로 손목부위의 두 힘줄 사이에 있는 함몰부(←陽谿穴)로 들어가며, 팔의 上緣을 따라 순행하여, 肘部의 바깥쪽으로 들어간 다음, 上臂 바깥쪽의 前緣을 따라 肩部로 올라가, 肩峰(acromion)의 前緣(←肩髃穴)으로 나와, 위로 大椎骨에서 (여러 개의 陽經과) 交會하고, 아래로 缺盆으로 들어가, 肺腑에 絡하고, 아래로 횡격막을 뚫고 내려가, 大腸에 屬한다. 그 支脉은 缺盆穴에서 頸項部로 올라가

---

30) 食指 橈側 上緣, 二間 · 三間穴處.

31) 長拇指伸筋腱과 短拇指伸筋腱의 사이, 陽谿穴處.

32) 前腕 橈側 上緣, 偏歷 · 溫溜 · 下廉 · 上廉 · 手三里穴處.

33) 이후에 肘髎 · 五里 · 臂臑穴處를 지난다.

34) 견갑골과 쇄골이 서로 만나는 곳, 즉 肩髃穴處.

35) '頸項之根爲天柱骨' 이라고 하여 頸椎를 가리킨다. 또한 '柱骨之會' 라 함은 陽經(六經, 대장경 · 삼초경 · 소장경 · 위경 · 방광경 · 담경)이 모이는 柱骨이라는 뜻이다. 그러므로 會上은 제7경추극돌기 하방의 大椎穴을 말한다.

36) 횡격막.

37) 天鼎 · 扶突穴處.

38) 任脉의 承漿穴과 交會한다.

39) 從內回出, 絡繞上脣. 足陽明胃經의 地倉穴處.

40) 아래 齒縫에 흘러들며, 다시 입술을 끼고 나와 人中과 交會한다.

41) 콧구멍을 끼고 鼻翼 兩旁의 迎香穴에 도착한 후, 다시 상행하여 足陽明胃經의 承泣穴로 들어간다.

面頰部를 통과하고, 下齒의 齒齦으로 들어간 다음, 口角部를 낀 채 되돌아 나와, 人中에서 左側의 경맥은 右側으로 주행하고 右側의 경맥은 左側으로 주행하여 교차한 뒤, 콧구멍을 끼고 상행한다. (《靈樞·經脉》篇)

《銅人腧穴鍼灸圖經》註

(1) 次指之端, 商陽穴在焉.
(2) 合谷, 穴名也, 在此兩骨之間.
(3) 陽谿穴居也.
(4) 臂之上廉, 偏歷之分, 手陽明之終也.
(5) 曲池穴分也.
(6) 髃骨謂肩髃之骨也, 故肩髃穴在此髃骨之端, 故亦名髃骨.
(7) 《素問·氣府論》註云 ; 柱骨之會乃天鼎穴也, 在頸缺盆上, 直扶突氣舍後同身寸之半寸是也.
(8) 肺爲大腸之雌, 故大腸脉絡于肺.
(9) 手陽明爲大腸之經, 故其脉屬大腸.
(10) 結喉之後曰頸, 頸後曰項. 頰爲面傍也.
(11) 人中一名水溝, 在鼻柱之下.
(12) 手陽明自此交入足陽明.

《十四經發揮》註

[1] 大指次指 : 大指之次指, 謂食指也. 手陽明, 大腸經也. 凡經脉之道 : 陰脉行手足之裏, 陽脉行手足之表, 此經起于大指次指之端, 商陽穴, 受手太陰之交, 行于陽之分也. 由是循指上廉, 歷二間三間, 以出合谷兩骨之間, 復上入陽谿兩筋之中. 商陽 : 在手大指次指內側, 去爪甲角如韭葉. 二間 : 在手大指次指本節前, 內側陷中. 三間 : 在手大指次指本節後, 內側陷中. 合谷 : 在手大指次指岐骨間陷中. 陽谿, 在腕中上側兩筋間陷中.

[2] 自陽谿而上, 循臂上廉之偏歷·溫溜·下廉·上廉·三里, 入肘外廉之曲池, 循肘外前廉, 歷肘髎·五里, 臂臑, 絡臑會, 上肩, 至肩髃穴也. 偏歷 : 在腕中後三寸. 溫溜 : 在腕後, 小士六寸, 大士五寸. 下廉 : 在輔骨下, 去上廉一寸. 上廉 : 在三里下一寸. 三里 : 在曲池下二寸, 按之肉起. 曲池 : 在肘外輔骨屈肘曲骨之中, 以手拱胸取之. 肘髎 : 在肘大骨外廉陷中. 五里 : 在肘上三寸, 行向裏, 大脉中央. 臂臑 : 在肘上七寸. 臑會 : 見手少陽經, 手陽明之絡也. 肩髃 : 在肩端兩骨間陷者宛宛中, 擧臂有空.

[3] 肩端兩骨間, 爲髃骨. 肩胛上際會處, 爲天柱骨. 出髃骨前廉, 循巨骨穴, 上出柱骨之會上, 會于大椎. 巨骨穴 : 在肩端上, 行兩叉骨間陷中. 大椎 : 見督脉, 手足三陽督脉之會.

[4] 自大椎而下入缺盆, 循足陽明經脉外, 絡繞肺臟. 復下膈, 當天樞之分, 會屬于大腸. 缺盆·

天樞：見足陽明經.

[5] 頭莖爲頸. 耳以下曲處爲頰. 口前小者爲齒. 其支別者：自缺盆上行于頸, 循天鼎扶突上貫
于頰, 入下齒縫中. 天鼎：在頸・缺盆直扶突一寸. 扶突：在氣舍後一寸五分, 仰而取之.
又云在人迎後一寸五分.

[6] 口脣上・鼻柱下, 爲人中. 旣入齒縫, 復出挾兩口吻, 相交于人中之分, 左脉之右, 右脉之
左, 上挾鼻孔, 循禾髎迎香, 而終以交于足陽明也. 人中穴：見督脉, 爲手陽明督脉之會. 禾
髎：在鼻孔下, 挾水溝旁五分. 迎香：在禾髎上一寸, 鼻孔旁五分.

足陽明胃經圖

凡四十五穴
左右共九十穴

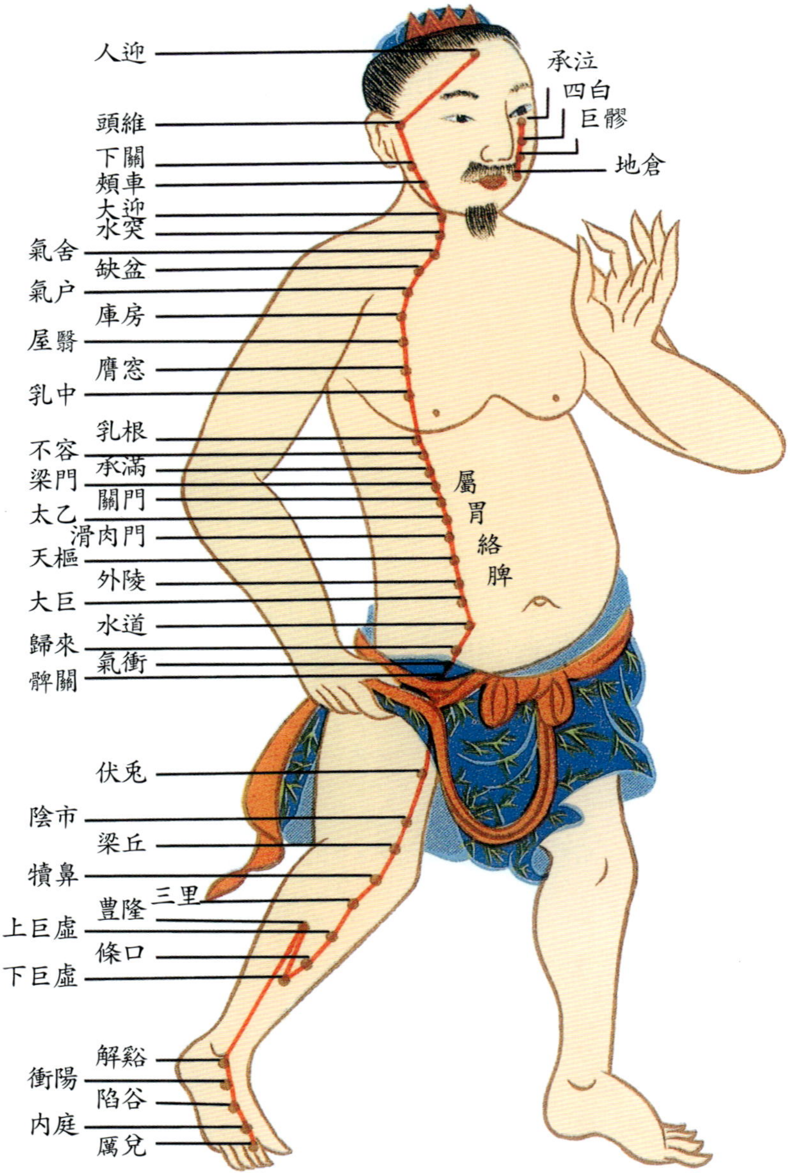

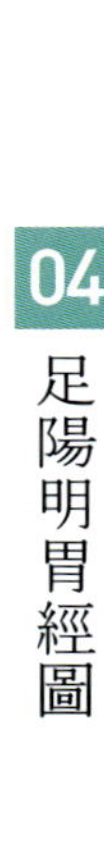

足陽明胃經

胃足陽明之脉, 起于鼻[42]之交頞中(1)[43], 旁約[44]太陽之脉(2)[45], 下循鼻外(3)[46], 入上齒中[47], 還出挾口[48], 環脣[49], 下交承漿(4)[1], 却循頤[50]後下廉, 出大迎(5), 循頰車(6), 上耳前[51], 過客主人(7)[52], 循髮際[53], 至額顱[2][54]. 其支者, 從大迎前下人迎(8)[55], 循喉嚨[56], 入缺盆, 下膈屬胃(9), 絡脾(10)[3][57]. 其直者, 從缺盆下乳內廉[58], 下挾臍[59], 入氣街中(11)[4]. 其支者, 起于胃口(12)[60], 下循腹裏, 下至氣街[61]中而合[5]. 以下髀關抵伏兔(13)[62], 下膝臏中(14)[63], 下

---

42) **鼻翼** 兩旁의 迎香穴處.

43) 足陽明胃經은 코 양쪽의 迎香穴에서 시작하는데, 상행하여 콧마루에서 좌우로 교차한다. 頞이란 **鼻莖** 혹은 **鼻根·山根**을 말한다.

44) 《圖經》에 의하면 足太陽은 目眥(←睛明穴)에서 시작되고, 足陽明은 옆으로 行하여 足太陽을 約束한다. 足陽明胃經이 옆쪽의 太陽經脉을 동여 묶는 것을 설명한 것이다. 경우에 따라 곁에 있는 太陽之脉으로 들어간다는 뜻일 수도 있다.

45) 足太陽膀胱經의 睛明穴處.

46) 承泣·四白·巨髎穴處.

47) 人中穴處.

48) 地倉穴處.

49) 地倉·人中穴處

50) 뺨 아래가 頷이고, 頷의 중앙 부위를 頤라고 한다.

51) 下關穴處.

52) 上關穴處.

53) 鬢髮(살쩍. 관자놀이와 귀 사이에 난 머리털). 足少陽膽經과 懸釐·頷厭穴處에서 交會하고, 前額(이마)에 이르러 督脉과 神庭穴에서 交會한다.

54) '前額骨部의 在髮下眉上處'의 神庭穴處.

55) 후두결절의 측부 外頸動脉의 搏動處.

56) 水突·氣舍穴處.

57) 《難經·四十二難》 "脾重二斤三兩, 扁廣三寸, 長五寸, 有散膏半斤…….", 《黃庭內景經》 "脾長一尺掩太倉"이라 하여 胃에 가려진 胰를 말한다. 참고로 《難經·四十二難》의 散膏를 《難經洭註箋正》에서는 脾腺組織으로 인식했다.

58) 氣戶·庫房·屋翳·膺窗·乳中·乳根·不容·承滿·梁門·關門·太乙·滑肉門·天樞穴處.

59) 外陵·大巨·水道·歸來穴處.

60) 起胃下口, 循腸裏.

61) 氣衝穴處.

62) 大腿四頭筋의 융기처. 伏兔·陰市·梁口穴處.

63) 犢鼻穴處.

循脛外廉⁽¹⁵⁾⁶⁴⁾, 下足跗⁽¹⁶⁾⁶⁵⁾, 入中指内間^[6]⁶⁶⁾. 其支者, 下廉⁶⁷⁾三寸⁶⁸⁾而別⁶⁹⁾, 下入中指外間^[7]. 其支者, 別跗上, 入大指間出其端^{(17)[8]}.

足陽明胃經의 경맥은 코에서 起始하여, 콧마루에서 左右로 교차하며, 옆의 足太陽經 膀胱經으로 들어간다. 아래로 코의 바깥쪽을 따라 내려가, 윗니 속으로 들어갔다가, 다시 되돌아 나와 口脣을 끼고 돌며, 아래로 내려가 任脉의 承漿穴에서 交會한 다음, 뒤쪽으로 물러나 턱관절의 後面의 下緣을 따라가다가, 大迎穴로 나와, 頰車穴을 따라가다가, 귀 앞으로 올라가, 足少陽膽經의 客主人穴을 지나, 頭髮際를 순행하여, 이마에 이른다. 그 支脉은 大迎穴의 전방에서 人迎穴로 내려가, 기관(trachea)을 따라 缺盆에 들어가며, 횡격막을 꿰뚫고 아래로 내려가 胃에 屬하고, 脾에 絡한다. 直行하는 經脉은 缺盆에서부터 乳頭 내측으로 내려가, 아래로 배꼽을 끼고 내려간 뒤, 氣衝으로 들어간다. 다른 支脉은 胃下口에서 起始하여, 복부 내부로 순행한 후, 다시 氣衝部까지 내려와 도달하여 앞에서 直行한 經脉과 會合한다. 여기에서 아래로 大腿 전방의 髀關穴을 거쳐 伏兎穴에 이르고, 아래로 (陰市 · 梁丘穴을 거쳐) 膝蓋骨로 들어가며, 다시 아래로 脛骨 前外側을 따라, 足背[발등]으로 내려가, 次趾 바깥쪽으로 들어간다. 또 다른 支脉은 膝下 3寸 부위에서 갈라져 나와, 아래로 내려가 가운뎃발가락 내측으로 들어간다. 또 다른 支脉은 발등에서 갈라져 나와 엄지발가락으로 들어가 그 끝으로 나온다. (《靈樞 · 經脉》 篇)

《銅人腧穴鍼灸圖經》 註

(1) 兩目之間鼻拗深處, 謂之頞中.
(2) 足太陽起于目眥, 而陽明旁行約之.
(3) 迎香穴分也.

---

64) 足三里 · 上巨虛 · 條口 · 下巨虛 · 豊隆 · 解谿穴處.
65) 衝陽 · 陷谷 · 内庭穴處.
66) 次趾의 바깥쪽 厲兌穴.
67) 원문에는 '廉' 자로 되어 있으나 기타 여러 자료에서는 '膝' 자로 되어 있다.
68) 일부 자료에서는 足三里穴 혹은 足陽明胃經의 絡穴인 豊隆穴處라고 말한다. 단, 膝下 3寸處라고 해석을 국한하면 足三里穴을 말하는 것이다.
69) 上巨虛 · 條口 · 下巨虛 · 豊隆 · 解谿 · 衝陽 · 陷谷穴處.

(4) 承漿穴名也, 在頤前脣下宛宛中.

(5) 大迎之穴, 在曲頷前, 同身寸之一寸二分陷者中.

(6) 頰車謂頰之牙車也, 言足陽明脉循此頰車而行, 故頰車穴在耳下曲頰之端陷中.

(7) 客主人, 在耳前起骨開口空處.

(8) 人迎, 在結喉兩旁, 大脈動應手是也.

(9) 足陽明胃之經, 故其脉屬于胃也.

(10) 脾者胃之雌, 故胃脉絡于脾也.

(11) 氣街(衝)穴名也, 在股下挾兩旁, 相去同身寸之四寸鼠鼷上; 或云在毛際兩旁鼠鼷上, 乃三焦之道路, 故云氣街; 或曰在歸來下同身寸之一寸.

(12) 胃下口, 卽小腸上口也, 此處名幽門.

(13) 伏兔穴在膝上同身寸之六寸.

(14) 臏謂膝之蓋骨也.

(15) 脛外廉, 三里穴分也.

(16) 跗, 謂足上也, 衝陽穴在焉.

(17) 大指間次指之端也, 厲兌所居焉. 《素問》云: 陽明根起于厲兌, 足陽明自此交入足太陰.

[1] 頞・鼻莖也, 鼻山根爲頞. 足陽明起于鼻兩旁迎香穴. 由是而上, 左右相交頞中, 過睛明之分, 下循鼻外, 歷承泣・四白・巨髎, 入上齒中, 復出循地倉, 挾兩口吻環繞脣下, 左右相交于承漿之分也. 迎香: 手陽明經穴. 睛明: 足太陽經穴, 手足太陽少陽足陽明五脉之會. 承泣: 在目下七分, 直瞳子. 四白: 在目下一寸, 直瞳子. 巨髎: 在鼻孔旁八分, 直瞳子. 地倉: 挾口吻旁四分. 承漿: 見任脉, 足陽明任脉之會.

[2] 腮下爲頷, 頷中爲頤, 頤前爲髮際, 髮際前爲額顱. 自承漿却循頤後下廉, 出大迎, 循頰車, 上耳前, 歷下關, 過客主人, 循髮際, 行懸釐・頷厭之分, 經頭維, 會于額顱之神庭. 大迎: 在曲頷前一寸三分, 骨陷中動脈. 頰車: 在耳下曲頰端陷中. 下關: 在客主人下, 耳前動脈下廉, 合口有空, 開口則閉. 客主人: 按懸厭三穴, 並足少陽經, 皆手足少陽陽明之交會. 頭維: 在額角髮際, 本神旁一寸五分, 神庭旁四寸五分. 神庭穴: 見督脉, 足太陽陽明督脉之會.

[3] 胸兩旁高處爲膺. 膺上橫骨爲巨骨. 巨骨上陷中爲缺盆. 其支別者: 從大迎前下人迎, 循喉嚨, 歷水突氣舍入缺盆, 行足少陰俞府之外下膈, 當上脘中脘之分, 屬胃絡脾. 人迎: 在頸大脈動應手, 挾結喉旁一寸五分. 水突: 在頸大筋前, 直人迎下, 氣舍上. 氣舍: 在頸直人迎下, 挾天突陷中. 缺盆: 在肩下橫骨陷中. 俞府: 見足少陰經. 上脘: 見任脉, 足陽明手太陽任脉之會. 中脘: 見任脉, 手太陽少陽足陽明所生任脉之會.

[4] 直行者: 從缺盆而下, 下乳內廉, 循氣戶・庫房・屋翳・膺窗・乳中・乳根・不容・承滿・梁門・關門・太乙・滑肉門, 下挾臍, 歷天樞・外陵・大巨・水道・歸來諸穴, 而入氣衝中也. 氣戶: 在巨骨下・俞府旁二寸陷中. 庫房: 在氣戶下一寸六分陷中, 仰而取之. 屋翳: 在庫房下一寸六分陷中, 仰而取之. 膺窗: 在屋翳下一寸六分陷中. 乳中穴: 當乳是. 乳根

穴：在乳下一寸六分陷中, 仰而取之. 不容：在幽門旁, 相去各一寸五分. 承滿：在不容下一寸. 梁門：在承滿下一寸. 關門：在梁門下一寸. 太乙：在關門下一寸. 滑肉門：在太乙下一寸, 下挾臍. 天樞：在挾臍二寸. 外陵：在天樞下一寸. 大巨：在外陵下一寸. 水道：在大巨下三寸. 歸來：在水道下二寸. 氣衝：一名氣街, 在歸來下·鼠鼷上一寸, 動脉應手宛宛中. 自氣戶至乳根(去中行各四寸). 自不容至滑肉門(去中行各三寸), 自天樞至歸來(去中行各二寸).

[5] 胃下口·下脘之分.《難經》云：太倉下口爲幽門者是也, 自屬胃處. 起胃下口, 循腹裏, 過足少陰肓俞之外本經之裏, 下至氣衝中, 與前之入氣衝者合.

[6] 抵, 至也, 股外爲髀. 髀前膝上起肉處爲伏兎. 伏兎後交文爲髀關. 挾膝解中爲臏. 脛骨爲骺. 跗, 足面也, 旣相合氣衝中, 乃下髀關, 抵伏兎, 歷陰市·梁丘, 下膝臏中, 經犢鼻, 下循骺外廉之三里·巨虛上廉·條口·巨虛下廉·豊隆·解谿, 下足跗之衝陽·陷谷, 入中指外間之內庭, 至厲兌而終也. 髀關：在膝上伏兎後交中(一作交分). 伏兎：在膝上六寸起肉, 正跪坐而取之. 一云膝蓋上七寸. 陰市：在膝上三寸, 伏兎下陷中, 拜而取之. 梁丘：在膝上二寸兩筋間. 犢鼻：在膝眼下·骺骨上·骨解大筋中. 三里：在膝眼下三寸, 骺骨外大筋內宛宛中, 舉足取之, 極重按之, 則跗上動脉止矣. 巨虛上廉：在三里下三寸, 舉足取之. 條口：在下廉上一寸, 舉足取之. 巨虛下廉：在上廉下三寸, 舉足取之. 豊隆：在外踝上八寸, 下骺外廉陷中, 別走太陰. 解谿：在衝陽後一寸五分, 腕上陷中. 衝陽：在足跗上五寸, 骨間動脉, 去陷谷三寸. 陷谷：在足大指次指間, 本節後陷中. 內庭：在足大指次指外間陷中. 厲兌：在足大指次指去爪甲如韭葉.

[7] 此支：自膝下三寸, 循三里穴之外別行而下, 入中指外間, 與前之內庭厲兌合也.

[8] 此支自跗上衝陽穴, 別行入大指間, 斜出足厥陰行間穴之外, 循大指下出其端, 以交于足太陰.

足太陰脾經

脾足太陰之脉, 起于大指之端[70], 循指內側(1)白肉際[71], 過核骨[72]後(2)[73], 上內踝[74]前廉(3)[1][75], 上踹[76]內(4), 循脛骨後[77], 交出厥陰之前(5)[2][78], 上膝股[79]內前廉[80]入腹[81], 屬脾(6)絡胃(7)[3], 上膈[82], 挾咽連舌本[83], 散舌下(9)[4]. 其支者, 復從胃[84]別上膈[85], 注心中(10)[5][86].

足太陰脾經의 경맥은 엄지발가락 끝에서 起始하며, 엄지발가락 內側 赤白肉 경계 부위를 따라 순행해, 엄지발가락 本節 후의 核骨을 통과한 다음, 상행하여 足內踝의 前緣

---

70) 隱白穴.

71) 赤白肉際를 말한다. 大都穴處.

72) 大趾 本節 뒤쪽 內側에 불뚝 튀어나온 둥근 骨. 張介賓은 註에서 "大指本節後內側圓骨."이라 했다. 이는 해부학적으로는 cuneiform bone(설상골)에 해당된다.

73) 太白 · 公孫穴處.

74) 脛骨踝를 말한다.

75) 商丘穴.

76) 腓腹筋部. 腨이라고도 한다. 腨謂脛之魚腹也.

77) 三陰交 · 漏谷 · 地機穴處.

78) 三陰交에서 장딴지 안쪽으로 올라와서 정강이뼈 뒤쪽의 漏谷을 순행하여 위로 2寸을 운행하고 足厥陰經과 만나 앞으로 나와서 地機 · 陰陵泉에 이른다. 즉, 足太陰脾經은 內踝 상방 8촌의 정강이뼈 뒤쪽에서 足厥陰肝과 만나고 그 앞으로 상행한다.

79) 대퇴부 內側을 '股'라고 한다. 무릎 안쪽의 대퇴부에서 무릎에 가까운 부위를 膝股라 하고, 陰部에 가까운 부위를 '陰股'라고 한다.

80) 血海 · 箕門穴處.

81) 陰陵泉에서부터 위로 무릎과 넓적다리 안쪽 앞 모서리에 있는 血海 · 關元穴을 순행하며 잇달아 복부에 흘러든다. 衝門 · 府舍穴을 지나 中極 · 關元穴과 교회하며 任脉의 바깥쪽으로 나와 腹結 · 大橫穴을 순행하여 다시 下脘穴과 만나며 도로 나와서 腹哀穴을 거친다. (膽經)日月 · (肝經)期門穴 부위를 지나 여기에서 本經의 裏部를 순행하여 任脉의 上脘 · 中脘으로 斜下行한 후 中脘 · 下脘穴 사이에 이르러 脾에 屬하고 胃에 絡한다.

82) 腹哀穴에서 횡격막으로 올라와 食竇 · 天谿 · 胸鄉 · 周榮穴을 순행하여 周榮穴 바깥쪽에서 굴곡하고 아래로 내려와 腋下 6촌인 大包穴에 이른 뒤, 다시 상행하여 人迎穴의 裏面을 지나 인후를 끼고 舌本에 이어져 혀 밑으로 흩어진다.

83) 舌根. 《證治準繩》 '舌本者乃舌根蒂也.'

84) 腹哀穴處.

85) 足陽明胃經의 大包穴.

86) 胸中으로 들어가 任脉의 膻中에서 심장에 주입한다.

足太陰脾經圖

凡二十穴
左右共四十穴

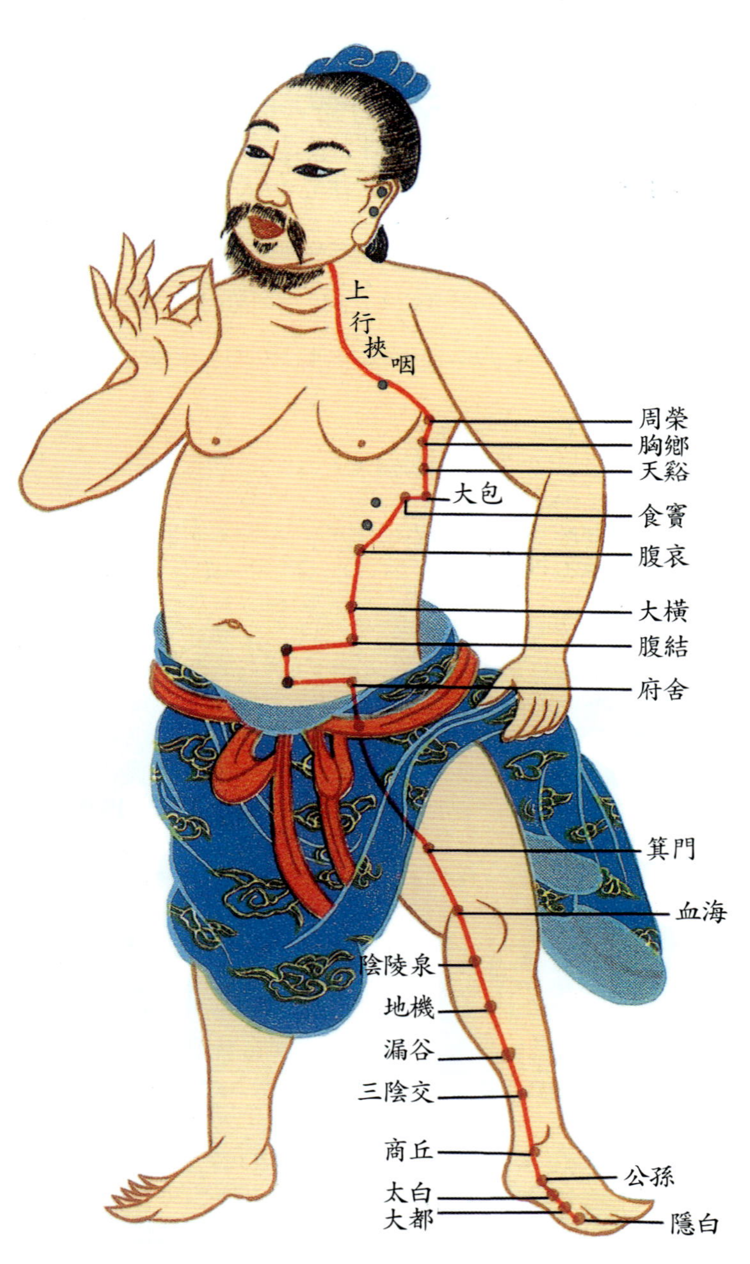

上行挾咽
周榮
胸鄉
天谿
大包
食竇
腹哀
大橫
腹結
府舍
箕門
血海
陰陵泉
地機
漏谷
三陰交
商丘
太白
大都
公孫
隱白

으로 올라가서, 다시 상행하여 장딴지 내측으로 올라가며, (三陰交穴에서) 脛骨 후방을 순행하고, 足厥陰肝經과 交會한 후 그 앞으로 나와, 위로 膝部와 대퇴 내측의 前緣을 지나 腹內로 들어가서, 脾臟에 屬하고, (表裏相合하는) 胃腑에 絡한 다음, 다시 위로 횡격막을 뚫고 올라가, 식도를 끼고 舌根에 이어져, 舌下로 분산한다. 그의 支脉은 다시 胃腑에서 별도로 갈라져 나와 위로 횡격막을 꿰뚫고 올라가, 心으로 들어간다(手少陰心經과 相合함). 《靈樞·經脉》篇)

(1) 大指內側隱白所居 :《素問》曰 : 太陰之根起于隱白.
(2) 核骨之下太白所居焉.
(3) 商丘居此內踝之前.
(4) 踹謂脛之魚腹也.
(5) 厥陰行太陰之前, 至骭骨之後, 而太陰復在其前.
(6) 膝下內側陰陵泉所在焉. 足太陰脾之經, 故其脉屬于脾.
(7) 胃者脾之雄, 故脾脉絡于胃也.
(8) 舌本與會厭相連, 發泄聲音之所也.
(9) 舌下有泉焉, 乃脾之靈津也, 道家飲此以延生, 號曰華池, 仲長統曰 : 漱舌下泉而咽之, 名曰台倉.
(10) 足太陰至此交入手少陰.

[1] 覈骨, 一作 "核骨", 俗云孤枴骨是也. 足跟後兩旁起骨爲踝骨. 足太陰起大指之端隱白穴, 受足陽明之交也. 由是循大指內側白肉際大都穴, 過核骨後, 歷太白·公孫·商丘, 上內踝前廉之三陰交也. 隱白 : 在足大指內側端, 去爪甲角如韭葉. 大都 : 在足大指本節後陷中. 太白 : 在足內側核骨下陷中. 公孫 : 在足大指本節後一寸, 別走陽明. 商丘 : 在足內踝下微前陷中. 三陰交 : 在內踝上三寸骨下陷中.
[2] 腨, 腓腸也. 由三陰交上腨內, 循骭骨後之漏谷, 上行二寸, 交出足厥陰經之前, 至地機陰陵泉. 漏谷 : 在內踝上六寸骨下陷中. 地機 : 在膝下五寸. 陰陵泉 : 在膝下內側輔骨下陷中, 伸足取之.
[3] 髀內爲股, 臍上下爲腹. 自陰陵泉上循膝股內前廉之血海·箕門. 迤邐入腹, 經衝門·府舍, 會中極關元, 復循腹結·大橫會下脘, 歷腹哀, 過日月·期門之分, 循本經之裏, 下至中脘·下脘之際, 以屬脾絡胃也. 血海 : 在膝臏上, 內廉白肉際二寸中. 箕門 : 在魚腹上越筋間, 陰股內動脉中. 衝門 : 上去大橫五寸, 在府舍下橫骨端約中動脉. 府舍 : 在腹結下三寸. 中

極·關元：竝見任脉，皆足三陰任脉之會. 腹結：在大橫下一寸三分. 大橫：在腹哀下三寸五分，直臍旁. 下脘：見任脉，足太陰任脉之會. 腹哀：在日月下一寸五分. 日月：見足少陽經，足太陰·少陽·陽維之會. 期門：見足厥陰經，足太陰·厥陰·陰維之會也. 衝門·府舍·腹結·大橫·腹哀：去腹中行各四寸半.

[4] 咽：所以嚥物者，居喉之前，至胃長一尺六寸，爲胃系也. 舌本，舌根也. 由腹哀上膈，循食竇·天谿·胸鄉·周榮，由周榮外曲折向下至大包. 又自大包外曲折向上，會中府上行，行人迎之裏，挾咽連舌本，散舌下而終焉. 食竇：在天谿下一寸六分，舉臂取之. 天谿：在胸鄉下一寸六分，仰而取之. 胸鄉：在周榮穴下一寸六分陷中，仰而取之. 周榮：在中府下一寸六分陷中，仰而取之. 大包：在淵液下三寸(淵液見足少陽). 中府：見手太陰經，足太陰之會也. 人迎：見足陽明經.

[5] 此支由腹哀別行，再從胃部中脘穴之外上膈，注于膻中之裏心之分，以交于手少陰. 中脘·膻中，并任脉穴.

手少陰心經

心手少陰之脉, 起于心中, 出屬心系⁸⁷⁾, 下膈絡小腸^(1)[1]88). 其支者, 從心系上挾咽, 繫目系^{[2]89)}. 其直者, 復從心系却上肺, 下出腋下^{[3]90)}, 下循臑内後廉, 行太陰心主⁹¹⁾之後⁽²⁾, 下肘内^{(3)[4]}, 循臂内後廉⁹²⁾, 抵掌後⁽⁴⁾銳骨⁹³⁾之端⁽⁵⁾, 入掌内後廉⁽⁶⁾, 循小指之内出其端^{(7)[5]}.

手少陰心經의 경맥은 心中에서 起始하며, 나와서 心系에 屬하고, 아래로 횡격막을 꿰뚫고 지나 小腸에 絡한다. 그 支脉은 心系에서부터 위쪽으로 올라가 인후를 끼고 상행하여 目系에 이어진다. 直行하는 經脉은 다시 心系에서부터 물러나와 肺로 올라가, 겨드랑이 밑으로 나온 다음, 팔 안쪽 뒷면을 따라 내려와 手太陰肺經과 手厥陰心包經의 뒷면을 지나, 팔꿈치 안쪽으로 내려오며, 팔 안쪽 뒷면을 순행하여 손바닥 뒤쪽 高骨⁹⁴⁾의 끝에 도달하여, 손바닥 안쪽으로 들어가, 새끼손가락 내측에 순행하여 그 끝으로 나온다. (《靈樞·經脉》篇)

《銅人腧穴鍼灸圖經》 註

(1) 小腸心之雄, 故心脉絡小腸也.
(2) 太陰心主行臑之前, 而少陰出其後也.
(3) 肘内橫紋少海所居.

---

87) 心系는 심장의 連繫이다. 滑壽는 "心系有二, 一則上與肺相通, 而入肺兩大葉間, 一則由肺葉而下, 曲折向後, 并脊膂細絡相連, 貫脊髓, 與腎相通."이라 했으니, 심장과 연접한 주요 대혈관 및 그 작용의 관계를 말한다. 즉, 心과 肺·脾·肝·腎을 이어주는 絡脉를 가리킨다. 張介賓은 註에서 "심장은 제5椎 아래에 있는데 系가 5개가 있어서 위로 肺와 이어지고 肺는 아래의 心과 이어지며 心臟 아래에 있는 脾·肝·腎 3臟과 이어져 있다. 그러므로 心은 五臟의 氣와 통하며 이들을 주관한다."고 했다.

88) 下脘穴 부위에서 소장에 結한다.

89) 眼球와 더불어 안으로 뇌의 脉絡에 서로 이어진다.

90) 極泉穴處.

91) 手太陰肺經과 手厥陰心包經을 말한다.

92) 上臂 내측 前緣의 靈道·通里·陰郄·神門穴處.

93) 척골의 경상돌기(styloid process). '銳骨' 이라고도 한다.

94) 腕骨中位于外側之骨, 卽腕後高骨.

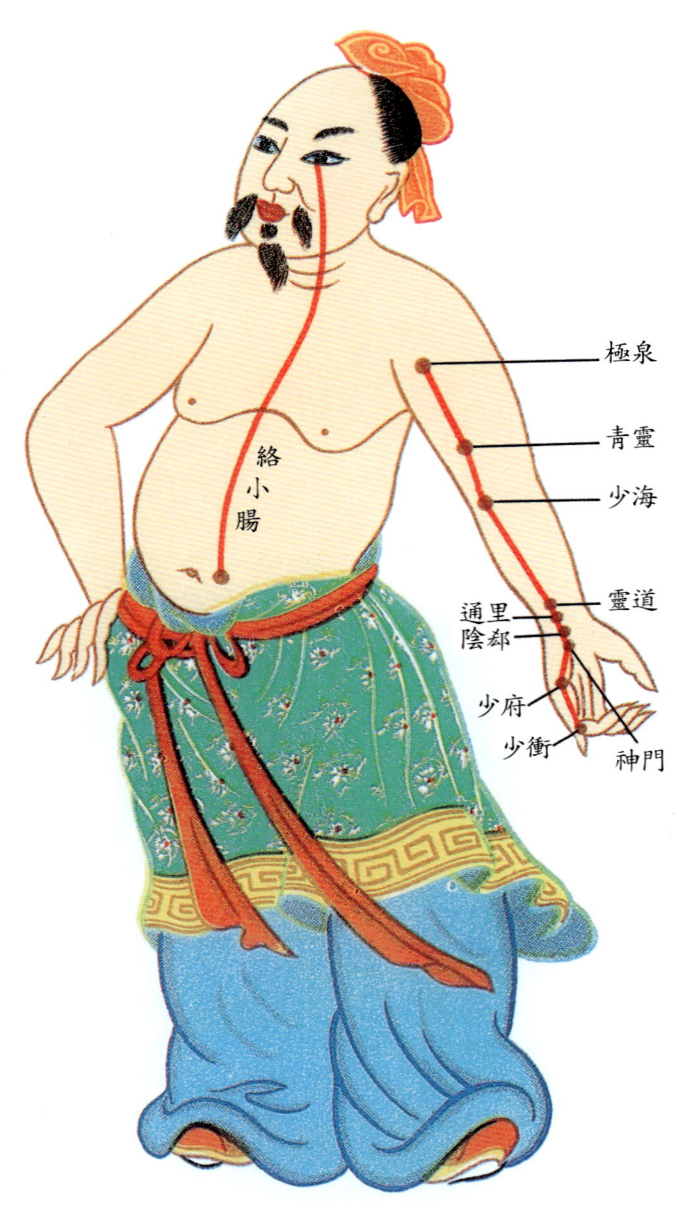
極泉
青靈
少海
靈道
通里
陰郄
少府
少衝
神門
絡小腸

(4) 靈道在掌後同身寸之一寸五分.

(5) 神門穴分也.

(6) 少府所居.

(7) 少衝居此, 小指內側手少陰脉自此交入手少陽也.

[1] 心系有二, 一則上與肺相通, 而入肺兩大葉間. 一則由肺葉而下, 曲折向後, 并脊膂, 細絡相
    連, 貫脊髓, 與腎相通, 正當七節之間, 蓋五臟系皆通入心, 而心通五臟系也. 手少陰經起于
    心, 循任脉之外屬心系, 下膈, 當臍上二寸之分, 絡小腸.

[2] 支者, 從心系出任脉之外, 上行而挾咽系目也.

[3] 直者, 復從心系直上至肺臟之分. 出循腋下, 抵極泉也. 穴在臂內腋下筋間, 動脉入胸.

[4] 自極泉下循臑內後廉, 行太陰心主兩經之後, 歷青靈穴, 下肘內廉, 抵少海. 青靈：在肘上
    三寸, 舉臂取之. 少海：在肘內大骨外, 去肘端五分.

[5] 腕下踝爲兌骨. 自小海而下循臂內後廉, 歷靈道·通里, 至掌後銳骨之端, 經陰郄·神門, 入
    掌內廉, 至小府, 循小指端之少衝而終, 以交于手太陽也. 心爲君主之官, 示尊于他臟, 故其
    交經授受, 不仮于支別云. 靈道：在掌後一寸五分. 通里：在腕後一寸陷中. 陰郄：在掌後
    脉中, 去腕五分. 神門：在掌後銳骨之端陷者中. 少府：在手小指本節後陷中, 直勞宮. 少
    衝：在手小指內廉端, 去爪甲如韭葉.

手太陽小腸經圖
凡一十九穴
左右共三十八穴
聽宮
顴髎
天容
肩中俞
曲垣
秉風
小海
支正
天窓
肩外俞
天宗
臑俞
肩貞
少澤
前谷
後谿
腕骨
陽谷
養老

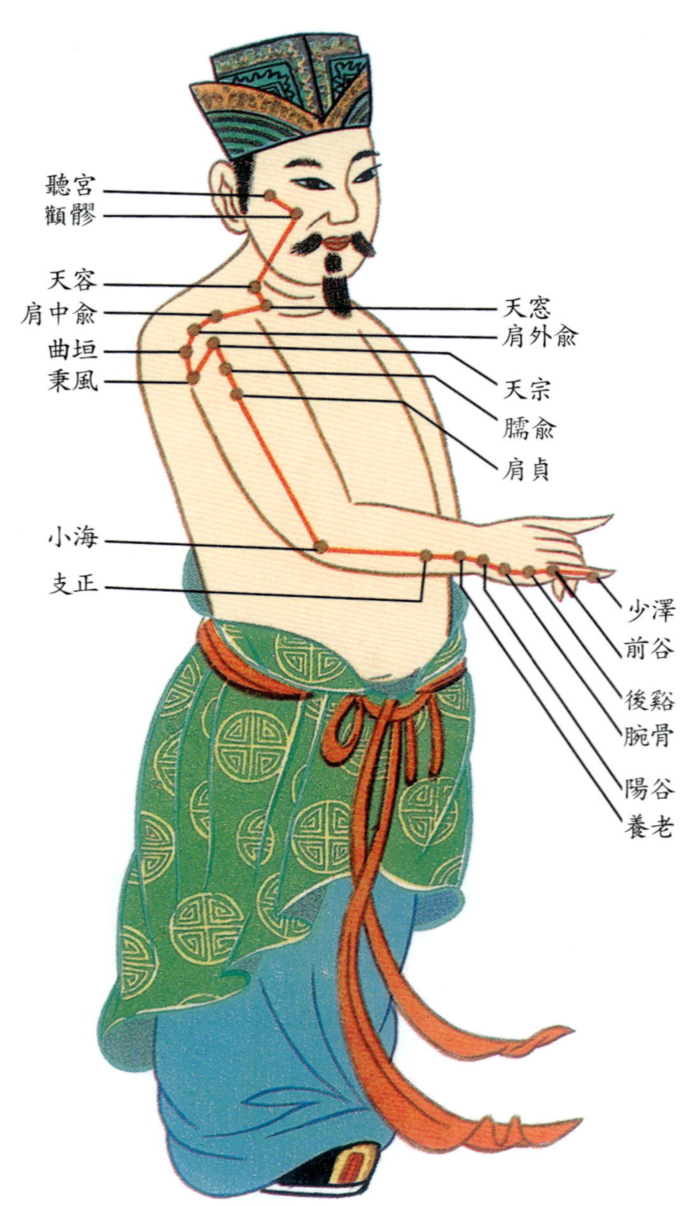

手太陽小腸經

小腸手太陽之脉, 起于小指之端(1), 循手外側(2)95), 上腕(3)96)出踝97)中[1]98), 直上循臂骨99)下廉100), 出肘內側兩骨之間(4), 上循臑外後廉, 出肩解101), 繞肩胛102), 交肩上[2]103), 入缺盆, 絡心(5)104), 循咽下膈105), 抵胃106)屬小腸(6)[3]107). 其支者, 從缺盆循頸108), 上頰109), 至目銳眦(7)110), 却入耳中[4]111). 其支者, 別頰112)上頔113), 抵鼻至目內眦(8)[5]114), 斜絡于顴(9)115).

手太陽小腸經의 경맥은 새끼손가락 끝에서 起始하며, 손 바깥쪽을 따라 손목 부위에 이르렀다가, 손목 바깥쪽 高骨116)을 지나, 곧바로 위로 올라가 臂骨(←尺骨) 下緣(←支正穴)을 순행하고, 팔꿈치 내측의 兩骨(尺骨과 上腕骨) 사이로 나와, 上臂 바깥쪽 後緣

---

95) 前谷 · 後谿穴處.

96) 腕關節部의 養老穴處.

97) 銳骨. 즉, 尺骨莖狀突起(styloid process of ulna)를 말한다.

98) 養老穴處.

99) 尺骨.

100) 이후에 支正穴을 지난다.

101) 어깨 뒤쪽 肩骨과 臂骨이 서로 접하는 곳, 肩貞穴處.

102) 臑俞 · 天宗 · 秉風 · 曲垣 · 肩外俞 · 肩中俞穴處를 거친다.

103) 曲垣 · 肩外俞 · 肩中俞를 지나 大椎穴로 들어간다.

104) 缺盆에서부터 가슴으로 하행하여 膻中穴處에서 심장에 絡한다.

105) 식도를 따라 鳩尾穴 側邊을 지나 횡격막으로 내려와 上脘 · 中脘穴을 지나 胃에 도달한 후 하행하여 배꼽에서 상방 2촌에 위치하는 下脘穴 부위에서 소장에 屬한다.

106) 上脘 · 中脘穴處.

107) 任脉의 바깥쪽을 끼고 하행하여 배꼽에서 상방 2촌에 위치하는 下脘穴 부위에서 소장에 屬한다.

108) 天窓 · 天容穴處.

109) 顴髎穴處.

110) 눈의 바깥 모서리. 足少陽膽經의 瞳子髎穴處.

111) 聽宮穴處.

112) 顴髎穴에서 갈라짐.

113) 眼眶(눈언저리)의 아래쪽 뼈를 말한다(←眼下頰上).

114) 目內眦에 이르러 足太陽膀胱經의 睛明穴과 接經한다.

115) 顴髎穴處.

116) 손목뼈 중에서 바깥쪽에 위치한 뼈. 《醫宗金鑑》 正骨心法要旨에서 "완골은 …… 그 위로 臂骨과 輔骨 두 뼈의 끝과 함께 접하는데, 그 바깥쪽의 뼈를 高骨이라고 한다."라고 했다.

을 따라 올라간 다음, 肩解로 나와, 肩胛[어깻죽지]을 돌아, 어깨 위에서 交會한 후, 缺
盆으로 들어가, 심장에 絡하고, 식도를 따라 내려가 횡격막을 뚫고 나와, 胃에 이르며,
小腸에 屬한다. 그의 支脉은 缺盆에서 頸部[목]을 따라 올라가, 頰部[뺨]을 지나, 外眼角
(눈의 바깥쪽 모서리)에 이르렀다가, 되돌아 나와 耳中으로 들어간다. 다른 支脉은 頰部
에서 나누어져서 顴部[광대뼈]로 상행하여, 鼻根[코뿌리]에 이른 다음, 內眼角(눈 안쪽
모서리)에 이르렀다가, 顴骨部에 비스듬히 絡한다. (《靈樞·經脉》篇)

《銅人腧穴鍼灸圖經》註

(1) 小指之端少澤所居.
(2) 手外側本節之前, 前谷穴也; 本節之後, 後谿穴也.
(3) 腕·前腕骨·腕中陽谷.
(4) 肘內兩骨間小海穴在焉.
(5) 心爲小腸之雌, 故小腸脉絡于心.
(6) 手太陽爲小腸之經, 故其脉屬小腸.
(7) 《鍼經》曰, 目眦外決于面者, 爲銳眦.
(8) 手太陽自此交入足太陽.
(9) 顴爲頰骨也.

《十四經發揮》註

[1] 臂骨盡處爲腕, 腕下兌骨爲踝. 本經起小指端少澤穴, 由是循手外側之前谷·後谿上腕, 出踝
中, 歷腕骨·陽谷·養老穴也. 少澤：在手小指外側端, 去爪甲角一分陷中. 前谷：在手小
指外側, 本節前陷中. 後谿：在手小指外側, 本節後陷中. 腕骨：在手外側腕前, 起骨下陷
中. 陽谷：在手外側腕中, 兌骨下陷中. 養老：在手踝骨上一空, 腕後一寸陷中.
[2] 脊兩旁爲膂. 膂上兩骨爲肩解. 肩解下成片骨爲肩胛. 一名爲髆. 自養老穴直上, 循臂骨下廉
支正穴, 出肘內側兩骨之間, 歷小海穴, 上循臑外後廉, 行手陽明少陽之外上肩, 循肩貞·臑
俞·天宗·秉風·曲垣·肩外俞·肩中俞諸穴, 乃上會大椎, 因左右相交于兩肩之上. 支正
：在腕後五寸. 小海：在肘內大骨外, 去肘端五分陷中. 肩貞：在肩曲胛下, 兩骨解間, 肩髃
後陷中. 臑俞：在挾肩髎117)後大骨下, 胛上廉陷中. 天宗：在秉風後大骨下陷中. 秉風：在
天髎外肩上小髃後, 擧臂有空. 曲垣：在肩中央曲胛陷中, 按之應手痛. 肩外俞：在肩胛上
廉, 去脊三寸陷中. 肩中俞：在肩胛內廉, 去脊二寸陷中. 大椎：見督脉, 手足三陽督脉之會.

---

117) 手少陽經脉의 經穴.

[3] 自交肩上入缺盆, 循肩向腋下行, 當膻中之分絡心, 循胃系下膈, 過上脘·中脘, 抵胃下, 行任脉之外, 當臍上二寸之分屬小腸. 膻中·上脘·中脘, 并見任脉會穴也.

[4] 目外角爲銳眦. 支者：別從缺盆, 循頸之天窓·天容上頰, 抵顴髎, 上至目銳眦, 過瞳子髎, 却入耳中, 循聽宮而終也. 天窓：在頸大筋前曲頰下, 扶突後, 動脉應手陷中. 天容：在耳曲頰後. 顴髎：在面頄骨下廉·銳骨端陷中. 瞳子髎：足少陽經穴. 聽宮：在耳中珠子大如赤小豆.

[5] 目下爲頄. 目大角爲內眦. 其支者：別循頰上頄, 抵鼻至目內眦睛明穴, 以交于足太陽也. 睛明, 足太陽經穴.

足太陽膀胱經圖

凡六十三穴
左右共一百二十六穴

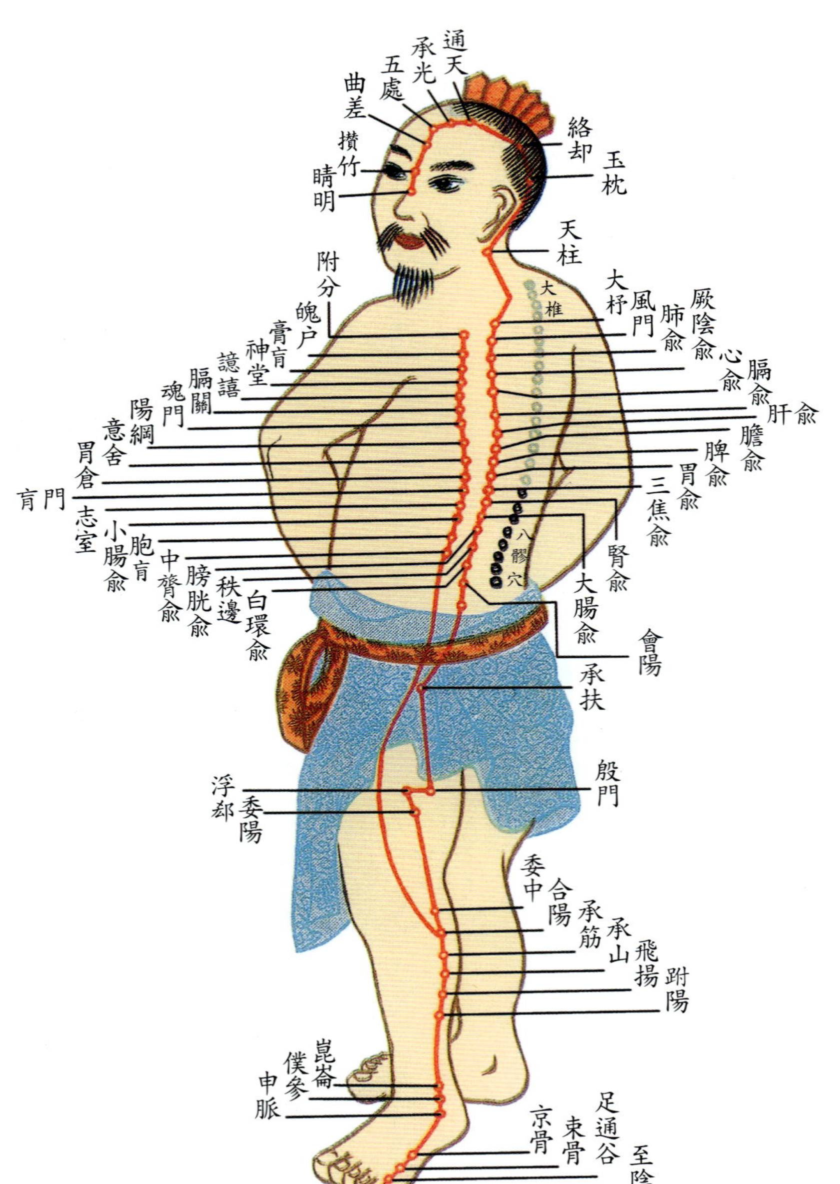

08

足太陽膀胱經圖

足太陽膀胱經

膀胱足太陽之脉, 起于目内眦⁽¹⁾[118], 上額[119]交巓⁽²⁾[1][120]. 其支者, 從巓至耳上角^[2][121]. 其直者, 從巓[122]入絡腦⁽³⁾[123], 還出別下項^[3][124], 循肩髆[125]内, 挾脊[126]抵腰中, 入循膂[127], 絡腎⁽⁴⁾屬膀胱^{(5)[4]}[128]. 其支者, 從腰中下挾脊貫臀[129], 入膕中^{(6)[5]}. 其支者, 從髆内左右別下貫胛⁽⁷⁾, 挾脊内[130], 過髀樞^{(8)[6]}[131], 循髀外, 從後廉下合膕中[132], 以下貫踹内, 出外踝之後⁽⁹⁾, 循京骨⁽¹⁰⁾[133], 至小指外側^{(11)[7]}.

足太陽膀胱經의 경맥은 눈 안쪽 모서리에서 起始하며, 이마로 올라가 정수리에서 교차한다. 그 支脉은 정수리에서 귀 위쪽에 이른다. 그 직행하는 支脉은 정수리에서 뇌로 들어가 연락한 다음, 되돌아 나와 별도로 (絡却·玉枕·天柱를 거쳐) 목덜미로 내려가, 어깻죽지뼈 내측(大杼·風門·肺俞·厥陰俞·心俞·督俞·膈俞)을 순행하고, 척추를

---

118) 睛明穴處.

119) 이마 부분. 攢竹穴處.

120) 攢竹穴을 지나고 독맥의 神庭穴을 지나 좌우로 갈라져 옆으로 1.5촌의 거리를 두고 나란히 달리는 曲差·五處·承光·通天穴을 거치며 通天에서 좌우로 비스듬히 순행하여 百會穴에서 交叉한다.

121) 耳上角에 이르러 足少陽膽經의 曲鬢·率谷·天衝·浮白·竅陰·完骨穴을 지나므로 이 여섯 穴은 모두 足太陽과 足少陽의 會穴이다.

122) 百會穴處.

123) 通天穴에서 뒤로 絡却·玉枕穴을 순행하고 뇌에 들어가 연락한다. 뇌에서 다시 나와 項部에서 나누어지면서 天柱穴을 경유하여 하행하다가 독맥의 大椎·陶道穴 등에서 만나고 물러나서 肩髆部 속으로 순행하여 4갈래의 순행으로 나누어지면서 하행한다.

124) 後頸部를 말한다.

125) 견갑골.

126) 척추골.

127) 척추 양쪽에 붙어 있는 양측의 근육을 말한다.

128) 제4요추 兩旁에서 방광에 屬한다.

129) 腎에서 絡하는 腰中에서 別하여 하행 薦骨의 背面 중앙을 끼고 上·次·中·下 四髎穴 및 會陽穴을 지나 臀部를 하행 관통하여 承扶穴에 이르러 殷門·浮郄·委陽의 3혈을 지나 委中에 들어간다.

130) 天柱穴에서 갈라져 하행 견갑골을 貫流하여 척추의 兩旁 3寸處인 附分·魄戶·膏肓·神堂·譩譆·膈關·魂門·陽綱·意舍·胃倉·肓門·志室·胞肓·秩邊의 諸經穴을 지난다.

131) 大腿骨 大轉子部를 말한다. 環跳穴處.

132) 대퇴의 後廉의 浮郄을 지나 委陽으로 내려가 委陽에서 委中과 會合한다.

133) 새끼발가락 本節 뒤에서 돌출한 반원형의 骨. 束骨·通谷穴處.

끼고 내려와 허리에 이른(肝俞·膽俞·脾俞·胃俞·三焦俞·腎俞·氣海俞·大腸俞·
關元俞·小腸俞·膀胱俞·中膂俞·白環俞를 경유) 다음, 脊膂로 들어가 순행한 후, 腎
에 絡하고, 膀胱에 屬한다. 그 支脈은 허리에서 척추(上髎·次髎·中髎·下髎·會陽穴)
를 끼고 내려가 둔부를 꿰뚫고 (殷門·承扶·浮郄·委陽을 거쳐), 膝膕(오금)으로 들어
간다. 또 다른 支脈은 어깻죽지뼈의 내측에서 좌우로 나뉘어 어깻죽지뼈 아래쪽을 뚫고
지나 척추를 끼고 내려오며, 대퇴골 大轉子를 지나, 넓적다리 바깥쪽 가장자리를 따라
내려가 오금에서 앞에서 서술한 支脈과 會合한 다음, (合陽·承筋·承山·飛陽·跗陽
穴을 지나) 장딴지 내부를 관통하며, 바깥 복사뼈 뒤로 나와, (崑崙·僕參·申脉을 거쳐
金門) 京骨을 순행하여, 새끼발가락 끝의 바깥쪽에 이른다. (《靈樞·經脉》篇)

(1) 內眦謂目之大眦也.
(2) 巔頂也, 頂中央, 有旋毛, 可容豆, 乃三陽五會也.
(3) 頂爲中, 頂前曰顖, 頂後曰腦, 頂左右曰角.
(4) 腎爲膀胱之雌, 故膀胱脉絡于腎.
(5) 足太陽爲膀胱之經, 故其脉屬膀胱.
(6) 膕爲膝解之後, 曲脚之中, 委中穴分也.
(7) 腨中, 兩髀骨下堅起肉也.
(8) 環跳穴, 在此髀樞中,《素問》曰: "髀樞中傍各一者正謂此焉."
(9) 外踝之後, 崑崙所居焉.
(10) 京骨, 穴名也, 太陽之原在外側大骨下.
(11) 小指外側至陰穴分也,《素問》云: "太陽之根起于至陰, 足太陽至此交入足少陰也."

[1] 目大角爲內眦. 髮際前爲額. 腦上爲巔, 巔, 頂也. 足太陽起目內眦睛明穴, 上額, 循攢竹, 過
神庭, 歷曲差·五處·承光·通天, 自通天斜行, 左右相交于巔上之百會也, 睛明：在目內
眦. 攢竹：在眉頭陷中. 神庭：見督脉, 足太陽督脉之會也. 曲差：在神庭旁一寸五分, 入
髮際. 五處：挾上星旁一寸五分. 承光：在五處後一寸五分. 通天：在承光後一寸五分. 百
會：見督脉, 足太陽督脉之交會也.
[2] 支別者, 從巔之百會, 抵耳上角, 過率谷·浮白·竅陰穴, 所以散養于經脉也. 率谷·浮白·
竅陰三穴, 見足少陽經, 足太陽少陽之會也.
[3] 腦, 頭髓也. 頸上爲腦, 腦後爲項. 此直行者, 由通天穴後, 循絡却·玉枕·入絡腦. 復出下

項, 抵天柱也. 絡却：在通天後一寸五分. 玉枕：在絡却後一寸五分, 挾腦戶旁一寸三分, 枕骨上, 入髮際三寸. 腦戶：督脉穴, 足太陽督脉之會. 天柱：在頸大筋外廉, 挾項, 髮際陷中.

[4] 肩後之下爲肩髆, 椎骨爲脊, 尻上橫骨爲腰, 挾脊爲膂. 自天柱而下, 過大椎, 陶道, 却循肩髆內, 挾脊兩旁下行, 歷大杼・風門・肺俞・厥陰俞・心俞・膈俞・肝俞・膽俞・脾俞・胃俞・三焦俞・腎俞・大腸俞・小腸俞・膀胱俞・中膂內俞・白環俞. 由是抵腰中, 入循膂, 絡腎, 下屬膀胱也. 大椎：見督脉, 手足三陽督脉之會. 陶道：見督脉, 足太陽督脉之會. 大杼：在項後第一椎下. 風門：在第二椎下. 肺俞：在第三椎下. 厥陰俞：在第四椎下. 心俞：在第五椎下. 膈俞：在第七椎下. 肝俞：在第九椎下. 膽俞：在第十椎下. 正坐取之. 脾俞：在第十一椎下. 胃俞：在第十二椎下. 三焦俞：在第十三椎下. 腎俞：在第十四椎下, 與臍平. 大腸俞：在第十六椎下. 小腸俞：在第十八椎下. 膀胱俞：在第十九椎下, 中膂俞：在第二十椎下. 挾脊起肉. 白環俞：在第二十一椎下, 伏而取之. 自大杼至白環俞諸穴, 竝背部第二行, 相去脊中各一寸五分.

[5] 臀, 尻也. 挾腰髖骨兩旁爲機, 機後爲臀, 腓腸上・膝後曲處爲膕. 其支別者：從腰中循腰髁, 下挾脊, 歷上髎・次髎・中髎・下髎(按腰髁卽腰監骨, 人脊椎骨有二十一節, 自十六椎節而下爲腰監骨, 挾脊附著之處, 其十七至二十凡四椎, 爲腰監骨所揜附. 而八髎穴則挾脊第一二空云云也. 會陽在尾髎骨兩旁, 則二十一椎乃復見而終焉. 又按：督脉當脊中起于長強, 在二十一椎下, 等而上之, 至第十六椎下爲陽關穴, 其二十椎至十七椎皆無穴, 乃知爲腰監骨所揜明矣). 會陽下貫臀, 至承扶・殷門・浮郄・委陽, 入膕中之委中穴也. 上髎：在第一空, 腰髁下一寸, 挾脊陷中. 次髎：在第二空挾脊陷中. 中髎：在第三空挾脊陷中. 下髎：在第四空挾脊陷中. 會陽：在尾髎骨兩旁. 承扶：在尻臀下・股陰上紋中. 殷門：在肉郄下六寸. 浮郄：在委陽上一寸, 展膝得之. 委陽：在承扶下六寸, 展伸取之, 在足太陽之後, 出于膕中外廉兩筋間. 委中：在膕中央紋中動脉.

[6] 膂肉曰胂, 夾脊肉也. 其支者：爲挾脊兩旁第三行, 相去各三寸之諸穴. 自天柱而下, 從髆內左右別行, 下貫胂膂, 歷附分・魄戶・膏肓・神堂・譩譆・膈關・魂門・陽綱・意舍・胃倉・肓門・志室・胞肓・秩邊, 下歷尻臀, 過髀樞也. 股外爲髀. 捷骨之下爲髀樞. 附分：在第二椎下, 附項內廉. 魄戶：在第三椎下. 膏肓：在第四椎下, 近五椎上, 取穴時令人正坐, 曲脊伸兩手, 以臂著膝前令正直, 手大指與膝頭齊, 以物支肢, 毋令臂動搖. 神堂：在第五椎下. 譩譆：在肩髆內廉, 挾第六椎下. 膈關：在第七椎上. 正坐闊肩取之. 魂門：在第九椎下. 陽綱：在第十椎下. 意舍：在第十一椎下. 胃倉：在第十二椎下. 肓門：在第十三椎下叉肋間. 志室：在第十四椎下, 并正坐取之. 胞肓：在第十九椎下. 秩邊：在第二十椎下, 竝伏而取之.

[7] 腨, 腓腸也. 循髀外後廉・髀樞之裏・承扶之外一寸五分之間而下, 與前之入膕中者相合, 下行循合陽穴, 下貫腨內, 歷承筋・承山・飛陽・跗陽, 出外踝後之崑崙・僕參・申脉・金門, 循京骨・束骨・通谷, 至小指外側端之至陰穴, 以交于足少陰也. 合陽：在膝紋中央下三寸. 承筋：在腨腸中央陷中. 承山：在兌腨腸下分肉間. 飛陽：在外踝上七寸. 跗陽：在外踝上三寸. 崑崙：在外踝後跟骨上陷中. 僕參：在跟骨下陷中, 拱足取之. 申脉：在外踝下陷中, 容爪甲白肉際. 金門：在足外踝下. 京骨：在足外側大骨下, 赤白肉際陷中. 束骨：在足小指外側, 本節後陷中. 通谷：在足小指外側, 本節前陷中. 至陰：在足小指外側, 去爪甲角如韭葉.

足少陰腎經圖

凡二十七穴
左右共五十四穴

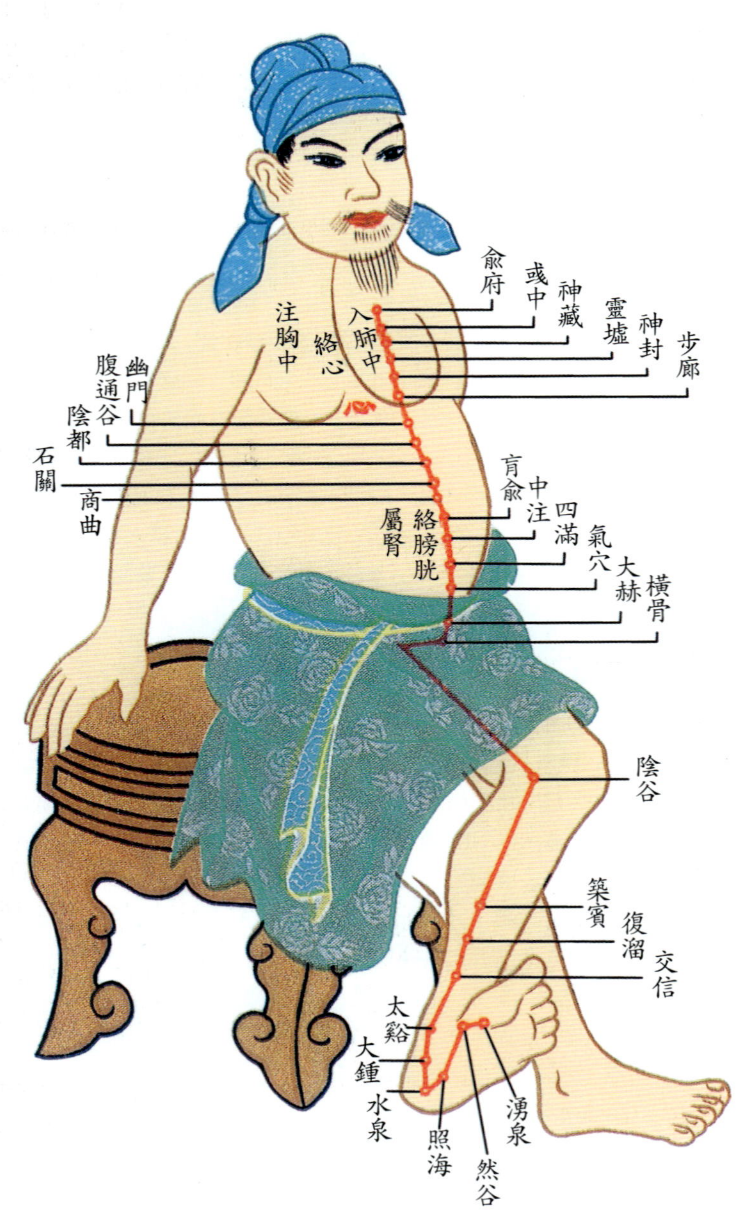

足少陰腎經

腎足少陰之脉, 起于小指之下[134], 邪走[135]足心[(1)][1], 出于然谷[136]之下[(2)], 循內踝之後[(3)], 別入跟中[(4)], 以上踹[137]内[(5)], 出膕內廉[(6)][2], 上股內後廉, 貫脊屬腎[(7)], 絡膀胱[(8)][3]. 其直者, 從腎上貫肝膈[138], 入肺中, 循喉嚨, 挾舌本[4]. 其支者, 從肺出絡心, 注胸中[(9)][5].

足少陰腎經의 경맥은 새끼발가락의 아래쪽에서 起始하며, 足心으로 비스듬히 순행해서, 然骨의 下面으로 나오고, 안쪽 복사뼈 뒤쪽을 순행하여, 발뒤꿈치 부위로 들어간 다음, 장딴지 근육으로 올라가, 膝嚨窩 내측으로 나와, 넓적다리 내측 後緣을 따라 올라가, 脊柱를 꿰뚫고, 腎에 屬하고, 膀胱에 絡한다. 직행하는 支脉은 腎에서 올라가 肝과 횡격막을 꿰뚫고, 肺로 들어간 다음, 기관(trachea)을 순행하고, 舌根에 이어진다. 그 支脉은 肺에서 나와, 心에 絡하고, 胸中으로 들어간다. (《靈樞 · 經脉》篇)

《銅人腧穴鍼灸圖經》註

(1) 足心湧泉穴分也,《素問》曰: "少陰之根起于湧泉穴."

(2) 然谷所居,《素問》云: "刺足下, 布絡中, 脉血不出爲腫."

(3) 太谿穴分也.

(4) 大鐘在此根中, 足少陰之絡別入太陽之絡.

(5) 復溜在內踝上, 是同身中之二寸腨分中.

(6) 陰谷居此膕內廉.

(7) 足少陰腎之經, 故其脉屬于腎.

(8) 膀胱爲腎之雄, 故脉絡膀胱.

(9) 足少陰自此交入手心主.

---

134) 至陰穴處.

135) 斜趣. 비스듬히 향(向)한다는 뜻.

136) 然骨을 말하며, 이는 舟狀骨의 융기된 부분을 말한다.

137) 腓腹筋.

138) 횡격막.

[1] 趣, 向也. 足少陰起小指之下, 斜向足心之湧泉穴, 在足心陷中, 屈足捲指宛宛中.

[2] 跟, 足跟也. 由湧泉轉出足內髁然谷穴, 上循內髁後太谿穴, 別入跟中之大鐘‧照海‧水泉, 乃折自大鐘之外, 上循內髁, 行厥陰太陰之後, 經復溜‧交信, 過三陰交, 上腨內, 循築賓, 出膕內廉, 抵陰谷也. 然谷：在足內髁前大骨下陷中. 太谿：在足內髁後跟骨上動脉陷中. 大鐘：在足跟後衝中. 照海：在足內踝下. 水泉：在太谿下一寸內踝下. 復溜：在足內踝上二寸動脉陷中. 交信：在足內髁上二寸少陰前‧太陰後. 三陰交：見足太陰‧足三陰交會也. 築賓：在足內髁上腨分中. 陰谷：在膝內輔骨後, 大筋下‧小筋上, 按之應手, 屈膝乃得之.

[3] 由陰谷上股內後廉, 貫脊會于脊之長強穴. 還出于前, 循橫骨‧大赫‧氣穴‧四滿‧中注‧肓俞, 當肓俞之所, 臍之左右屬腎, 下臍下, 過關元‧中極而絡膀胱也. 長強：見督脉, 足少陰少陽所結會, 督脉別絡也. 橫骨：在大赫下一寸, 肓俞下五寸(《千金》云：在陰上橫骨中宛曲如却月中央是). 大赫：在氣穴下一寸. 氣穴：在四滿下一寸. 四滿：在中注下一寸, 氣海旁一寸. 中注：在肓俞下一寸. 肓俞：在商曲下一寸, 去臍旁五分. 自橫骨至肓俞, 攷之《資生經》, 去中行各一寸半, 關元‧中極, 并任脉穴, 足三陰任脉之會.

[4] 其直行者：從肓俞屬腎處上行, 循商曲‧石關‧陰都‧通谷諸穴. 貫肝上, 循幽門上膈, 歷步廊, 入肺中, 循神封‧靈墟‧神藏‧彧中‧俞府, 而上循喉嚨, 並人迎, 挾舌本而終也. 商曲：在石關下一寸. 石關：在陰都下一寸. 陰都：在通谷下一寸. 通谷：在幽門下一寸. 幽門：挾巨闕旁各五分. 商曲至通谷, 去腹中行各五分. 步廊：在神封下一寸六分陷中. 神封：在靈墟下一寸六分陷中. 靈墟：在神藏下一寸六分陷中. 神藏：在彧中下一寸六分陷中. 彧中：在俞府下一寸六分陷中. 俞府：在巨骨下‧璇璣旁二寸陷中. 自步廊至彧中, 去胸中行各二寸, 并仰而取之. 人迎：見足陽明經.

[5] 兩乳間爲胸中. 支者, 自神藏別出繞心, 注胸之膻中, 以交于手厥陰也.

手厥陰心包經

心主¹³⁹⁾手厥陰心包絡¹⁴⁰⁾之脉, 起于胸中¹⁴¹⁾, 出屬心包絡, 下膈, 歷絡三焦(1)[1]¹⁴²⁾. 其支者, 循胸出脇, 下腋三寸¹⁴³⁾, 上抵腋下, 循臑内¹⁴⁴⁾, 行太陰少陰之間(2), 入肘中(3)[2]¹⁴⁵⁾, 下臂行兩筋¹⁴⁶⁾之間(4)¹⁴⁷⁾, 入掌中(5), 循中指出其端(6)[3]. 其支者, 別掌中¹⁴⁸⁾, 循小指次指出其端(7)[4].

心을 주관하는 手厥陰心包經의 경맥은 胸中에서 起始하며, 心包絡에 屬하는데, 아래로 내려가 횡격막을 꿰뚫고, 上焦 · 中焦 · 下焦를 차례로 絡한다. 그 支脉은 胸部를 순행하여 옆구리의 겨드랑이 아래쪽 3寸 부위로 가서, 겨드랑이로 올라간 다음, 上肢 내측을 순행하여 내려가, 手太陰肺經과 手少陰心經의 사이를 운행하여, 팔꿈치 속으로 들어가며, 아래를 따라 내려가 前臂의 兩筋 사이를 지나, 손바닥 가운데로 들어간 다음, 가운데 손가락 끝으로 나온다. 그 支脉은 손바닥 가운데에서 별도로 나와, 無名指를 따라 끝으로 나온다. (《靈樞 · 經脉》篇)

(1) 三焦爲心包之雄, 故心包脉歷絡三焦之經.
(2) 太陰行臑之前, 少陰行臑之後, 而心主行其中也.
(3) 曲澤穴分也.

---

139) 手厥陰心包經의 別稱.

140) 張介賓은 "心包絡, 包心之膜絡也, 包絡爲心之外衛, 三焦爲臟腑之外衛, 故爲臟腑而相絡."이라고 했다.

141) 顫中穴處.

142) 張介賓은 註에서 "三焦는 臟腑의 외부를 싸고 있다. ……上焦란 흉부, 中焦란 上腹, 下焦란 下腹을 말한다."라고 했다. 여기에서 上焦는 上脘, 中焦는 中脘, 下焦는 陰交穴이다. 참고로 일본 本間祥白 선생은 《難經研究》에서 原著者는 三焦를 '消化吸收系統'으로 推論했다.

143) 天池穴處.

144) 天泉穴處.

145) 曲澤穴處.

146) 橈側手根屈筋(flexor carpi radialis M.)과 長掌筋(palmaris longus M.)을 말한다.

147) 郄門 · 間使 · 內關 · 大陵穴處.

148) 勞宮穴處.

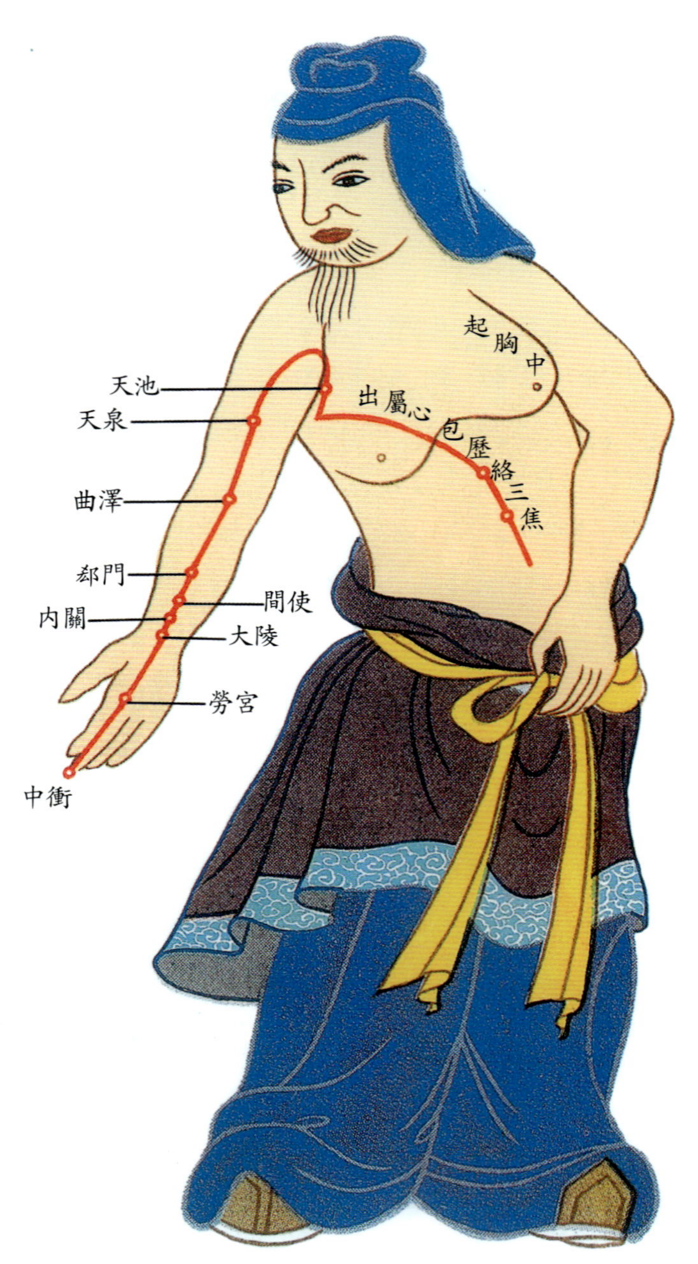

手厥陰心包經圖
凡九穴
左右共一十八穴
起
胸
中
出屬心包
歷
絡
三焦
天池
天泉
曲澤
郄門
間使
內關
大陵
勞宮
中衝

(4) 兩筋之間, 間使所居.

(5) 勞宮所在也.

(6) 中衝在此中指之端.

(7) 手心主自此交入手少陽.

《十四經發揮》註

[1] 手厥陰, 受足少陰之交, 起于胸中, 出屬心包, 由是下膈, 歷絡于三焦之上脘‧中脘及臍下一寸, 下焦之分也.

[2] 脇上際爲腋, 自屬心包, 上循胸出脇, 下腋三寸, 天池穴上行抵腋下, 下循臑內之天泉穴, 以介乎太陰少陰兩經之中間, 入肘中之曲澤也. 天池：在腋下三寸, 乳後一寸, 着脇直腋撅肋間. 天泉：在曲腋下, 去臂二寸, 舉臂取之. 曲澤：在肘內廉下陷中, 屈肘得之.

[3] 由肘中下臂, 行臂兩筋之間, 循郄門‧間使‧內關‧大陵, 入掌中勞宮穴, 循中指, 出其端之中衝云. 郄門：在掌後去腕五寸. 間使：在掌後三寸兩筋間陷中. 內關：在掌後去腕二寸. 大陵：在掌後兩筋間陷中. 勞宮：在掌中央屈無名指取之. 《資生經》云："屈中指. 以今觀之, 莫若屈中指無名指兩者之間取之爲允." 中衝：在手中指端, 去爪甲如韭葉陷中.

[4] 小指次指, 無名指也. 自小指逆數之, 則爲次指云. 支別者, 自掌中勞宮穴別行, 循小指次指出其端, 而交于手少陽也.

手少陽三焦經圖

凡二十三穴
左右共四十六穴

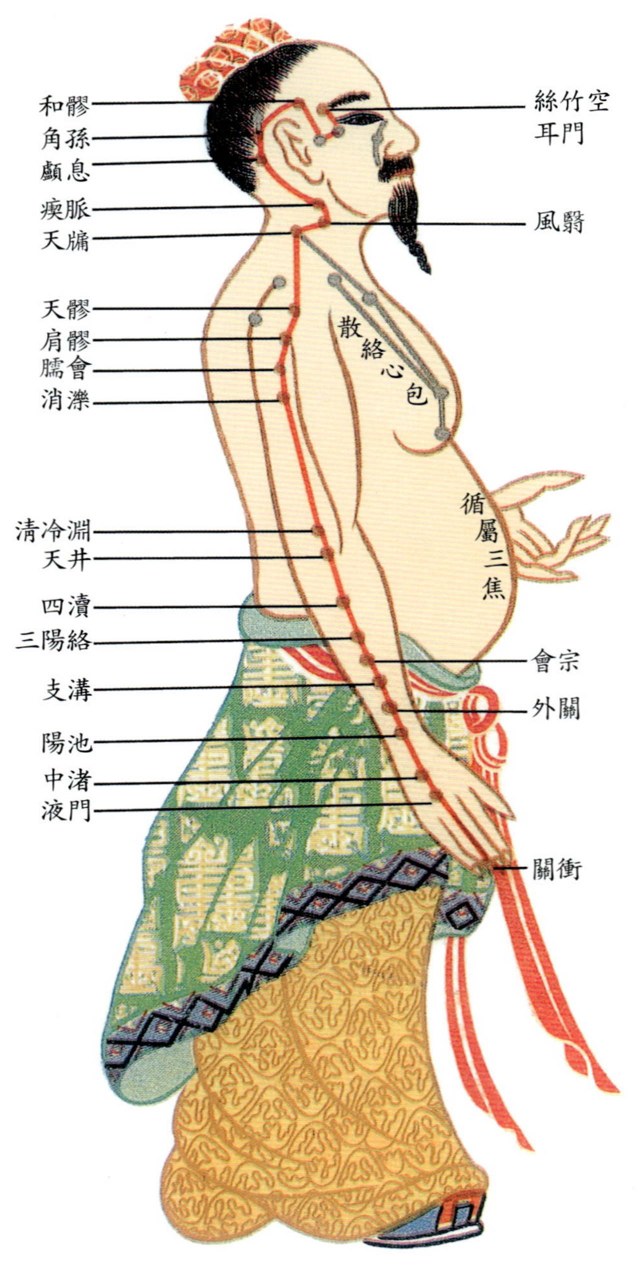

手少陽三焦經

三焦手少陽之脉, 起于小指次指之端(1), 上出兩指之間(2)149), 循手表150)腕(3), 出臂外兩骨之間(4)151), 上貫肘(5)[1]152), 循臑外153)上肩154), 而交出足少陽之後(6), 入缺盆, 布膻中(7)155), 散絡心包(8), 下膈, 循屬三焦(9)[2]. 其支者, 從膻中上出缺盆, 上項156)繫耳後157), 直上出耳上角, 以屈下頬至䪼[3]158). 其支者, 從耳後159)入耳中, 出走耳前, 過客主人160), 前交頬, 至目銳眥(10)[4]161).

手少陽三焦經의 경맥은 無名指[넷째 손가락] 끝에서 起始하며, 새끼손가락과 넷째 손가락 사이로 올라간 다음, 손등을 따라 腕骨(←陽池穴) 부위로 올라가, 前臂 바깥쪽 兩骨 사이로 나와, 팔꿈치를 꿰뚫고, 上臂 바깥쪽을 따라 肩部[어깻죽지]로 올라가, 足少陽膽經과 만난 후, 缺盆으로 들어가, 膻中에 퍼지고, 心包에 絡하며, 횡격막을 꿰뚫고,

---

149) 제4 · 5掌骨間. 液門 · 中渚穴處.

150) 손등의 腕關節 가운데. '表'는 '外[바깥]'이라는 뜻이 있다.

151) 前臂의 背部로 요골과 척골 사이. 外關 · 支溝 · 會宗 · 三陽絡 · 四瀆穴處.

152) 肘尖. 天井穴處.

153) 淸冷淵 · 消濼穴處.

154) 臑會 · 肩髎 · 天髎 · 秉風 · 肩井穴處.

155) 《難經 · 四十五難》을 보면 氣會에 대하여 "氣會三焦外一筋直兩乳內也."라 표현하고 있다. 여기에서 氣는 '三焦의 氣'를 의미한다. 따라서 上焦의 氣를 '宗氣', 中焦의 氣를 '營氣', 下焦의 氣를 '衛氣'라 하기도 한다. 또한 《難經 · 三十一難》에 "上焦는 膻中에 있고, 中焦는 中脘에 있고, 下焦는 陰交에 있다."라고 표현된 바와 같다. 이것으로 삼초에 대한 정확한 개념을 파악하는 데는 한계가 있다. 더욱 혼란스러운 점은 《難經 · 四十五難》의 "外一筋直"이라는 부분이다. 이에 대해 여러 醫家들은 我田引水 格으로 해석을 하고 있다. 계속적인 연구가 요구된다.

156) 天牖穴處.

157) 翳風 · 瘈脉 · 顱息穴處.

158) 顴髎穴處.

159) 翳風穴處.

160) 上關穴處.

161) 外眼角의 瞳子髎穴處.

三焦에 차례로 屬한다. 그 支脉은 膻中으로부터 올라가 缺盆으로 나와, 상행하여 項部에 도달하여, 귀 뒤를 끼고, 곧장 위로 올라가 耳上角으로 나오며, 여기서부터 굴절되어 (足少陽經의 懸釐·頷厭을 지나) 뺨으로 내려가 눈 아래쪽의 광대뼈에 이른다. 다른 支脉은 耳垂 후방에서 귓속으로 들어간 다음, 耳垂 전면으로 나와, 客主人穴의 앞쪽을 지나, 뺨에서 앞의 支脉과 交會한 다음, (和髎·絲竹空穴을 지나) 눈 바깥쪽 모서리에 이른다. (《靈樞·經脉》篇)

(1) 次指端關衝之位也.
(2) 本節前液門, 後中渚穴也.
(3) 陽池穴分也.
(4) 兩骨間支溝所在焉.
(5) 肘後天井穴分也.
(6) 足少陽在手少陽之後, 上肩, 而手少陽復在其後.
(7) 《難經》云 : 膻中在玉堂下同身寸之一寸六分, 直兩乳內間是也.
(8) 心包爲三焦之雌, 故三焦脉散絡心包也.
(9) 手少陽爲三焦之經, 故其脉循屬三焦.
(10) 手少陽自此交入足少陽.

[1] 臂骨盡處爲腕, 臑盡處爲肘. 手少陽起小指次指端關衝穴, 上出次指之間, 歷液門·中渚; 循手表腕之陽池, 出臂外兩骨之間, 循外關·支溝·會宗·三陽絡·四瀆, 乃上貫肘, 抵天井穴也. 關衝 : 在手小指次指之端, 去爪甲如韭葉. 液門 : 在手小指次指間陷中. 中渚 : 在手小指次指本節後間陷中. 陽池 : 在手表腕上陷中. 外關 : 在腕後二寸陷中, 別走手心主. 支溝 : 在腕後三寸, 兩骨間陷中. 會宗 : 在腕後三寸, 空中一寸. 三陽絡 : 在臂上大交脉, 支溝上一寸. 四瀆 : 在肘前五寸外廉陷中. 天井 : 在肘外大骨後上一寸, 兩筋間陷中, 屈肘得之. 甄權[162]云 : 曲肘後一寸, 又手按膝頭取之, 兩筋骨罅.

[2] 肩肘之間, 膊下對腋處爲臑. 從天井上行, 循臂臑之外, 歷淸冷淵·消濼, 行手太陽之裏, 陽明之外; 上肩, 循臑會·肩髎·天髎交出足少陽之後, 過秉風·肩井, 下入缺盆, 復由足陽明之外而交會于膻中, 散布絡繞于心包; 乃下膈, 當胃上口以屬上焦, 于中脘以屬中焦, 于陰交以屬下焦也. 淸冷淵 : 在肘上二寸; 伸肘擧臂取之. 消濼 : 在肩下臂外間, 腋斜肘分下行.

---

162) 수나라와 당나라 때의 의학자. 그가 집필한 저서가 여러 권 있었으나 사라져 그 이름만 알 뿐이다.

臑會：在肩前廉去肩頭三寸. 肩髎：在肩端髃上舉臂取之. 天髎：在肩缺盆中上毖骨之際陷中. 秉風：見手太陽經, 手足少陽·手太陽·陽明之會. 肩井：見足少陽經, 手足少陽·陽維之會. 缺盆：足陽明經穴. 膻中：見任脉, 心包相火用事之分也. 中脘·陰交：見任脉, 三焦之募, 任脉所發也.

[3] 腦戶後爲項, 目下爲頄. 其支者：從膻中而上出缺盆之外, 上項過大椎, 循天牖上, 挾耳後, 經翳風, 瘈脉·顱息, 直上出耳上角至角孫, 過懸釐·頷厭, 及過陽白·睛明·屈曲下頰至頄, 會顴髎之分也. 大椎：見督脉, 手足三陽督脉之會. 天牖：在頸大筋外, 缺盆上, 天窓後, 天柱前, 完骨下, 髮際上, 懸釐, 頷厭：見足少陽經, 手足陽明·少陽之交會也. 翳風：在耳後尖角陷中, 按之引耳中痛. 瘈脉：在耳本後, 雞足靑脉中. 顱息：在耳後靑脉中. 角孫：在耳郭中間上, 開口有空. 陽白：見足少陽經, 手足陽明少陽之會. 睛明：見足太陽經. 顴髎：見手太陽經, 手少陽·太陽之會也.

[4] 此支從耳後翳風穴, 入耳中, 過聽宮, 歷耳門·和髎, 却出至目銳眥, 會瞳子髎, 循絲竹空, 而交于足少陽也. 聽宮：見手太陽經, 手足少陽·手太陽三脉之會. 耳門：在耳前起肉, 當耳缺中. 和髎：在耳前兌髮下橫動脉. 瞳子髎：見足少陽經, 手太陽·手少陽之會. 絲竹空：在眉後陷中.

凡四十三穴
左右共八十六穴

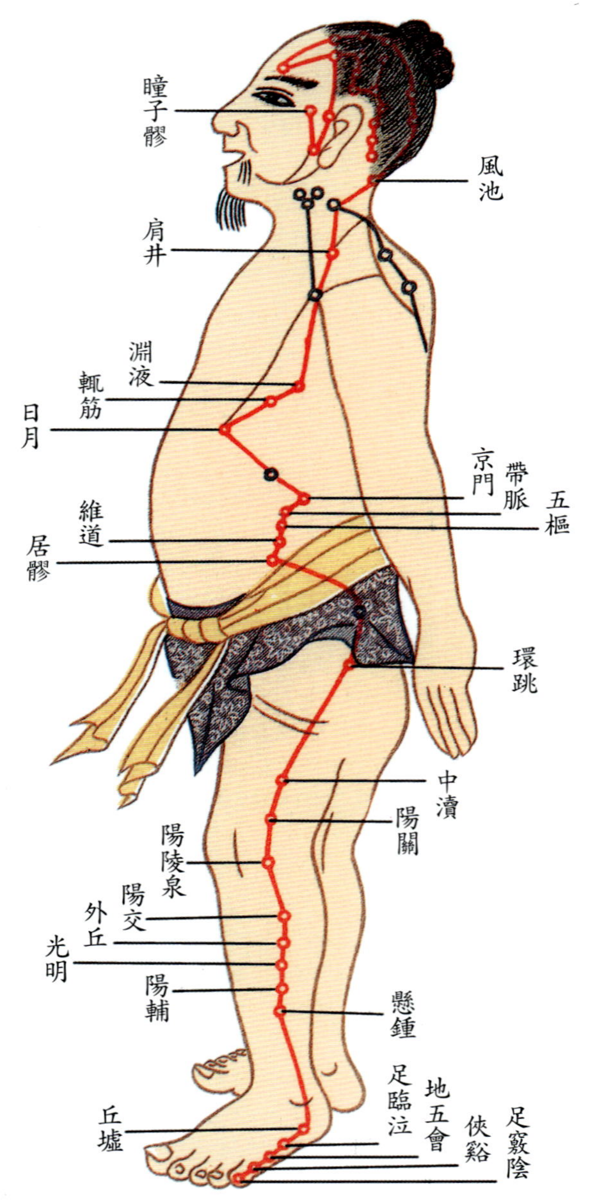

足少陽膽經

膽足少陽之脉, 起于目銳眦[163], 上抵頭角[164], 下耳後[1][165], 循頸[166]行手少陽之前[167], 至肩上[168], 却交手少陽之後[1][169], 入缺盆[2][170]. 其支者, 從耳後入耳中[171], 出走耳前[172], 至目銳眦後[3][173]. 其支者, 別銳眦[174]下大迎, 合[175]于手少陽[176], 抵于頔[177]. 下加頰車, 下頸, 合[178]缺盆[179], 以下胸中. 貫膈[180]絡肝[2][181]屬膽[3][4][182], 循脇裏, 出氣街[4][183], 繞毛際[184], 橫入髀厭[185]中[5][5]. 其直者, 從缺盆下腋, 循胸[186], 過季脇[6][187], 下合髀厭[188]中. 以下

---

163) 眼外角. 瞳子髎穴處.

164) 額角.

165) 率谷 · 天衝 · 浮白 · (頭)竅陰 · 完骨 · 本神 · 陽白 · (頭)臨泣 · 目窓 · 正營 · 承靈 · 腦空 · 風池穴.

166) 頸部.

167) 手少陽三焦經의 前面. 天容穴處.

168) 肩井穴處.

169) 手少陽三焦經의 後面.

170) 쇄골상와.

171) 翳風穴處.

172) 聽宮穴處.

173) 眼外角의 後方.

174) 眼外角.

175) 交會.

176) 手少陽三焦經.

177) 眼眶 下部.

178) 交會.

179) 쇄골상와.

180) 횡격막.

181) 肝臟. 期門穴.

182) 膽腑. 日月穴.

183) 毛際 兩旁 鼠蹊區 動脉處에 있다. 대퇴동맥(femoral A.)이 통과한다.

184) 恥骨部(←曲骨)의 陰毛際(ʻ曲骨之外爲毛際'). 《十四經發揮》註 "曲骨之分爲毛際."

185) 髀樞. 大腿骨 大轉子部를 말한다. 즉 環跳部. 楊上善曰: "股外髀樞, 名曰髀厭."

186) 胸部.

187) ʻ脇骨之下爲季脇', 章門穴. 즉, 胸肋下 양측의 肋軟骨 부분. 《圖經》第一 註: "脇骨曰肋, 肋盡處曰季脇."

188) 大腿骨 大轉子部. 즉 環跳部. 《圖經》卷一 註: "股外髀樞, 名曰髀厭."

足少陽膽經의 경맥은 外眼角(눈 바깥쪽 모서리)에서 起始하며, 頭角[머리]로 올라가, 耳後[귀 뒤]로 내려와, 頸[목]을 따라 手少陽三焦經의 전방을 순행하며, 어깻죽지에 이르러 手少陽三焦經의 뒤쪽에서 교차한 다음 缺盆으로 들어간다. 그 支脉은 耳後199)에서 귓속으로 들어갔다가, 다시 耳前[귀 앞]으로 나와서, (下關穴을 거쳐) 外眼角의 뒤쪽에 이른다. 또 다른 支脉은 外眼角에서 별도로 나와 大迎穴로 내려가 手少陽三焦經과 交會하고, (눈 아래쪽의) 광대뼈 부위에 이른 다음, 頰車穴을 지나, 頸部[목]으로 내려가, 缺盆에서 本經과 만나며, 胸中으로 내려간다. 횡격막을 꿰뚫은 후, 肝에 絡하고, 膽에 屬하며, 옆구리 속200)으로 들어갔다가, 氣街(←氣衝穴)로 나와서, 陰毛의 髮際 부위를 돌아, 대퇴 關節(←環跳穴)201) 부위로 들어간다. 직행하는 經脉은 缺盆에서 겨드랑이로 내려가, 胸側部를 순행하고, (日月穴을 지나 京門穴이 있는) 季脇을 지나, (帶脉 · 五樞 · 維道 · 居髎穴를 지나 環跳穴處인) 대퇴관절에서 앞의 支脉과 環跳에서 만난 후 내려가 大腿 바깥쪽202)을 따라 순행하고, 무릎의 바깥쪽203)으로 나와 陽陵泉穴을 지나 바깥쪽 腓骨의 앞으로 내려가 아래로 (陽交 · 外丘 · 光明穴을 지나) 絶骨 끝에 이른다. 外踝[바

---

189) 大腿의 바깥쪽 부분. 風市 · 中瀆穴處.

190) 膝關節 外緣.

191) '外輔骨'이란 '腓骨'을 말한다. 滑伯仁曰 "骭外爲輔骨."

192) 外踝 直上 3寸處의 腓骨 陷凹處. 張景岳曰﹕"外踝上骨際曰絶骨.", 滑伯仁說﹕"外踝以上爲絶骨."

193) 丘墟穴處.

194) 足背, (足)臨泣 · 地五會 · 俠谿 · (足)竅陰穴處.

195) 足小趾와 제4趾의 사이.

196) 足大趾.

197) 足大趾와 次趾의 骨間의 중앙.

198) 足大趾 背面 제1節 털이 난 부위. 足厥陰肝經과 相接한다.

199) 耳垂後.

200) 胸脇裏邊.

201) 대퇴골 大轉子 부위.

202) 風市 · 中瀆穴.

203) 膝陽關穴處.

깥 복사뼈] 앞을 지나, 足背를 순행한 후, 넷째 발가락과 새끼발가락 사이로 나온다. 다른 支脉은 별도로 발등에서 갈라져 나와 엄지발가락 사이로 들어가 엄지발가락 岐骨의 안쪽을 따라 그 끝으로 나온 다음 다시 발톱을 꿰뚫고 지나 三毛 부위로 나온다. (《靈樞·經脉》篇)

(1) 足少陽循頸, 行手少陽之前, 至肩上手少陽, 復在足少陽之前.
(2) 肝爲膽之雌, 故膽脉絡于肝.
(3) 足少陽爲膽之經, 故其脉屬于膽.
(4) 氣衝在腹臍下, 橫骨兩端鼠鼷上, 同身寸之一寸動脉中.
(5) 髀厭中環跳穴也.
(6) 脇骨曰肋, 肋盡處曰季脇.
(7) 髀陽髀外也.
(8) 陽陵泉穴分也.
(9) 輔骨謂輔佐骱骨之骨, 在骱之外.
(10) 陽輔居此絕骨之端.
(11) 丘墟穴分也.
(12) 次指之端, 竅陰所居, 《素問》云: "少陽之根起于竅陰."
(13) 足少陽自此交入足厥陰.

[1] 足少陽經 : 起目銳眦之瞳子髎, 于是循聽會·客主人, 上抵頭角, 循頷厭, 下懸顱· 懸釐, 由懸釐外循耳上髮際, 至曲鬢·率谷, 由率谷外折, 下耳後, 循天衝·浮白·竅陰·完骨, 又自完骨外折, 上過角孫, 循本神, 過曲差, 下至陽白會晴明. 復從晴明上行, 循臨泣·目窓· 正營·承靈·腦空·風池云. 瞳子髎 : 在目外眦五分. 聽會 : 在耳前陷中: 上關下一寸, 動脉宛宛中, 張口得之. 客主人 : 在耳前起骨上廉, 開口有空, 動脉宛宛中. 頷厭 : 在曲周下, 顳顬[204]上廉. 懸顱 : 在曲周上顳顬中. 懸釐 : 在曲周上顳顬下廉. 曲鬢 : 在耳上髮際, 曲隅陷中, 鼓頷有孔. 率谷 : 在耳上如前三分, 入髮際一寸五分, 陷者宛宛中. 天衝 : 在耳後髮際二寸耳上, 如前三分. 浮白 : 在耳後入髮際一寸. 竅陰 : 在完骨上, 枕骨下, 搖動有空. 完骨 : 在耳後入髮際四分. 角孫 : 見手少陽經, 手足少陽之會. 本神 : 在曲差旁一寸五分, 入髮際四分. 曲差 : 見足太陽經. 陽白 : 在眉上一寸, 直瞳子. 晴明 : 見足太陽經, 手足太陽·

---

204) 一名 '腦空'.

少陽・足陽明五脉之會. 臨泣：在目上直入髮際五分陷中. 目窓：在臨泣後一寸. 正營：在目窓後一寸. 承靈：在正營後一寸五分. 腦空：在承靈後一寸五分, 挾玉枕骨下陷中. 風池：在顳顬後髮際陷中.

[2] 自風池循頸, 過天牖穴, 行手少陽脉之前, 下至肩, 上循肩井, 却左右相交, 出手少陽之後. 過大椎・大杼・秉風, 當秉風前, 入缺盆之外. 天牖：見手少陽經. 肩井：在肩上陷中, 缺盆上大骨前一寸半, 以三指按取之, 當中指下陷中者是. 大椎：見督脉, 手足三陽督脉之會. 大杼：見足太陽經, 足太陽少陽之會. 秉風：見手太陽經, 手太陽・陽明・手足少陽之會. 缺盆：見足陽明經.

[3] 其支者：從耳後顳顬間, 過翳風之分, 入耳中, 過聽宮, 出走耳前, 復自聽會至目銳眦, 瞳子髎之分也. 翳風：見手少陽經, 手足少陽之會. 聽宮：見手太陽經, 手足少陽・太陽三脉之會. 聽會：瞳子髎見前.

[4] 其支者：別自目外瞳子髎而下大迎, 合手少陽于顀, 當顴髎穴之分, 下臨頰車, 下頸, 循本經之前, 與前之入缺盆者相合, 下胸中天池之外. 貫膈：卽期門之所絡肝, 下至日月之分屬於膽也. 大迎：見足陽明經. 顴髎・頰車：手太陽穴. 天池：手心主穴, 手厥陰・足少陽之會. 期門：足厥陰穴. 日月：見下文膽之募也.

[5] 脇, 肤也. 腋下爲脇, 曲骨之分爲毛際. 毛際兩旁動脉中爲氣衝. 捷骨之下爲髀厭. 卽髀樞也. 自屬膽處, 循脇內章門之裏, 出氣衝, 繞毛際, 遂橫入髀厭中之環跳也. 章門：足厥陰穴, 足少陽厥陰之會. 氣衝：足陽明穴. 環跳：在髀樞中.

[6] 脇骨之下爲季脇. 此直者：從缺盆直下腋, 循胸, 歷淵液・輒筋・日月穴, 過季脇, 循京門・帶脉・五樞・維道・居髎, 由居髎入上髎・中髎長強, 而下與前之入髀厭者相合. 乃下循髀外, 行太陽・陽明之間, 歷中瀆・陽關, 出膝外廉, 抵陽陵泉也. 淵液：在腋下三寸宛宛中, 擧臂取之. 輒筋：在腋下三寸, 復前行一寸, 著脇陷中. 日月：在期門下五分. 京門：在監骨下, 腰中挾脊季肋本. 帶脉：在季脇下一寸八分. 五樞：在帶脉下三寸. 維道：在章門下五寸三分. 居髎：在章門下八寸三分, 監骨上陷中. 上髎・中髎：并見足太陽經, 上髎爲足少陽・太陽之絡. 中髎則足少陰・少陽所結之會也. 長強：見督脉, 足少陰・少陽所結之會. 中瀆：在髀骨外, 膝上五寸分肉間陷中. 陽關：在陽陵泉上三寸, 犢鼻外陷中. 陽陵泉：在膝下一寸, 外廉陷中.

[7] 骺外爲輔骨. 外踝以上爲絕骨. 足面爲跗. 自陽陵泉下外輔骨前, 歷陽交・外丘・光明, 直下抵絕骨之端. 循陽輔・懸鍾而下, 出外踝之前至丘墟, 循足面之臨泣・地五會・俠谿, 乃上入小指次指之間, 至竅陰而終也. 陽交：在足外踝上七寸, 斜屬三陽分肉之間. 外丘：在足外踝上七寸. 光明：在足外踝上五寸. 陽輔：在足外踝上四寸, 輔骨前, 絕骨端, 如前三分, 去丘墟七寸. 懸鍾：在足外踝上三寸動脉中. 丘墟：在足外踝下, 如前去臨泣三寸. 臨泣：在足小指次指本節後間陷中, 去俠谿一寸半. 地五會：在足小指次指本節後陷中. 俠谿：在足小指次指歧骨間, 本節前陷中. 竅陰：在足小指次指端, 去爪甲如韭葉.

[8] 足大指本節後爲歧骨. 大指爪甲後爲三毛. 其支者 : 自足跗上臨泣穴別行入大指, 循歧骨內
　　出大指端, 還貫入爪甲, 出三毛, 交于足厥陰也.

足厥陰肝經圖
凡一十三穴
左右共二十六穴

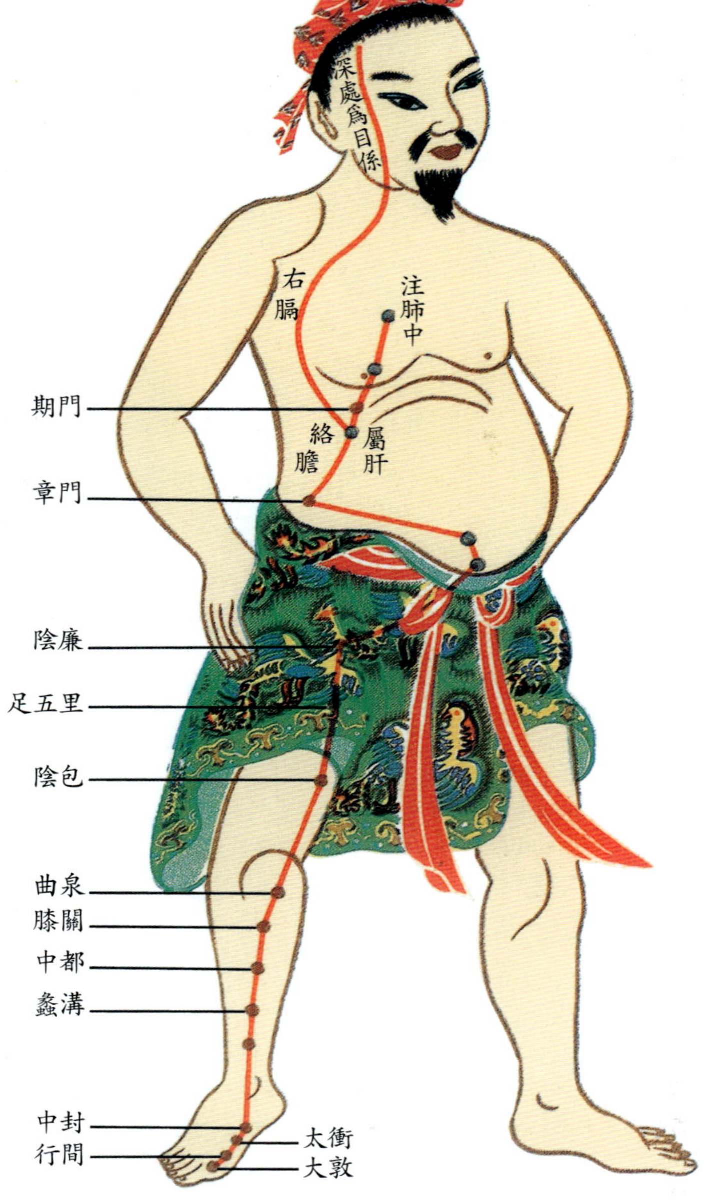

足厥陰肝經

肝足厥陰之脉, 起于大指叢毛[205]之際(1), 上循足跗上廉(2), 去内踝一寸(3)[1], 上踝八寸[206], 交出太陰之後(4), 上膕内廉(5)[2], 循股陰[207]入毛中, 過陰器, 抵小腹[208], 挾胃屬肝(6)絡膽(7)[3], 上貫膈, 布脇肋, 循喉嚨之後, 上入頏顙(8)[209], 連目系, 上出額, 與督脉會于巔[4][210]. 其支者, 從目系下頰裏, 環脣內[5]. 其支者, 復從肝別貫膈, 上注肺(9)[6].

足厥陰肝經의 경맥은 엄지발가락 叢毛의 경계 부위에서 起始하며, 발등 위쪽을 따라 올라가, 안쪽 복사뼈 1寸 부위에 이르며, 다시 안쪽 복사뼈에서 (蠡溝·中都穴을 거쳐) 8寸 부위로 올라가 足太陰脾經과 교차한 다음, 그 後面으로 나와 오금 안쪽으로 올라가, 넓적다리 안쪽을 따라 (陰包·足五里·陰廉을 지나) 陰毛 부위로 들어가, 陰器를 돌고, 少腹部에 이르러 (章門을 따라 期門이 있는 곳에 다다르며), 胃를 끼고 肝에 屬하며, 膽에 絡한 후, 위로 횡격막을 꿰뚫고, 脇肋部에 퍼지며, 다시 기관(trachea)의 뒷면을 순행하여, 위로 鼻咽腔으로 들어가, 目系에 이어지며, 위로 이마로 나온 다음 督脉과 정수리에서 만난다. 그의 支脉은 目系에서 뺨 속으로 내려가, 입술 안쪽을 돈다. 또 다른 支脉은 다시 肝에서 갈라져 나와, 횡격막을 꿰뚫고, 肺로 들어간다. (《靈樞·經脉》篇)

---

205) 大敦穴處. 일명 '三毛·叢毛·聚毛'라고도 한다.

206) 中都穴處.

207) 대퇴부의 내측.

208) 엄격하게 말하면 小腹과 少腹의 인체 부위는 다르다. 小腹은 배꼽과 치골결합 사이의 하복부이고, 少腹은 배꼽 아래 하복부 양측을 말한다. 일반적으로는 상호 혼용하여 사용하기도 한다. (출처 : 東洋醫學大事典, 경희대학교 출판국, p.404, 1999.)

209) nasopharynx. 이를 上咽腔이라 하기도 하는데, 喉鼻腔과 軟口蓋를 지나는 평면보다 위쪽의 孔竅이다. 즉, 연구개의 뒷부분으로 앞은 코 안과 같이 호흡계통에 속하며 인체와 外氣가 기체를 교환하는 통로이다. 참고로 咽腔(pharynx)을 鼻咽腔·口咽腔·喉頭咽腔의 3개 부분으로 구분한다. 동양의학대학(경희대학교 한의과대학 前身) 權寧俊 교수는 頏은 咽이며, 顙은 額이니 脉絡舌本한다고 주장한다.

210) 頂上의 百會穴.

(1) 聚毛, 大敦穴分也.《素問》曰：“厥陰之根, 起于大敦.”
(2) 太衝穴在焉.
(3) 中封之位也.
(4) 足厥陰行足太陰之前, 上踝八寸, 而厥陰復出太陰之後也.
(5) 曲泉穴分也.
(6) 足厥陰爲肝之經, 故其脉屬于肝.
(7) 膽者肝之雄, 故肝脉絡于膽.
(8)《靈樞經》曰：“頏者分氣之泄池.”
(9) 足厥陰自此行入手太陰.

《十四經發揮》註

[1] 足大指爪甲後爲三毛. 三毛後橫紋爲聚毛. 去, 相去也. 足厥陰起于大指聚毛之大敦穴, 循足跗上廉, 歷行間・太衝, 抵內踝一寸之中封也. 大敦：在足大指端, 去爪甲如韭葉, 及三毛中. 行間：在足大指間, 動脉應手. 太衝：在足大指本節後二寸, 或云一寸半動脉陷中. 中封：在足內踝前一寸陷中, 仰而取之.

[2] 自中封上踝, 過三陰交, 歷蠡溝, 中都, 復上一寸, 交出太陰之後, 上膕內廉, 至膝關曲泉. 三陰交：見足太陰經, 足少陰・太陰・厥陰之交會也. 蠡溝：在內踝上五寸. 中都：在內踝上七寸骱骨中. 膝關：在犢鼻下二寸陷中. 曲泉：在膝內輔骨下, 大筋上小筋下陷中, 屈膝得之, 在膝橫紋頭是.

[3] 髀內爲股. 臍下爲小腹. 由曲泉上行, 循股內之陰包, 五里・陰廉, 遂當衝門・府舍之分, 入陰毛中, 左右相交, 環繞陰器, 抵小腹, 而上會曲骨・中極・關元, 復循章門, 至期門之所, 挾胃屬肝, 下日月之分, 絡于膽也. 陰包：在膝上四寸・股內廉兩筋間. 五里：在氣衝下三寸陰股中動脉. 陰廉：在羊矢下, 去氣衝二寸動脉中. 衝門・府舍：見足太陰. 曲骨：見任脉, 足厥陰任脉之會. 中極・關元：見任脉, 足三陰・任脉之會也. 章門：在大橫外, 直臍季脇端, 側臥屈上足, 伸下足, 舉臂取之. 期門：直兩乳第二肋端, 肝之募也. 日月：見足少陽經.

[4] 目內連深處爲目系. 頏顙, 咽顙也. 自期門上貫膈, 行食竇之外, 大包之裏, 散布脇肋; 上雲門・淵液之間, 人迎之外, 循喉嚨之後, 上入頏顙; 行大迎・地倉・四白・陽白之外, 連目系, 上出額, 行臨泣之裏, 與督脉相會于巔頂之百會也. 食竇：大包, 足太陰經穴. 雲門：手太陰經穴. 淵液：足少陽經穴. 人迎・大迎・地倉・四白：見足陽明. 陽白・臨泣；見足少陽. 百會：見督脉.

[5] 前此連目系上出額. 此支從目系下行任脉之外, 本經之裏, 下頰裏, 交環于口脣之內.

[6] 此交經之支, 從期門屬肝處別貫膈, 行食竇之外, 本經之裏, 上注肺中, 下行至中焦挾中脘之分, 以交于手太陰也.

督脉

督脉者²¹¹⁾，起于下極之俞 [1]²¹²⁾，并于脊裏²¹³⁾，上至風府²¹⁴⁾，入屬于腦 [2]²¹⁵⁾．楊玄操²¹⁶⁾ 註：入腦後，"上巓循額，至鼻柱下水溝穴．

督脉은 가장 아래의 經穴에서 起始하며, 척추의 속으로 병행하여, 風府穴에 이르고, 腦로 들어간다. 楊玄操 註 : 腦로 들어간 후, "정수리로 올라가 이마를 따라 鼻柱 아래의 水溝穴에 이른다."（《難經 · 二十八難》篇）

《十四經發揮》 註

[1] 下極之俞, 兩陰之間, 屏翳²¹⁷⁾ 處也. 屏翳兩筋間爲篡, 篡內深處爲下極, 督脉之所始也.

[2] 脊之爲骨, 凡二十一椎, 通項骨三椎, 共二十四椎. 自屏翳而起, 歷長强穴, 并脊裏而上行, 循腰俞 · 陽關 · 命門 · 懸樞 · 脊中 · 筋縮 · 至陽 · 靈臺 · 神道 · 身柱, 過風門. 循陶道 · 大椎 · 瘂門, 至風府入腦. 循腦戶 · 强間 · 後頂, 上巓, 至百會 · 前頂 · 顖會 · 上星 · 神庭, 循額至鼻柱, 經素髎, 水溝 · 兌端, 至齗交而終焉. 云陽脉之海者, 以人之脉絡, 周流于諸陽之分, 譬猶水也. 而督脉則爲之都綱, 故曰陽脉之海. 屏翳 : 見任脉, 任脉別絡, 挾督脉衝脉之會. 長强 : 在脊骶端. 腰俞 : 在第二十一椎節下間. 陽關 : 在十六椎節下間. 命門 : 在第十

---

211) 諸陽脉之會, 行于脊柱裏, 上行入腦, 與髓相關, 故稱 "元神之府", 陽經之會, 督脉能統行諸脉復能收拾諸脉而爲陽脉之都網也.

212) 軀幹 最下部의 경혈인 '會陰穴'을 말한다. 滑壽의 《十四經發揮》에서는 會陰穴에서 起始하며 長强穴을 지난다고 지적했다. 여기에서 중요한 점은 長强穴과 會陰穴의 深部는 기본적으로 동일한 부위이다. 참고로 元나라 滑壽의 《難經本義》(卷上, p.34)에서는 '中極之下'를 '曲骨穴'로 지적했다. 또한 《十四經發揮》의 〈奇經八脈篇〉에서 "任 · 督 · 衝三脉皆起于胞中(←자궁)"이라고 했으나, 《難經 · 二十八難》에서는 "任脉者, 起于中極之下(←曲骨穴), ……衝脉者, 起于氣衝, ……."이라고 했다. 따라서 이 三脉은 모두 下肢部의 생식기에서 起始한다. 일부 자료에서는 '下極之俞'를 脊椎 하단의 '長强穴'이라고 지적한 경우도 있다.

213) 脊柱裏面. 楊上善은 "脊裏, 謂不行皮肉中也."라 했다.

214) 風府穴은 枕骨粗隆 直下에 있으며 양측 승모근 사이의 陷中이다.

215) 腦部. 《鍼灸甲乙經》에서는 "入腦上巓循額至鼻柱, 屬陽脉之海也."라 했다.

216) 唐代의 의학자. 楊玄이라고도 한다. 歙州(지금의 徽歙縣)에서 縣尉를 지냈다. 訓詁學에 정통하고 의학에도 밝았다. 太醫令 呂廣의 《難經註》에 의거하여 呂廣이 註解하지 않은 부분과 註釋이 미비한 것을 重註하여 10년간의 노력 끝에 《黃帝八十一難經註》 全 5권을 저술했으나 유실되었다. 그 내용의 대부분은 《難經集註》 안에 보존되어 있다.

217) '會陰'의 別名.

督脉圖

已上本經中單行穴
計二十七穴

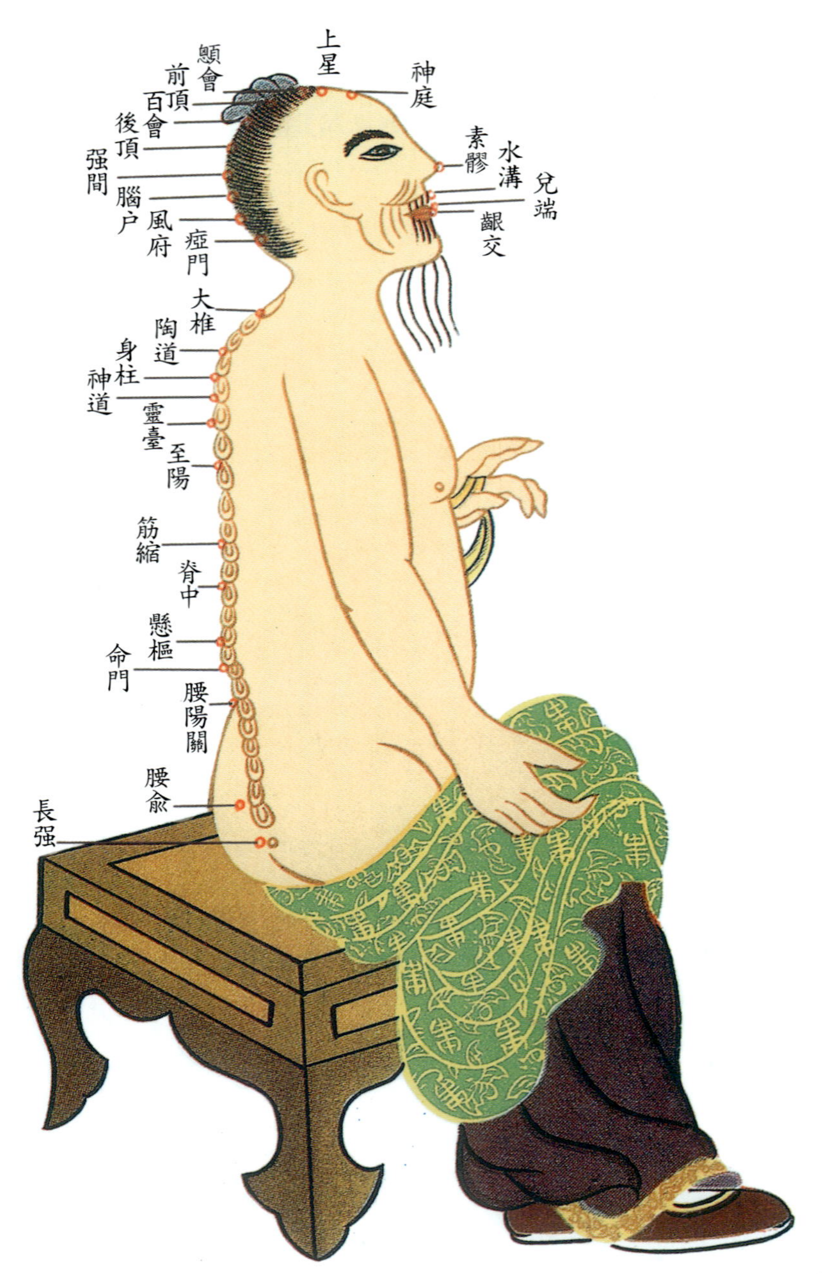

四椎節下間. 懸樞：在第十三椎節下間. 脊中：在第十一椎節下間. 筋縮：在第九椎節下間. 至陽：在第七椎節下間. 靈臺：在第六椎節下間. 神道：在第五椎節下間. 身柱：在第三椎節下間. 風門：見足太陽, 乃督脉足太陽之會. 陶道：在大椎節下間陷中, 自陽關至此諸穴, 并俛而取之. 大椎：在第一椎上陷中. 瘂門：在風府後, 入髮際五分. 風府：在項入髮際一寸. 腦戶：在枕骨上, 强間後一寸五分. 强間：在後頂後一寸五分. 後頂：在百會後一寸五分. 百會：一名三陽五會, 在前頂後一寸五分, 頂中央旋毛中, 直兩耳尖, 可容豆. 前頂：在顖會後一寸五分陷中. 顖會：在上星後一寸陷中. 上星：在神庭後入髮際一寸陷中容豆. 神庭：直鼻上入髮際五分. 素髎：在鼻柱上端. 水溝：在鼻柱下人中. 兌端：在脣上端. 齦交：在脣內齒上齦縫中.

任脉圖

已上本經中單行穴
計二十四穴

廉泉
承漿
璇璣
天突
紫宮
華蓋
膻中
玉堂
鳩尾
中庭
上脘
巨闕
建里
中脘
水分
下脘
陰交
神闕
石門
氣海
中極
關元
會陰
曲骨

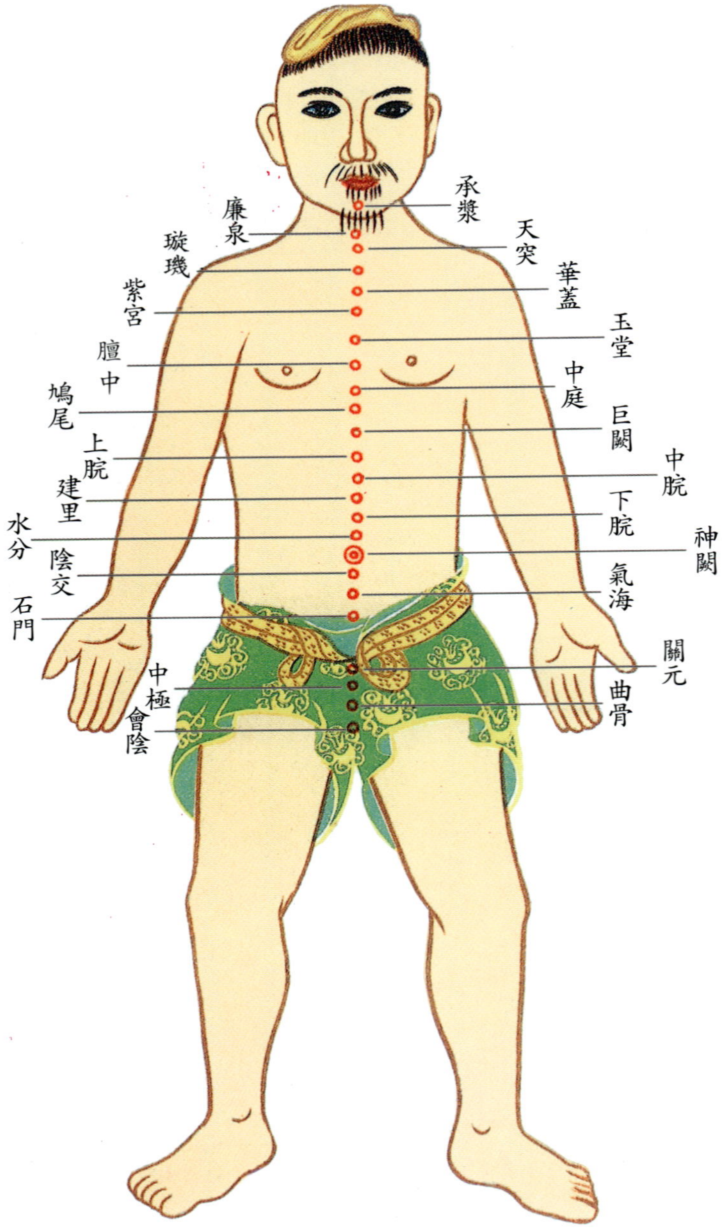

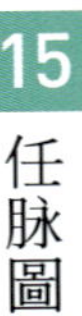

任脉

任脉²¹⁸⁾者，起于中極之下²¹⁹⁾，以上毛際²²⁰⁾，循腹裏，上關元，至咽喉²²¹⁾，上頤²²²⁾，循面入目²²³⁾．

任脉은 中極穴 아래에서 起始하며, 陰毛 부위로 올라가, 복부의 안을 순행하여, 위의 關元穴로 올라가, 咽喉部에 이르고, 다시 상행하여 턱 부위를 거쳐, 얼굴을 순행한 뒤 눈으로 들어간다. (《素問·骨空論》篇)²²⁴⁾

《十四經發揮》 註

任與督, 一源而二歧, 督則由會陰而行背, 任則由會陰而行腹. 夫人身之有任督, 猶天地有子午也; 人身之任督以腹背言, 天地之子午以南北言, 可以分, 可以合者也; 分之于以見陰陽之不雜, 合之于所見渾淪之無間, 一而二, 二而一者也. 任脉起于中極之下, 會陰之分也. 由是循曲骨, 上毛際, 至中極, 行腹裏, 上循關元·石門·氣海·陰交·神闕·水分·下脘·建里·中脘·上脘·巨闕·鳩尾·中庭·膻中·玉堂·紫宮·華蓋·璇璣·天突·廉泉. 上頤循承漿, 環脣上, 至齦交分行, 繫兩目下之中央, 會承泣而終也. 云陰脉之海者, 亦以人之脉絡, 周流于諸陰之分; 譬猶水也, 而任脉則爲之惣任焉, 故曰陰脉之海. 會陰：一名屏翳, 在兩陰間. 曲骨：在橫骨上毛際陷中, 動脉應手. 中極：在關元下一寸. 關元：在臍下三寸. 石門：在臍下二寸. 氣海：在臍下一寸五分. 陰交：在臍下一寸. 神闕：在臍中. 水分：在下脘下一寸, 上臍一寸. 下脘：在建里下一寸. 建里：在中脘下一寸. 中脘：在上脘下一寸.《靈樞經》云：“鬲骬(卽歧骨也)以下至天樞長八寸, 而中脘居中是也.”然人胃有大小, 亦不可拘以身寸, 但自鬲骬至臍中, 以八寸爲度, 各依部分取之. 上脘：在巨闕下一寸, 當一寸五分, 去 蔽骨三寸. 巨闕：在鳩尾下一寸. 鳩尾：在蔽骨之端, 言其骨垂下如鳩形, 故以爲名, 臆前蔽骨下五分也, 人無蔽骨者, 從歧骨際下

---

218) 《難經·二十八難》楊玄操 註에 의하면 '任者, 姙也' 및 '擔任'과 '姙養'라는 뜻이 있다. 또한 胞胎를 주관하므로 '生氣之源' 또는 '諸陰之會'라고도 한다.

219) 下는 上下의 下가 아니라 裏·中의 의미이다. 결국 '中極之下'는 '丹田·자궁(여성)'에 해당한다.

220) 曲骨穴處.

221) 衝脈과 交會.

222) 上循頤面, 承漿穴處.

223) 眼下部 중앙. '入目下, 絡於承泣穴.'

224) 上記의 “任脉者, ……至咽喉.”라는 내용은 《難經·二十八難》과 《鍼灸甲乙經》에서 볼 수 있지만 “上頤, 循面入目”부분은 빠져 있다.

行一寸. 中庭：在膻中下一寸六分. 膻中：在玉堂下一寸六分兩乳間. 玉堂：在紫宮下一寸六分. 紫宮：在華蓋下一寸六分. 華蓋：在璇璣下二寸. 璇璣：在天突下一寸陷中. 天突：在頸結喉[225]下一寸宛宛中. 廉泉：在頷下結喉上舌本, 陰經任脉之會, 仰而取之. 承漿：在脣下陷中, 任脉足陽明之會. 齦交：見督脉·任督二脉之會. 承泣：見足陽明, 蹻脉, 任脉·足陽明之會也.

---

225) 喉頭結節.

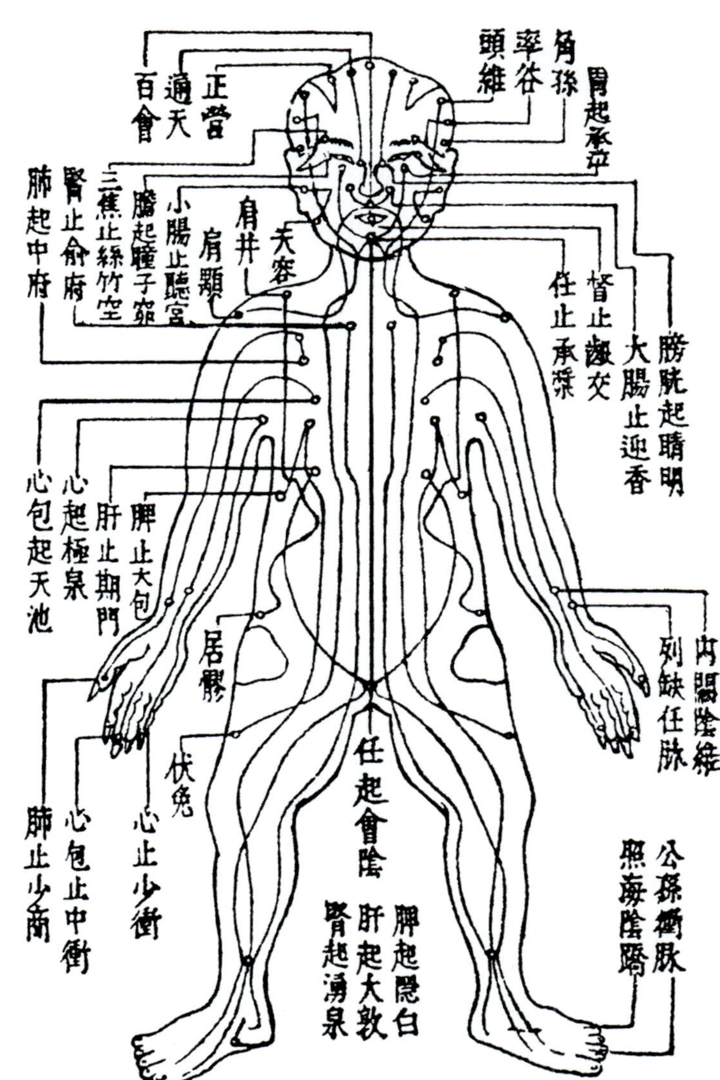

16-1

《類經圖翼》全身經脈　正面圖

伏 人 全 圖

角孫
率谷
百會
過天
正營
天容
肩井
肩髃
外關陽維
大腸起商陽
三焦起關衝
居髎
伏兔
後谿叔脉
小腸起少澤
督起長強
臨泣帶脉
申脉陽蹻
胃止厲兑
膽止竅陰
膀胱止至陰

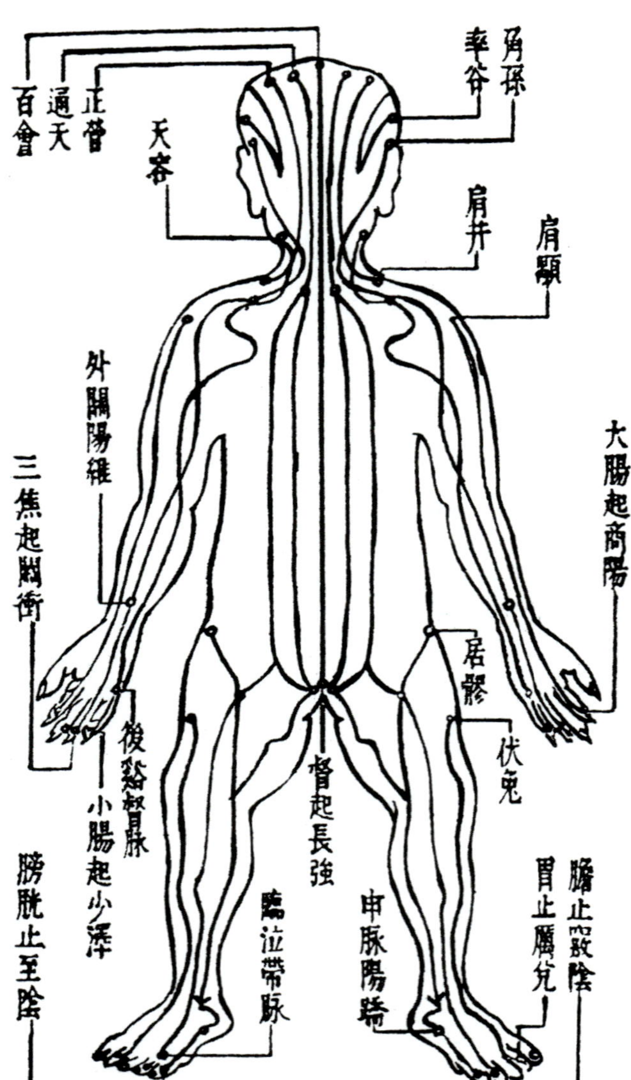

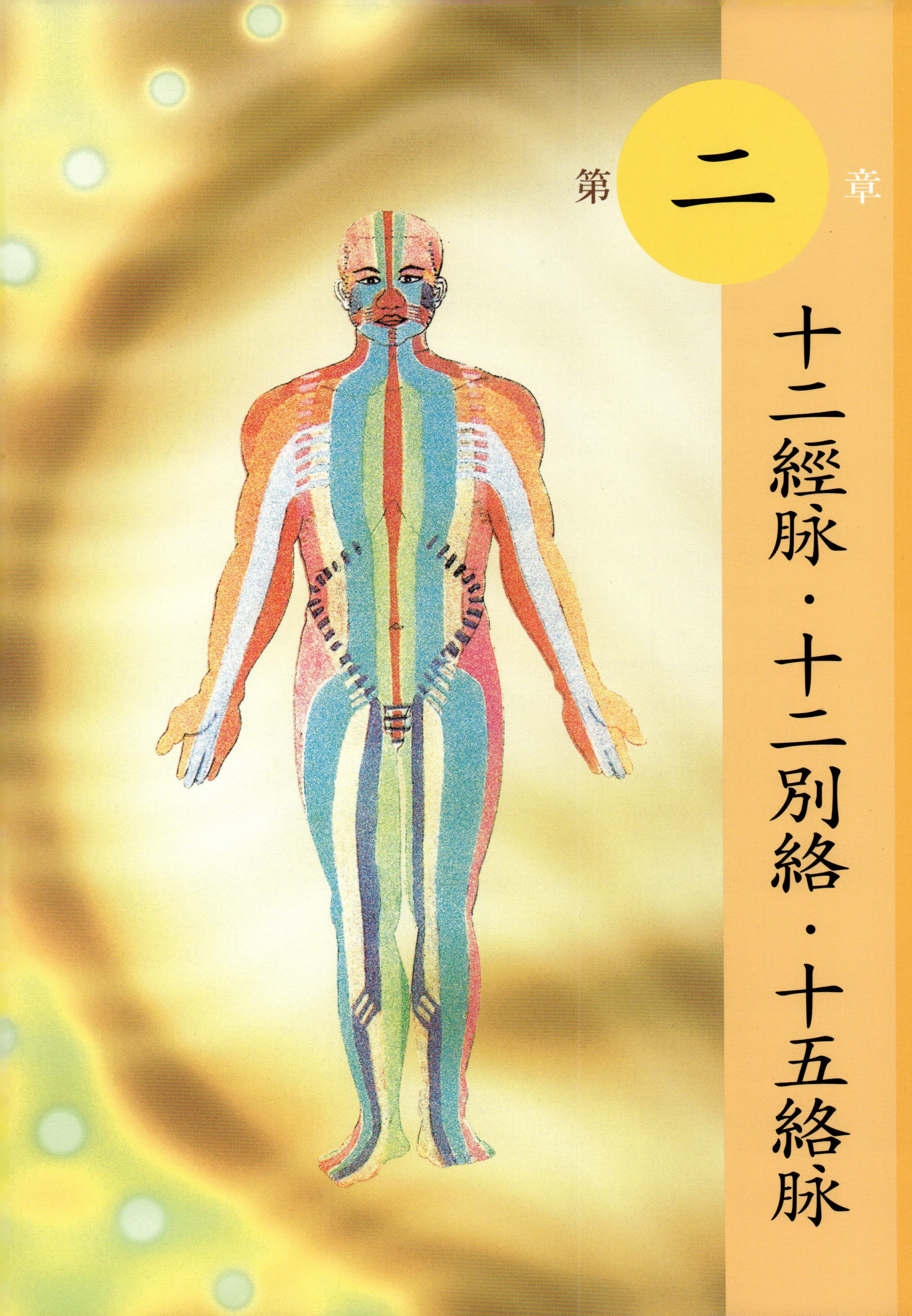

十二經脉・十二別絡・十五絡脉

十二經脉 · 十二別絡 · 十五絡脉 종합분포도

十二經脉은 경락 중 12개 主幹線으로서, 手太陰肺經 · 手陽明大腸經 · 足陽明胃經 · 足太陰脾經 · 手少陰心經 · 手太陽小腸經 · 足太陽膀胱經 · 足少陰腎經 · 手厥陰心包經 · 手少陽三焦經 · 足少陽膽經 · 足厥陰肝經을 말한다.

이 十二經脉은 각각 그 소속 內臟과 경혈이 있으며, 頭 · 胸 · 背 · 腹 · 四肢에 분포하고, 또한 그 所屬臟器 · 陰陽屬性 · 분포위치에 근거하여 각각 앞서 서술한 바와 같이 命名한다.

十二經의 分支를 絡이라고 하며, 絡의 分支를 孫絡이라고 한다. 十二經은 순서대로 상호 銜接[연결]하여 하나의 연결고리 형태의 통로를 이루어 氣血을 운행하여 전신에 영양을 공급한다.

十二別絡[1]은 十二經의 큰 分支로서, 그 分支의 위치는 대부분 膝 · 肘關節 이상의 대퇴 · 上腕(humerus) 부위에서 分出하고 本經을 따라 병행한다. 또한 內臟, 頭頸部와 관련된 某種의 器官에 분포하며, 陽經의 別絡은 頭部에 도달한 후에 本經으로 回歸한다. 이처럼 本經과 병렬노선을 구성하여 本經의 氣血流注의 작용을 강화한다. 일부 別絡이 分支된 후에는 그 表裏經과 연계를 하여 表裏經 經氣 유주의 통로[2]가 되며, 또한 일부의 別絡은 本經 분포범위 이외의 臟器와 부위에 분포하여 本經 經氣의 輸注범위를 확대한다.

陰經의 別絡은 陽經과 달라 本經에 回歸하지 않고 그 表裏經과 서로 銜接하여 經氣流注의 피드백(feed-back) 노선을 이루어 表裏經氣의 조정작용을 일으킨다.

十五絡脉은 十二經 중에서 別絡 다음으로 비교적 큰 分支로서, 任脉 · 督脉의 絡脉과

---

[1] 편역자가 보기에 본서 《經絡圖解》 저자가 '別絡'이라고 설명한 부분은 '經別(divergent meridian)'에 대한 설명인 것 같다. 참고로 '別絡'의 교과서적 의미는 '絡脉 중에서 비교적 큰 것으로 本經에서 나누어져 인접한 경맥으로 가는 '絡脉'을 말한다. 또한 經別에 대해서는 《靈樞 · 經別》篇에 최초로 나타나며, 이는 十二經脉으로부터 신체 深部를 別行하는 큰 分支로서, 表裏經의 經別 造成인 '六合'을 만들어 十二經脉의 부족을 보충한다.

[2] '六合'을 말한다.

脾經의 大絡을 포함하여 十五絡脉이라 한다(《難經·二十六難》에서는 陰陽任督 2脉의 絡脉을 陰陽二蹻脉으로 오해했다)[3].

十二經 絡脉 分支의 위치는 모두 四肢의 腕踝關節 근처에 있으며 足太陽膀胱經·手少陽三焦經·手厥陰心包經을 제외하고는 모두 두 개의 分支를 가지고 있는데, 第一分支는 筋肉組織과 그와 서로 表裏하는 經의 銜接을 통하여 表裏經의 經氣가 서로 流注하는 통로의 하나가 된다.

第二分支의 분포는 일정한 규칙이 없어 어떤 것은 手足에 분포하고, 어떤 것은 경락을 따라 상행하여 某種의 器官 혹은 부위에 분포하고, 또한 어떤 것은 기타 관련 경락과 會合하여 本經 經氣의 輸注범위를 확대한다.

歷代 醫書에서는 모두 十二經脉·十二別絡·十五絡脉을 구분하여 논술하면서도 三者 사이의 통로를 결합하여 經과 絡, 경락과 內臟·器官 사이의 관계를 나타낸 사람이 없었다.

本 綜合分布圖는 《黃帝內經》·《難經》·《鍼灸甲乙經》·《五十二病方·足臂十一脉灸經·陰陽十一脉灸經》[4]·《脉經》 등의 책에서 十二經脉·十二別絡·十五絡脉과 관련된 기록과 논술을 수집하여 상호 참고·수정·보충하여 편찬한 것이다.

예를 들면, 足陽明胃經의 경우 "胃之大絡, ……貫膈絡肺", "循目系, 入絡腦"하는 것, 手太陽小腸經·手陽明大腸經이 下肢에서 足陽明胃經과 서로 銜接하는 것, 足少陰腎經이 足大趾에 분포하는 것, 肝經의 分支가 中焦에 분포하는 것, 會陽穴이 督脉의 別絡에 歸屬하는 것, 京門·日月이 足少陽膽經의 別絡에 歸屬하는 것 들이다.

위와 같은 내용은 《靈樞·經脉》篇에는 기록이 없으며, 本 圖解는 《黃帝內經》 중의 관련된 文章을 근거로 하여 보충한 것이다. 또한 《足臂十一脉灸經》 중[5]의 手太陰肺經이

---

[3] 《難經·二十六難》 "經有十二, 絡有十五, 餘三絡者, 是何等也. 然. 有陽絡, 有陰絡, 有脾之大絡, 陽絡者, 陽蹻之絡也, 陰絡者, 陰蹻之絡也."라고 주장한 반면 《靈樞·經脉》에서는 任·督脉의 絡이 十五絡에 歸屬되므로 역대의가들의 논쟁거리가 되었다. 참고로 任·督脉은 각각 모든 陰·陽脉을 通絡하는데 陽蹻脉은 足太陽之別이고 陰蹻脉은 足少陰之別이므로 《黃帝內經》의 이론이 우세하다. 한편 경우에 따라 十七絡脉의 이론도 고려해야 한다. 그러므로 《難經》이 비록 《黃帝內經》의 十五絡을 인용했으나 陰·陽蹻脉을 추가하여 강조했다고 볼 수도 있다.

[4] 《五十二病方》·《足臂十一脉灸經》·《陰陽十一脉灸經》 이들은 각각의 馬王堆 漢墓에서 동시에 발견된 서적들이다. 《五十二病方》(文物出版社, 馬王堆漢墓帛書整理小組, 1979.)에 의하면 위의 3종 서적 이외에 《脉法》·《陰陽脉死候》 등이 甲卷帛書로서 구성되어 있다. 따라서 本書의 경우 原著者가 이를 하나의 책으로 본 것은 誤謬이다.

[5] 臂泰(太)陰溫(脉)：循筋上兼(廉), 以秦(湊)臑内, 出夜(腋)内兼(廉), 之心.

심장에 통하는 것 및 《鍼灸甲乙經》과 歷代 경락도 중에서 足太陰脾經·足厥陰肝經과 관련된 胸腹部 體表의 순행노선 기록에 근거하여 圖解 중에 포함시킴으로써 《靈樞·經 脉》篇의 누락을 보충했다.

古代醫書의 경맥순행 중 '屬[6]'·'絡[7]'·'散'·'布' 등과 관련 있는 臟腑와 器官의 노 선분포 기록에 관하여 本 圖解는 經·絡·孫絡 분포의 원칙에 근거하여 여러 細支(←枝 葉)의 분포형식으로 표현했다.

이외에도 足少陽膽經의 左右對稱은 그 左側 노선이 어떻게 右側의 肝과 膽에 도달하 는지, 양측 手少陰心經 노선이 심장에 분포하고 심장에서 하행하여 小腸에 분포하는 것 은 1개인지 아니면 2개인지[8], 手少陽三焦經은 三焦에 분포하고 三焦의 위치는 어떻게 결정하는지 등등이다.

이런 類의 문제를 본 圖解는 한의학 해부위치의 기록에 근거하고 현대해부학을 종합 한 뒤 경락순행에 근거하여 제작했다.

---

6) 해당 경락이 어느 하나의 臟 혹은 腑에 예속되어 직접적 지배를 받는 것을 '屬' 이라고 한다.
7) 해당 경락과 表裏관계가 있는 臟腑와 배합된 것을 '絡' 이라 한다.
8) 이는 신체의 左右側이 대칭이므로 해당 경락의 臟腑 絡이 좌우 모두에서 이루어지는지 아니면 片側에서만 이루어지는지에 대한 문제이다.

手太陰肺經 경락 분포도

1. 手太陰肺經 經脉

中焦[9]에서 起始하며, 여기에서 足厥陰肝經의 經氣를 받아들인다[10]. 中焦에서 起始하며, 하행하여 大腸에 분포[11]하고, 상행하여 胃의 賁門[12]을 거쳐 횡격막을 통과하여 肺에 분포[13]하고, 또 한 개의 分支는 심장에 분포한다. 그 主幹線[14]은 기관지 양측을 따라 상행하여 기관(trachea)에 분포하고, 鎖骨 後方에서 分支하고 橫行하여 第一肋骨의 바깥쪽에 이르고, 屈轉(굽어 돌아)하여 겨드랑이 아래의 前方[15]에 도달하며, 여기에서 上臂 內面 요골측으로 순행하고, 하행하여 肘關節에 이르고, 肘關節 內面의 요골측[16]을 지나, 腕關節 요골측에 도달하고, 여기에서 大指의 요골측면을 따라 순행하여 엄지손가락 끝에 이른다.

腕關節 後方에서 分支가 하나 있는데 橈骨의 外緣을 순행하여, 腕關節 요골경상돌기와 第一掌骨·第二掌骨의 사이를 지나, 食指의 요골측면을 따라 食指 끝에 도달하고, 여기에서 手陽明大腸經과 銜接[연결]하여 經氣가 서로 통한다.

[원문]

《靈樞·經脉》篇 : "肺手太陰之脉, 起于中焦[17], 下絡大腸, 還循胃口[18], 上

---

9) 中脘穴處. 宋나라 王維一은 《銅人腧穴鍼灸圖經》註에서 "中焦者, 在胃中脘, ……."이라 했다. 高承德과 같은 일부 醫家는 이를 배꼽(←中膲乃臍中也)으로 보는 경우도 있다.

10) '交叉'한다.

11) 大腸에 絡한다. 일부 자료에 의하면 이 부위를 '水分穴處'라 지적하고 있다.

12) 胃口.

13) 肺에 屬한다.

14) 分支脉 중에서 直行脉을 말한다.

15) 中府穴處.

16) 尺澤穴處.

17) 上至膈, 下至臍의 부위. 中脘穴.

18) 胃의 上口.

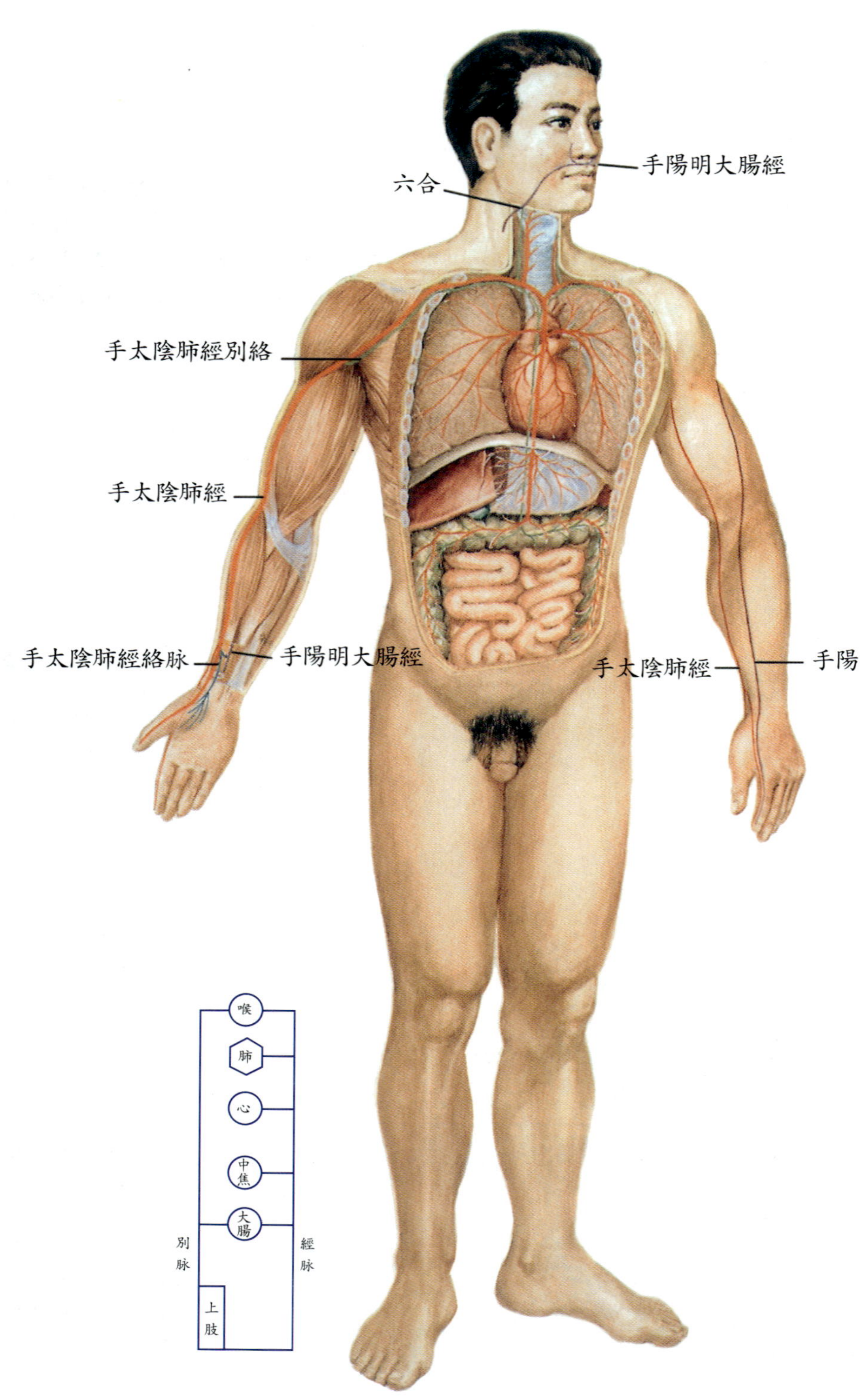

17

手太陰肺經 경락 분포도

膈[19]屬肺[20]，從肺系[21]橫出腋下，下循臑[22]內，行少陰[23]心主[24]之前[25]，下肘中[26]，循臂[27]內上骨[28]下廉[29]，入寸口[30]，上魚[31]，循魚際，出大指之端[32]．其支者，從腕後直出次指內廉，出其端."

《足臂十一脉灸經》："臂泰(太)陰溫[33]：循筋上兼(廉)，以奏(湊)臑內，出夜(腋)內兼(廉)，之心."

《靈樞·邪客》篇："手太陰之脉，出于大指之端[34]，內屈[35]循白肉際[36]，至本節[37]之後太淵，留以澹[38]，外屈上于本節之下，內屈與陰諸絡會于魚際，數脉[39]并注[40]．其氣[41]滑利[42]，伏行壅骨[43]之下，外屈出于寸口[44]而行，上

---

19) '膈[횡격막]'은 '前齊鳩尾, 後齊十一椎, 周圍着脊.'

20) '屬'은 '隸屬'이란 의미. 凡經脉連幹其本經的臟腑均称屬.

21) 폐에 連接된 기관·인후 등의 조직.

22) 肩肘之間.

23) 手少陰心經

24) 手厥陰心包經

25) 前面.

26) 尺澤穴處.

27) '肘以下爲臂'

28) '上骨'은 '臂之上骨'로서 '橈骨'을 말한다.

29) 上骨之下廉, 孔最·列缺·經渠穴處.

30) 寸口動脉處.

31) 掌骨의 前方, 大指 本節의 後方의 肌肉隆起處.

32) 少商穴處.

33) '溫'이란 脉을 의미한다.

34) 少商穴.

35) 안으로 구부러짐을 말한다.

36) 《類經》二十卷 第二十三 註에서 張景岳曰："凡人經脉陰陽, 以紫白肉際爲界, 紫者在外屬陽分, 白者在內屬陰分, 大概皆然."

37) 手足指趾와 掌과 相連的關節外, 在手足背部隆起的地方. 手足各十個本節.

38) 脉氣가 太淵穴에서 寸口脉이 搏動함을 표현한 것이다. 張景岳曰："澹, 水搖貌. 脉氣流注至太淵輸之處, 而出現搏動."

39) 手太陰·手少陰·手心主 세 갈래 經脉을 말한다.

40) 流注의 뜻.

41) 經氣.

42) 流動滑利.

43) 手大指 本節 後의 隆起骨, 제1掌骨을 말한다. 楊上善曰："壅骨爲手魚骨也."

44) 經渠穴處.

至于肘内廉[45], 入于大筋之下[46], 内屈上行臑陰[47], 入腋下[48], 内屈走肺[49],
此順行[50]逆數[51]之屈折也[52]."
《靈樞·本輸》: "肺出于少商, 少商者, 手大指端内側也, 爲井木. 溜[53]于魚
際[54], 魚際者手魚也, 爲滎. 注于太淵, 太淵魚後一寸陷者中也, 爲輸. 行于
經渠, 經渠寸口中也, 動而不居[55], 爲經. 入于尺澤, 尺澤肘中之動脉也, 爲
合. 手太陰經也."

2. 手太陰肺經 絡脉

腕關節 橫紋 後方 1寸 5分에 있는 橈骨 外緣인 手太陰肺經의 列缺穴에서 起始한다.
여기에서 두 개의 分支가 分出하는데 第1分支는 列缺穴에서 分出하고 前臂 背側의 手陽
明大腸經과 橫行해 서로 銜接하여 表裏經 經氣가 相互流注의 통로를 구성하고, 第2分
支는 手太陰肺經을 따라 하행하여 魚際에 분포한다(短拇指屈筋과 短拇指外轉筋의 구
역).

---

45) 俠白穴.

46) 尺澤穴.

47) 어깨에서 팔꿈치 윗부분까지인 '上髆'을 말한다. 手三陰脉이 臑(←上臂) 속을 순행하기 때문에 命名되었다.

48) 雲門·中府穴.

49) 肺中.

50) 肺經脉이 肺臟에서 손으로 가는 것이 順行이고, 손에서 肺臟으로 가는 것은 逆行이다.

51) 逆行한 次序.

52) 이것은 手太陰肺經이 手部에서 胸部로 굴곡하며 순행하는 것이다. 폐장에서 수부로 운행하는 것은 순행이
고, 수부에서 폐장으로 운행하는 것은 역행이다. 逆數는 逆行의 순서이다. 《太素》卷九 脉行同異 註에서 楊
上善은 "其屈折從手向身, 故曰逆數也."라 했다.

53) 流也.

54) 手大指 本節 後方의 肌肉隆起者. 《太素》卷十一 本輸 註 "腕前大節之後, 狀若魚形, 故曰手魚也."

55) '居'는 '停·止'라는 뜻이다. 따라서 '動而不居'는 '動而不停息'이라는 의미이다. 該當處 동맥이 不停止하
는 搏動임을 말한다. 《太素》卷十一 本輸 註 "居, 停也. 太陰之脉, 動于寸口不息, 故曰不居."

《靈樞·經脉》篇 : "手太陰之別[56], 名曰列缺, 起于腕上分間[57], 并[58]太陰之經, 直入掌中, 散[59]于魚際……別走陽明也[60]."

3. 手太陰肺經 別絡

겨드랑이 앞 手太陰肺經에서 分出하여, 手太陰肺經을 따라 상행하여 胸中에 들어가며, 肺에 분포한다. 또한 手太陰肺經을 따라 하행하며, 횡격막을 통과하여 大腸에 분포한다. 肺 부위에서 分支하여, 상행하여 鎖骨上窩[61]로 나오고, 기관(trachea)과 咽喉[목]을 순행하여, 下頜[아래턱] 부위와 手陽明大腸經이 서로 銜接하는 곳에 도달한 뒤, 表裏經 相通의 第二通路를 구성한다.

手太陰肺經의 別絡은 手太陰肺經과 동행하여 肺와 大腸에 분포하고, 병렬노선을 구성하여 手太陰肺經과 이 두 臟器 사이의 연계를 강화한다. 下頜 부위에서 手陽明大腸經과 서로 銜接하여 手太陰肺經과 手陽明大腸經이 한 쌍의 表裏經 經氣 상호교류의 第2條 통로를 구성하고(第1條 통로는 상술한 絡脉 분포를 참조), 여기에서 '六合[62]' 중의

---

56) '經'과 같은 의미, 또한 '別絡'이라 한다. 本經으로부터 分出하는 絡脉으로서, 相互表裏의 經脉으로 走向한다.

57) '分間'이란 '筋骨의 分肉 사이'를 의미한다.

58) '并行'의 의미. 경맥과 병렬로 순행한다.

59) 散布.

60) 手陽明經에 연락한다.

61) supraclavicular fossa.

62) 이것은 內臟 사이의 경락관계와 經絡路線 사이의 關係圖解에 상세히 나타나 있다. 배우관계(husband-wife partner)에 있는 두 음·양 경락은 둘 다 몸속으로 깊이 들어갔다가 몸의 다른 부위로 합쳐져 나온다. 마치 지하철 전차가 처음에는 지상에서 질주하다가 지하로 들어가 일정한 거리를 질주한 다음 다른 역에서 지상으로 다시 나오는 것과 흡사한 이치이다. 그런데 두 개의 전차가 승객을 태우고 각각 지하로 들어가 일정한 거리를 간 다음에 승객을 한 차에 다 옮겨 태우고 이 합쳐진 한 대가 지상으로 다시 나오는 것과 마찬가지 현상이다. 음·양의 두 경락이 몸속으로 들어가서는 한데 합쳐져 모두 陽經으로 나오는 게 특징이다. 12經別의 운행이 시작되고 끝나는 부위를 관찰해 보면 대부분이 팔꿈치나 무릎 관절 위에서 들어가 해당 장·부를 거치고, 결국 머리나 얼굴, 목 부위의 陽經에서 합쳐진다. 따라서 머리·얼굴·목 부위는 12正經의 6陽經脉이 모이는 부위이고, 6陰經脉도 經別을 통해 연계되어 있는 부위가 된다(침술의학, 전세일, p.258~259, 계축문화사, 2005). ① 一合 : 신경과 방광경, ② 二合 : 간경과 담경, ③ 三合 : 비경과 위경, ④ 四合 : 심경과 소장경, ⑤ 五合 : 심포경과 삼초경, ⑥ 六合 : 폐경과 대장경.

第六合이 구성된다.

[원문]

《靈樞·經別》篇：“手太陰之正[63], 別[64]入淵腋少陰之前[65], 入走肺[66], 散[67]入大腸[68], 上出缺盆, 循喉嚨, 復[69]合陽明[70], 此爲六合也.”

---

63) ‘正’이란 ‘十二經脉 別行의 正經’이라는 의미. 手太陰經脉別出而行的正經, 別出入于太淵部手少陰經之前.

64) ‘分別’이라는 의미. 十二經脉 순행통로 외에 별도의 통로를 주행함.

65) 別于心包經太淵穴. 手少陰心經의 前方.

66) 肺臟.

67) 散布.

68) 원문에는 ‘太陽’으로 되어 있으나 文意가 통하지 않으므로 《黃帝內經太素》에 근거하여 교정했다.

69) 再也.

70) 다시 陰經의 經別이 表裏관계의 陽經인 手陽明大腸經과 相合한다. 陰陽表裏相配의 第六合이다.

手陽明大腸經 경락 분포도

1. 手陽明大腸經 經脉

食指 요골측 끝[71]에서 起始하며, 여기에서 手太陰肺經의 經氣를 받아들인다. 食指 끝에서 起始하며, 食指 요골측[72]을 따라 第一掌骨과 第二掌骨의 사이[73]와 腕關節 요골경 상돌기 전방 凹陷處[74] 및 橈骨 바깥쪽[75]을 거쳐 상행하여 肘關節[76]에 이르러 肘關節의 요골측면[77] 및 상완이두근과 상완삼두근의 사이[78]를 거쳐 견관절 上緣에 도달한다. 견관절에서 상행하여 頸椎 측면[79]에 도달하고, 여기에서 앞으로 구부려져(굴절하며), 하행하여 鎖骨上窩[80]에 도달한 뒤 胸中에 들어가, 肺에 분포[81]하고, 그 主幹線은 肺門區에서 계속 하행하는데, 횡격막을 통과하여 大腸에 분포[82]한다. 頸椎 측면의 分支에서 상행하여 흉쇄유돌근 ½處 부위의 天鼎穴에 도달하고, 天鼎穴에서 상행하며, 下頜[아래턱]의 分支에서 下齒[아랫니] 속으로 들어간다. 그의 主幹線은 頜[턱]에서 상행하여 口角[83]을 거쳐 鼻中溝[84]에 이르고, 左右 교차하여 좌측의 經脉은 우측으로 교차하고, 우측의 經脉은 좌측으로 교차하는데, 鼻骨 양측[85]으로 올라가 足陽明胃經과 銜接[연결]하여 足陽明胃經 經氣와 서로 통한다.

---

71) 商陽穴處.

72) 二間 · 三間穴.

73) 合谷穴處.

74) 陽谿穴處.

75) 偏歷 · 溫溜 · 下廉 · 上廉 · 手三里穴處.

76) 肩髃 · 巨骨穴處.

77) 曲池 · 肘髎穴處.

78) 手五里 · 臂臑穴處.

79) 會大椎.

80) supraclavicular fossa. 缺盆穴處.

81) 肺에 絡한다.

82) 大腸에 屬한다. 일부 자료에서는 이 부위를 '天樞穴處' 라 지적하고 있다.

83) 地倉穴處.

84) 人中穴處.

85) 禾髎 · 迎香穴處.

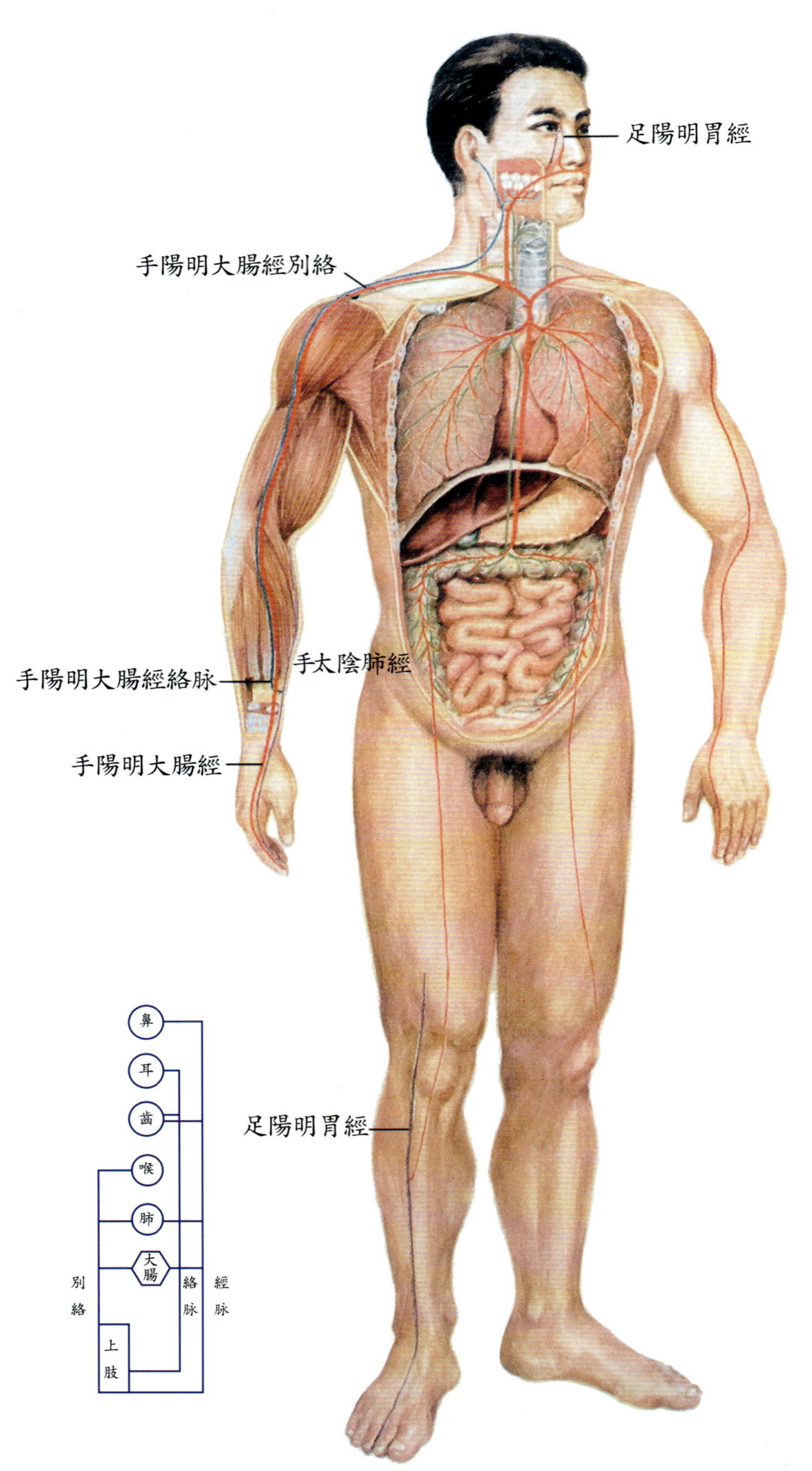

手陽明大腸經 경락 분포도

이외에 다른 한 개의 分支는 大腸에서 하행하여 腹腔으로 나와 대퇴 前面을 따라 하행하여 脛骨 바깥쪽의 上巨虛穴에 도달하여 足陽明胃經과 서로 會合한다.

[원문]

《靈樞·經脉》篇："大腸手陽明之脉, 起于大指次指[86]之端, 循指上廉[87], 出合谷兩骨之間[88], 上入兩筋[89]之中, 循臂上廉, 入肘外廉, 上臑外前廉, 上肩, 出髃骨[90]之前廉, 上出于柱骨之會上[91], 下入缺盆[92], 絡肺, 下膈, 屬大腸. 其支者, 從缺盆[93]上[94]頸[95]貫頰[96], 入下齒中, 還出挾口[97], 交人中, 左之右, 右之左, 上挾鼻孔[98]."
《靈樞·邪氣藏府病形》篇："大腸合于巨虛上廉."
《陰陽十一脉灸經》篇："齒脈(脉), 起于次指與大指上, 出臂上廉, 入肘中, 乘臑, [穿]頰, 入齒中, 夾[挾]鼻."

2. 手陽明大腸經 絡脉

腕關節 후방 3寸 단요측수근신근건(extensor carpi radialis brevis T.)과 장무지굴근(flexor pollicis longus M.) 사이의 手陽明大腸經의 偏歷穴에서 起始한다. 이곳에서 두 개의 分支가 分出한다.

---

86) 食指(示指).
87) 上廉이란 팔꿈치를 굴곡해서 글씨를 쓰는 자세에서 橈骨側을 말한다.
88) 第一·二掌骨之間, 俗名虎口. 又名合谷.
89) 장무지신근(extensor pollicis M.)과 시지신근(extensor indicis M.).
90) 견갑골과 쇄골 相接 부위. 즉, 肩髃穴處.
91) 柱骨之會上 : '柱骨'은 頸椎骨이다. '會上'에 대한 해석은 두 가지가 있다. 하나는 《鍼灸甲乙經》의 大椎穴 "三陽督脉之會"에 근거하여 '會上'을 大椎穴이라 인식했고 다른 하나는 《素問·氣府論》："手陽明脉氣所發者……柱骨之會各一." 王冰 註："謂天鼎二穴也."《太素·氣府》楊上善 註："柱骨左右二穴, 八也, 上出柱骨之會. 上下入缺盆中."에 근거하여 각 一側은 兩穴이며, 당연히 이것은 手陽明大腸經 頸部의 두 天鼎穴이지 大椎穴이 아니다. 本 그림은 後者를 채택했다.
92) 鎖骨窩.
93) 鎖骨上窩.
94) 상행.
95) 頸部의 側傍으로서, 天鼎·扶突穴處.
96) 面旁의 總稱.
97) 地倉穴處.
98) 禾髎·迎香穴處. 足陽明胃經과 접속한다.

第1分支는 橫行하여 橈骨을 돌아 手太陰肺經과 서로 銜接하여, 表裏經脉의 經氣가 상호교류의 통로를 구성한다.

第2分支는 本經과 병행하여 臂[팔]을 순행한 후, 肩髃에 이르고 肩髃에서 橫行하여 頸側에 도달하며, 頸側을 따라 상행하여 下頜에 이르고, 그 分支는 下齒에 분포하며 本經과 下齒에 분포하는 병렬노선을 구성하여 手陽明大腸經과 齒牙 사이의 관계를 강화한다. 下頜 부위에는 또 다른 分支가 하나 있는데 상행하여 耳中에 들어가고 耳中에 結聚[99]하고 있는 經脉과 서로 관계한다.

[원문]

《靈樞 · 經脉》篇 ∶ "手陽明之別, 名曰偏歷, 去腕三寸, 別入[100]太陰[101]. 其別者, 上循臂, 乘肩髃, 上曲頰[102]偏齒[103]. 其別者, 入耳[104]合[105]于宗脉[106]."

3. 手陽明大腸經 別絡

肩關節의 견봉쇄골관절(acromioclavicular joint) 부위[107]에서 手陽明大腸經의 分支가 나와, 手陽明大腸經과 병행하여 頸椎[108]에 이르고, 頸椎 부위에서 하행하여 胸腔에 들어간다. 그 分支는 肺에 분포하며, 하행해 횡격막을 통과하여, 大腸에 분포한다. 鎖骨 아래의 分支에서 위로 鎖骨上窩[109]로 分出하고 기관지 양측을 따라 목을 지나 下頜部에 도달하며, 또한 本經과 서로 銜接한다.

---

99) 聚集.

100) '走入'의 뜻.

101) 手太陰經脉.

102) 下頜角處(angle of mandible).

103) 偏絡于齒根.

104) 上入耳中.

105) '슴'은 '會'의 의미.

106) 總脉 · 大脉. 《靈樞 · 口問》篇 "目者, 宗脉之所聚."이며, 《太素》의 楊上善은 "耳中有手太陽 · 手少陽 · 足少陽 · 足陽明絡四脉總會之處, 故曰宗脉."이라고 했다.

107) 肩髃穴處.

108) 제7경추.

109) supraclavicular fossa.

手陽明大腸經의 別絡은 肺와 大腸에 분포하고, 手陽明大腸經이 이르는 肺와 大腸의 병렬노선을 구성하며, 本經과 臟器 사이의 연계를 강화한다. 肩關節에서 分出하여, 下頜 부위에서 또한 手陽明大腸經에 回歸한 후, 本經과 병행하는 한 개의 병렬노선을 구성한다.

[원문]

《靈樞·經別》篇：“手陽明之正, 從手[110]循膺乳[111], 別于肩髃, 入柱骨[112], 下走大腸, 屬于肺, 上循喉嚨, 出缺盆, 合于陽明[113]也.”

---

110) 手陽明大腸經.

111) 側胸과 乳部의 사이.

112) 이를 註釋家에 따라 '鎖骨'과 '頸椎'로 각각 해석하는 경우가 있다. 張隱庵은 "肩胛上之頸骨爲椎骨."이라고 해석했다.

113) 手陽明經.

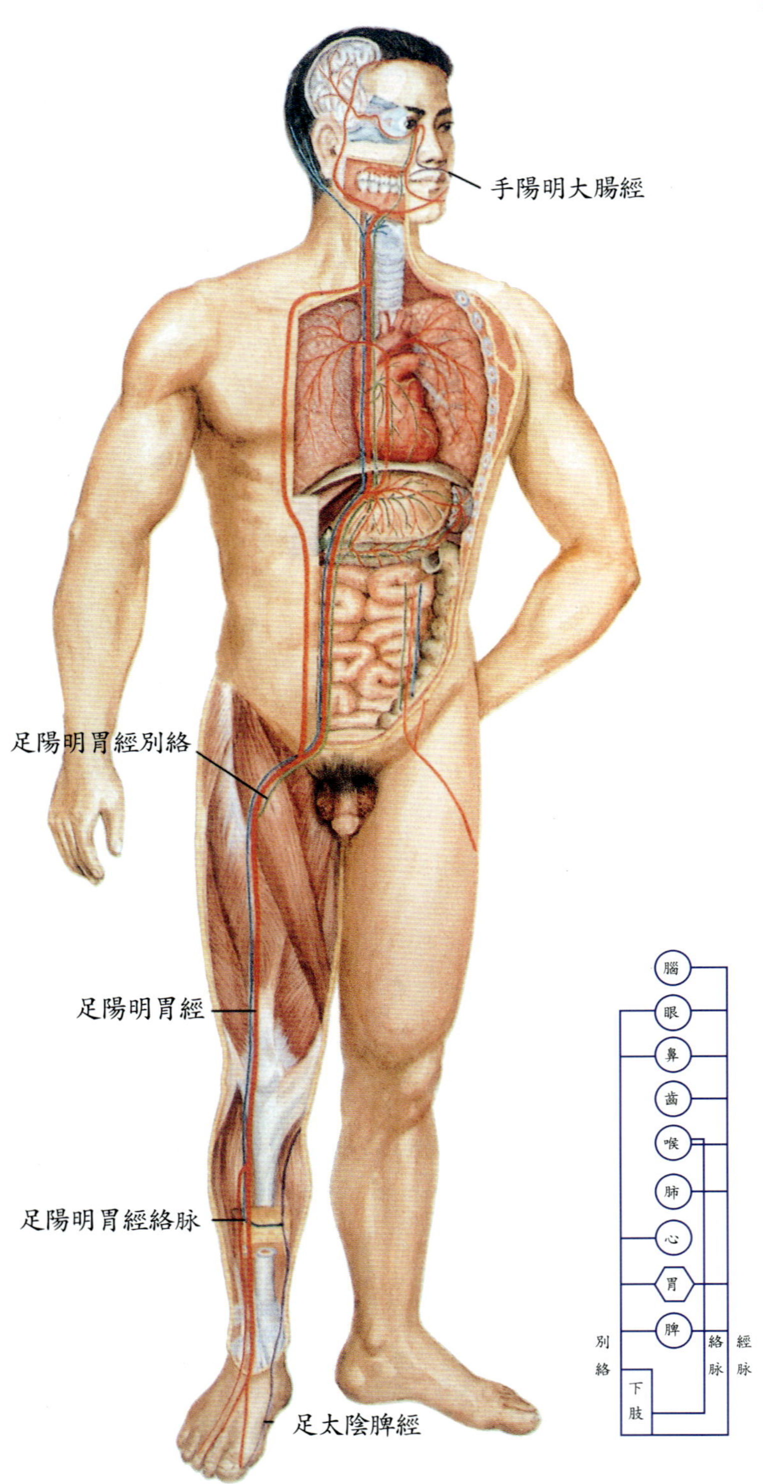

手陽明大腸經
足陽明胃經別絡
足陽明胃經
足陽明胃經絡脉
足太陰脾經
腦
眼
鼻
齒
喉
肺
心
胃
脾
別絡
下肢
絡脉
經脉
19
足陽明胃經 경락 분포도

足陽明胃經 경락 분포도

1. 足陽明胃經 經脉

鼻骨 兩旁[114]에서 起始하며, 여기에서 手陽明大腸經의 經氣를 받아들인다. 상행하여 鼻骨 양측을 거쳐, 內眼角[115]에 이르고 足太陽膀胱經과 會合하며, 또한 여기에서 分支하고, 眼球 후방에 진입하여, 腦에 분포한다[116]. 內眼角에서 하행하고, 鼻骨의 바깥쪽에서 分支하여, 齒中에 분포[117]한다. 하행하여 口角 兩旁[118]을 거쳐 脣下의 承漿穴을 돌아 도달하고, 좌우 교차하는데, 左側 經脉은 오른쪽에 교차하고, 右側 經脉은 왼쪽에 교차하며, 下頜을 따라 大迎穴에 이른다.

한 개의 分支를 分出하여, 下頜角[119]을 거쳐, 상행하여 耳前을 거치고, 髮際를 따라 額頂 부위[120]에 이르러 서로 銜接하고, 主幹線은 大迎穴에서 하행하여 咽喉[목]·기관을 순행하며, 鎖骨上窩[121]에 들어간다. 鎖骨上窩에서 內行·外行 2개의 分支로 나누어진다.

內行의 分支는 胸內에 들어가 橫膈膜 아래로 내려가서 胃와 脾에 분포하며, 胃의 賁門에서 腹內를 순행하고 하행하여 서혜부(groin)에 이른다.

外行의 分支는 鎖骨上窩에서 分出하고, 하행하여 乳頭 내측을 거쳐, 腹直筋(rectus abdominis)을 따라 直下하여 서혜부에 이르러 腹內를 하행하는 分支와 會合[122]한다. 그리고 다시 서혜부에서 하행하여 대퇴직근(rectus femoris)·슬개골(patella)·脛骨 外側踝關節前方·足背를 거쳐 第2趾 바깥쪽 끝에 이른다.

다른 한 개의 支脉은 膝下 3寸處에서 分出하고, 本經 바깥쪽을 행하여 中趾 바깥쪽 끝

---

114) 迎香穴處.

115) 晴明穴處.

116) 《靈樞·動輸》篇：“循眼系, 入絡腦.”

117) 巨髎穴處.

118) 地倉穴處.

119) angle of mandible. 頰車穴處.

120) 神庭穴處.

121) supraclavicular fossa. 缺盆穴處.

122) 氣衝穴處에서 會合한다.

에 하행한다. 足背 위에는 또 하나의 分支가 비스듬히 순행하며 大趾 내측 끝에 이르고
여기에서 足太陰脾經과 銜接한다. 그리고 또 하나의 大絡이 있는데 胃에서 나와 상행하
여 횡격막을 貫通한 후 肺에 분포한다.

[원문]

《靈樞·經脉》篇："胃足陽明之脉, 起于鼻之交頞中[123], 旁約[124]太陽之脉
[125], 下循鼻外, 入上齒中[126], 還出挾口, 環脣, 下交承漿, 却[127]循頤[128]後
下廉, 出大迎, 循頰車, 上耳前, 過客主人[129], 循髮際[130], 至額顱[131]. 其支
者, 從大迎前下人迎, 循喉嚨, 入缺盆[132], 下膈屬胃絡脾. 其直者[133], 從缺
盆下乳內廉[134], 下挾臍, 入氣街[135]中. 其支者, 起于胃口[136], 下循腹裏, 下
至氣街中而合. 以下髀關[137], 抵伏兔, 下膝臏[138]中, 下循脛外廉, 下足跗
[139], 入中指[140]內間[141]. 其支者, 下廉三寸[142]而別, 下入中指[143]外間[144].
其支者, 別跗上, 入大指[145]間出其端[146]."

---

123) 鼻根·鼻莖·山根·鼻梁凹處·左右目內眦의 사이.

124) '約'은 '納'이란 의미.

125) 旁側의 足太陽經脉을 纏束한다.

126) 齒齦.

127) '進而退轉'한다는 의미. '郤'과 혼용한다.

128) 口角 후방 下頷部.

129) 上關穴의 異名.

130) 鬢髮(살쩍, 관자놀이와 귀 사이에 난 머리털). 足少陽膽經과 懸釐·頷厭穴處에서 交會하고, 前額에 이르러
督脉과 神庭穴에서 交會한다.

131) '前額骨部의 髮下眉上處.'

132) 쇄골상와. 胸兩旁高處爲膺, 膺上橫骨爲巨骨, 巨骨上陷中爲缺盆.

133) 外行의 主幹線.

134) 乳房 內側部.

135) 氣衝穴.

136) 胃의 下口로서, 幽門部를 말한다.

137) '股外爲髀, 股部之前上方'의 부분. 穴名.

138) 슬개골. 犢鼻穴處.

139) 足背.

140) 足中趾.

141) 內側 趾縫, 陷谷·內庭穴處.

142) 膝下 3寸, 足三里穴處.

143) 足中趾.

144) 外側.

145) 大趾.

146) 足厥陰의 外側으로, 足太陰脾經과 相接한다.

《靈樞·動輸》篇 : "胃氣上注于肺, 其悍氣[147]上衝頭者, 循咽, 上走空竅[148], 循眼系[149], 入絡腦."

註解 : "循眼系, 入絡腦.", "絡"은 網絡[150]이며, 小脉은 絡이다. 氣는 경락이 있으면 순행하고, 經脉이 없으면 흩어지며, '入絡腦'라고 하는 것은 바로 足陽明胃脉의 작은 脉網이 腦에 絡하므로 腦에 분포한다고 말한다.

[원문]

《靈樞·寒熱病》篇 : "足陽明有挾鼻[151]入于面[152]者, 名曰懸顱[153], 屬口[154]對入[155], 繫目本[156]."
《素問·平人氣象論》篇 : "胃之大絡, 名曰虛里[157], 貫鬲絡肺[158], 出于左乳下.[159]"
《靈樞·本輸》篇 : "胃出于厲兌, 厲兌者, 足大指內次指之端也[160], 爲井金. 溜[161]于內庭, 內庭次指外間也, 爲滎. 注于陷谷, 陷谷者, 上中指內間, 上行二寸陷者中也, 爲腧. 過于衝陽, 衝陽足跗[162]上五寸陷中者[163]也, 爲原,

---

147) '慓悍滑利之氣.'
148) 《太素》에서 楊註는 "七竅"라고 말했다. '空'은 '孔'과 의미가 通한다.
149) 眼球深處의 脉絡.
150) 網狀 계통조직.
151) 鼻旁.
152) 面頰部.
153) 頭維穴을 통과하고 하행하여 懸顱穴에서 足陽明經·足少陽經과 交會하여 相通한다.
154) 그 경맥이 하행하여 口脣에 이어진다.
155) 上行하는 것은 口脣의 반대방향으로.
156) 眼晴深部.
157) 좌측 乳房 밑 心尖部에 박동이 느껴지는 곳으로, 虛裏는 宗氣가 모여드는 곳이라 十二經脉의 우두머리가 된다. 그러므로 氣血源流의 변화를 직접 반영한다. 참고로 《沈氏經絡全書》에서는 "乳根穴分也."라고 했다.
158) '下貫膈, 上絡于肺.'
159) 胃經의 脉은 胃에서부터 횡격막을 뚫고 올라가 上部의 肺와 이어지고 좌측 유방 아래로 나오기 때문에 그 박동이 맥에서 感應된다. 經脉의 宗氣.
160) 足第2趾 바깥쪽 말단.
161) '溜'는 '流'라는 의미.
162) 足背. 이를 '足面'이라고도 한다.
163) 骨間動脉處.

搖足而得之[164]. 行于解谿, 解谿上衝陽一寸半陷中者也, 爲經. 入于下陵[165], 下陵膝下三寸, 胻[166]骨外三里也, 爲合."

2. 足陽明胃經 絡脈

外踝 상방 8寸 足陽明胃經의 豊隆穴에서 起始하며, 이곳에서 두 개의 分支를 分出하는데 第1分支는 脛骨 후방을 橫穿[167]해 내측의 表裏經인 足太陰脾經과 銜接하여 表裏經의 經氣 상호교류의 통로를 구성하고, 第2分支는 足陽明胃經을 따라 상행하여 腹胸을 지나 頸部[168]에 이르며 그 分支는 咽喉에 분포하고 또한 상행하여 頭頂部(vertex)에도 분포한다.

《靈樞 · 經脈》篇 : "足陽明之別, 名曰豊隆, 去踝[169]八寸, 別走太陰[170]. 其別者, 循脛骨外廉, 上絡頭項, 合諸經之氣, 下絡喉嗌[171]."

3. 足陽明胃經 別絡

대퇴 前面 상방 ⅓處의 足陽明胃經에서 分支가 나오고, 足陽明胃經을 따라 腹腔內에 진입하여, 胃脾에 분포하고, 상행하여 횡격막을 통과한 후 심장에 분포한다. 심장에서 상행하여 식도(esophagus)를 따라 인후를 거쳐, 口角外를 뚫고 나와 상행하여 眼

---

164) 骨間動脈處.

165) '下陵'은 '足三里穴'의 別名. 이는 膝下 正中의 高骨 하방에 위치하므로 이렇게 稱한다. 참고로, 解溪穴의 別名 역시 '下陵'이다. 이렇게 '下陵'이라고 한 것은 手陽明經의 手三里穴과 구별하기 위하여 사용한 것이다.

166) 《說文 · 肉部》"胻, 脛端也." 脛骨 外緣의 足三里穴.

167) 內側 옆으로 뚫고 지나감을 말한다. 즉, 足陽明胃經에서 足太陰脾經으로 絡하는 것을 표현한 것이다.

168) 大椎穴處.

169) 外踝.

170) 足太陰脾經脈.

171) 인후. 張介賓曰 : "胃爲五臟六腑之海, 而喉嗌缺盆爲諸經之孔道, 故合諸經之氣大絡喉嗌."

窩[172]에 이르고, 眼球 후방에 들어가 足陽明胃經과 서로 銜接하고, 足陽明胃經 노선의
병렬노선을 구성하여 足陽明胃經과 脾·胃·心·腦·眼 사이의 연계를 강화한다.

[원문]

《靈樞·經別》篇 : "足陽明之正, 上至髀, 入于腹裏[173], 屬胃散之脾, 上通
于心, 上循咽, 出于口, 上頞頔[174], 還繫目系[175], 合于陽明也."

---

172) 이를 총체적으로 '目系'라고도 한다. 정확하게는 '鼻根과 眶下部'를 말한다.

173) 腹部의 내부.

174) '頞'은 '鼻根'을 가리키고, '頔'은 '眼眶의 下部'를 가리킨다.

175) 眼後內連于腦者.

足陽明胃經
三合
足太陰脾經大絡
足陽明胃經別絡
足太陰脾經別絡
足陽明胃經
足太陰脾經
足陽明胃經
足太陰脾經絡脉
舌
喉
肺
心
胃
脾
大腸
小腸
別絡
絡脉
經脉
上肢

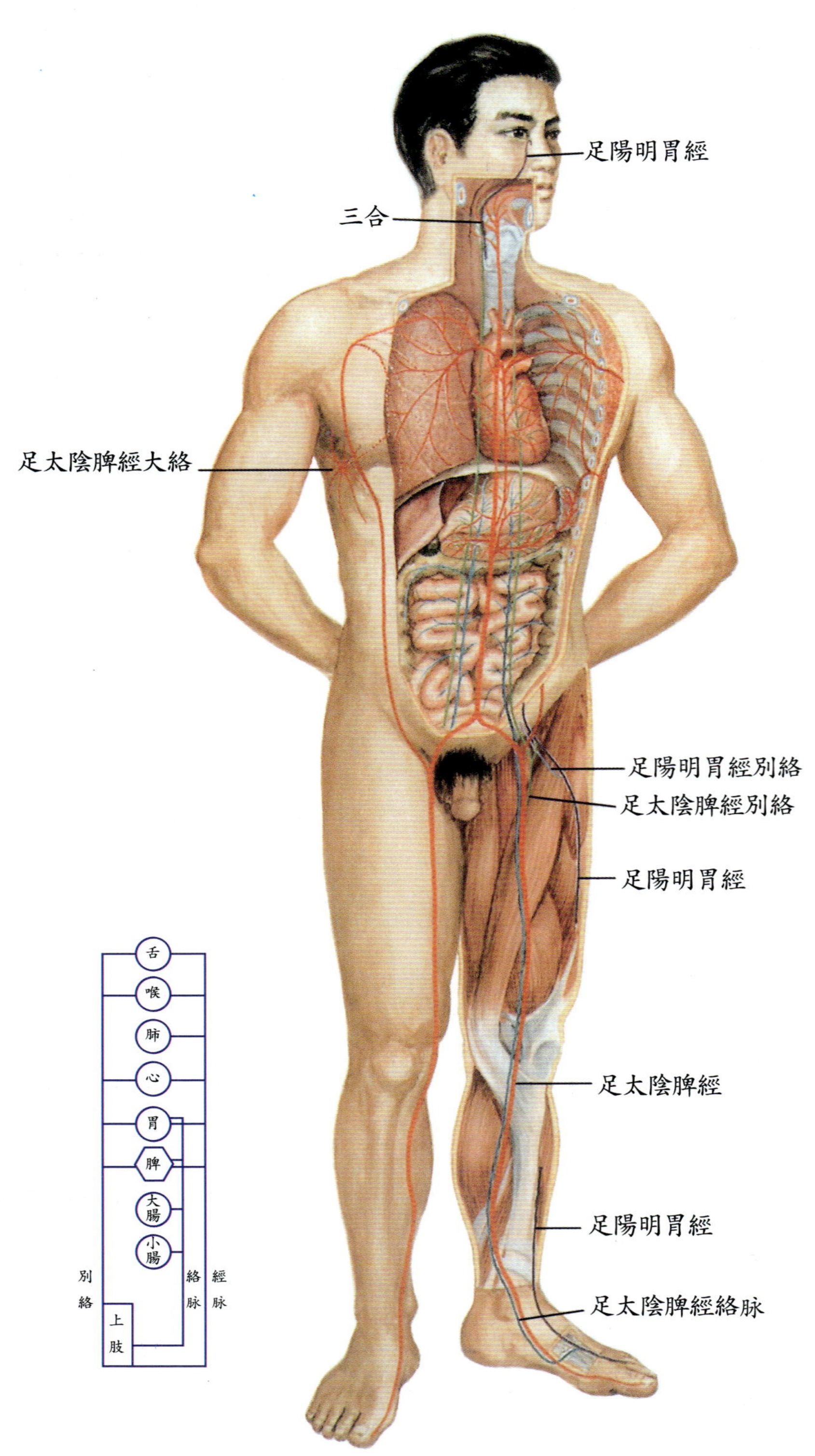

20

足太陰脾經 경락 분포도

足太陰脾經 경락 분포도

1. 足太陰脾經 經脉

　엄지발가락 끝 내측에서 起始하며, 이곳에서 足陽明胃經의 經氣를 받아들인다(←相接). 大趾 내측에서 起始하며, 기절골(phalanx)·중족골(metatarsal bone)·설상골(cuneiform bone)·주상골(navicular bone)의 內側面을 따라, 內踝 前方을 거쳐, 內踝를 향하여 비스듬히 올라가 脛骨 후방에 이르며, 장지신근건(flexor digitorum longus)을 따라 상승하여 內踝 상방 8寸處에 이르고, 足厥陰肝經과 교차[176]한다. 脛骨後緣에 상행하여 足厥陰肝經의 앞에서 膝關節·슬개골 내측과 대퇴 內前側을 거쳐 직행한 후 서혜부(groin)에 이르며 腹中에 들어간다. (그 다음) 腹內에서 상행하여 脾·胃와 胰에 분포한다. 脾에서 상행하여, 食道를 따라 횡격막을 통과하고, 胸腔을 거쳐, 기관(trachea) 양측을 따라 상행하여, 인후·舌根 및 舌下에 분포한다. 그 主幹線은 脾에서 상행하여 횡격막을 통과하고, 胸腔과 心肺에 분포한다. 심장에서 手少陰心經과 衛接[연결]하여 手少陰心經의 經氣와 서로 통한다.

　《黃帝內經》 원문 중에는 足太陰脾經이 胸腹體表의 선로를 순행한다는 기록은 없다. 그러나 《鍼灸甲乙經》·《銅人腧穴鍼灸圖經》·《十四經發揮》 등의 자료에 의하면 胸腹體表의 선로에 走行하며, 서혜부의 府舍穴에서 起始하여, 복직근 外緣을 따라 올라가 肋下로 도달하고, 바깥쪽을 향하여 비스듬히 가서 胸部 바깥쪽 第2肋骨處 周榮穴에 도달하여 胸部에 들어가며, 胸腔과 肺臟에 분포한다고 했다. (그 다음) 胸腔에서 分支한다. 腋窩 하방 3寸인 第6肋骨 大包穴에서 뚫고 나와 胸脇에서 분포하여 足太陰脾經의 大絡을 구성한다.

[원문]

《靈樞·經脉》篇：“脾足太陰之脉, 起于大指之端, 循指內側白肉際[177], 過

---

176) 결코 足厥陰肝經과 交會하는 것이 아니다.
177) '白肉際'란 '赤白肉際'를 말한다.

核骨[178]後, 上內踝前廉, 上端[179]內, 循脛骨後, 交出厥陰之前[180], 上[181]膝股內前廉入腹, 屬脾絡胃, 上膈[182], 挾咽連舌本[183], 散舌下[184]. 其支者, 復從胃[185]別[186]上膈, 注心中[187]."

《素問·熱論》:"太陰脉布胃中, 絡于嗌.[188]"

《鍼灸甲乙經》:"府舍[189], 在腹結下三寸, 足太陰·陰維·厥陰之會. 此脉[190]上下入腹絡胸, 結心肺, 從脇上至肩.", "周榮[191], 在中府下一寸六分陷者中, 足太陰脉氣所發. 食竇[192], 在天谿下一寸六分陷者中, 足太陰脉氣所發.", "大包[193], 在淵腋下三寸[194], 脾之大絡, 布胸脇中, 出九肋間及季脇[195]端, 別絡諸陰者[196].", "期門[197], 肝募也, 在第二肋端[198], 不容旁各一寸五分, 上直兩乳, 足太陰 厥陰·陰維之會……. 大橫[199], 在腹哀下三寸, 直臍旁, 足太陰·陰維之會."

---

178) 足大趾 本節 後內側에 과일열매와 같은 凸出의 圓骨을 말한다. 이는 足大趾 本節과 距骨 結合의 관절을 말하는데, 그 형태가 마치 과일 씨를 절반 잘라놓은 것과 같다고 해서 '核骨'이라고도 말한다.

179) '端'은 '腓腹筋'을 말하며, 俗稱 '小腿肚'라고 한다. 足太陽膀胱經 經脉 부위.

180) 足厥陰肝經의 前方.

181) '上'은 '上循'의 의미.

182) 횡경막.

183) 舌根. 《圖經》卷二 註에서는 '舌本與會厭相連, 發泄聲音之所也.'

184) 《圖經》卷二 註에서는 "舌下有泉焉, 乃脾之靈津也."라고 했다.

185) 胃腑.

186) 莫文泉曰:"一支而歧爲別."

187) 이는 手少陰心經과 서로 銜接한다.

188) '屬脾絡胃, 挾咽, 連舌體.'

189) 《鍼灸甲乙經》: 足太陰·厥陰·陰維之會. 《奇經八脉考》: 足太陰·厥陰·少陰·陽明·陰維之會.

190) 足太陰脾經脉.

191) 原作에는 '周營'으로 되어 있다. '榮'의 뜻은 '環·繞也.' 周匝環繞之義. 脾得水穀之精氣, 經足太陰脉自此上至中府, 與手太陰相會, 而環周於身也, 故名周榮.

192) '竇'는 '空孔也'.

193) 《鍼灸大成》:"脾之大絡, 總統陰陽諸絡, 由脾灌漑五臟."

194) '淵腋下三寸'이란 腋下 6寸을 말하므로 이는 제6肋間이다. 그 위치는 '季脇之處'에 해당한다고 했다.

195) '季脇'이란 《醫宗金鑑》第八十周身名位骨度에서 "季脇者, 脇下之小肋骨也, 俗名軟肋."라 했다.

196) 《鍼灸大成》에 의하면 "脾之大絡, 總統陰陽諸絡, 由脾灌漑五臟." 하며, "散于百體(《太素·十五絡脉》註)" 한다.

197) 周一歲也. 歲有十二月, 三百六十五日, 厥陰爲十二經脉之終, 期門爲三百六十五穴之終, 故以期名也. 一歲之數, 以喩人體氣血流注之數, 始于手太陰之雲門, 終于足厥陰此穴, 爲一周也, 故名期門.

198) '第二肋端'은 乳下 第二肋間을 가리키는 것으로, 바로 乳頭 直下 6·7肋 사이를 말한다.

199) 臍橫直에 해당한다.

2. 足太陰脾經 絡脉

제1중족골(first metatarsal bone) 後方 1寸處의 足太陰脾經 公孫穴에서 起始하며, 여기에서 두 개의 分支가 分出한다. 第1分支는 足背를 橫走하여 그와 表裏經인 足陽明胃經과 서로 銜接한 후 表裏經의 經氣가 상호 교류하는 통로를 구성하고, 第2分支는 足太陰脾經을 따라 상행하여 膝關節·대퇴내측을 거쳐 서혜부에 이르고 腹中에 들어가 대장·소장 및 胃에 분포한다.

[원문]

《靈樞·經脉》篇 : "足太陰之別, 名曰公孫, 去本節之後一寸, 別走陽明[200]. 其別者, 入絡腸胃[201]."

3. 足太陰脾經 大絡脉

足太陰脾經의 '大絡脉'은 胸腔內의 足太陰脾經으로부터 分支하여 腋下 3寸處 第6肋骨 大包穴에서 뚫고 나와 胸脇區에 분포한다.

[원문]

《靈樞·經脉》篇 : "脾之大絡, 名曰大包[202], 出淵腋下三寸, 布[203]胸脇."

4. 足太陰脾經 別絡

대퇴 내측 상방 ½處의 足太陰脾經 分支에서 나와, 비스듬히 순행하여 대퇴 前面에 이르고, 여기에서 分支하여 表裏經인 足陽明胃經과 銜接하여 表裏經의 經氣와 상호 교류하는 제2통로를 구성한다(제1통로는 絡脉). 그것의 主幹線은 足陽明胃經의 別絡과 병행하여 서혜부에 이르러 腹中에 들어가고 脾胃에 분포한다. 상행하여 횡격막을 뚫고 胸

---

200) 足陽明胃經脉.

201) 腸胃腑.

202) 이는 第4~5肋 사이에 위치하며, 내부에는 肺臟이 있고, 膽經에 속한다.

203) 散布.

部에 들어가 심장에 분포하며, 심장에서 식도를 따라 상행하여 舌[혀]과 인후에 분포하고, 여기에서 分支하여 足陽明胃經과 銜接한 후, 表裏經의 經氣와 상호 교류하는 제3통로를 구성하여 '六合' 중의 第三合이 된다.

《靈樞·經別》篇："足太陰之正, 上至髀, 合于陽明[204], 與別俱行, 上結[205]于咽[206], 貫舌中[207], 此爲三合也."

---

204) 足陽明經의 經別과 相合한다.
205) '結'에 대하여 《太素》卷二十三 《量繆刺》에서 楊註는 '絡'이라 했다.
206) 咽喉.
207) '舌中'은 '舌本'을 말한다.

手少陰心經 경락 분포도

1. 手少陰心經 經脉

心中에서 起始하며, 여기에서 足太陰脾經의 經氣를 받아들인다. 심장에서 나온 幹線은 세 개이다.

第1分支는 심장에서 分出하여 대동맥(aorta) 혈관을 따라 하행하여, 횡격막을 뚫고 지나 小腸에 분포한다.

第2分支는 심장에서 나와, 左右 두 개의 分支로 나누어지며, 상행하여 식도 양측을 따라 인후를 거쳐 上顎[위턱]을 통과하여 眼窩 내부에 도달하며, 眼球 후방에 분포하므로 뇌의 脉絡과 통하게 되는데 여기에서 뇌와 연계가 발생한다.

第3分支는 심장에서 分出하고 상행하면서 左右 두 개의 分支로 나뉘게 되며 肺의 상방에서 左右 鎖骨을 따라 肋骨 바깥쪽에 이르며 하행하여 腋下에 이르고, 上肢로 뚫고 나와 상완이두근(biceps muscle of arm) 內面 後側을 거쳐 肘關節의 접히는 부분(←屈側面) 척골측에 이른다. 肘關節에서 하행하여, 尺骨의 접히는 부분(←屈側面)을 따라 腕關節의 척골측 小頭에 이른다. 손의 第4掌骨과 第5掌骨 사이를 거쳐, 小指의 요골측면을 따라 小指 끝에 직접 도달하고, 여기에서 手太陽小腸經을 銜接[연결]하여 手太陽小腸經 經氣와 서로 통한다.

[원문]

《靈樞·經脉》篇：“心手少陰之脉, 起于心中, 出屬心系[208), 下膈[209)絡小腸. 其支者, 從心系上挾咽[210), 繫目系[211). 其直者, 復從心系却上肺, 下出[212)腋下[213), 循臑內後廉, 行太陰心主[214)之後, 下肘內, 循臂內後廉, 抵

---

208) 심장 및 기타 臟器와 연계하는 脉絡. 張景岳曰：“心當五椎之下, 其系有五, 上系連肺, 肺下系心, 心下三系, 連脾肝腎, 故心通五臟之氣而爲之主也.” 이는 심장과 連接한 대혈관 및 그 기능성 연계조직을 말한다.

209) 횡격막.

210) 咽喉.

211) 眼球 後方과 腦가 서로 연결된 조직.

212) 橫出.

213) 極泉穴處.

214) 手厥陰心包經.

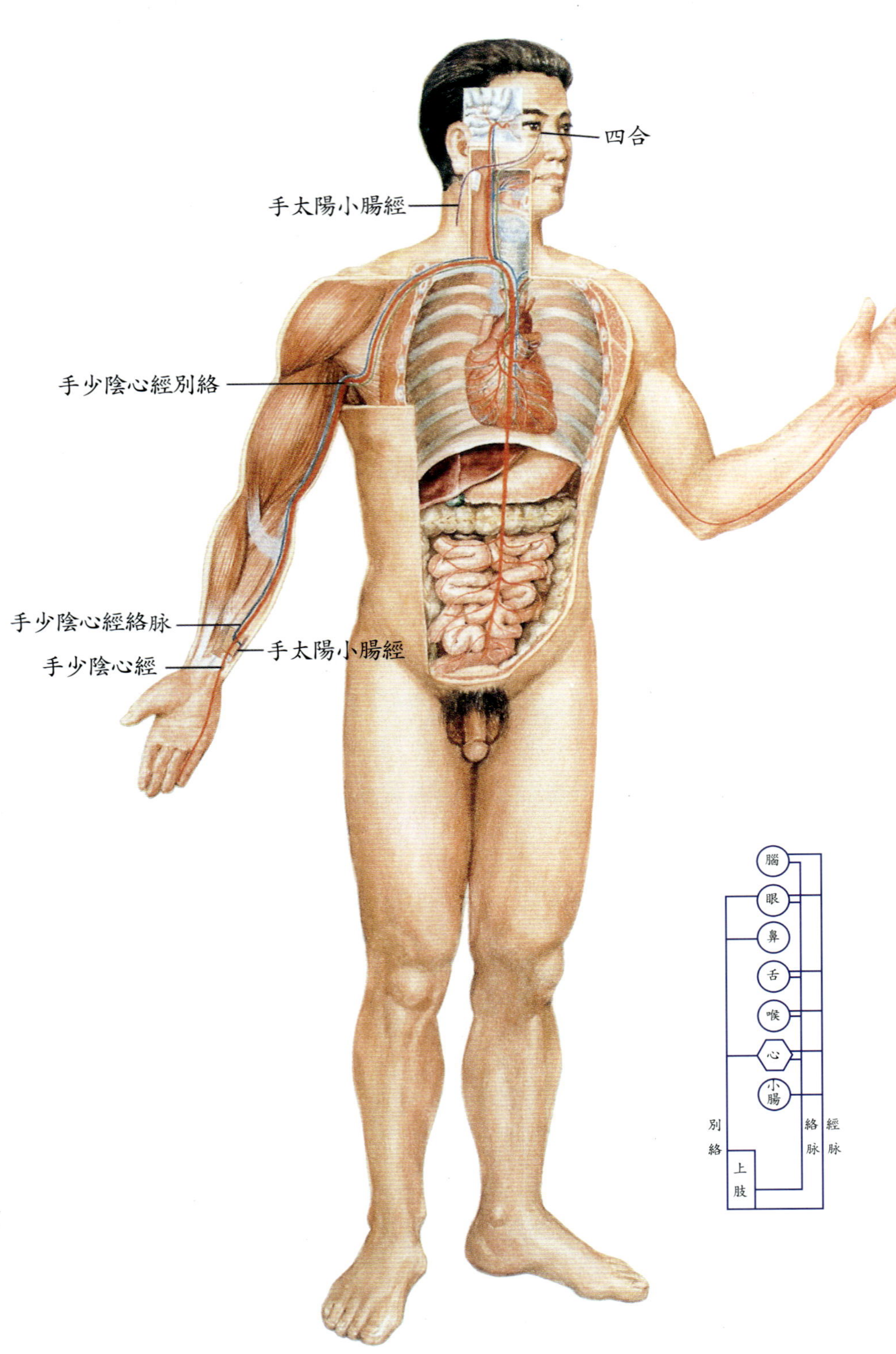

21

手少陰心經 경락 분포도

掌後銳骨[215]之端, 入掌內後廉, 循小指之內出其端."
《足臂十一脉灸經》："臂少陰溫[216]：循筋下兼(廉), 出臑內下兼(廉), 出夜
(腋), 湊(湊)脇."

2. 手少陰心經 絡脉

腕關節 後方 1寸 手少陰心經의 通里穴에서 起始하며, 여기에서 두 개의 分支를 分出
하는데, 第1分支는 尺骨 背側을 돌아 이르러 그 表裏經인 手太陽小腸經과 서로 銜接하
여 表裏經의 經氣가 상호 교류하는 통로를 구성하고, 第2分支는 手少陰心經을 따라 상
행하여 肘關節 前面 척골측, 상완이두근 後側을 거쳐 腋下에 이르며, 鎖骨 하방에서 胸
中에 들어가 심장에 분포한다. (그 다음) 심장에서 起始하며, 食道 양측을 따라 상행하
여 인후 양측에 이르며 分支는 舌에 분포한다. 그 主幹線은 위로 眼窩 내부에 이르며 眼
球 후방에 분포하고 腦內의 脉絡에 통하는데 여기에서 뇌와 연계가 발생한다. 手少陰心
經은 目系에 분포하기 때문에 手少陰心經의 絡脉도 여기에서 手少陰心經과 서로 會合
하며 아울러 分支는 手太陽小腸經과 相合한다.

手少陰心經의 絡脉은 한 개의 특수한 絡脉분포이며 別絡과 마찬가지로 內臟과 頭部
의 器官에 분포하여 心·眼睛·腦에 분포하는 手少陰心經과 병렬노선을 형성하고 아울
러 手太陽經과 相合함으로써 別絡과 병렬노선을 이룬다.

[원문]

《靈樞·經脉》篇："手少陰之別, 名曰通里[217], 去腕一寸, 別而上行, 循經
入于心中, 系舌本[218], 屬目系[219]……別走太陽[220]也."

---

215) 척골의 경상돌기(styloid process). 이를 '銳骨'이라고도 한다. 《類經》 七卷 第二註："手腕下踝爲銳骨,
神門穴也."
216) '溫'은 脉을 의미한다.
217) 手少陰心經의 絡脈은 本穴로부터 갈라져 나와서 經을 따라 裏에 通達하여 心中에 들어가므로 本穴을 '通
里'라고 命名했다. '里'는 '裏'의 의미이다.
218) 舌根.
219) 眼球內連腦的脉絡.
220) 手太陽小腸經.

3. 手少陰心經 別絡

腋下 대흉근(pectoralis major M.)과 광배근(latissimus dorsi M.) 사이에 있는 手少陰心經[221]에서 起始한다. 手少陰心經을 따라 상행해서 胸內에 들어가 심장에 분포한다.

심장에서 分支하여 動脉 양측을 따라 상행하고, 인후 양측에서 바깥으로 面部에 나오며, 비스듬히 올라가 眼內角에 이르며, 여기에서 그 表裏經인 手太陽小腸經과 서로 銜接하여 '六合' 中의 第四合을 구성하여 表裏經의 經氣가 상호교류의 통로를 형성한다.

[원문]

《靈樞·經別》篇 : "手少陰之正, 別于淵腋[222]兩筋之間, 屬于心[223], 上走喉嚨, 出于面[224], 合[225]目內眦, 此爲四合也."

註解 : 심장은 '五臟之首'로서 '君主之官'의 統帥作用이 있고, 心臟의 경락은 단지 本經의 心·小腸·舌·眼에만 분포하고 分支와 기타 臟腑와는 연계가 발생하지 않는다. 심장이 각 臟腑 기관들을 통솔하는 것은 각 臟器에서 심장으로 분포하는 경락에 의해 완성되는데 이것이 심장 경락의 독특한 점이다. 심장의 기능은 두 가지가 있는데 하나는 현대의학 중의 심장기능으로 인체의 血과 脉을 統帥하는 '心主血脉'이며, 다른 하나는 인체의 고급중추신경 활동기능인 '心藏神', '心主神明'이다. 이런 두 가지 기능은 한의학의 心臟理論에서는 불가분의 것으로 두 가지 기능은 동시에 心氣·心陽·心血·心陰 등 각종 심장의 기능에 반영되어 심장의 搏動强度·박동수·리듬, 心臟傳導, 혈액순환, 체액 盈虧 등의 메커니즘과 心悸·건망·불면·多夢·煩燥·譫語·狂躁·神志不淸 등의 병리과정을 설명한다. 그러므로 手少陰心經은 心·腦와 연계를 발생하고, 手少陰心經의 絡脉도 心·腦와 연계가 발생한다.

---

221) 淵腋穴處.
222) ① 足少陽膽經의 穴名(腋下 3寸處), ② 腋部.
223) 심장.
224) 顔面部.
225) 手太陽小腸經의 別支와 合한다.

手太陽小腸經 경락 분포도

1. 手太陽小腸經 經脉

手小指 척골측 끝에서 起始하며, 여기에서 手少陰心經의 經氣를 받아들인다. 手小指의 척골측면과 第5掌骨 척골측면을 따라, 腕關節의 삼각골(triquetral bone)과 척골경상돌기(ulnar styloid process) 사이를 거쳐 상행하여, 尺骨 背面 外側緣을 따라 尺骨肘頭(olecranon)와 상완골(humerus)의 上髁(medial epicondyle of humerus) 사이에 도달한다. 상완삼두근(brachial triceps M.)의 長頭와 外側頭 사이를 거쳐, 삼각근 背側을 따라 견갑극(scapular spine) 하방에 이르고, 비스듬히 올라가 견갑골의 上角(superior angle of scapula)을 거쳐 肩上에 이른다. 肩上 前方에서 구부러져 鎖骨上窩[226]로 향하고, 하행하여 胸中에 들어가며, 食道를 따라 하행하고 分支하여 심장에 분포한다. 그 主幹線은 食道를 따라 하행하고 횡격막을 통과하여, 胃를 거쳐 小腸에 분포한다.

鎖骨上窩에서 分支하고, 頸側을 따라 상행하고, 下頜角處를 거쳐 비스듬히 순행하여 外眼角에 이르며, 다시 後方으로 顴骨弓 上緣을 따라 耳前에 이르고 耳中에 들어간다. 下頜角[227]에서 分支하여, 비스듬히 순행한 후, 顴骨 하부를 거쳐 鼻側에 돌아 이르며, 다시 상행하여 內眼角에 도달하고, 여기에서 足太陽膀胱經과 銜接[연결]하고 膀胱經의 經氣와 서로 통한다. 여기에 작은 分支가 하나 있는데 비스듬히 순행하여 顴區에 분포한다.

또 하나의 分支는 小腸에서 分出하고, 하행하여 腹部에 나오고, 足陽明胃經과 足太陰脾經 사이로 비스듬히 내려가 下巨虛 穴位에서 足陽明胃經과 서로 會合한다.

[원문]

《靈樞·經脉》篇：“小腸手太陽之脉, 起于小指之端[228], 循手外側, 上腕出

---

226) supraclavicular fossa.

227) angle of mandible.

228) 小指 外側의 尖端.

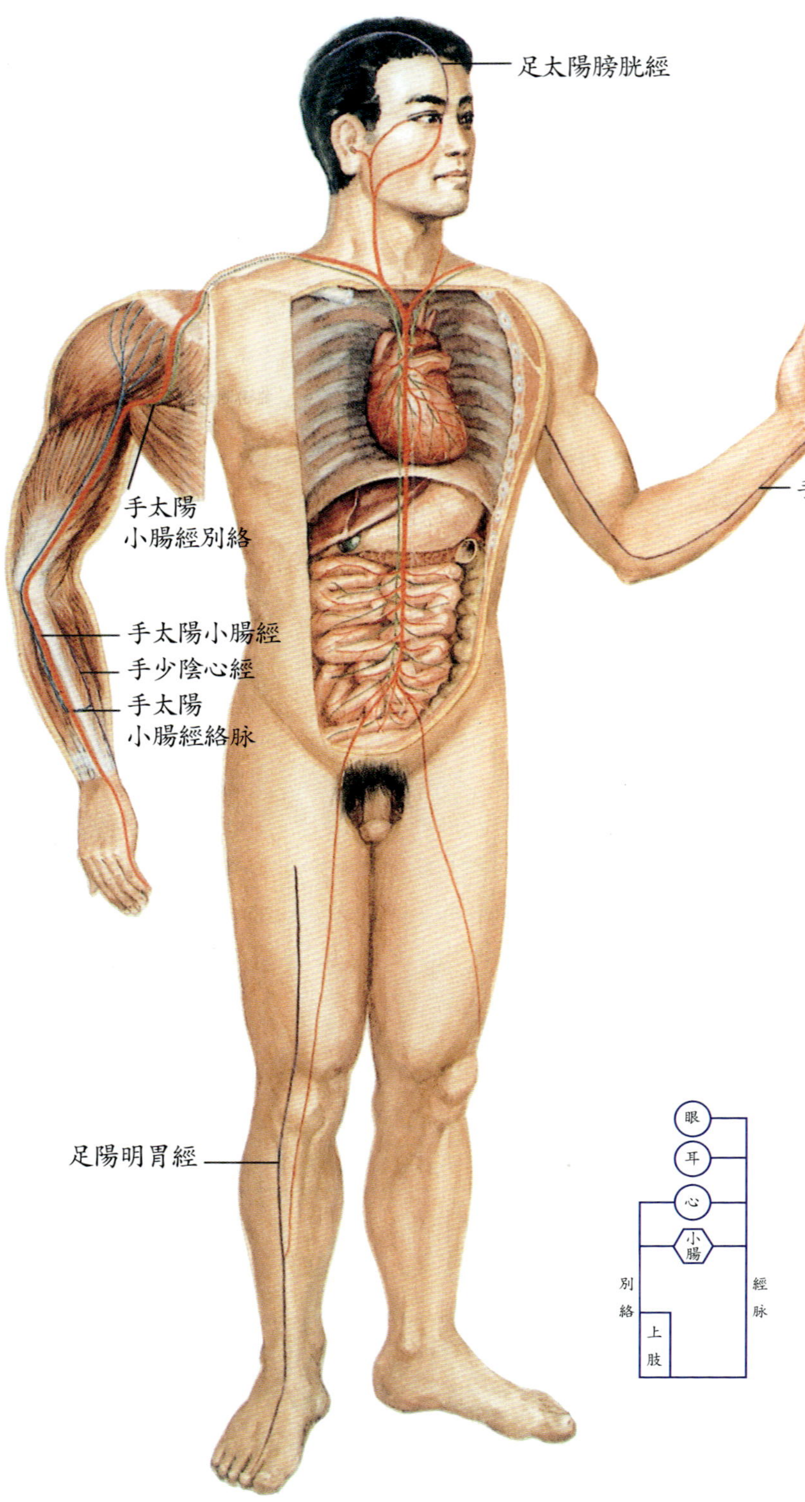

22

手太陽小腸經 경락 분포도

踝[229]中, 直上循臂骨[230]下廉, 出肘内側兩筋[231]之間[232], 上循臑外後廉, 出肩解[233], 繞肩胛, 交肩上, 入缺盆, 絡心, 循咽[234]下膈[235], 抵胃屬小腸. 其支者, 從缺盆循頸, 上頰, 至目銳眥[236], 却入耳中. 其支者, 別頰上䪼[237], 抵鼻至目内眥, 斜絡于顴[238]."

《靈樞·邪氣藏府病形》篇 : "小腸合入于巨虛下廉."[239]

《足臂十一脉灸經》 : "臂泰(太)陽溫(脉) : 出小指, 循骨下兼(廉), 出臑下兼(廉), 出肩外兼(廉), 出項□□□(目), 外漬(眥)."

《靈樞·本輸》篇 : "手太陽小腸者, 上合于手太陽, 出于少澤, 少澤小指之端[240]也, 爲井金. 溜[241]于前谷, 前谷在手外廉本節前陷者中也, 爲滎. 注[242]于後谿, 後谿者在手外側本節[243]之後[244]也, 爲俞. 過于腕骨, 腕骨在手外側腕骨之前[245], 爲原. 行于陽谷, 陽谷在[246]銳骨[247]之下陷者中也, 爲經. 入于小海, 小海在肘内大骨之外, 去端半寸陷者中也, 伸臂而得之[248], 爲合. 手太陽經也."

---

229) 척골의 경상돌기(styloid process). 참고로, 滑壽는 "前膊骨의 끝을 腕[손목]이라 하고, 손목 아래의 銳骨을 踝라 한다."라고 했다.

230) 尺骨.

231) '筋'은 '骨'의 의미.

232) 上骨과 下骨(척골 鷹嘴와 肱骨内上髁) 사이. 小海穴處.

233) 肩後肩縫.

234) 식도.

235) 횡격막.

236) 眼外角.

237) 眼眶下部.

238) 眼眶의 하방. 顴骨部에서 足太陽膀胱經과 相接한다.

239) 本經의 合穴은 少海에 있으나 小腸의 氣는 下俞로서 下巨虛穴과 合하여 들어간다.

240) 小指 外側 尖端.

241) 流行.

242) 灌注.

243) 小指 本節.

244) 後方.

245) 陷中處. 즉, 第5掌骨과 유구골(hamate bone) 兩骨의 접합처.

246) 腕後.

247) 腕後 小指側의 高骨. 이 부위에 대하여 많은 서적들은 '척골경상돌기'라 주장하고 있고, 《鍼灸甲乙經》에는 "兌骨"라고 표현했다. 그러나 嚴振國의 《經穴斷面解剖圖解》(上海科學技術出版社, p.73, 1983)에 의하면 오히려 陽谷穴 直下에는 '豆狀骨(pisiform bone)'이 있는 것으로 표현되어 있다.

248) 팔을 펴고(아니면 팔꿈치를 구부려 머리로 향하고) 경혈을 取한다.

> 《素問·氣府論》：“手太陽脉氣所發[249]者三十六穴[250]，目内眦[251]各一，目外[252]各一，顴骨[253]下各一，耳郭[254]上各一，耳中[255]各一，巨骨穴[256]各一，曲腋[257]上骨穴各一，柱骨上陷者[258]各一，上天窓四寸[259]各一，肩解[260]各一，肩解下三寸[261]各一，肘以下至手小指本[262]各六兪[263]．”

2. 手太陽小腸經 絡脉

　腕後 五寸 尺骨 바깥쪽 手太陽小腸經의 支正穴에서 起始하며, 여기에서 두 개의 分支를 分出한다.

　第1分支는 橫行하여 尺骨 내측의 表裏經인 手少陰心經과 서로 銜接하여 表裏經의 經氣가 서로 교류하는 통로를 구성한다.

　第2分支는 小腸經과 병행하며 척골 外緣, 척골 肘頭(olecranon)의 척골측, 상완삼두근(brachial triceps M.)을 거쳐 견관절의 후방에 도달하며 견관절의 상방에 분포하는데, (소장경의 絡脉이) 견관절에 분포하는 유일한 큰 絡脉이다.

---

249) 經脉의 氣가 通하는 穴位를 말한다.

250) 脉氣가 所發하는 곳은 36穴이다.

251) 睛明穴. 참고로 睛明穴은 '手足太陽·足陽明·陰蹻·陽蹻五脉之會'이다.

252) 足少陽膽經의 瞳子髎穴. 참고로 이는 '手太陽·手足少陽之會'이다.

253) 광대뼈의 下部(←顴髎穴). '顴, 頄也.', '頄, 面顴也.' 이는 '手太陽·少陽二脉之會'이다.

254) 手少陽三焦經의 角孫穴. 또한 이는 '手太陽·手足少陽三脉之會.'이다. 이를 《鍼灸甲乙經》 卷三 耳前後凡二十穴第十一에서는 "手陽明經"에 속하는 것이라 하였다. 참고로 '郭, 廓也.'란 뜻이다. '耳郭'을 '耳翼'이라고도 한다.

255) 聽宮穴.

256) 手陽明大腸經의 巨骨穴.

257) 腋部로 굽어지는 上部의 骨空(←臑俞穴). 이는 '手太陽·陽維·蹻脉三經之會'이다.

258) 쇄골 상부의 함몰되어 있는 곳(←肩井穴). 이는 '手足少陽·陽維三脉之會'이다.

259) 天窓穴 上部 4寸處(←竅陰穴). 따라서 王冰·張介賓은 '天窓·竅陰'으로 인식했다. 그러나 高世栻은 '天窓·浮白'으로 인식했다. 참고로 高世栻은 청나라 때의 의학자로서, 張志聰을 師事하였고 張志聰이 《本草崇源》을 편찬하다가 他界하자 이를 계승했으며 또한 張志聰이 註解한 《傷寒論集註》를 撰集했다. 1695년 《素問直解》를 간행했고, 1699년 《醫學眞傳》을 간행했다.

260) 肩關節(←秉風穴). 이는 견갑골과 上膊骨이 만나는 부위이다.

261) 견관절 하부 3寸處(←天宗穴).

262) 張介賓曰：“脉氣于指端, 故曰本.”

263) 小海·陽谷·腕骨·後谿·前谷·少澤穴.

> 《靈樞·經脉》篇：“手太陽之別, 名曰支正, 上腕五寸, 内注[264]少陰[265]. 其別者, 上走肘[266], 絡肩髃.”

3. 手太陽小腸經 別絡

견관절 後下方 삼각근 背側의 手太陽小腸經에서 分支하여 나오며, 腋下에 순행하여 도달하고, 肋骨 外面에서 상행하여 鎖骨에 이른다. 鎖骨을 따라 橫行하여 胸骨에 도달하고, 하행하여 食道를 따라 胸部에 들어가 心臟에 분포하고, 分支가 하행하여 횡격막을 통과한 후, 胃를 거쳐 하행하여 小腸에 분포한다.

手太陽小腸經에서 小腸과 심장에 이르는 병렬노선을 구성함으로써 手太陽小腸經과 두 개 臟器 사이의 연계를 강화한다.

[원문]

> 《靈樞·經別》篇：“手太陽之正[267], 指地[268], 別于肩解[269], 入腋走心, 繫小腸也.”

---

264) 向内側注入.

265) 手少陰心經.

266) 肘部.

267) 手太陽經脉에서 別出하여 순행하는 正經.

268) 手太陽小腸經의 經別이 '自下而上行(하부에서 상부로 운행)'함을 나타냈다. 自下(←手小指端)而上行, 從肩後骨縫別行入于腋下, 走入心臟, 繫于小腸本腑. 楊上善說 "手之六經, 唯此一經下行, 餘并上行向頭."

269) 견관절.

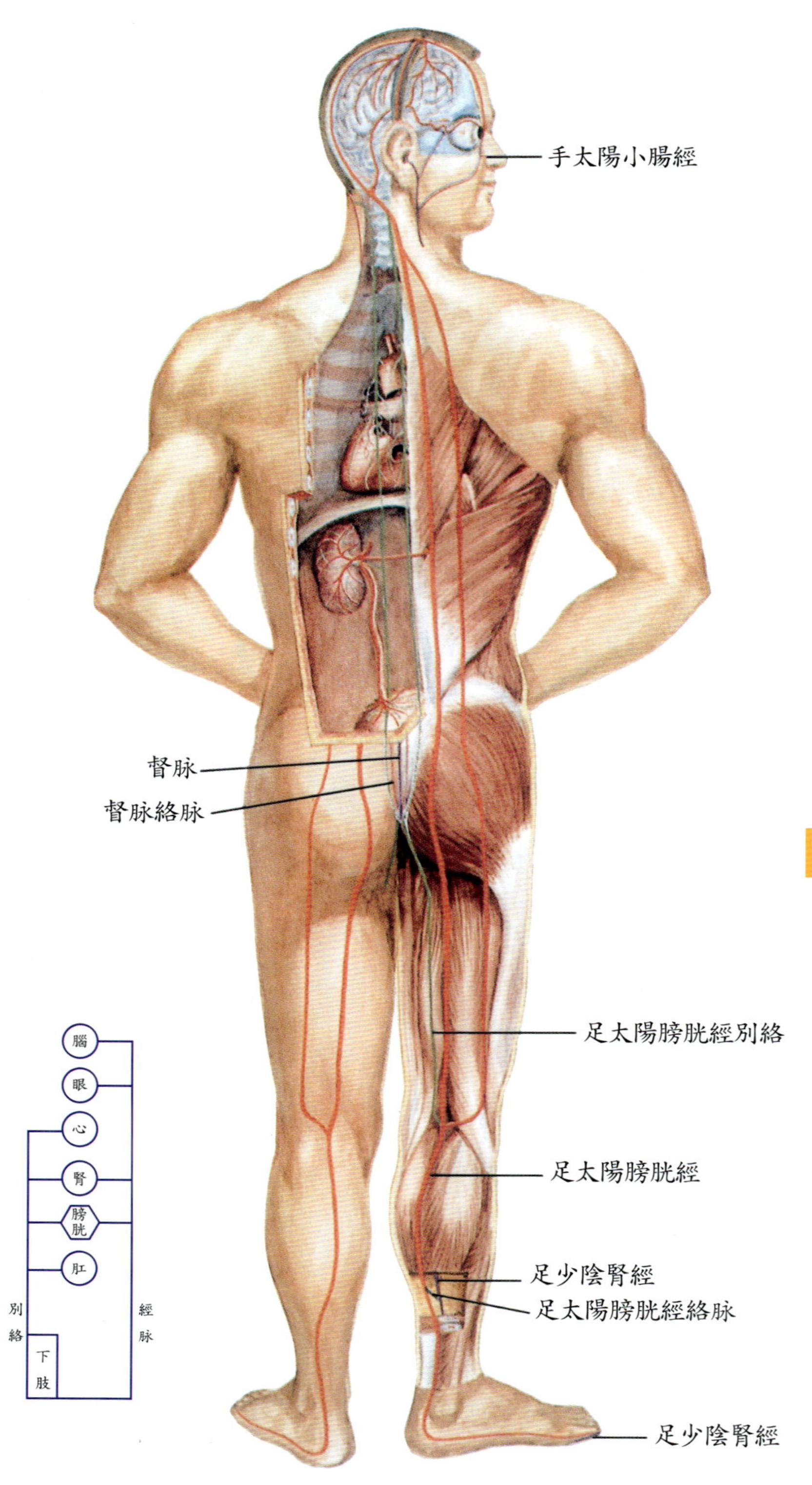

手太陽小腸經
督脉
督脉絡脉
足太陽膀胱經別絡
足太陽膀胱經
足少陰腎經
足太陽膀胱經絡脉
足少陰腎經
腦
眼
心
腎
膀胱
肛
別絡
經脉
下肢

23
足太陽膀胱經 경락 분포도

足太陽膀胱經 경락 분포도

1. 足太陽膀胱經 經脉

양측 眼內角에서 起始하며, 여기에서 手太陽小腸經의 經氣를 받아들인다. 督脉 兩旁에서 상행하여 頭頂部(vertex)의 顖會穴 兩旁에 이른다. 여기에서 顱內·顱外 2개의 分支를 分出한다. 顱外 分支는 頭頂에서 양측으로 하행하여 耳上角에 이른다. 顱內 分支는 頭頂에서 頭蓋腔(cranial cavity)으로 들어가 뇌에 분포한다. 그 主幹線은 督脉 兩旁으로 하행하여 項部에 이르는데, 枕骨 하방에서 하나의 分支가 뇌에 진입함으로써 腦後의 絡脉에 연계한다. 主幹線은 項部에서 頸椎 양측을 따라 第1胸椎處에 이르며 內外側 두 개의 分支로 나뉘어 하행한다.

內側 下行支 : 肩胛 내측과 脊柱 사이에서 하행하여 第2腰椎 양측에 도달하고, 分支는 腹腔에 진입하여 신장과 방광에 분포한다. 그 主幹線은 다시 腰部에서 계속 하행하며 후하장골극(PIIS)·坐骨結節(Ischial tuberosity)·半腱筋·대퇴이두근(biceps femoris) 사이를 거쳐 膝膕窩 중앙에 도달한다.

外側 下行支 : 內側 下行支의 바깥쪽에 行하고 肩胛骨 脊柱緣을 거쳐 臀部에 直下하고 상후장골극(PSIS)·大轉子關節背側·대퇴二頭筋外側을 거쳐 膝膕窩 바깥쪽에 이르러 내측 下行支와 합해져 하나가 된다. 膝膕窩에서 하행하여 腓腹筋 內側頭와 外側頭 사이를 거쳐 腓腹筋의 承山穴에서 아킬레스건 바깥쪽으로 비스듬히 순행하고, 다시 하행하여 外踝 후방을 거쳐 外踝 하방을 돌아 足外側面을 거쳐 小趾의 바깥쪽 끝에 도달하고, 여기에서 足少陰腎經과 銜接[연결]하고 足少陰腎經 經氣와 서로 통한다.

註解 :《十四經發揮》의 經穴圖에는 곡선이 하나 더 그려져 있는데 이것은 足太陽膀胱經의 내측 下行支로 臀部 白環俞에 도달한 후에 다시 上髎에 꺾여 돌아와 다시 하행하고 次髎·中髎[270]·下髎·會陽 4穴을 거쳐 承扶穴에 이른다.《鍼灸甲乙經》[271]을 찾아보면 上髎는 足太陽·少陽의 絡이다. 次髎·中髎·下髎는 어떤 經인지 기록이 되어 있

---

270) 참고로, 中髎는 足厥陰肝經, 足少陽膽經과 交會한다.
271) 卷二背自第二椎兩傍俠脊各三寸上行至二十一椎下兩傍俠脊凡二十六穴第九.

지 않으며 會陽은 督脉의 氣가 所發하는 곳이므로 《十四經發揮》에 그려져 있는 곡선은 합리적이지 못하다. 本 圖解는 《鍼灸甲乙經》의 穴位에 쓰여 있는 기록과 《黃帝內經太素 · 氣穴》篇의 "孫絡三百六十五穴會"[272]에 근거했다. 每 穴位는 모두 經線 위에서 나오는 絡脉의 기록이며, 이 곡선을 足太陽膀胱經에서 分支하는 絡脉으로 바꾸었다. 이 線은 네 개의 髎穴(sacral foramina)[273]을 貫通하나 會陽은 여전히 督脉의 絡脉으로 귀속시켰다.

[원문]

《靈樞 · 經脉》篇 ："膀胱足太陽之脉, 起于目內眦, 上額[274]交巓[275]. 其支者, 從巓至耳上角[276]. 其直者, 從巓入絡腦[277], 還出別下項, 循肩髆[278]內[279], 挾脊[280]抵腰中, 入循膂[281], 絡腎屬膀胱. 其支者, 從腰中下挾脊貫臀[282], 入膕中. 其支者, 從髆內左右別下貫胛, 挾脊內, 過髀樞[283], 循髀[284]外, 從後廉下合膕中, 以下貫踹內, 出外踝之後, 循京骨[285], 至小指外側[286]."
《靈樞 · 寒熱病》篇 ："足太陽有通項入于腦者[287], 正[288]屬目本[289], 名曰眼系[290]."

---

272) 十五絡脉從經脉生, 謂之子也. 小絡從十五絡生, 乃是經脉孫也.

273) 薦骨孔. 따라서 여기에서 '네 개의 髎穴'이란 '上 · 次 · 中 · 下髎穴'을 말한다.

274) 滑壽曰 ："髮際前爲額." 頭髮邊緣 以下, 兩眉 以上의 부분.

275) 巓頂. 三陽五會(←百會穴).

276) 耳殼의 上部. 張介賓은 "由百會旁行至耳上角, 過足少陽之曲鬢 · 率谷 · 天衝 · 浮白 · 竅陰 · 完骨, 故此六穴者, 皆爲足太陽少陽之會."라 했다.

277) 《圖經》卷二註云 ："頂後曰腦."

278) '肩髆'은 '肩髆[견갑골]'을 의미한다.

279) 內部.

280) 脊椎骨.

281) 張介賓曰 "夾脊兩旁之肉曰膂."

282) 臀部.

283) 大腿骨 大轉者 부위. 環跳穴處.

284) 股部의 代稱.

285) 足外側 小趾 本節 後 突出의 半圓骨, 또한 경혈명이다. 楊上善曰 "京骨, 謂外踝下近前高骨也."

286) 小指의 指端 바깥쪽.

287) 足太陽膀胱經 經脉은 項[목덜미]를 지나 뇌로 들어가는 것이 있는데, 대개 玉枕穴이다.

288) 뇌에서 곧바로 目本에 이어지는 것을 말한다.

289) 眼根.

290) '眼中之系'로 '目系'와 같은 의미. '眼球後連于腦所脉絡.' 참고로 天柱穴의 별칭.

《靈樞・本輸》篇 : "膀胱出于至陰, 至陰者, 足小指之端也, 爲井金. 溜于通谷, 通谷本節之前外側也, 爲滎. 注于束骨, 束骨本節之後陷者中也, 爲輸. 過于京骨, 京骨足外側大骨[291]之下, 爲原[292].　行于崑崙, 崑崙在外踝之後, 跟骨之上, 爲經. 入于委中, 委中膕中央, 爲合."

2. 足太陽膀胱經 絡脉

外踝 상방 7寸 足太陽膀胱經의 飛揚穴에서 起始한다. 단지 하나의 分支만을 分出하고 橫行하여 腓腹筋(gastrocnemius M.) 등의 근육을 통과한 후, 그 表裏經인 足少陰腎經과 서로 銜接하여 表裏經의 經氣가 상호 교류하는 통로를 구성한다. 本 絡脉은 단 한 개의 分支만 있는데 十五絡脉 중에서 가장 짧은 絡脉이다.

[원문]

《靈樞・經脉》篇 : "足太陽之別, 名曰飛揚, 去踝[293]七寸, 別走少陰[294]."

3. 足太陽膀胱經 別絡

膝膕窩 膀胱經의 內側線 分支에서 나오며, 상행하여 薦骨(sacrum) 하방에 이르고, 肛門 옆에서 腹中에 들어가며, 分支는 방광과 신장에 분포한다. 그 主幹線은 腹內에서 척추를 따라 상행하여 횡격막을 통과하고 分支는 심장에 분포한다. 그 主幹線은 다시 척추를 따라 상행하고 頸後를 나와 足太陽膀胱經과 서로 銜接하여 本經의 병렬노선을 구성한다. 그 분포는 足太陽膀胱經과 신장 및 방광과 腦 사이의 연계를 강화하고 동시에 심장과 신장 사이의 연계통로를 구성한다.

---

291) 足外側大骨은 '足外踝'를 말한다.

292) 原穴.

293) 外踝.

294) 足少陰神經의 經脉.

[원문]

《靈樞·經別》篇：“足太陽之正[295], 別[296]入于膕中[297], 其一道[298]下尻[299] 五寸, 別入于肛[300], 屬于膀胱[301], 散之腎[302], 循膂當心入散[303]. 直者從膂 上出于項, 復屬于太陽, 此爲一經[304]也.”

註解 : 足太陽膀胱經은 기타 十一經脉과 달리 胸腹腔을 관통하지 않고, 別絡이 胸腔 과 腹腔을 貫通하며, 또한 심장과 연계가 발생한다.

---

295) 正이란 경맥 이외에 따로 正經이 있음을 말하는 것이므로 支經이 아니다. 張志聰曰 “正者, 謂經脉之外, 別 有正經, 非之絡也.”

296) 《經脉》篇 “諸經之別”의 ‘別’자는 本經에 소속된 것이 陰陽을 貫通하고 서로 연계하여 注入하는 絡穴임을 가리키므로, 《經別》篇의 ‘別’자와 그 뜻이 완전히 다르다. 따라서 비록 본 경맥의 순행노선과 다르기는 하나 여전히 正經에 속하지 결코 支絡이 아니다. 楊上善의 《太素·經脉正別》註에 “十二大經, 復有正別. 正, 謂六陽大經別行, 還合腑經, 別, 謂六陰大經別行, 合於經, 不還本經, 故名爲別(十二大經에 또한 正·別 이 있다. 正은 六陽의 大經이 별도로 行하고 되돌아와 腑經과 會合하는 것을 말하고, 別은 六陰의 大經이 별도로 行하여 腑經과 會合하고 本經에 되돌아오지 않으므로 이를 別이라 한 것이다).”라고 했다.

297) 委中穴處.

298) 經別에서 또다시 나누어진 한 개의 分支. 張志聰曰 “一道者, 經別之又分兩岐也.”

299) 承扶穴處.

300) 肛門.

301) 膀胱腑.

302) 腎臟.

303) 分散.

304) ‘經’은 경맥의 經別을 말한다. 이를 ‘一經’이라고 한 것은 ‘足太陽從經別行, 入于膽, 入于項, 復屬于太陽 之經脉’하기 때문이다. 즉, 이는 經別인 경우 陽經은 陽經으로 들어가기 때문이다.

足少陰腎經 경락 분포도

1. 足少陰腎經 經脉

　새끼발가락 끝 下面에서 起始하며, 여기에서 足太陽膀胱經의 經氣를 받아들인다. 小趾에서 起始하여, 足底의 足中心處로 비스듬히 순행하며, 足中心에서 내측으로 비스듬히 순행하고, 距・跟・舟關節[305]을 거쳐, 內踝 후방에 이르러 한 개의 分支를 分出하고, 발뒤꿈치[306] 內面에 분포한다. 그 主幹線은 內踝 후방을 거쳐 상행하고 腓腹筋 內側面을 거쳐 膝膕窩 내측에 도달하며, 여기에서 위쪽으로 股內半腱筋과 股膊筋의 사이를 따라 올라가 恥骨에 도달하고, 恥骨 후방에서 腹中에 들어가 左右로 會合[307](中極・關元은 足三陰・任脉의 交會穴임)한 뒤, 상행하여 第2腰椎에 이르러 分支하고 신장과 방광에 분포한다. 그 主幹線은 계속 상행하여 간장과 횡격막을 통과하고, 肺臟에 분포한다. 그의 主幹線은 기관지・咽喉[목구멍]를 따라 상행하여 舌에 분포하고 동시에 喉에 분포하는 會厭脉과 서로 연결되는데, 여기에서 分支하여 耳管(auditory tube)[308]을 따라 耳中에 분포한다.

　肺門部에서 分支하여 심장과 胸中에 분포하고, 여기에서 手厥陰心包經과 銜接[연결]하여 手厥陰心包經 經氣와 서로 통한다.

　이외에 腹外支가 하나 있는데 恥骨 하방에서 分出하고 恥骨에서 小腹으로 올라가 衝脉과 腹表에서 병행하게 순행하고, 올라가 腹中線 바깥쪽 1/2寸과 2寸[309]에 분포하며 鎖骨 아래의 俞府穴에 이르고, 여기에서 腹內 主幹線과 相接하며, 이 노선은 經穴經線의 體表部分이다.

　다른 한 개의 分支는 內踝 후방에서 分出하고, 足面에 비스듬히 가서 足大趾에 이르며, 여기에서 足太陰脾經과 서로 연계하여 두 經의 經氣가 交通한다.

---

305) '距・跟・舟關節'이란 'talus(距骨)・calcaneus(踵骨)・navicular bone(주상골)'을 말한다.

306) heel.

307) 합류.

308) 이를 中耳管・耳咽管이라고도 하는데, 이는 4㎝ 정도의 길이로, 일부는 軟骨性이며 일부는 骨性이다. 中耳와 鼻腔 사이의 연락관으로 鼓室의 通氣를 위한 管이다.

309) 胸中線과 乳頭 사이.

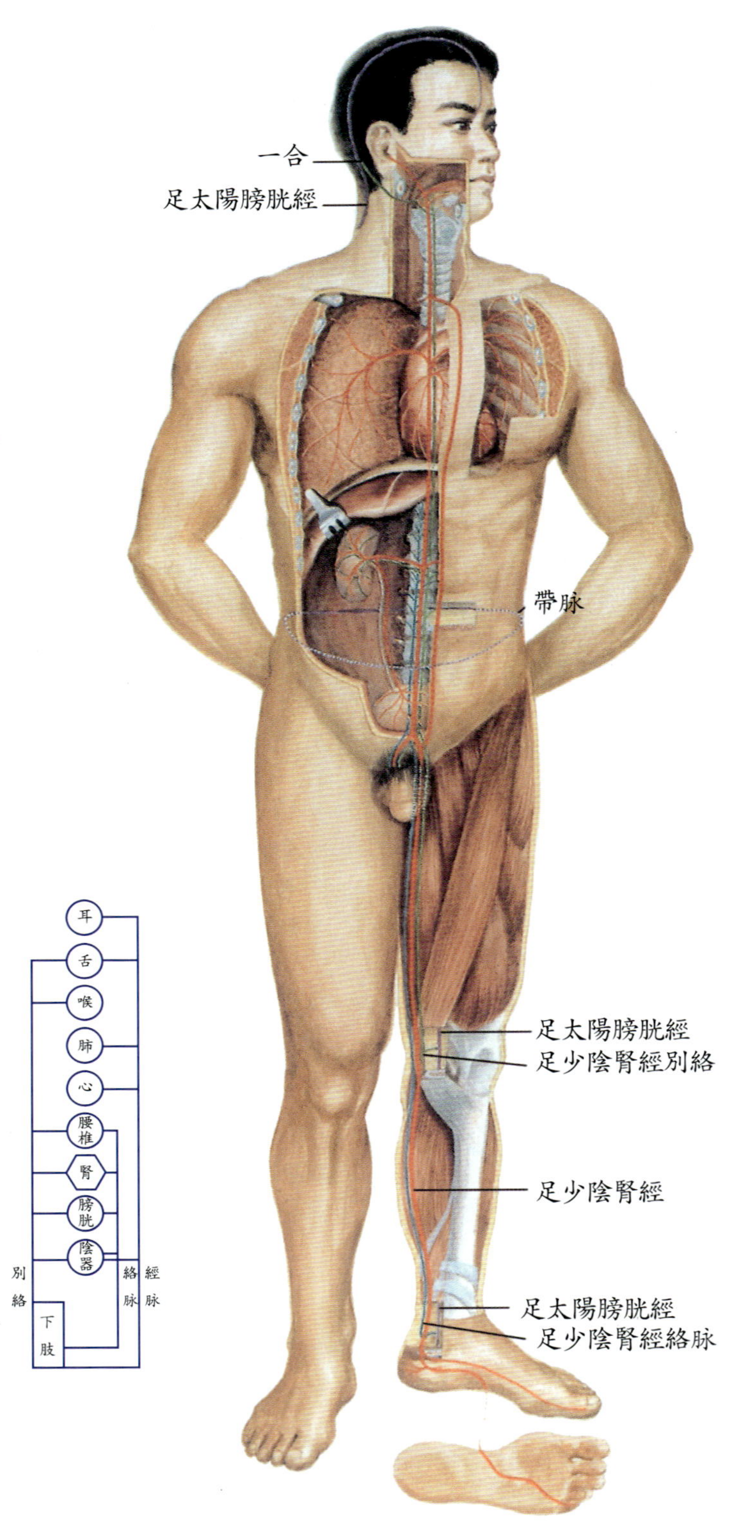
一合
足太陽膀胱經
帶脉
耳
舌
喉
肺
心
腰椎
腎
膀胱
陰器
別絡
絡脉
經脉
下肢
足太陽膀胱經
足少陰腎經別絡
足少陰腎經
足太陽膀胱經
足少陰腎經絡脉
24
足少陰腎經 경락 분포도

《靈樞·經脉》篇：“腎足少陰之脉, 起于小指[310]之下, 斜[311]走足心[312], 出于然谷[313]之下[314], 循內踝之後[315], 別入跟中[316], 以上踹內[317], 出膕內廉[318], 上股內後廉, 貫脊[319]屬腎[320]絡膀胱[321]. 其直者, 從腎[322]上貫肝[323]膈[324], 入肺中, 循喉嚨, 挾舌本[325]. 其支者, 從肺出絡心, 注胸中[326].”
《靈樞·憂恚無言》篇：“足之少陰, 上繫于舌, 絡于橫骨[327], 終于會厭[328].”
《靈樞·脉度》篇：“腎氣通于耳, 腎和則耳能聞五音矣.”
《靈樞·動輸》篇：“足少陰……其別者, 邪[329]入踝, 出屬跗[330]上, 入大指之間[331].”

---

310) 足小趾.

311) ‘斜’라는 의미.

312) 湧泉穴處.

313) 內踝前大骨.

314) 然谷·照海·水泉穴處.

315) 太谿穴處.

316) 大鐘穴處.

317) 小腿肚 내측, 復溜·交信穴處.

318) 膕窩 내측.

319) 脊柱.

320) 腎臟.

321) 肓俞·中注·四滿·氣穴·大赫穴處.

322) 腎臟.

323) 肝臟.

324) 횡격막.

325) 舌根, 廉泉穴處.

326) 手厥陰心包經에 相接한다.

327) 舌骨. hyoid bone. 이는 舌根에 붙어 있는 馬蹄[말발굽]처럼 생긴 軟骨을 말하며, 神氣(←意識)의 지배를 받아 혀의 운동을 제어할 수 있다. 한편으로 《靈樞·憂恚無言》에서는 “橫骨者, 神氣所使, 主發舌者也.”라 했고, 張介賓의 《類經》 二十一卷 鍼刺類 第四十五 卒然失音之刺門 註에서는 “神氣所使, 主發舌者也, 橫骨卽喉上之軟骨也. 下連心肺, 故爲神氣所使, 上連舌本, 故主擧發舌機(神氣가 발휘되는 곳으로 혀의 활동을 주관하는 곳……).”이라고 했다. 참고로 일부에서는 恥骨의 의미로 사용하는 경우도 있다.

328) epiglottis. 會厭이란 목구멍 사이의 얇은 膜이다. 이는 주위와 회합하고 위로는 懸雍과 연락하며 咽喉에서 食道와 숨 쉬는 길이 어지럽지 않은 것은 이것의 가림에 의한 것이라고 했다. 즉, 氣喉를 가리키는 것인데 음식물을 막음으로써 氣喉에 잘못 들어가지 않게 한다. 참고로, 《靈樞·憂恚無言》篇에 “會厭者, 音聲之戶也(會厭은 음성의 문호).”라고 했다.

329) 斜(비스듬할 사)의 假借字.

330) 발등. ‘屬跗’에 대하여 《太素》의 楊上善은 脛骨과 跗骨이 서로 이어지는 것을 稱한다고 했다.

331) 汪昻은 “‘大指’는 마땅히 ‘小趾’로 되어야 한다.”고 주장했다.

註解：《黃帝內經》에는 足少陰腎經 노선의 胸腹 外行支에 대한 명확한 기록이 없으며 다만 《素問·骨空論》에 衝脉[336] 노선에 대하여 “并少陰之經[337], 侠臍上行”[338]이라는 기록이 있다. 少陰經이 어디로 상행하는가에 대한 기록은 없다. 《黃帝內經太素·氣穴》篇에는 “腎輸[339]五十七穴”의 기록이 있으나 구체적인 穴位에 대한 논술은 없다. 《鍼灸甲乙經》의 기록은 비교적 체계적인데 胸部의 俞府에서 步廊에 이르는 6개 穴位는 足少陰腎脉이 所發하는 곳[340]이며, 腹部의 幽門에서 橫骨에 이르는 11개 穴位는 모두 衝脉과 足少陰經의 交會이며, 이 11穴은 衝脉의 穴位이면서 동시에 足少陰腎經의 穴位임을 설명하고 있다. 이 노선에서 두 經脉의 經氣는 상통하며 서로 긴밀하게 연결되어 있는 2개의 경맥노선이다.

2. 足少陰腎經 絡脉

內踝 後下方 발뒤꿈치에 있는 足少陰腎經의 大鐘 穴位에서 起始하며, 여기에서 2개의

---

332) ‘腹氣之街, 臍左右動脉之處.’

333) 李時珍曰：“足陽明去腹中行二寸, 少陰去腹中行五分, 衝脉行于二經之間也.”

334) ‘任脉當臍中而上行, 衝脉侠臍兩旁而上行.’ 丁德用曰：“衝脉起于氣衝.”, 楊玄操曰：“衝者, 通也. 言此脉下至于足, 上至于頭, 通受十二經之氣血, 故曰衝焉.” 衝脉은 少腹 내부에서 氣街를 淺出한 후에 足少陰經과 서로 병행하여 상승한다. 橫骨·大赫·氣穴·四滿·中注·肓俞·石關·陰都·通谷·幽門 등 足少陰經穴과 만난다.

335) ‘散于皮膚, 則合太陽矣.’ 여기에서 ‘散’은 ‘散布’의 의미이다.

336) 《難經·二十八難》에 대한 楊玄操 註에서 “衝者, 通也. 言此脉下至于足, 上至于頭, 通受十二經之氣血, 故曰衝焉.”이라 했고, 또한 《靈樞·動輸》에서는 “衝脉者, 十二經之海也, 與少陰之大絡起于腎下, 出于氣街.”라고 했다.

337) 《難經·二十八難》·《鍼灸甲乙經》에서는 ‘足陽明經’으로 되어 있고, 衝脉은 “十二經之海, 灌滲谿谷, 故曰散也, 橫骨·大赫·氣穴·四滿·中注·肓俞·商曲·石關·陰都·通谷·幽門之交會.”라 했다. 이에 足少陰經과 병행한다. 참고로 여기에서 足陽明經과 병행한다고 한 것은 足陽明胃經의 경혈인 ‘氣街’에 의한 영향으로 생각할 수 있다. 따라서 이는 衝脉이 足陽明經과 足少陰腎經의 경락 사이를 지배함을 나타낸다고 생각한다.

338) 이를 통하여 類推한다면 衝脉은 氣街에서 起始하며 陽明·少陰二經의 사이에서 배꼽을 끼고 상행한다.

339) 尻上五寸者, 此皆腎輸也.

340) 해당 경락의 經氣가 輸注하는 곳.

分支를 分出한다.

第1分支는 아킬레스건을 穿過[통과]하여 그 表裏經인 足太陽膀胱經을 서로 銜接하며 表裏經 經氣의 상호교류 통로를 구성한다.

第2分支는 腎經을 따라 상행하여 복부에 들어가 心包 이하의 腰椎 부위에 분포하여 신장과 腰椎 사이를 연계하는 주요 통로가 된다.

[원문]

《靈樞 · 經脉》篇 : "足少陰之別, 名曰大鐘[341], 當踝[342]後繞跟[343], 別走太陽[344]. 其別[345]者, 并經上走于心包下, 外貫腰脊."

3. 足少陰腎經 別絡

膝膕 내측의 足少陰腎經에서 起始하며, 두 개의 分支를 分出한다. 한 개의 分支는 橫行하여 足太陽膀胱經과 서로 銜接한 뒤, 두 經의 經氣가 交通하며, 다른 한 개의 分支는 腎經을 따라 상행하여 腹腔에 들어간다. 分支는 신장과 방광에 분포하고 第2腰椎處에서 分支하고 통과하여 帶脉과 서로 銜接한다. 그 主支는 脊椎를 따라 계속하여 상행하고 횡격막을 거쳐 氣管(trachea)을 따라 舌根에 분포하며 이 分支에서는 뒤쪽으로 순행하고 頸側의 근육을 통과하며 頸後의 足太陽膀胱經과 또 한 번 서로 會合한다. '六合' 중의 第一合을 구성한다.

註解 : 足少陰腎經의 別絡은 上 · 下 두 곳에서 表裏經과 서로 銜接하여 表裏經의 병렬노선을 형성한다.

---

341) 足少陰腎經의 絡穴.

342) 內踝.

343) 踵骨(calcaneus).

344) 足太陽膀胱經.

345) 別支.

[원문]

《靈樞·經別》篇 : "足少陰之正[346], 至膕中, 別走太陽而合[347], 上至腎, 當十四椎[348] 出屬[349] 帶脉. 直者, 繫舌本[350], 復出于項, 合于太陽[351], 此爲一合[352]."

---

346) 여기에서 '正'이란 別行의 正經이다. 즉, '經別'을 말한다.

347) 별도로 갈라져 주행하여 足太陽膀胱經脉의 正經과 합쳐짐을 말한다.

348) 第2腰椎의 腎俞穴.

349) 歸屬.

350) 舌根.

351) 足太陽經脉의 經別.

352) 十二經脉의 表裏가 상호 배합되는 것은 모두 六合인데, 여기서는 足太陽과 足少陰이 一合이 된다.

手厥陰心包經 경락 분포도

1. 手厥陰心包經 經脉

手厥陰心包經은 胸中의 心包膜에서 起始하며, 여기에서 足少陰腎經의 經氣를 받아들인다. 心包에서 하행하여 횡격막을 거쳐 腹腔中에 이르며 각각 上焦 · 中焦 · 下焦 조직에 분포한다. 그 主幹線은 心包에서 胸脇을 순행하여 腋下[353] 3寸處 脾大絡[354] 前方으로 뚫고 나와 상행하여 腋下에 이르고, 臂[팔] 내측으로 방향을 바꾸어 上臂 내측 상완 이두근을 따라 하행하다가 肘關節 접히는 부분(←屈面) 正中에 이르며, 계속 하행하여 尺骨 · 橈骨 사이를 거쳐 腕關節 正中에 도달한 뒤, 여기에서 掌心(palm)을 거쳐 中指의 掌面에 直上하여 中指 끝에 도달한다.

掌中에서 한 개의 分支를 分出하고 無名指의 掌面 척골측에 순행하여 指端[손가락 끝]에 이르며, 여기에서 手少陽三焦經과 銜接[연결]하여 手少陽三焦經의 經氣와 서로 통한다.

[원문]

《靈樞 · 經脉》篇 : "心主手厥陰心包經之脉, 起于胸中, 出屬心包絡, 下膈[355], 歷絡三焦[356]. 其支者, 循胸出脇下腋三寸, 上抵腋下[357], 循臑內, 行太陰[358]少陰[359]之間, 入肘中, 下臂行兩筋[360]之間, 入掌中, 循中指出其端. 其支者, 別掌中, 循小指次指[361]出其端."
《靈樞 · 邪客》篇 : "心主之脉, 出于中指之端[362], 内屈[363], 循中指内廉, 以

---

353) 《경락도해》에는 '腋下'로 되어 있으나 편역자가 보기에 '淵液下'가 옳은 것 같다.

354) 大包穴處. 腋下 6寸處.

355) 횡격막.

356) 胸部에서 腹部로 차례차례 上 · 中 · 下 三部를 연락한다.

357) 腋窩.

358) 手太陰經脉.

359) 手少陰經脉.

360) 長掌筋(palmaris longus M.)과 요측수근굴근(flexor carpi radialis M.).

361) 無名指.

362) 中衝穴.

363) 陰(内)分으로 굴절한다.

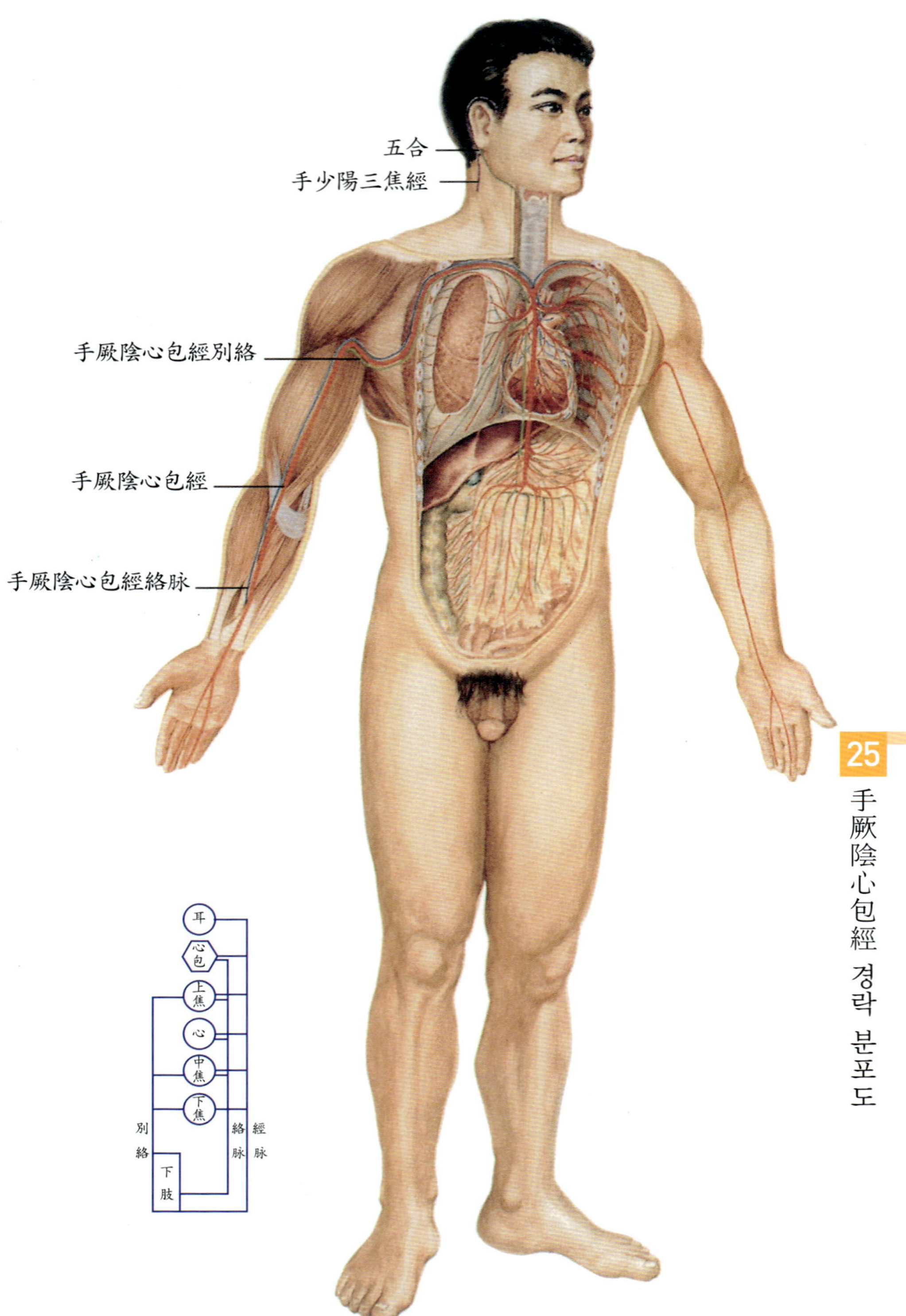

25

手厥陰心包經 경락 분포도

上留于掌中[364], 伏行兩骨之間[365], 外屈出兩筋之間[366], 骨肉之際[367], 其氣滑利, 上二寸外屈[368], 出行兩筋之間, 上至肘內廉, 入于小筋之下, 留兩骨之會[369], 上入于胸中, 內絡于心脉[370]."

2. 手厥陰心包經 絡脈

腕關節 후방 2寸 長掌筋(palmaris longus M.)과 요측수근굴근(flexor carpi radialis M.) 두 筋腱 사이의 手厥陰心包經 內關 穴位에서 起始한다. 다만 한 개의 分支만이 나오고 手厥陰心包經을 따라 胸中에 들어가며 心包와 心臟 위의 큰 혈관—'心系'에 분포하며 手厥陰心包經의 병렬노선을 구성하여 手厥陰心包經의 氣血運輸機能[371]을 강화한다.

手厥陰心包經의 絡脉은 表裏經인 手少陽三焦經과 직접 相通하는 第1分支 노선은 없다.

[원문]

《靈樞 · 經脉》篇 : "手心主之別, 名曰內關, 去腕二寸, 出于兩筋之間[372], 循經以上, 繫于心包, 絡心系."

---

364) 勞宮穴.

365) 요골과 척골의 사이.

366) 長掌筋腱(palmaris longus tendon)과 橈側手根屈筋(flexoris carpi radialis tendon).

367) 大陵穴處.

368) 원문에는 '上二寸'으로 되어 있으나 《太素 · 脉行同異》에는 '上行三寸'으로 되어 있다. 이는 '間使穴'을 말한다.

369) 曲澤穴.

370) '上入于胸中, 內絡于心脉' 이 여기서부터 위로 胸中에 들어가 안으로 心肺에 연계하는 것은 바로 手厥陰經의 循行逆數 屈折 때문이다.

371) 즉, '流注기능'을 말한다.

372) 여기에서 手少陽經脉으로 別走한다.

3. 手厥陰心包經 別絡

腋下[373]의 手厥陰心包經에서 分出하며, 手厥陰心包經을 따라 行走하여 胸腔에 들어가고, 分支는 上焦에 분포하고, 하행하며 횡격막을 통과하여 腹腔에 이르며 中焦와 下焦에 분포한다. 그 主幹線은 心包에서 상행하여 氣管(trachea) 양측을 따라 咽喉[목구멍]에 이르고, 여기에서 비스듬히 순행하여 乳突[374]의 하방에 이르며 그 表裏의 手少陽三焦經과 서로 銜接하여 '六合' 중의 第五合을 구성한다.

[원문]

《靈樞·經別》篇 : "手心主之正, 別下淵腋[375]三寸, 入胸中, 別屬三焦[376], 出[377]循喉嚨, 出耳後, 合少陽完骨[378]之下[379], 此爲五合也."

註解 : 古代文獻의 기록에 의하면 心包는 十二經脉系統에서 臟에 歸屬하고 또한 三焦의 腑와 表裏가 되며 手厥陰心包經脉이라고 한다. 그러나 실제로 心包는 臟器의 일종이 아니며 《難經》 節章 중에서는 心包를 "心包絡"이라 했는데[380] 일종의 脉絡을 의미하는 것이다. 張上善은 《黃帝內經太素》 卷第八 經脉之一 註에서 "心外有脂, 包裹其心, 名曰心包"라고 명확하게 지적했는데 이는 현대에서 말하는 心膜(pericardium)이다. 그러므로 한의학 古代文獻에서는 心包의 臟腑 기능에 대해 기록하지 않았으며 心包는 所主·所藏·所生·相使의 명칭이 없다. 후세사람이 心包를 膻中과 합친 경우가 있으나 그 기능도 아주 명확하지 않으며 手厥陰心包經은 《足臂十一脉灸經》과 《陰陽十一脉灸經》 중에도 기록이 없다. 《靈樞·經脉》篇에는 "心主手厥陰心包絡之脉[381], 起于胞中, 出屬心包

---

373) 腋下 3寸處.

374) 耳後部.

375) 淵液穴. 馬元臺는 註에서 "手厥陰心包絡經, 在腋下三寸, 乳頭外一寸處, 當第四肋間陷中."이라 했다.

376) 三焦腑.

377) '上行·上達'이라는 의미.

378) 귀 뒤쪽에 돌기한 骨을 가리킨다.

379) 手少陽三焦經과 完骨 하방에서 만난다.

380) 《難經·二十五難》에 "心主與三焦爲表裏, ……."라 했고, 《難經譯釋》(上海科學出版社, 南京中醫學院醫經敎研組, p.51, 1980)에 "心煩等證, 乃心包絡受邪, ……."라 했으며, 또한 《靈樞·邪客》篇에서 "諸邪之在于心者, 皆在于心之包絡, 包絡者, 心主之脉也."라는 부분을 발견할 수 있다.

381) 楊上善은 註에서 "心 바깥에는 脂胞가 있어 心을 감싸고 있는데 이를 心包라고 한다. 心에는 두 개의 經脉이 있는데, 心中에서 시작되는 것은 手少陰心經이고 心包에서 시작되는 것은 手厥陰心包經이다."라고 했다.

絡” 등을 기록했으나 사실 厥陰心包經脈은 한 개의 완전하고 독립된 經脈이 아니다. 《難經·二十五難》에서는 “五臟六腑十一耳, 其一經也, 何等經也. 一經者, 手少陰與[382] 心主別脉[383]也.”[384]라 했고, 張上善은 《黃帝內經太素》 經脈第一 註에서 “心有兩經也. 心中起者, 名手少陰. 屬于心包, 名手厥陰. 有脉別行, 無別臟形.”이라 註解하여 兩經同源임을 설명했다. 異經同病에서도 手少陰과 手厥陰의 관계를 설명했는데, 예를 들면 《靈樞·邪客》篇에 “諸邪之在于心者, 皆在于心之包絡[385], 包絡者, 心主之脉[386]也.”라 기록했으므로 心臟의 병도 心包絡의 병이다[387]. 이들은 모두 手厥陰心包經脈이 心臟에 부속하는 한 개의 經脈임을 설명한다.

---

382) ‘與’는 ‘謂’라는 의미이다. 이를 접속사로 해석해서는 안 된다(王念孫曰).

383) 心主는 眞心의 別脉으로서 眞心과 같은 經이 아니며 眞心은 君火요 心主는 相火라 했다. 참고로 心包는 心臟을 싸고 있는 脂膜이고, 삼초는 腹內의 內府通膜이다. 《經傳釋詞》에서 “心包絡은 心經의 外絡이다.”라고 했다.

384) 12經脉이 있다고 하면서 五臟六腑는 합하여 11개뿐이라면 그 나머지 하나의 經脉은 무엇인가? 대답하여 말하기를 그 나머지 1개의 經脉은 手少陰心經의 外路인 心主別脉(←心包絡經)이다. 참고로 한의학에 있어서 心包絡과 三焦에 대한 異見이 많은 것이 사실인데 ‘三焦는 五臟六腑를 싸고 있는 大囊이고, 心包는 심장을 싸고 있는 小囊’이며 독립된 臟腑의 실질을 갖추지 못했으나 이들은 五臟六腑가 정상적인 기능을 운행할 수 있도록 하는 연계에 관여한다고 思慮된다.

385) 心은 血脈을 主管하고 또한 神明을 主管하며, 五行에서는 火에 屬하고, 心包는 心臟 바깥을 감싸고 보호하고 있으니 邪氣를 대신 感受하여 병이 된다. ‘故諸邪在于心者, 皆在于心之包絡(그러므로 邪氣가 心에 있는 경우는 대개 邪氣가 心包絡에 있는 것이다).’

386) 心包絡은 심의 바깥쪽을 싸고 있고 心의 지배를 받으므로 心包絡을 ‘心主之脉’이라고 한다. 心은 ‘君主之官’이고 包絡도 역시 心이 주관하는 것이므로 ‘心主’라고 한다.

387) 心包는 心의 外衛膜이며 絡은 膜外의 氣血이 운행하는 道路이다. 邪氣가 침입하면 心이 손상되고, 心이 손상되면 神氣가 흩어지고 神氣가 흩어지면 죽는다. 그러므로 각종 病邪가 心에 있다고 함은 실제로 모두 心包絡에 있는 것이다. 心包絡은 심장이 主管하는 經脈이므로 심장은 邪氣를 (직접) 받지 않고 心包가 심장을 대신해서 邪氣를 받아 發病한다. 무릇 邪氣가 심장을 침범하면 心包에 傳入되고 心包가 邪氣를 받으면 심장기능에 영향을 미친다.

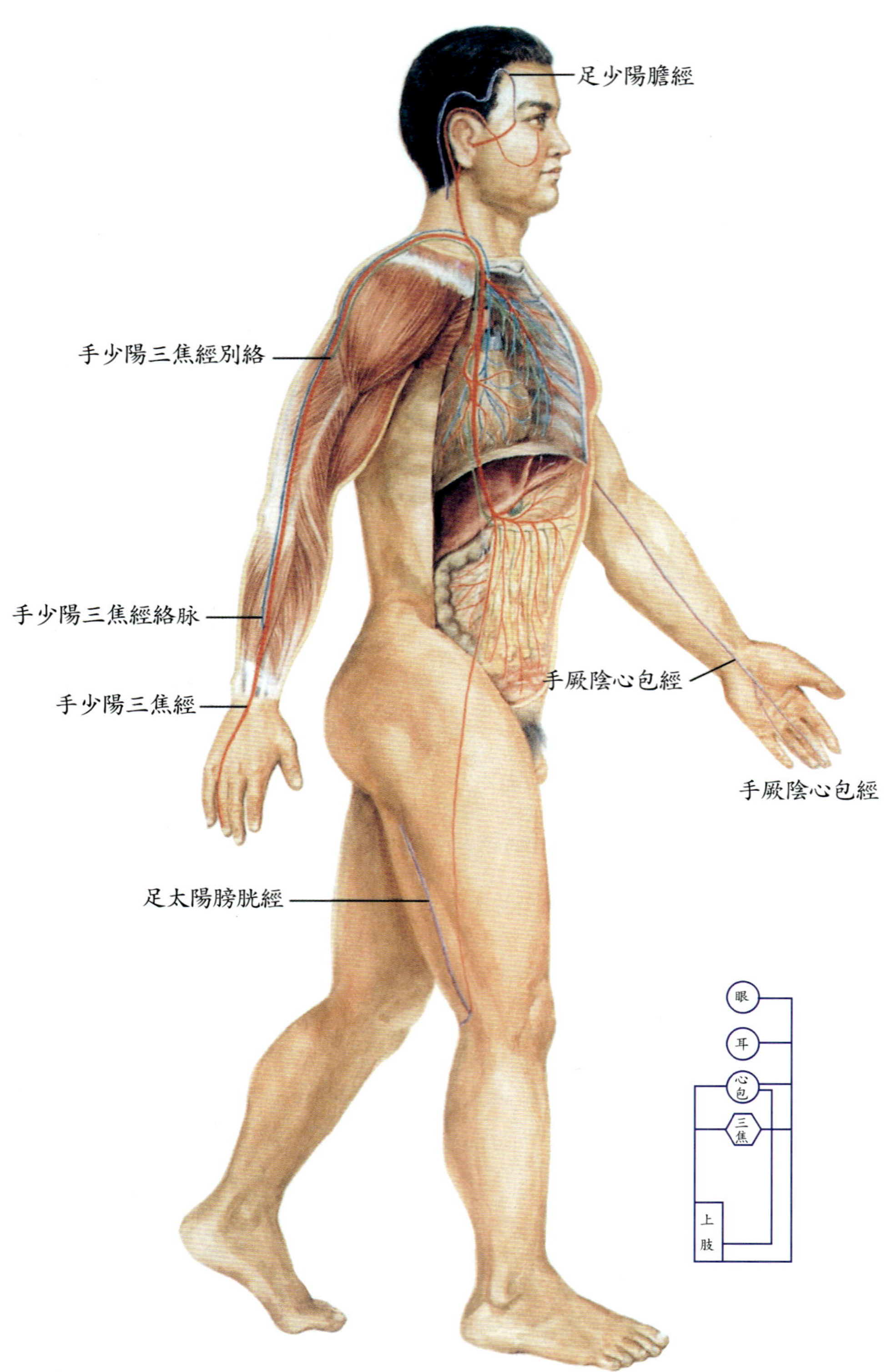

足少陽膽經
手少陽三焦經別絡
手少陽三焦經絡脉
手少陽三焦經
手厥陰心包經
手厥陰心包經
足太陽膀胱經
眼
耳
心包
三焦
上肢

手少陽三焦經 경락 분포도

1. 手少陽三焦經 經脉

手少陽三焦經은 무명지 끝 背面 척골측에서 起始하며, 여기에서 手厥陰心包經의 經氣를 받아들인다. 무명지 背面 척골측을 따라 掌背에 이르고, 비스듬히 순행하여 腕關節 背面 正中 凹陷處에 이르며, 腕關節에서 상행하여 尺骨과 橈骨의 사이를 거쳐 肘關節척골 肘頭[388)의 요골측면에 이른다. 상행하여 상완삼두근(brachial triceps M.)을 거쳐 肩關節의 後面에 이르며, 肩部로 올라가 肩[어깨] 앞으로 굽어 鎖骨上窩[389)에서 胸中에 들어가고, 分支는 心包·胸腔 및 上焦組織에 분포한다. 그 主幹線은 하행하여 횡격막을 통과한 후 中·下焦의 조직에 분포한다. 胸中에서 한 개의 分支를 分出하여 鎖骨上窩에서 나와 項部로 올라가 耳後를 지나며, 그 分支는 耳上角으로 상행하고 耳前을 돌아 顴骨弓 上緣에 이르며 斜向하여 하행하며, 顴骨 前下方을 돌아 다시 상행하여 眼睛의 하방에 이른다. 그 主幹線은 耳後에서 耳中에 들어가서 耳前으로 나오며, 斜向하여 상행하며 顴骨弓 상방을 거쳐 前支와 교차 후에 外眼角에 이르며, 여기에서 足少陽膽經과 銜接[연결]하고 足少陽膽經의 經氣와 서로 통한다.

이외에 手少陽三焦經은 하나의 絡脉이 있는데 膝膕窩 바깥쪽 委陽穴에서 足太陽膀胱經과 서로 연계된다.

[원문]

《靈樞·經脉》篇：“三焦手少陽之脉, 起于小指次指[390)之端[391), 上出兩指

之間³⁹²⁾, 循手表腕³⁹³⁾, 出臂外³⁹⁴⁾兩骨之間³⁹⁵⁾, 上貫肘³⁹⁶⁾, 循臑外³⁹⁷⁾上肩, 而交出足少陽³⁹⁸⁾之後³⁹⁹⁾, 入缺盆, 布膻中⁴⁰⁰⁾, 散絡心包, 下膈⁴⁰¹⁾, 循屬三焦⁴⁰²⁾. 其支者, 從膻中上出缺盆, 上項⁴⁰³⁾繫耳後⁴⁰⁴⁾, 直上出耳上角⁴⁰⁵⁾, 以屈下頰至頔⁴⁰⁶⁾. 其支者, 從耳後⁴⁰⁷⁾入耳中⁴⁰⁸⁾, 出走耳前⁴⁰⁹⁾, 過客主人⁴¹⁰⁾, 前交頰, 至目銳眥⁴¹¹⁾."

《靈樞·邪氣藏府病形》篇 : "三焦合入于委陽⁴¹²⁾……", "三焦病者……候在足太陽之外⁴¹³⁾大絡, 大絡在太陽少陽之間⁴¹⁴⁾."⁴¹⁵⁾

《靈樞·本輸》篇 : "三焦者, 上合于手少陽⁴¹⁶⁾, 出于關衝, 關衝者, 手小指

---

392) 無名指와 小指 掌骨 사이. 液門·中渚穴.《圖經》卷二 註에서는 "本節前, 液門後, 中渚穴也."라고 했다.

393) 手背 腕關節 中, 陽池穴處.

394) 前臂 背(伸)側.

395) 橈骨과 尺骨 사이, 支溝穴 부위.

396) 天井穴.

397) 上臂 後(伸)側, 淸冷淵·天髎穴處.

398) 足少陽膽經脉.

399) 臑會·肩髎·天髎穴을 지난다.

400) 이는 '胸中'을 가리키며, 穴名을 가리키는 것은 아니다.

401) 횡격막.

402) 上·中·下焦.

403) 大椎·天牖穴을 지난다.

404) 翳風·瘈脉·顱息穴을 지난다.

405) 角孫·懸顱·頷厭 및 陽白·睛明穴을 지난다.

406) 顴髎穴을 만난다.

407) 翳風穴.

408) 耳内.

409) 聽宮·耳門·和髎穴을 지난다.

410) 足少陽膽經 上關穴의 異名.

411) 瞳子髎·絲竹空穴. 足少陽膽經과 서로 銜接한다.

412) '委陽爲三焦下輔腧.'

413) 外側.

414) 手太陽小腸經과 手少陽三焦經 사이에 있는 三焦下輸는 委陽穴이다.

415) 三焦에 병이 들면 …… (三焦의 병은) 足太陽膀胱經 바깥쪽의 大絡에 징후가 나타나기도 하는데, 大絡이 足太陽經과 足少陽經 사이에 있으므로……, 이 脉處에 赤色이 나타나면 委陽穴을 鍼刺해야 한다.

416) 三焦의 氣는 腎에서 나와 上焦·中焦·下焦로 흘러가며, 그 脉氣는 上部에서 手少陽經脉과 만난다. 張介賓은 註에서 "다른 經은 모두 上部에서 회합(←上合)하지 않는데 유독 三焦經·小腸經·大腸經만 上合하는 것은 三焦經과 함께 中·下部에 있기 때문이다. 따라서 三焦·小腸·大腸은 모두 下部에 있고 手經에 속하므로 모두 上部에서 어떤 經과 會合한다고 한 것이다."

次指之端[417]也, 爲井金. 溜于液門, 液門小指次指之間[418]也, 爲榮[419]. 注于中渚, 中渚本節[420]之後陷者中也, 爲輸[421]. 過于陽池, 陽池在腕上陷者之中也, 爲原[422]. 行于支溝, 支溝上腕三寸兩骨之間陷者中也, 爲經[423]. 入于天井, 天井在肘外大骨之上陷者中也, 爲合, 屈肘乃得之."

2. 手少陽三焦經 絡脉

手少陽三焦經의 絡脉은 腕關節 背面 上方 2寸處 手少陽三焦經의 外關穴에서 起始하며, 한 개의 分支만을 分出하고 상행하여 手少陽三焦經을 따라 缺盆에 들어가 胸中과 心包에 분포한다.

手少陽三焦經과 絡脉은 手厥陰心包經의 絡脉과 같고 또한 직접적으로 表裏經인 手厥陰心包經과 相通하는 第1分支 노선은 없다.

[원문]

《靈樞·經脉》篇："手少陽之別, 名曰外關, 去腕二寸, 外繞肩, 注胸中, 合心主."

3. 手少陽三焦經 別絡

手少陽三焦經의 別絡은 肘關節 상방의 手少陽三焦經에서 起始하며, 상행하여 肩을 따라 頸側에 이르고, 前屈하여 鎖骨上窩에서 하행하여 胸腔中의 上焦 조직에 분포하며, 하행하여 횡격막을 통과하고 中焦·下焦 조직에 분포하며 本經의 병렬노선을 구성한다.

手少陽三焦經의 別絡은 胸中의 心包와 三焦組織에 분포하며, 手少陽三焦經은 胸腔·腹腔조직과 연계를 강화한다.

---

417) 手 第4指端 外側.

418) 手 第4指와 小指 사이.

419) 五輸穴 중 '榮穴'.

420) 중수골(metacarpal bone).

421) 五輸穴 중 '輸穴'.

422) 五輸穴 중 '原穴'.

423) 五輸穴 중 '經穴'.

《靈樞·經別》篇：“手少陽之正, 指天[424]別于巓[425], 入缺盆, 下走三焦[426], 散于胸中也.”

---

424) 手少陽三焦經의 正經은 手 第四指의 말단에서 起始하며 手表腕을 순행하여 위로 肘關節을 지나 臂 바깥쪽을 순환하여 肩部로 올라가 정수리에서 갈라져 缺盆으로 들어가고, 다시 아래 三焦로 주행하여 胸中에서 퍼져 臟腑의 바깥을 둘러싸므로 ‘指天’이라고 한다. 따라서 내부에서 외부로 순행하는 것을 ‘指天’이라고 한다.

425) 인체에서 가장 높은 곳인 頭頂 중앙(머리꼭대기).

426) 三焦腑.

足少陽膽經 경락 분포도

1. 足少陽膽經 經脉

眼外角에서 起始하며, 여기에서 手少陽三焦經의 經氣를 받아들인다. 위를 향하여 頭角[427]으로 가고 다시 뒤를 향해 구부러져 하행하여 耳前 상방에 이르며, 耳後를 돌아 頸部를 따라 하행하여 肩上에 이르고, 앞으로 구부러져 내려가 鎖骨上窩[428]에 들어간다. 耳[귀] 뒤에서 分支를 내어 귓속으로 들어갔다 귀 앞으로 나와 비스듬히 순행하여 外眼角 바깥쪽에 이른다. 또한 한 개의 支脉은 外眼角 하방에서 大迎穴處에 이르며, 한 개의 分支를 分出하고 비스듬히 올라가 顴骨 前面을 거쳐 眼下에 이른다. 그 主幹線은 大迎穴處에서 下頜角[429]에 이르고 하행하여 頸側部를 거쳐 鎖骨上窩에 이르며, 상술한 하행하는 主幹線과 會合한다.

여기에서 腹內·腹外 두 개의 分支로 나누어지는데, 腹內의 分支는 胸中에 들어가고 횡격막을 통과하여 膽과 肝에 분포한다. 脇肋 內面을 沿하여 하행하고 서혜부에서 나와 陰毛를 돌아 橫向하여 股關節(hip joint) 후방에 간다. 腹外의 分支는 鎖骨上[430]에서 비스듬히 순행하여 肩關節 前方에 이르며, 하행하여 겨드랑이 아래에 이르고, 胸腹 바깥쪽에서 하행하여 상전장골극(ASIS)을 거쳐 股關節 前面에 이르러 腹內의 下行支와 會合한다. 股關節(hip joint)[431] 후방에서 대퇴 바깥쪽을 沿한 뒤, 膝關節 바깥쪽을 거쳐 하행하여 腓骨 外踝 前面을 거쳐 足背를 沿하여 第4趾의 바깥쪽 끝에 이른다.

足背에는 한 개의 分支가 있으며 비스듬히 순행하여 足大趾 끝에 이르고 大趾의 등에 난 털에 분포하며, 여기에서 足厥陰肝經을 銜接[연결]하고 足厥陰肝經의 經氣와 서로 통한다.

---

427) 額角.

428) supraclavicular fossa.

429) angle of mandible.

430) pars supraclavicularis.

431) 膝上爲髀, 髀上爲髖. 《素問·骨空論》 "侠髖爲機."

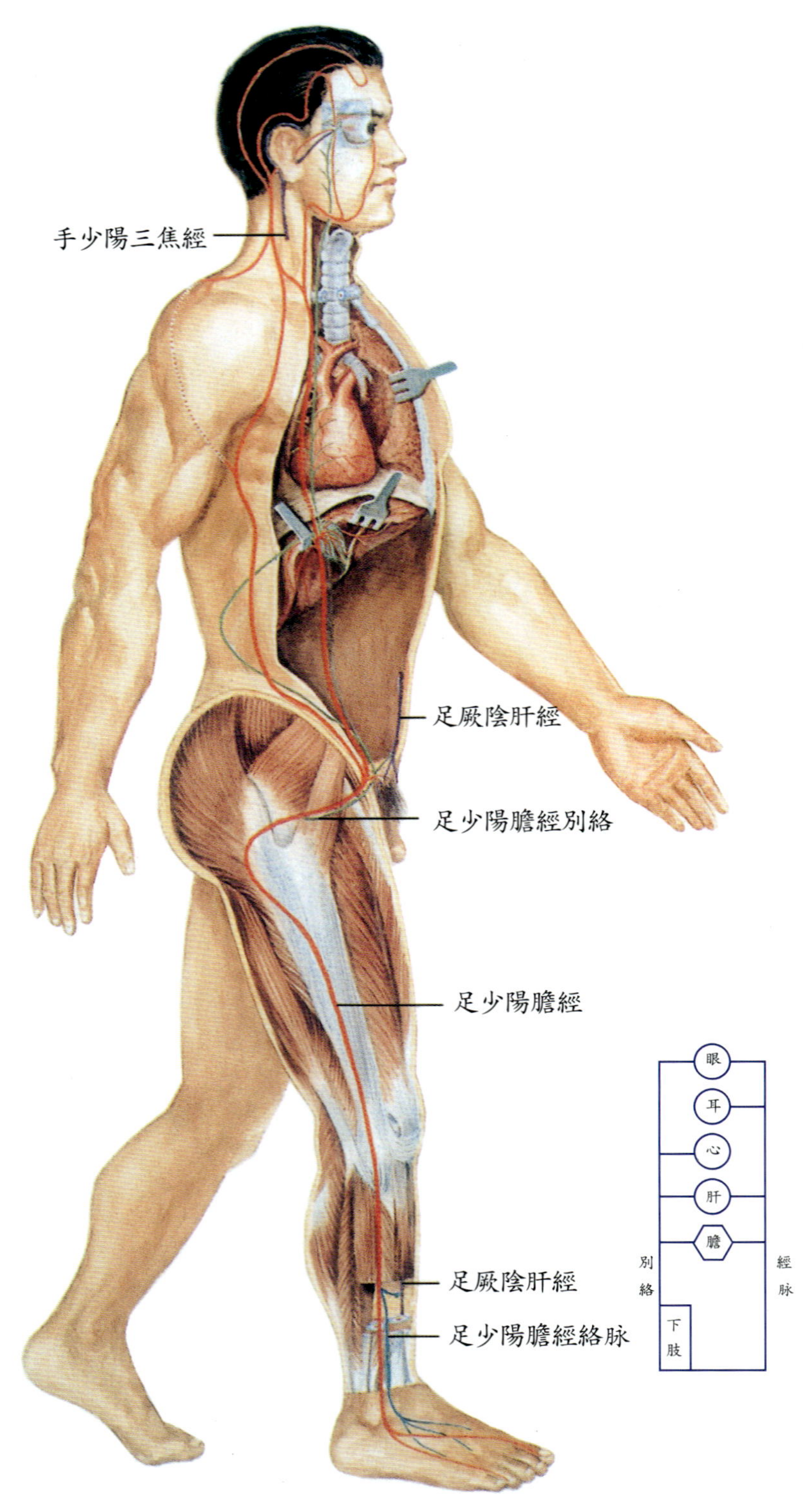

手少陽三焦經
足厥陰肝經
足少陽膽經別絡
足少陽膽經
足厥陰肝經
足少陽膽經絡脉
眼
耳
心
肝
膽
別絡
經脉
下肢

註解：本《經絡圖解》초판[432]의 頭側 膽經은《十四經發揮》노선에 근거하여 그린 것이다. 고증하고 보니 그 경혈 연결선이 불합리했다. 개정판의 수정은 다음과 같다. 耳後에서 分支하고 상행하여 腦空·承靈·正營·目窓·(頭)臨泣·陽白·本神 등의 경혈을 거쳐 頭角[433]의 頷厭穴에서 耳前線과 서로 연결시키고 연결할 穴이 없는 빈 노선은 삭제했다. 《鍼灸甲乙經》의 기록에 근거하면 足少陽膽經과 交會穴인 風池[434]·肩井[435]·秉風[436]은 또 한 개의 순행선이 있는데 肩後下에서 腋下에 이르러 相合한다. 《陰陽十一脉灸經》에서 足少陽膽經[437]은 肩後에 순행한다고 했다. 현대 연구에서도 肩後에 순행하는 노선을 발견했다.

[원문]

《靈樞·經脉》篇："膽足少陽之脉, 起于目銳眦[438], 上抵頭角[439], 下耳後[440], 循頸[441]行手少陽之前[442], 至肩上[443], 却交出手少陽之後[444], 入缺盆[445]. 其支者, 從耳後入耳中, 出走耳前[446], 至目銳眦後[447]. 其支者, 別銳眦[448]下大迎, 合于手少陽[449], 抵于頗[450]. 下加頰車, 下頸, 合缺盆, 以下胸中. 貫膈[451]

---

432) 1985년 福州의 福建技術出版社·港青出版社에 의하여 출판되었다.

433) 額角.

434) 足少陽·陽維之會.

435) 手足少陽·陽維之會.

436) 手陽明太陽·手足少陽之會.

437) 《陰陽十一脉灸經》에서의 '(足)小陽脉'.

438) 眼外角. 瞳子髎穴處.

439) 額角. 頷厭·懸顱·懸釐·曲鬢·頭維·和髎·角孫穴處.

440) 率谷·天衝·浮白·(頭)竅陰·完骨·本神·陽白·(頭)臨泣·目窓·正營·承靈·腦空·風池穴.

441) 頸部.

442) 手少陽三焦經의 前面.

443) 肩井穴處.

444) 手少陽經의 後面.

445) 쇄골상와.

446) 聽宮穴處.

447) 眼外角의 後方.

448) 眼外角.

449) 手少陽三焦經.

450) 眼眶 下部.

451) 횡격막.

絡肝[452]屬膽[453], 循脇裏, 出氣街[454], 繞毛際[455], 橫出髀厭[456]中. 其直者, 從
缺盆下腋, 循胸[457], 過季脇[458], 下合髀厭[459]中. 以下循髀陽[460], 出膝外廉[461],
下外輔骨[462]之前, 直下抵絶骨[463]之端. 下出外踝之前, 循足跗上[464], 入小
指次指之間[465]. 其支者, 別跗上, 入大指[466]之間, 循大指岐骨内[467]出其端,
還貫爪甲, 出三毛[468]."

2. 足少陽膽經 絡脉

足少陽膽經의 絡脉은 足少陽膽經의 光明穴[469]에서 起始한다. 여기에서 두 개의 分支
를 分出한다. 第1分支는 脛骨 내측을 향하여 足厥陰肝經과 서로 相接하여 表裏經氣 상
호교류의 통로를 구성한다. 第2分支는 足少陽膽經을 沿하여 足背에 분포한다.

[원문]

《靈樞·經脉》篇："足少陽之別, 名曰光明, 去踝五寸, 別走厥陰, 下絡足跗."

---

452) 肝臟. 期門穴.

453) 膽腑. 日月穴.

454) 毛際 兩旁 動脉處에 있다.

455) 恥骨部(←曲骨)의 陰毛際('曲骨之外爲毛際'). 《十四經發揮》註 "曲骨之分爲毛際."

456) 髀樞. 大腿骨 大轉子部를 말한다. 즉 環跳部. 楊上善曰："股外髀樞, 名曰髀厭."

457) 胸部.

458) '脇骨之下爲季脇', 章門穴. 즉, 胸肋下 양측의 肋軟骨 부분. 《圖經》第一 註："脇骨曰肋, 肋盡處曰季脇."

459) 大腿骨 大轉子部. 즉 環跳部.

460) 大腿의 바깥쪽 부분. 《圖經》卷一 註："股外髀樞, 名曰髀厭."

461) 膝關節 外緣.

462) '外輔骨'은 '腓骨'을 말한다. 滑伯仁曰 "骱外爲輔骨."

463) 外踝 直上 3寸處의 腓骨 陷凹處. 張景岳曰："外踝上骨際曰絶骨."

464) 足背, 臨泣·地五會·俠谿穴處.

465) 足小趾와 第4趾 사이.

466) 足大趾.

467) 足大趾와 次趾의 骨間 중앙.

468) 足大趾 背面 第1節 털이 난 부위. 足厥陰肝經과 相接한다.

469) 足外踝 上方 5寸處.

3. 足少陽膽經 別絡

足少陽膽經의 別絡은 대퇴 바깥쪽 股關節(hip joint)處의 足少陽膽經에서 分出하고, 足少陽膽經을 沿하여 內上側을 향해 비스듬히 순행하여 서혜부와 陰毛處에 이르고, 分支는 足厥陰肝經과 서로 銜接하여 表裏經의 經氣가 서로 交流하는 제2통로를 구성한다. 그 主幹線은 經을 沿하여 季脇處 第12肋端(←京門穴處)에 이르며, 다시 季脇을 沿하여 상행해 第8肋端에 이르러 복부에 들어가(복부에 들어가는 곳은 日月穴임) 膽과 간장에 분포하고, 肝에서 상행하여 횡격막을 통과해 심장에 들어간다. 心臟에서 나와 식도를 따라 인후에 이르며, 여기에서 상행하여 下頜[아래턱]을 거쳐, 分支는 面頰部에 분포한다. 主幹線은 상행하여 眼外角에 이르며, 外眼角에서 眼球 후방에 들어가 腦로 통하는 脉絡 ‘目系’에 분포하고, 眼角의 分支는 足少陽膽經과 서로 銜接한다.

그 노선은 병렬노선을 구성하며 足少陽膽經과 肝·心·眼의 연계를 강화한다.

[원문]

《靈樞·經別》篇 : "足少陽之正, 繞髀[470]入毛際[471], 合于厥陰[472], 別者入季脇之間, 循胸裏屬膽[473], 散之上肝貫心[474], 以上挾咽, 出頤[475]頷中, 散于面, 繫目系, 合少陽[476]于目外眦也."

---

470) 循脇裏, 出氣街, 入髀厭中.

471) 陰毛處.

472) 足厥陰肝經脉.

473) 膽腑.

474) ‘散之上肝貫心’은 ‘散之肝, 上貫心’을 의미.

475) 頤部.

476) 足少陽經脉.

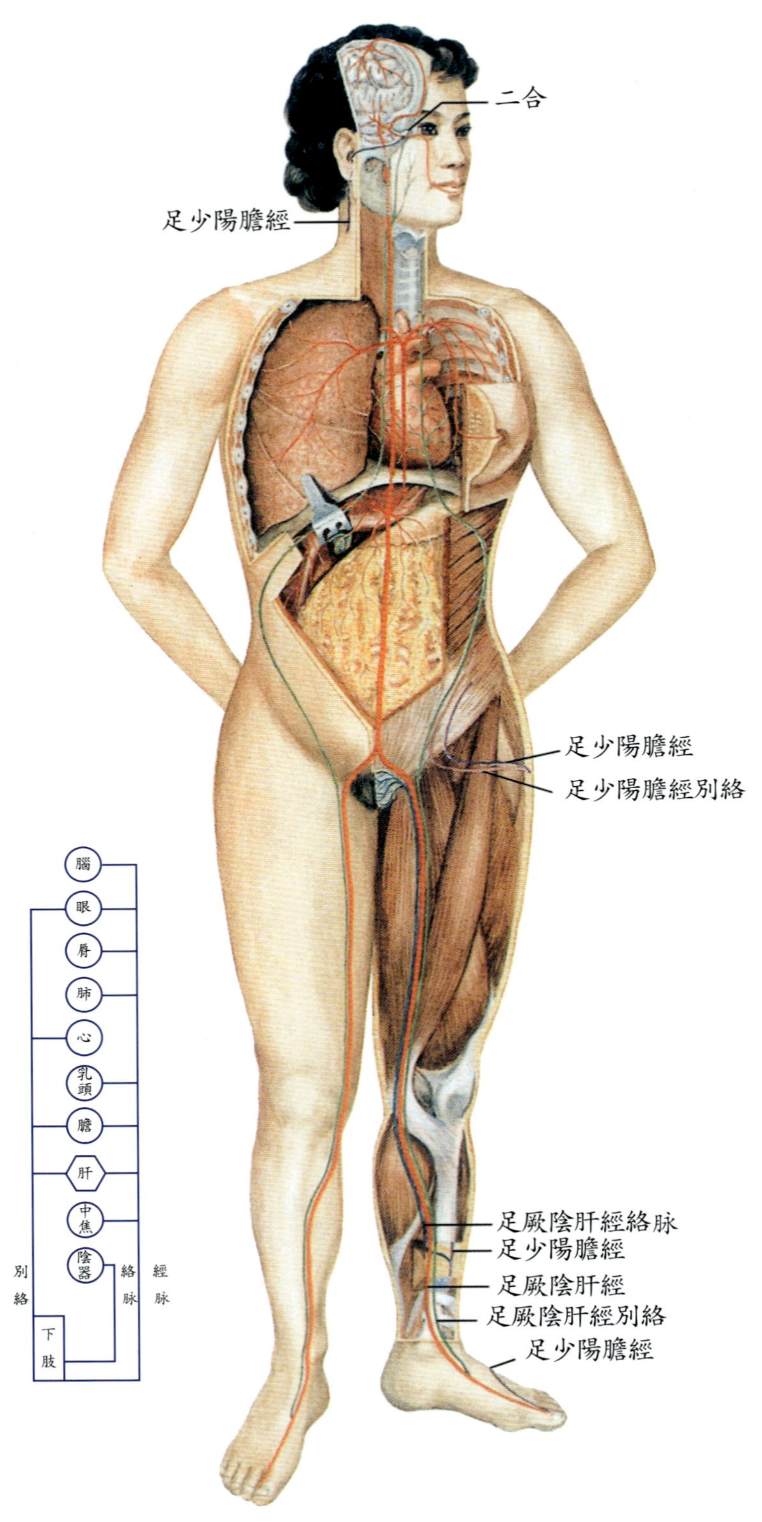

28

足厥陰肝經 경락 분포도

足厥陰肝經 경락 분포도

1. 足厥陰肝經 經脉

足厥陰肝經은 엄지발가락 발톱 내측 後緣에서 起始하며, 여기에서 足少陽膽經의 經氣를 받아들인다. 叢毛[477]에서 起始하며 상행하여 足背에 이르고, 內踝 전방을 거쳐 脛骨 內緣을 沿하여 상행해서 內踝 상방 8寸處에 이르며, 足太陰脾經 後面에 교차한다. 위로 올라가 膝關節 내측과 대퇴 내측 정중앙을 거쳐 陰毛 중에 들어가고, 그 分支는 外生殖器에 분포하고, 生殖器 양측에서 상행하여 腹中에 들어가고, 左右 두 개의 分支[478]가 會合하며, 상행하여 胃를 거쳐 다시 肝과 膽에 분포하고, 肝에서 두 개의 分支를 分出한다. 그중 한 개의 分支는 횡격막을 통과하여 肺에 분포하고, 또 다른 分支는 횡격막을 통과하여 胸腔脇肋區에 분포하고 또한 胸腔을 통과하여 乳頭에 분포한다[479]. 그 主幹線은 胸腔에서 상행하여 食道를 沿하여 인후를 거치고 사골(ethmoid bone)을 통과하여 眼球의 후방에 이르며, 眼球 후방에 분포하여 腦의 絡脉인 '目系'로 통한다. 眼球 후방에서 두 개의 分支를 分出하는데 第1分支는 眼球 후방에서 상행하여 前額으로 나오고, 비스듬히 순행하여 頭頂(vertex)에 이르러 督脉과 서로 會合하여 腦에 들어가고(督脉은 巔에서 腦로 들어가 絡함), 第2分支는 眼球 후방에서 하행하여 위로 전두골(frontal bone)을 통과해 아래로 비스듬히 순행하여 口脣에 분포한다.

十二經 經氣의 순환에 근거하여 足厥陰肝經은 肝臟의 經脉에 분포하며, 당연히 있어야 할 주요한 分支는 中焦에 분포하고, 中焦에서 手太陰肺經과 서로 銜接[연결]하여 手太陰肺經의 經氣와 서로 통한다.

---

477) 발가락 背部 끝에 촘촘히 난 피부 털을 말한다.

478) 曲骨穴은 任脉 · 足厥陰肝經과의 交會穴이다.

479) 저자 註. 또한 胸腔을 통과하여 乳頭에 분포한다. 여기에서 乳患은 乳癰 · 乳疽 · 乳岩 등으로 그 病因은 줄곧 肝氣鬱結 · 胃熱壅滯로 인한 것이라 생각되었다. 肝胃의 氣가 여기에 어떻게 도달하는지에 대하여 元代 朱丹溪는 《丹溪心法》에서 "乳房陽明胃所經, 乳頭厥陰肝所屬."이라고 해석했다. 이 견해는 고대이론에 합치될 뿐만 아니라 현대생리학과도 부합(符合)되어 저자는 '足厥陰肝經은 胸脇에 분포하므로'에서 '乳頭에 분포해야 하므로' 이 路線을 더했다.

《靈樞·經脉》篇 : "肝足厥陰之脉, 起于大指叢毛[480]之際, 上循足跗上廉, 去內踝一寸[481], 上踝八寸[482], 交出太陰之後[483], 上膕內廉[484], 循陰股[485] 入毛中[486], 過陰器, 抵小腹[487], 挾胃屬肝[488]絡膽[489], 上貫膈[490], 布脇肋, 循喉嚨之後, 上入頏顙[491], 連目系, 上出額, 與督脉會之巓[492]. 其支者, 從目系下頰裏, 環脣內. 其支者, 復從肝別貫膈[493], 上注肺[494]."

2. 足厥陰肝經 絡脉

內踝 상방 5寸處 足厥陰肝經의 蠡溝穴에서 起始하며, 두 개의 分支를 分出한다. 第1 分支는 脛骨과 腓骨 사이를 통과하여 그 表裏經인 足少陽膽經과 서로 銜接한 후 表裏經 의 經氣가 상호 교류하는 통로를 구성하고, 第2分支는 脛骨을 沿하여 陰毛處에 상행하 며 남자는 고환과 음경에 분포하고 여자는 외음(cunnus)에 분포한다. (이 絡脉은) 外生 殖器에 분포하는 중요한 絡脉이다. 外生殖器의 기능과 질병은 모두 이 絡脉과 관련이 있다.

---

480) 三毛之處. 이를 '聚毛'라고도 한다.

481) 內踝 전방 2寸處. 中封穴處.

482) 內踝 上方 8寸處.

483) 足太陰經의 後面.

484) 曲泉穴處.

485) 대퇴부의 내측. 陰包·足五里·陰廉穴處.

486) 陰毛處.

487) 急脉과 衝門·府舍·曲骨·中極·關元穴處를 交會한다.

488) 肝臟.

489) 膽腑. 章門·期門穴處.

490) 횡격막.

491) nasopharynx. 이를 '上咽腔'이라 하기도 하는데, 喉鼻腔과 軟口蓋를 지나는 평면보다 위쪽의 孔竅이다. 즉, 연구개의 뒷부분으로 앞은 콧속과 같이 호흡계통에 속하며 인체와 外氣가 기체를 교환하는 통로이다. 참고로 咽腔(pharynx)을 鼻咽腔·口咽腔·喉頭咽腔의 세 부분으로 구분한다. 楊上善曰 : "喉嚨上孔名頏顙."

492) 百會穴處.

493) 횡격막.

494) 手太陰肺經과 相接한다.

《靈樞·經脉》篇 ："足厥陰之別, 名曰蠡溝, 去內踝五寸, 別走少陽. 其別者, 經[495]脛上睾[496], 結于莖[497]."

3. 足厥陰肝經 別絡

足厥陰肝經의 別絡은 足背部의 足厥陰肝經에서 分出하고, 肝經을 沿하여 상행해 陰毛處에 이른다. 여기에서 한 개의 分支는 足少陽膽經과 서로 銜接한다. 그 主幹線은 足少陽膽經의 別絡을 沿하여 바깥쪽을 향해 비스듬히 순행하여 제11늑골 끝(←章門穴)에 이르고, 다시 季脇(hypochondrium)을 따라 안쪽으로 비스듬히 순행하여 第7季脇에서 腹中(여기에서 腹處, 즉 期門穴處에 들어간다)에 들어가 肝과 膽에 분포한다. 횡격막을 上穿하고 심장을 관통하여, 나와 食道를 따라 인후에 이른다. 여기에서 상행하여 下頜을 거쳐, 그 分支는 面頰部에 분포한다. 主幹線은 상행하여 眼外角에 이르며, 眼球 후방에 들어가 腦에 통하는 脉絡-'目系'에 분포하며, 眼外角에서 分支하여 足少陽膽經과 서로 銜接하여 '六合' 중의 第二合을 구성한다.

足厥陰肝經의 別絡은 유일하게 足部[다리]에서 起始하는 別絡으로 陰毛處에서 表裏經의 足少陽膽經과 서로 銜接하여 表裏經의 經氣가 상호 교류하는 제2의 통로를 구성하고, 眼外角에서 또한 表裏의 足少陽膽經과 서로 銜接하여 表裏經의 經氣가 상호 교류하는 제3통로가 되며, 여기에서 足少陽膽經의 병렬노선을 구성하여 足厥陰肝經 氣血의 운행기능을 강화한다.

《靈樞·經別》篇 ："足厥陰之正, 別跗[498]上, 上至毛[499]際, 合于少陽[500], 與別俱行, 此爲二合也."

---

495) 循經.
496) 陰丸.
497) 陰莖.
498) 足背.
499) 陰毛.
500) 足少陽膽經.

부록: 《黃帝內經》臟腑經絡 病態

1. 心臟經絡 病態

- 《經脉》篇 : 本經은 外因의 영향을 받아 咽喉乾燥・心痛・口渴慾飮이 발생할 수 있다. 本經 臟器의 氣血이 失常하면 目黃・脇肋痛이 그 증상으로 나타나며 上肢 經絡線 분포구역을 따라 동통・寒栗[몸서리]・掌心熱과 동시에 灼痛 등의 증상이 있다.

  🔶 치료원칙 : 實症은 瀉法을 사용하며, 虛症은 補法을 사용하고, 熱症은 疾刺法을 사용하며, 寒症은 留鍼法을 사용하고, 陽虛로 인해 脉이 下陷한 경우는 灸法을 사용하며, 不盛不虛[501]하면 手少陰經穴을 취하여 치료한다.

  手少陰心經의 經脉에 병이 있을 때 實症은 經氣가 下膈하여 不暢하면 橫膈氣瘀不舒하며, 虛症은 經氣가 舌[혀]로 상행할 수 없어 말을 못한다.

  🔶 치료 : 手少陰心經의 通里穴을 침자한다.

- 《五邪》篇 : 邪氣가 心에 침범하면 心痛하며 悲哀感과 失神의 상태가 자주 발생된다. 病症의 虛實에 근거하여 手少陰經의 五腧穴을 取하여 經氣를 調理한다.

- 《臟氣法時論》篇 : 心에 병이 있을 때 胸中痛, 脇肋脹滿, 前胸・後背・肩胛區疼痛, 兩臂內側疼痛을 일으킬 수 있다. 經氣가 虛할 때는 胸腹部가 腫脹한다. 또한 脇下와 腰部를 견인하는 동통이 나타난다.

  🔶 치료 : 手少陰心經과 表裏經[502]의 五腧穴을 침자하여 조치한다. 實證은 舌下[503] 手少陰心經의 血脉을 침자하여 출혈하고 手少陰心經의 陰郄穴을 침자하여 출혈한다.

- 《邪客》篇 : 邪氣가 心肺[504]에 침범하여 (해당 경맥의) 經氣가 不暢하면 양측 肘關節循經部位에 脹痛이 발생한다.

- 《刺熱》篇 : 心熱은 心火亢盛한 병변으로 초기에는 精神不安・心煩・不眠하고 수일

---

501) 邪氣가 盛하거나 正氣가 虛함으로 인해 발병한 것이 아니면 곧 本經의 경혈을 取해 다스려야 한다. 즉, 경락의 병이라면 해당 경락의 경혈을 取해 치료해야 한다.

502) 手太陽小腸經.

503) 舌은 心의 竅. 舌下의 廉泉穴을 침자한다.

504) 심・폐의 經脉은 모두 手經에 속한다. 肺經의 경혈인 尺澤穴과 心經의 경혈인 少海穴은 모두 팔꿈치 사이에 있기 때문에 邪氣가 虛한 틈을 타서 모이는 곳은 대부분 양측 팔꿈치에 있다.

후에는 發熱한다. 高熱 時에는 心痛·煩悶·頭痛이 나타나며 때로 嘔吐를 하는데 이때는 面色發紅하고 發汗은 없으며 (이는) 모두 病氣가 경락에 들어간 증상이다.

　◑ 치료 : 手少陰心經과 表裏經의 五腧穴을 침자한다.

◉《刺瘧》篇 : 瘧邪가 心에 침범하여 心煩意亂을 느끼기 시작하며, 심각할 때는 全身 發冷을 느끼고 이때 온도는 높지 않으며 熱病寒象에 속한다. 手少陰心經의 五腧穴 을 取하여 치료해야 한다.

◉《痹論》篇 : 心痹는 脉痹가 오랫동안 치유되지 않았는데 外邪를 다시 感受하여 경락 을 통해 안으로 傳變하기 때문에 나타난다. 經氣가 不通하면 心煩한다. 邪氣는 胸 에 쌓이므로 胸部가 鼓脹한다. 氣滿하면 暴脹한다. 그 氣가 上逆하면 喘息·咽喉乾 燥하고 때로는 噯氣[트림]가 있고, 經氣가 氣逆하여 상행하면 恐懼感이 나타난다.

　◑ 치료 : 手厥陰心包經의 俞穴인 大陵과 手少陰心經의 俞穴인 神門穴을 取한다.

◉《風論》篇 : 心이 邪氣의 침범을 받으면 多汗·怕風·口脣乾燥·性情暴躁·易怒· 面色發紅하며, 심하면 言語不暢하다.

　◑ 치료 : 手少陰經과 手厥陰經의 五腧穴을 取한다.

◉《厥論》篇 : 手少陰心經이 寒邪의 영향을 받아 그 氣가 上逆할 때 心痛은 咽喉[목구 멍]까지 牽引한다.

　◑ 치료 : 手厥陰心包經의 俞穴인 大陵, 手少陰心經의 通里穴을 取한다.

◉《厥病》篇 : 邪氣가 上逆하여 일어난 心痛

　1 足少陰腎經이 心臟의 經脉으로 통하고, 足太陽膀胱經이 心臟의 別絡으로 통하는 氣上逆으로 인하여 心痛하고 背까지 牽引하며 腰背彎曲한다. 먼저 膀胱經의 京骨 穴·崑崙穴을 침자하고, 만약 효과가 없으면 다시 腎經의 然谷穴을 침자한다.

　2 足太陰脾經에서 心臟에 분포하는 經脉으로 인한 氣上逆은 胸部脹滿·心痛嚴重 하다. 脾經의 隱白과 太白穴을 침자해야 한다.

　3 足少陰腎經이 분포하는 心臟 經脉의 氣逆으로 인하여 心痛을 마치 송곳으로 찌 르는 것과 같다. 腎經의 然谷과 太谿의 두 穴을 침자해야 한다.

　4 足厥陰肝經에서 心臟으로 통하는 別絡의 經氣가 上逆하면 心痛 時에 面色灰白 하고 온종일 不寧한다. 肝經의 大敦과 行間의 두 穴을 침자한다.

　5 心臟으로 통하는 手太陰肺經의 經氣가 上逆할 경우, 心痛 時에 누우면 완화되고 활동하면 심해지나, 顏色엔 변화가 없다. 肺經의 魚際와 太淵 두 穴을 침자한다.

6 邪氣가 心臟에 침범하면 마치 칼로 베는 것 같은 心痛이 있고 手足發涼하며, 病情이 심각할 때는 12시간 안에 사망한다. 이런 心痛病은 모두 腫塊가 있으며, 그 병은 臟에 있고 經에 있지 않으므로 침자로 치료할 수 없다.

2. 肺臟經絡 病態

● 《經脉》篇 : 手太陰肺經의 經氣가 外因의 영향을 받을 때 胸部膨脹氣滿 · 腹脹 · 氣喘 · 缺盆疼痛[505]이 발생할 수 있고, 심각할 때는 喘咳가 심해져 환자는 항상 두 손을 교차하여 胸前에 대며 視物迷亂 등의 증상이 나타난다. 肺臟에 병이 있어 경락에 영향을 줄 때 그 症은 咳嗽 · 口渴 · 心煩不安 · 胸部悶滿 · 喘氣가 있고 上臂 內面 요골측은 經處를 沿하여 동통, 手指發冷 · 掌心發熱한다. 經氣가 盛하여 남는 實症에는 背胛區疼痛 · 小便頻數 · 尿量減少가 나타날 수 있으며, 만약 感冒風寒, 汗自出하면 바로 中風症이다. 經氣不足의 虛症은 肩背疼痛과 怕冷, 呼吸氣短하여 계속할 수 없고[506], 咽喉乾燥 · 尿黃 등의 증상이 나타날 수 있다.

■ 치료원칙 : 實症에는 瀉法을 사용하고, 虛症에는 補法을 사용하며, 熱症에는 疾刺法을 사용하고, 寒症에는 留鍼法을 사용한다. 陽虛로 인해 脉이 下陷한 경우는 灸法을 사용하고, 不實不虛[507]할 때는 肺經穴을 取하여 치료한다.

手太陰肺經의 絡脉에 병이 있을 때에 脉氣가 實하면 手掌에서 手腕部까지 發熱하고, 脉氣虛하면 자주 하품을 하며 呼吸短促, 小便頻數, 遺尿가 있다.

■ 치료 : 手太陰肺經의 列缺穴을 침자한다.

● 《五邪》篇 : 邪氣가 폐에 침범하면 피부에 통증이 발생하는데, 初起에는 發冷하고 이어서 發熱, 發汗, 氣上逆하면 咳嗽喘息이 나타나며, 咳嗽할 때는 肩背를 牽引한다.

■ 치료 : 手太陰肺經의 中府 · 雲門穴을 取하며, 제3~5흉추 옆까지의 背部 背臟穴 부위를 按壓하여 환자가 상쾌함을 느끼면 바로 질병과 유관한 경혈이므로 침자

---

505) 張介賓은 "缺盆은 비록 十二經의 道路이지만 폐와 특히 가까우므로 肺가 병들면 아프게 된다."라고 했다.
506) 숨이 차서 호흡이 이어지지 않는 경우를 말한다.
507) 邪氣가 盛하거나 正氣가 虛함으로 인해 발병한 것이 아니면 곧 本經의 경혈을 取해 다스려야 한다. 즉, 경락의 병이라면 해당 경락의 경혈을 取해 치료해야 한다.

함과 동시에 缺盆穴[508]을 침자하면 肺邪를 발산시킬 수 있다.

◉《臟氣法時論》篇 : 폐에 병이 있으면 經氣가 上逆하여 해수·發汗한다. 肺氣가 足少陰腎經이 분포하는 폐의 經脉에서 腎으로 하강할 수 없어 腎이 肺氣를 不納하면 腎經을 따라 분포하는 尻內와 下肢內側面·足底 등의 부위에 모두 동통이 발생한다. 肺氣가 虛할 때는 經氣가 부족하기 때문에 호흡이 淺하고 短頻하고 咽喉乾燥가 있다. 表裏經인 手陽明大腸經의 絡脉은 耳中으로 통하는데 그 氣가 부족하여 濡養할 수 없으면 耳聾이 발생한다.

🔥 치료 : 肺氣가 上逆하면 下肢脛 내측 腎經 순행구역 血絡에 충혈[509]이 나타나 點刺出血할 수 있고, 虛症에는 手太陰經穴을 取하여 肺氣를 補한다.

◉《刺熱》篇 : 外邪가 肺經에 침입하면 우선 怕冷을 느끼며 피부에 소름이 돋고 舌苔發黃하며 이어서 身體發熱하며 체온이 높을 때는 咳嗽氣喘하고, 胸背部의 근육이 동통하며 심호흡을 할 수 없고, 두통을 참기 어려우며 發汗한 후에 체온이 하강한다. 手太陰經의 少商·魚際穴과 手陽明大腸經의 商陽穴·合谷穴을 침자하여 黃豆 크기만큼 출혈시킨다.

◉《刺瘧》篇 : 瘧邪가 肺에 침입하여 發病할 때는 심리적으로 發冷을 느끼고 發冷은 發熱보다 重하고, 發熱 時에는 驚恐感이 나타날 수 있다.

🔥 치료 : 手太陰肺經의 列缺穴과 手陽明大腸經의 合谷穴을 침자한다.

◉《咳論》篇 : 肺病은 咳嗽가 발생하고 항상 喘息을 동반하며 喘息音이 명확하고 심각할 때는 經氣가 上逆하고 咳中帶血한다.

🔥 치료 : 太淵·尺澤·少商 등의 穴位를 침자한다.

◉《厥論》篇 : 肺經의 經氣가 不暢하여 上逆할 때는 胸部에 虛滿을 느껴 咳嗽하며 항상 沫痰[거품가래]을 吐한다. 치료는 그 氣를 조절해야 한다.

3. 脾臟經絡 病態

◉《經脉》篇 : 本經이 外因에 영향을 받으면 혀의 운동이 不便하고 强硬[딱딱함]하게

---

508) 足陽明經穴이지만 手太陰之脉이 이 부위로 上出하므로 肺邪를 散越시키기 위해서 取해야 한다.
509) 일종의 '靑筋'이라고 할 수 있다. 즉, 해당 부위의 말초혈관이 충혈된 상태를 말한다.

되는 것[510]을 자각하며 食後에 곧잘 嘔吐를 하고 胃脘痛, 腹脹, 噯氣가 있으며, 배
변 後 혹은 屁(방귀를 배설한) 後에 편해지며 전신이 沈重無力하게 된다.[511] 本經
脾臟 所生病은 舌根部에 통증이 발생하고 身體沈重하거나 動作이 不便하며 식욕부
진·心中煩燥·胃脘痛·大便溏薄하거나 혹은 痢疾이 있고, 또는 물[512]이 몸 안에
閉하여 大小便이 不暢하며 面部皮膚와 眼睛이 黃色을 띠며 安臥를 할 수 없고 가까
스로 일어설 때 대퇴·무릎 내측 經絡循行處를 따라 동통·腫脹發冷하고 足大趾
운동장애 등이 있다.

🔅 **치료원칙** : 實症에는 瀉法을 사용하고, 虛症에는 補法을 사용하며, 熱症에는 疾刺
法을 사용하고, 寒症에는 留鍼法을 사용한다. 陽虛로 인해 脉이 下陷한 경우에는
灸法을 사용하고, 不盛不虛할 때는 足太陰脾經의 經穴을 取하여 치료한다.

脾의 大絡에 병이 있을 때 實症은 전신관절이 松弛無力하고 이 脉은 全身 血絡에
絡할 수 있어 만약 氣瘀血凝의 증상이 있으면 이 大絡을 치료해야 한다.

足太陰經의 絡脉에 병이 있고 絡脉氣가 不暢하여 上逆할 때 上吐下瀉의 藿亂病이
발생하며 邪氣가 盛하면 腸中急痛이 있다. 氣虛하면 腹脹하여 마치 북을 두드리는
것 같다.

🔅 **치료** : 足太陰脾經의 公孫穴을 取한다.

◉ 《臟氣法時論》篇 : 脾에 病이 있으면 몸이 消瘦無力하고 善食善饑하고 근육이 위축
되며 脚內側底部[513]에 동통이 있다. 氣虛할 때 腹部脹滿·腸鳴·腹瀉·소화불량
등의 症이 있다.

🔅 **치료** : 足太陰經의 公孫穴, 足陽明經의 足三里穴, 足少陰經의 照海穴을 取한다.

◉ 《咳論》篇 : 病邪가 脾에 침범하여 咳嗽가 발생할 때 脇肋과 肩背部를 牽動하여 동
통이 있고, 심각할 때는 신체활동에 제한을 받고 움직일 때 咳嗽가 심해진다.

🔅 **치료** : 足太陰脾經의 俞穴인 太白을 침자한다.

◉ 《痹論》篇 : 脾經氣가 不暢한 것은 脾經氣가 肺에 運輸할 수 없기 때문으로 四肢의
弛緩無力이 발생하고 咳할 때 粘痰을 吐한다.

---

510) 舌本强.
511) 대변을 보거나 방귀를 뀌면 상쾌하여 輕減되는 듯하나 온몸이 무거워진다.
512) 體液.
513) 발바닥 안쪽.

- 🔹 **치료** : 足太陰脾經의 俞穴인 太白을 침자한다.

- 《厥論》篇 : 足太陰經이 氣厥하여 陰氣가 위에서 盛하고 아래서 虛할 때 腹部脹滿이 발생하고 大便秘結, 식욕부진, 먹으면 吐하고 平臥할 수 없다. 經氣가 厥逆하여 上逆하면 陽氣가 위에서 盛하고 아래에서 虛할 때에 下肢痙攣·心痛하여 腹部를 牽引한다.

- 🔹 **치료** : 당연히 주요 병증을 치료해야 하고 氣血을 調理해야 한다.

- 《刺熱》篇 : 邪氣가 脾에 침입하여 일으키는 熱症은 먼저 頭重하고 兩頰疼痛·心煩·面發靑·惡心慾吐하고 이어서 발열하며 열이 높을 때는 요통이 나타나며 前俯後仰할 수 없고 腹部脹滿하며 설사하기도 하는데 이때 面頰疼痛이 頷部까지 이른다.

- 🔹 **치료** : 足太陰經과 足陽明胃經의 五腧穴을 取하여 먼저 足三里穴을 침자하고 후에 太白穴을 침자한다.

- 《刺瘧》篇 : 瘧邪가 脾에 침입할 때 먼저 發冷하고, 腹中痛·發熱 時에 腸鳴이 나타나고 腸鳴이 멎은 후에 汗出熱退한다.

- 🔹 **치료** : 足太陰脾經의 商丘穴을 침자한다. 瘧邪가 足太陰脾經에 침범했을 때 精神不爽하고 탄식을 잘하며 식욕부진하고 發作時間이 길며 汗出 후에 곧잘 嘔吐를 하며 吐한 후에 증상이 소실된다.

- 🔹 **치료** : 足太陰脾經의 公孫穴을 침자한다.

4. 腎臟經絡 病態

- 《經脉》篇 : 本經이 外因의 영향을 받으면 饑不欲食하고 面色이 치자색과 같으며 咳嗽帶血하고 喘息할 때 쉰 목소리가 나며 앉으면 일어나려 하고 心神不寧하며[514] 視物이 뚜렷하지 않고 배가 고픈 것 같기도 하고 아닌 것 같기도 한 嘈囃感이 있다. 氣虛不足할 때 항상 공포감이 있고 누가 잡아갈 것 같은 心悸가 있다. 이것은 腎이 骨을 주관하는데, 骨의 陽氣가 부족하기 때문이다. 本經 臟器에 병이 있을 때 口內發熱, 舌下乾, 咽腫한다. 經氣가 上逆할 때 咽喉가 乾燥하고 통증이 있으며 心煩·心痛·黃疸·下痢하고, 本經이 순행하는 부위에 동통이 있으며 특히 腰痛이 심하

---

514) 躁動의 표현.

고 足部萎軟하며 冷하고 精神疲倦嗜睡하며 足心發熱 혹은 동통 등의 증상이 있다.

　　🖐 **치료원칙** : 實症에는 瀉法을 사용하고, 虛症에는 補法을 사용하며, 熱症에는 疾刺法을 사용하고, 寒症에는 留鍼法을 사용한다. 陽虛로 인해 脉이 下陷한 경우는 灸法을 사용하고, 不盛不虛할 때는 本經의 經穴을 取하여 치료한다. 脉氣下陷症이 심할 때는 足少陰腎經의 穴位를 灸하고 또한 영양[515]을 많이 섭취하고 천천히 산책을 하여 氣를 通暢하게 하면 회복이 쉽다.

　　足少陰經의 絡脉病變은 氣上逆하면 煩悶하고, 氣盛하면 小便閉塞하거나 淋漓不暢하다. 氣虛할 때는 腰痛이 있다.

　　🖐 **치료** : 本經의 大鐘穴을 침자한다.

　👁 《五邪》篇 : 邪氣가 腎에 침범하면 全身性骨痛(骨酸痛을 自覺)이 발생하며 통증은 정확한 부위가 없고 壓痛點이 없으며 小腹脹滿疼痛하고 大便不暢하며 腰·肩·背·頸項 등의 부위에 동통이 있고 眼은 항상 昏花不淸하다.

　　🖐 **치료** : 足少陰經의 湧泉穴과 足太陽膀胱經의 崑崙穴 부위에 보이는 靜脉을 침자하여 출혈시킨다.

　👁 《臟氣法時論》篇 : 腎에 병이 있을 때는 腹水와 下肢水腫·천식·해수·身重無力·야간盜汗·怕風이 있고, 經氣가 虛하면 흉통·복통이 있다.

　　🖐 **치료** : 足少陰腎經과 足太陽膀胱經에서 침자하여 출혈하고 후에 補瀉法을 사용한다.

　👁 《繆刺論》篇 : 邪氣가 足少陰經의 絡에 침입하면 인후통이 발생하여 식사를 할 수 없고 아무런 이유 없이 화를 낸다.

　　🖐 **치료** : 足底 湧泉 부위 靜脉을 침자하고 每側에 세 차례 침자하면 바로 효과를 볼 수 있다. 만약 喉腫하고 唾液을 토해내거나 혹은 삼킬 수 없으면 然骨 前方 靜脉을 침자하여 출혈시키면 바로 효과를 볼 수 있으며, 左側에 병이 심하면 右側을 침자하고 右側에 병이 심하면 左側을 침자한다. 또한 갑자기 心痛이 발생하고 腹部에 심각한 鼓脹이 발생하며 胸部와 양측 脇部가 脹滿하다.

　　🖐 **치료** : 腹內에 積塊가 없을 경우, 然骨 前方 靜脉을 침자하여 출혈하면 30분 안에 효과를 볼 수 있다. 처음 발병한 경우 5일이면 치유가 가능하다.

---

515) 생고기.

◉《痺論》篇 : 腎氣不足하여 外邪를 感受하면 쉽게 腫脹病이 발생하고 신체가 오므라들어 쉽게 펴지지 않는다.

　🖐 **치료** : 足少陰腎經의 陰谷穴을 침자한다.

◉《風論》篇 : 腎이 風邪의 침범을 받으면 多汗・怕風・面黑・浮腫・脊椎疼痛(특히 腰部)이 오고, 直立할 수 없고 陽萎 등의 症이 있다.

◉《刺瘧》篇 : 瘧邪가 腎에 침범할 때 신체는 마치 비를 맞은 듯이 發冷하고 腰背痛으로 곧게 펴는 것이 쉽지 않으며, 大便不暢하고 眼昏花不淸하며 四肢가 차갑다.

　🖐 **치료** : 足少陰經의 大鐘穴을 침자하거나 足太陽經의 穴位를 침자한다. 瘧邪가 足少陰腎經에 침범할 때 嘔吐가 심하고 不定期的으로 발작하여 發熱時間이 길며 冷한 시간이 짧고 문을 닫고 혼자 있기를 좋아하는데 이런 병은 치유가 어렵다.

◉《刺熱》篇 : 邪氣가 腎에 침입하여 發熱할 때 腰痛이 시작되고 下肢酸軟하며 口渴多飮한 후에 發熱하고 高熱 時에 項痛하고 强硬하며 下肢가 發冷發酸하고 足底發熱하고 말하려 하지 않는다.

　🖐 **치료** : 足少陰經과 足太陽經을 침자한다. 腎熱病은 發熱이 되기 전에 面頰이 發紅하면 바로 鍼刺치료가 가능한데 이것은 발병하기 전에 치료하는 것이다.

◉《厥論》篇 : 足少陰經氣가 부족하면 口乾・小便紅・腹部脹滿・心痛이 생긴다. 물론 主要 疾病을 치료해야 한다.

◉《咳論》篇 : 足少陰腎經의 병은 咳嗽하며 咳할 때 腰와 背部를 牽引하는 통증이 발생하며, 심각하여 咳出粘涎하면 足少陰腎經의 陰谷穴을 침자한다.

◉《邪客》篇 : 邪氣가 腎臟에 침범하여 그 氣가 足少陰腎經과 表裏經인 膀胱經의 膝膕窩 부위에 停留할 수 있어 膝關節運動이 불편하고 굴신을 할 수 없으며 심할 때는 경련이 나타난다. 委中을 침자하여 출혈할 수 있다.

◉《刺腰痛論》篇 : 邪氣가 足少陰腎經을 침범하면 腰痛을 일으키고 脊椎를 牽引하며 腹內側疼痛이 있다.

　🖐 **치료** : 足少陰腎經의 復溜穴에서 兩鍼을 침자하여 출혈한다.

5. 肝臟經絡 病態

◉《經脉》篇 : 本經은 外因에 영향을 받으면 腰痛이 생겨 前後로 俯仰을 할 수 없고 남자는 疝氣, 여자는 小腹腫脹하는데 병세가 심해지면 咽喉乾燥하고 얼굴에 光澤이 없다. 本經 臟腑는 병변이 발생할 때 胸中悶滿, 嘔吐와 喀氣, 소화불량과 설사, 疝氣, 유뇨, 요실금 혹은 淋漓不暢과 閉塞이 있다.

　🖐 **치료원칙** : 實症은 瀉法을 사용하고, 虛症은 補法을 사용하며, 熱症은 疾刺法을 사용하고, 寒症은 留鍼法을 사용한다. 陽虛로 인해 脉이 下陷한 경우는 灸法을 사용하고, 不盛不虛에는 本經 穴位를 取하여 치료한다.

　足厥陰肝經의 絡脉 병변은 經氣上逆으로 인하여 睾丸腫大가 발생하고 갑자기 疝痛이 있으며, 實症 時에는 氣過盛으로 인하여 陰莖이 勃起한다. 氣虛할 때는 陰部가 瘙癢한다.

　🖐 **치료** : 足厥陰肝經의 蠡溝穴을 침자한다.

◉《臟氣法時論》篇 : 肝에 병이 있을 때 양측 脇下痛이 있고 또한 小腹疼痛을 일으키며 쉽게 怒하고, 肝氣가 虛할 때는 視物不明하고 청력이 감소하며 잡혀갈 듯한 공포스러운 표정을 보일 수 있다. 經氣上逆 時에는 두통 · 耳聾 · 기억력감퇴 · 面頰浮腫이 있다.

　🖐 **치료** : 足厥陰肝經의 經穴을 鍼灸하여 肝氣를 조리하며 表裏經의 경혈을 鍼灸하여 調理下降하고 氣上逆을 조절한다.

◉《五邪》篇 : 邪氣가 肝에 침범하면 양측에 脇部疼痛이 발생하는데 예를 들면 脾胃陽氣가 부족하여 瘀血이 몸에 滯留해 步行 時에 관절을 견인하여 아프거나 혹은 足腫이 있다.

　🖐 **치료** : 足厥陰肝經의 行間穴을 침자하여 脇部의 氣를 견인하고 하행하게 하여 脇部疼痛을 치료하며, 足陽明胃經의 三里穴을 침자하여 脾胃를 溫補하고 脾胃虛寒을 치료하며, 足厥陰肝經脉에서 침자하여 출혈하고 瘀血을 發散(←흩어버림)하며, 耳前 足少陽經의 靜脉에 침자하여 출혈해 牽引痛을 치료한다.

◉《刺腰痛論》篇 : 足厥陰經脉에 병이 있으면 요통이 나타나는데 허리가 마치 활시위와 같이 强硬하고 緊張되어 있으며 이 병을 앓는 사람은 말을 많이 한다.[516]

---

516) 이는 병증으로 인한 고통으로 불평을 많이 함을 의미한다고 여겨진다.

치료 : 足厥陰肝經의 蠡溝穴에서 충만한[517] 靜脉을 여러 개 볼 수 있으며 세 차례 침자하여 출혈한다.

◉《刺熱論》篇 : 肝臟熱病 時에 먼저 小便黃色이 나타나며, 身體發熱 時에 腹部疼痛하고 눕기를 좋아한다. 高熱 時에는 狂言亂語, 胸脇疼痛, 手足躁動하고 조용히 누워 있을 수 없으며, 庚辛 時에 發熱이 가장 높고 甲乙 時에는 汗出하여 熱이 낮아진다. 氣逆할 때는 頭痛이 나타나며 또한 脉搏衝擊性疼痛이 있다.

치료 : 足厥陰肝經과 足少陰膽經의 穴位를 침자한다.

◉《刺瘧》篇 : 瘧邪가 肝臟에 침범할 때 사람의 얼굴에 혈색이 없고 호흡이 느리며 길어지게 되므로 足厥陰經 中封穴과 大敦穴을 침자하여 출혈한다. 瘧邪가 足厥陰經에 침범하여 發病 時에 요통, 小腹脹滿, 小便不利나 淋漓가 있으면 足厥陰經의 太衝穴을 침자한다.

◉《風論》篇 : 肝은 風邪를 당한 후에 汗多·怕風하며 항상 슬픈 감정이 있고 안색이 약간 蒼白하며 咽喉乾造, 易怒, 여자를 혐오하는데 이런 환자의 眼下窩呑區 피부는 靑色을 띤다.

◉《痺論》篇 : 邪氣가 肝經에 침범하여 肝氣不暢하고 야간에 공포감으로 악몽을 많이 꾸며 口渴, 多飮, 多尿, 小腹引動한다.

치료 : 足厥陰經의 俞穴인 太衝을 침자한다.

◉《厥論》篇 : 足厥陰經氣가 上逆하여 小腹에 腫痛이 발생하고 腹脹滿, 小便不利, 무릎을 구부리고 눕기를 좋아하며 陰莖이 축소하거나 혹은 腫痛하며 下肢 내측이 發熱한다. 氣盛할 때는 瀉法을 사용하며, 氣虛할 때는 補法을 사용하고, 氣不盛不虛할 때는 本經 경혈을 取하여 치료한다.

◉《繆刺論》篇 : 邪氣가 足厥陰肝經의 絡脉을 침범하면 갑자기 疝氣가 발생하여 극렬한 통증이 나타나는데, 足厥陰經의 大敦穴과 趾甲[발톱] 위 털이 난 부위에 각각 1개의 침을 침자하면 남자는 즉시 낫고 여자는 잠시 후에 낫게 된다. 左側에 통증이 있으면 右側 경혈에 침자하고 右側에 통증이 있으면 左側 경혈에 침자한다.

◉《咳論》篇 : 肝經이 受邪하여 해수를 일으키며 咳하면 양측에 脇下痛이 있고 심할 때는 轉側할 수 없으며 몸을 돌릴 때는 兩脇에 脹滿感이 있다.

---

517) 일종의 '靑筋'이라고 할 수 있다. 즉, 해당 부위의 말초혈관이 충혈된 상태를 말한다.

6. 心包經絡 病態

◉ 《經脉》篇 : 本經은 外因에 영향을 받으면 手掌心熱이 발생하며 肘關節이 경련하고 활동이 不便하며 腋下腫脹한다. 심각할 때는 兩脇에 悶脹感이 나타나며, 心臟搏動이 過速하여 안정되지 못하고, 面部는 發紅하고 眼睛은 發黃하며, 잘 웃고 그치지 않는 정신증상이 있다. 經脉氣血이 不暢할 때 心煩·心痛·手掌發熱이 있다.

🖐 **치료원칙** : 實症은 瀉法을 사용하고, 虛症은 補法을 사용하며, 熱症은 疾刺法을 사용하고, 寒症은 留鍼法을 사용한다. 陽虛로 인해 脉이 下陷한 경우는 灸法을 사용하고, 不盛不虛할 때는 本經의 經穴을 取하여 치료한다.

手厥陰心包經의 絡脉病變은 氣盛할 때는 心痛이 발생하고, 氣虛할 때는 頸部 强硬이 발생한다.

🖐 **치료** : 手厥陰心包經의 內關穴 등을 침자한다.

◉ 《邪客》篇 : 각종 원인으로 발생하는 심장질병은 모두 手厥陰心包經의 병이다.

7. 胃經絡 病態

◉ 《經脉》篇 : 本經이 外因에 영향을 받으면 비를 맞은 듯이 陣寒發抖가 발생하고 자주 신음을 하며 때로 하품을 하고 額部[이마 부분]가 검게 된다. 發病 時에는 사람과 불을 싫어하며, 木聲을 들으면 갑자기 놀라고 心跳不安하여 문을 닫고 혼자 있는 것을 좋아하며, 熱이 많고 심할 때는 높은 곳에 올라가 노래하며, 옷을 벗고 마구 뛰어다니고 腹脹·腸鳴 등이 있다. 本經이 血과 관련하여 발생하는 病症으로는 高熱로 인해 생기는 神昏發狂의 癘疾, 고열의 溫病, 汗自出, 鼻流涕 혹은 출혈, 구안와사, 口脣에 나는 乾瘡, 頸腫, 인후염증, 上齒腫痛, 복수, 膝關節發炎疼痛, 經을 沿하여 분포구역의 胸乳·서혜부·대퇴前面·脛骨外側面에서 足背까지 동통, 足中趾의 운동장애가 있다. 本經의 氣盛實症은 胸腹發熱, 胃熱有餘 즉 善食善飢, 小便變黃이다. 本經의 氣가 부족한 虛症은 胸腹發冷하고 심하면 寒慄한다. 胃中陽虛有寒하면 水穀不化하여 腹脹이 발생한다.

🖐 **치료** : 氣盛하면 瀉法을 사용하고, 氣虛하면 補法을 사용하며, 寒症에는 留鍼法을 사용하고, 熱病에는 疾刺法을 사용한다. 陽虛로 인해 脉이 下陷한 경우는 灸法

을 사용하며, 不盛不虛 時에는 本經에서 取穴하여 치료한다.

足陽明胃經의 絡脉 병변은 脉氣上逆 時에는 咽喉가 弛緩無力[518], 瘖瘂[519]가 발생한다. 脉氣가 盛할 때는 癲狂症이 발생한다. 脉氣가 不足할 때는 下肢를 구부릴 수 없으며 脛部근육이 위축된다.

◉ 치료 : 豊隆穴을 침자한다.

◉《邪氣藏府病形》篇 : 胃에 병이 있으면 上腹脹滿하고 胃脘區疼痛이 있으며 上肢와 양측 脇部를 牽引하며 食道가 噎塞한다.

◉ 치료 : 足陽明胃經의 合穴인 足三里를 取한다.

◉《繆刺論》篇 : 邪氣가 足陽明의 絡脉에 침범할 때 頭痛·項部疼痛·鼻出血이 있으며, 上齒[윗니]는 찬 음식과 冷風을 싫어하고 추우면 통증이 더 심해진다.

◉ 치료 : 足陽明胃經의 井穴인 厲兌를 침자하고, 左側 병에는 右側을 침자하고 右側 병에는 左側을 침자한다.

◉《平人氣象論》篇 : 胃經大絡氣가 盛하면 喘息이 발생하고 또한 때때로 停息하며 胃脘은 橫位堅硬腫塊가 있으며 이 병은 치료가 쉽지 않다.

◉《刺腰痛論》篇 : 足陽明經氣가 不暢하면 腰痛이 발생할 때 뒤를 돌아볼[回顧] 수 없고 만약 갑자기 고개를 돌리면 동통을 참기 어렵다.

◉ 치료 : 足陽明胃經인 足三里穴과 下廉處 靜脉(靑筋)을 침자하여 출혈한다.

◉《四時刺逆從論》篇 : 足陽明胃經이 血虛하여 風·寒·濕邪의 침범을 받으면 불규칙적인 發熱이 발생하며 皮膚灼熱疼痛 혹은 紅斑이 있다. 經氣가 부족하면 氣喘, 咽乾하며, 항상 歎息하고 煩燥하며, 쉽게 놀라는 등의 증상이 나타난다. 經脉滑利하면 小腹急痛이 游走不定하다. 經氣不暢하여 氣가 胃에 쌓이면 항상 驚怕感이 있다. 上述한 질병을 치료할 때는 조심해야 하므로 손은 가볍고 부드럽게 하며 근육·骨·絡脉 등에 刺傷을 입히면 안 된다. 그렇지 않으면 병세가 더욱 심해진다.

◉《五邪》篇 : 邪氣가 脾胃에 침범하면 全身筋肉酸痛이 발생하며 胃燥氣가 有餘하고 脾濕氣가 부족할 때는 內熱이 출현하고 消化가 빠르므로 쉽게 배가 고프다. 胃燥氣

가 부족하고 脾濕氣가 有餘할 때는 脾胃虛寒한 것이므로 腸鳴과 腹痛이 발생한다. 陰陽이 모두 有餘하거나 혹은 모두 부족하면 燥濕의 부조화·有寒有熱의 錯雜病症이 나타난다.

　🔥치료 : 足陽明胃經 足三里穴을 침자하고, 나머지 경혈은 瀉法을 사용하며 補法은 사용하지 않는다.

◉《刺瘧》篇 : 瘧邪가 胃에 침입하여 發病 時에는 항상 饑餓感[배고픈 느낌]이 있으며 식사 후에 脹氣腹滿하여 아프다.

　🔥치료 : 足陽明胃經과 足太陰脾經을 침자하여 足背分布區의 橫行靜脉에서 출혈시킨다. 瘧邪가 足陽明經에 침범하여 發病할 때는 우선 發冷하고 發熱時間은 기타 瘧疾에 비해 길며, 退熱寒出하고 증상이 소실된 이후에는 빛 보는 것을 좋아한다.

　🔥치료 : 足陽明經 足背 衝陽穴을 침자하여 출혈시킨다.

◉《咳論》篇 : 病邪가 胃에 들어와 咳嗽가 발생할 때 구토하고, 심할 때는 膽汁을 구토한다.

　🔥치료 : 足陽明胃經의 合穴인 足三里를 침자한다.

◉《厥論》篇 : 胃經의 經氣가 부족할 때는 癲狂病이 발생하는데, 妄言亂語, 腹脹滿하여 平臥할 수 없고 面紅하여 熱이 나며 經氣上逆할 때는 喘咳身熱, 鼻出血 혹은 嘔吐血하고 쉽게 놀라고 무서워하므로 주요 질병을 치료해야 한다.

◉《寒熱病》篇 : 足陽明胃經은 眼球後·內眼角·鼻骨과 그 바깥쪽에 분포하고 하행하여 口角을 지나 口脣下의 承漿穴에 돌아 이르고 眼睛과 口疾病은 陽明經에서 치료할 수 있다. 實症은 瀉法을 사용하고, 虛症은 補法을 사용하며, 치료가 잘못되어 상반되었을 때는 병세가 심해질 수 있다.

8. 膀胱經絡 病態

◉《經脉》篇 : 本經이 外因에 영향을 받으면 經氣가 上衝하여 頭痛이 있고 眼球[눈알]가 빠질 듯이 아프며 頭項은 뽑히는 듯한 느낌이 있고 脊椎疼痛하며, 허리는 끊어질 듯이 아프고 대퇴관절은 구부릴 수 없으며, 膝關節은 운동장애가 있고 小腿에는 마치 찢어지는 듯한 동통이 있다. 本經 經脉에 병이 발생할 때 痔瘡·瘧疾이 발생

할 수 있으며 癲狂症, 眼發黃하고 流淚, 鼻流淸涕 혹은 출혈하며 頸·項·背·腰·肛·
膕·小腿·足에 모두 통증이 있고 小趾에 운동장애가 있다.

　　🔹 **치료원칙** : 實症은 瀉法을 사용하고, 虛症은 補法을 사용하며, 熱症은 疾刺法을
사용하고, 寒症은 留鍼法을 사용한다. 陽虛로 인해 脉이 下陷한 경우는 灸法을 사
용하고, 不盛不虛 時에는 足太陽膀胱經의 穴位를 치료한다.

　　足太陽膀胱經의 經脉은 병이 있을 때 氣盛하면 鼻塞流涕, 頭痛, 背痛이 발생한다.
氣不足할 때는 鼻流淸涕 혹은 출혈한다.

　　🔹 **치료** : 足太陽膀胱經의 飛陽穴을 침자한다.

👁 《繆刺論》篇 : 邪氣가 足太陽經의 絡脉에 침범하면 頭肩部에 동통이 발생한다.

　　🔹 **치료** : 足太陽膀胱經의 至陰穴을 침자하면 바로 효과가 있다. 邪氣가 經脉에 침
범할 때 全身拘緊痙攣이 발생하고 角弓反張, 脇肋을 牽引하여 동통이 있다.

　　🔹 **치료** : 脊椎 兩旁 膀胱經線에서 按壓하여 명확한 압통이 있는 곳[520]에 세 차례 鍼
刺[521]하면 바로 효과가 있다.

👁 《刺瘧》篇 : 瘧邪가 足太陽經에 침범하면 요통이 발생하고 두통이 심하며 發冷 時에
먼저 背部에서 起始한 후 점차 전신에 이르는데, 冷한 후에 발열하며 체온이 비교
적 높다. 退熱 후에는 汗出하며 이 학질은 치유가 어렵다. 金門穴·委中穴을 침자
하여 출혈한다.

👁 《寒熱病》篇 : 足太陽經은 頸部 後方에서 分支하여 腦에 통하고 또한 眼球의 脉絡에
분포하므로 頭痛 時에는 腦殼脹裂·眼球脫出과 같은 참기 어려운 동통이 나타난
다.

　　🔹 **치료** : 足太陽膀胱經의 玉枕·天柱 등의 穴을 침자한다. 陽氣가 盛할 때는 눈을
분노한 것처럼 부릅뜨며 쉽게 閉合이 되지 않는다. 陰氣가 盛할 때는 眼閉하여 뜨
기가 쉽지 않다.

　　🔹 **치료** : 天柱穴·睛明穴을 침자하여 그 氣를 조절한다.

👁 《刺腰痛論》篇 : 足太陽經氣가 不暢할 때 腰痛症이 발생하며, 통증이 있을 때 頸後
를 牽引하여 脊背 양측과 薦骨區 근육이 緊張沈重한다.

---

520) 金門穴處.
521) 일종의 '齊刺法' 을 시술한 것이라고 생각된다.

🔥 **치료** : 委中穴을 침자하여 출혈한다.

👁 《邪氣藏府病形》篇 : 膀胱經의 經氣가 不暢하여 氣化[522]할 수 없으며 소변불리 · 小腹腫痛하며 누르면 尿意가 있으나 通利할 수 없고, 膀胱經의 순행부위가 發熱하고 脉은 下陷하여 충실하지 못하다.

🔥 **치료** : 먼저 委中穴을 침자한다.

👁 《咳論》篇 : 病邪가 방광에 들어가고 咳할 때 小便失禁한다.

🔥 **치료** : 足太陽經의 委中穴을 침자한다.

👁 《厥論》篇 : 足太陽膀胱經의 經氣가 부족할 때 頭面이 붓고 頭重感으로 徒步가 쉽지 않으며 眼睛轉動하면 眩暈跌倒한다. 만약 經氣가 上逆하면 身體强硬하여 활동할 수 없고 吐血 · 鼻血 등의 증상이 나타난다. 主要 疾病을 치료하려면 經氣를 조정해야 한다.

9. 膽經絡 病態

👁 《經脉》篇 : 本經은 外因에 영향을 받으면 口苦하고 자주 歎息하며, 胸外側脇區의 동통으로 轉側할 수 없고, 병세가 심할 때는 얼굴이 마치 흙색 같고 광택이 없으며 전신의 피부가 윤기를 잃게 되며 足外側은 發熱한다. 本經이 骨과 관련하여 병이 발생한 경우에는 頭痛이 있고 頜腫痛 · 眼外眦痛 · 缺盆腫痛 · 腋下腫이 있으며, 혹은 馬刀俠癭[523]과 化膿 등이 발생하고 쉽게 發汗하며, 또한 瘧疾[524]이 발생하며 경락 부위를 沿하여 동통이 있고 第4趾에 운동장애가 발생한다.

🔥 **치료원칙** : 實症은 瀉法을 사용하고, 虛症은 補法을 사용하며, 熱症은 疾刺法을 사용하고, 寒症은 留鍼法을 사용한다. 陽虛로 인해 脉이 下陷한 경우는 灸法을 사용하며, 不盛不虛 時에는 本經穴을 取하여 치료한다.

足少陽膽經의 絡脉에 병이 있는 다리가 厥冷하고 下肢가 萎縮軟弱無力하며 앉았다가 일어나기가 쉽지 않다.

---

522) 氣의 운행변화. 인체 각 臟腑器官의 생리활동을 말한다. 그중에서도 三焦의 輸液輸布 및 腎 · 膀胱의 기능에 많이 사용하고 있다. 《素問 · 靈蘭秘典論》"膀胱者, 州都之官, 津液藏焉."
523) 瘰癧.
524) 少陽은 半表半裏이므로 陽이 盛하면 땀이 나고 風이 盛하면 추워서 떨게 된다.

◉ 치료 : 足少陽經의 光明穴을 침자한다.

◉《邪氣藏府病形》篇 : 外邪가 膽에 침범할 때 항상 탄식, 口苦, 膽汁을 구토하고, 心神不寧하며 사람이 잡으러 오는 듯한 느낌으로 겁내고 인후가 마치 이물질에 걸린 듯하나 吐해도 나오지 않는 등의 증상이 발생한다. 足少陽膽經의 竅陰穴과 聽宮穴區에 脉下陷이 있을 때 灸法으로 치료할 수 있으며, 만약 寒熱症이 있으면 足少陽膽經의 陰陵泉穴을 침자해야 한다.

◉《繆刺論》篇 : 邪氣가 足少陽膽經에 침범하면 胸脇痛이 발생하여 호흡에 영향을 주며 咳嗽出汗한다.

◉ 치료 : 足少陽膽經의 竅陰穴을 침자하면 즉시 효과를 보며, 咳嗽가 있으면 保溫을 해야 하고, 병이 左側에 있으면 右側穴을 침자하고 右側에 있으면 左側穴을 침자하며, 효과가 없으면 다시 위의 방법대로 치료한다. 邪氣가 足少陽의 絡에 침범하여 股關節痛이 발생하면 下肢를 들 수 없다.

◉ 치료 : 髀關穴·環跳穴을 침자할 수 있으며, 寒症은 留鍼해야 한다.

◉《刺腰痛論》篇 : 足少陽經病은 腰痛이 마치 침자하는 것 같으며 심하면 仰臥할 수 없고 머리는 轉側할 수 없다.

◉ 치료 : 足少陽膽經의 陰陵泉穴을 침자한다.

◉《刺瘧》篇 : 瘧邪가 足少陽의 膽經을 침범하면 冷이 심하지 않고 熱이 높지 않으며 사람 만나는 것을 겁내고 사람을 보고 놀라며 發熱 時에는 發汗이 많다.

◉ 치료 : 足少陽膽經의 俠谿穴 등을 침자한다.

◉《咳論》篇 : 邪氣가 膽經에 침범하여 해수를 일으킬 수 있으며, 咳할 때는 膽汁을 구토한다.

◉ 치료 : 足少陽經의 陰陵泉穴을 침자한다.

◉《厥論》篇 : 足少陽膽經氣가 不暢하여 上逆하면 갑자기 耳聾하고 面頰腫·發熱·脇肋疼痛·下肢運動障碍가 있다. 氣上逆 時에는 관절운동에 장애가 있고 腰部運動에 제한이 있으며 보행이 쉽지 않고 轉側할 수 없다. 그 주요 질병을 치료해야 한다.

◉《厥病》篇 : 寒邪가 本經에 침범하고 그 氣가 上逆할 때 耳聾이 발생하고 귀 안에 液이 흘러들며 頸部痛으로 轉側할 수 없다. 요통은 前後로 俯仰할 수 없다. 그 주요 질병을 치료해야 한다.

10. 大腸經絡 病態

◉《經脉》篇 : 手陽明大腸經의 經氣가 外因에 영향을 받으면 齒痛이 발생하고 頸部가 붓는다. 肺는 氣를 주관하고 津液은 氣化所生이며 手太陰肺經과 手陽明大腸經은 表裏이다. 經氣가 서로 통하므로 大腸病은 肺氣의 肅降에 영향을 줄 수 있으며 大腸이 傳導失常하면 津液內傷하고 火熱鬱盛하여 目黃·口乾·鼻流清涕 혹은 출혈이 나타나며, 咽喉腫閉하고 肩部 및 上肢 요골측 경락구역을 따라 동통이 있고, 大指와 食指에 운동장애가 있다. 本經 經氣가 남고 陰虛陽盛할 때는 경락을 따라 순행부위에 동통이 나타나며, 邪氣가 심할 때는 腫脹疼痛이 나타난다. 本經 經氣가 부족할 때는 寒戰이 발생하고 溫暖을 회복하기가 어렵다.

　🔖 치료 : 實症은 瀉法을 사용하고, 虛症은 補法을 사용하며, 熱症은 疾刺法을 사용하고, 寒症은 留鍼法을 사용한다. 陽虛로 인해 脉이 下陷한 경우는 灸法을 사용하고, 不實不虛에는 本經에서 取穴하여 치료한다.

手陽明大腸經의 絡脉에 병이 있을 때 脉氣實하여 齲齒·耳聾이 발생한다. 脉氣虛하면 齒牙冷寒·胸膈不暢이 발생한다.

　🔖 치료 : 偏歷穴을 취하여 침자한다.

◉《邪氣藏府病形》篇 : 大腸氣가 부족하고 陽氣가 虛하면 外邪에 저항할 수 없어 寒邪氣의 침범을 받으면 腸은 자주 칼로 자르는 듯 아프며 腸鳴이 나타나고, 겨울이나 寒冷한 계절에는 설사가 발생한다. 심각할 때는 臍部가 寒結疼痛하고 오래 서 있을 수 없다. 手陽明大腸經은 絡脉이 足陽明胃經의 巨虛上廉에서 결합하고 足太陰脾經의 絡脉이 大小腸과 胃에 분포하므로 大腸病은 항상 胃病과 같다. 치료 시에 本經의 合谷穴과 胃經의 上巨虛穴을 取해야 한다.

◉《繆刺論》篇 : 外邪가 手陽明經脉에 침입할 때 實症은 胸部氣滿·喘息·兩脇下脹滿·胸中熱이다. 少商과 商陽穴을 침자할 수 있다. 虛症으로는 바로 陣發性耳聾이 출현할 수 있다. 少商과 商陽穴을 침자하고, 효과가 없으면 다시 中衝穴을 침자하며, 그래도 효과가 없으면 다시 침자해서는 안 된다. 만약 耳內에 바람이 부는 듯한 소리가 나면 以上의 방법에 따라 치료하며, 左側에 병이 있으면 右側을 침자하고 右側에 병이 있으면 左側을 침자한다.

◉《咳論》篇 : 邪氣가 大腸에 침범하여 咳嗽할 때에 대변을 失禁하게 된다. 手陽明大

腸經의 合穴인 曲池를 침자한다.

◉ 《厥論》篇 : 手陽明大腸經의 經氣가 不暢上逆할 때는 咽喉腫痛과 腫閉가 발생한다. 그 주요 질병을 치료해야 한다.

◉ 《寒熱病》篇 : 手陽明經과 그 絡脉은 大迎穴에서 下齒[아랫니]에 분포하는데, 만약 下齒에 병이 있으면 手陽明大腸經의 大迎穴을 침자한다. 肩臂疼痛怕冷하면 補法으로 치료하며 怕冷하지 않으면 瀉法을 사용한다.

11. 小腸經絡 病態

◉ 《絡脉》篇 : 本經의 氣가 外邪에 방해를 받으면 咽喉痛이 발생하며, 面頰이 붓고 頸項의 轉側이 어려우며, 肩部는 牽引하는 것 같은 동통이 있고, 上臂疼痛은 마치 折斷하는 것 같다. 本經 臟器의 氣가 失常할 때는 耳聾이 발생하며, 眼球가 黃變하고 頰面이 붓고, 小腸經 순행부위를 沿하여 동통이 있다.

🔥 치료원칙 : 實症은 瀉法을 사용하고, 虛症은 補法을 사용하며, 熱症은 疾刺法을 사용하고, 寒症은 留鍼法을 사용한다. 陽虛로 인해 脉이 下陷한 경우는 灸法을 사용하고, 不盛不虛 時에는 手太陽經穴을 取하여 치료를 한다.

手太陽小腸經의 絡脉에 병이 있을 때 氣虛하면 사마귀가 발생하며 油菜씨 크기만 하다. 氣實할 때는 關節弛緩 혹은 운동장애가 발생하며 심각한 경우는 장애인이 된다.

🔥 치료 : 手太陽小腸經의 支正穴을 침자한다.

◉ 《邪氣藏府病形》篇 : 邪氣가 小腸에 침범하면 小腹疼痛이 발생하며, 요통은 睾丸을 牽引한 동통이 있고 小便이 곤란하며 大便은 裏急後重하고, 手太陽小腸經 순행부의 耳前은 發熱하거나 發冷하며, 肩上·小指無名指가 發熱하고 絡脉陷下 등이 발생한다.

🔥 치료 : 手太陽小腸經을 取하여 足陽明胃經의 六腑下合穴인 下廉穴을 取한다.

◉ 《咳論》篇 : 小腸과 心은 서로 表裏하며 手太陽小腸經은 心臟에 분포하는데, 心咳가 치유되지 않으면 그 病邪는 小腸에 轉入할 수 있으며, 小腸 아래가 大腸이므로 그 氣가 쉽게 하행하여 小腸病 咳嗽 時에는 氣가 大腸에 하강하여 失氣하면 咳嗽便이

나온다.

　　🔥 **치료** : 手太陽小腸經의 合穴인 小海穴을 침자한다.

12. 三焦經絡 病態

◉ 《經脉》篇 : 本經이 外邪의 영향을 받으면 耳聾 혹은 聽覺模糊[청각장애]가 발생하며 咽喉腫痛 혹은 閉塞不暢한다. 本經 經氣가 부족하면 自汗, 眼外角疼痛, 面頰區痛, 耳前·肩部 및 上肢의 三焦經 循行處에 동통이 있고 藥指運動障碍 등이 발생한다.

　　🔥 **치료원칙** : 實症은 瀉法을 사용하고, 虛症은 補法을 사용하며, 熱症은 疾刺法을 사용하고, 寒症은 留鍼法을 사용한다. 陽虛로 인해 脉이 下陷한 경우는 灸法을 사용하며, 不盛不虛에는 本經의 經穴을 取穴하여 치료한다.

手少陽三焦經의 絡脉에 병이 있을 때 氣盛實症은 肘關節이 경련하며 氣不足虛症은 肘關節에 운동장애가 있다.

　　🔥 **치료** : 手少陽經의 外關穴을 鍼灸한다.

◉ 《邪氣藏府病形》篇 : 三焦病은 腹部의 氣가 脹滿하고 小腹脹하며 堅實하고 小便困難으로 배출이 되지 않아 몸이 붓는데, 그 증상은 膀胱經과 膽經 사이의 大絡·血管에서 충혈하므로 三焦經의 下合穴인 委陽을 침자해야 한다.

◉ 《繆刺論》篇 : 邪氣가 手少陽三焦經 絡脉에 침입할 때 咽喉腫痛이 발생하며 卷舌運動에 장애가 있고, 口乾, 煩燥, 上肢外側痛, 손을 위로 들 수 없는 증상이 있다.

　　🔥 **치료** : 手少陽三焦經의 關衝穴을 침자하는데, 右側에 병이 있으면 左側을 침자하고 左側에 병이 있으면 右側을 침자하며, 처음 發病한 지 며칠 되지 않았다면 치유가 가능하다.

◉ 《咳論》篇 : 病邪가 三焦에 轉入하여 일으킨 咳病은 咳할 때 腹脹滿하고 식욕이 좋지 않고 咳할 때 涕 혹은 타액을 흘리며 面浮腫, 呼吸氣上逆한다.

　　🔥 **치료** : 手少陽三焦經의 合穴인 天井穴을 침자한다.

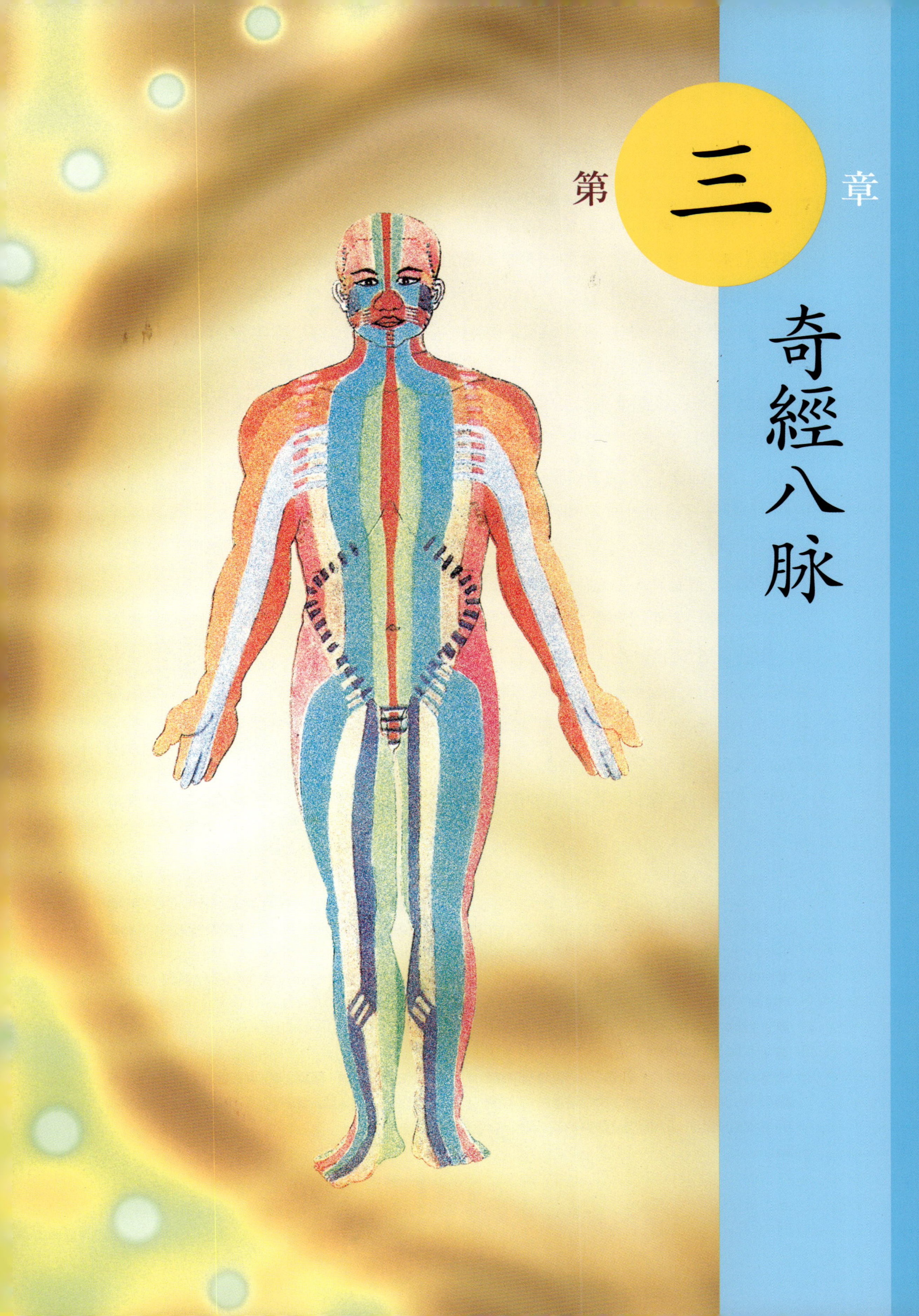

第 三 章
奇經八脉

奇經八脉 분포도

奇經八脉은 督脉·任脉·衝脉·帶脉·陽蹻脉·陰蹻脉·陽維脉·陰維脉이다.

《黃帝內經》에도 기록이 있으나 《難經》[1]에 이르러 비로소 이를 '奇經八脉'이라 총칭했으며, 그중 任脉·督脉 2脉은 《黃帝內經》·《難經》 중에 각각 그 소속 穴位와 絡·屬의 器官, 그리고 그 絡脉이 있으며, 또한 인체 前後의 정중앙에 위치하므로 후세사람들은 이 2脉을 十二經脉에 첨가하여 十四經脉이라 稱한다. 기타 6脉과 衝脉은 소속 器官과 穴位가 있다.[2]

《素問·氣府論》: "衝脉氣所發者[3], 二十二穴"이라고 했으나 이들 衝脉 경혈 전체가 足少陰腎經을 공유하기에 후세사람들은 일찍이 그것을 足少陰腎經에 歸屬했다. 이외에는 모두 독립적인 脉絡이 아닌데 두 개(즉, 陽蹻脉·陽維脉)는 足太陽膀胱經의 分支이고, 세 개(즉, 陰蹻脉·陰維脉·帶脉)는 足少陰腎經의 分支이며, 이 여러 脉의 순행노선은 《黃帝內經》 중에 상세하지 않아 어떤 책에는 그 작용만을 記述하고 起止處가 없는데, 예를 들면 陽蹻脉은 《靈樞·脉度》篇 중에서 "陽蹻者, ……氣并相還[4][5]則爲濡目[6], 氣不榮則目不合[7](陽蹻脉은 足太陽經과 합하여 상행하는데, 氣가 아우러져 서로 영위되면 눈을 濡養하게 되고, 氣가 눈을 濡養하지 못하면 눈을 감지 못한다)."이라고 하여 그 所在가 어디인지 알 수 없다.

어떤 것은 단지 脉의 치료부위만을 기록했는데, 예를 들면 陽維脉은 《素問·刺腰痛

---

1) 二十七難~二十九難.

2) 奇經八脈은 十二正經 以外의 또 다른 經脈이다. 兩者의 組織構成과 生理機能上에 모두 차이점이 있다. ① 奇經八脈에는 手經과 足經의 구분과 表裏의 배합이 없다. ② 奇經八脈과 內部 臟腑는 직접적인 配屬과 絡의 관계가 없다. ③ 督任脈을 제외한 奇經八脈은 독립적인 經穴이 없다.

3) '氣所發'이란 經氣輸注의 部位를 말한다. '幽門·通谷·陰都·石關·商曲·肓俞·中注·髓府·胞門·陰關·下極'의 경혈.

4) '陰陽二蹻之氣相并而周旋之.'

5) '還'은 '環'을 의미한다.

6) '濡養·滋潤眼睛'이라는 의미. '并行回還而濡潤眼目.' 張景岳曰 : "陰蹻·陽蹻之氣, 并行迴還而濡潤于目, 若蹻氣不榮, 則目不能合." 故 《寒熱病》篇曰 : "陰蹻·陽蹻, 陰陽相交, 陽入陰, 陰出陽, 交于目銳眦, 陽氣盛則瞋目, 陰氣盛則瞑目. 此所以目之瞋與不瞋, 皆蹻脉之主也."

7) 閉合.

論》에 단지 "刺陽維之脉, 脉與太陽合腨下間[8]"이라고만 써서 脉의 起止와 순행노선은 없고, 어떤 것은 脉名의 존재만을 기록했는데 예를 들면 陰維脉은 《素問·刺腰痛論》 중에서 단지 "少陰之前與陰維之會[9]"의 기록만이 있고, 帶脉은 단지 《靈樞·經脉》篇의 足少陰腎經의 別絡 중에 "當十四椎出屬帶脉"의 기록이 있어 후세사람들이 그것을 따라 보강하여 완전한 순행노선이 되었다.

隋唐 시기 楊上善의 저서 《黃帝內經明堂類成》은 '奇經八脉'을 독립된 1권으로 만들어서 비교적 상세하게 기록했을 것이라 추정되지만, 애석하게 전해지지 않는다. 현존하는 서적 중에서 가장 먼저 八脉의 穴位를 기록한 것으로는 《鍼灸甲乙經》을 꼽아야 하며, 후세사람들은 《鍼灸甲乙經》의 八脉이 始發하는 穴位 기록에 근거하여 '奇經八脉' 순행 노선을 기술하거나 혹은 '奇經八脉' 線分布圖를 그렸다.

'奇經八脉'의 기술에 대해서는 아직 다른 견해가 존재하고 있다. 예를 들면, 陽維脉의 頭部 분포노선에 대하여 《十四經發揮》는 肩部에서 足少陽經을 沿하여 위로 올라가 頭部의 陽白穴에 이르고, 다시 되돌아 상행하여 本神·臨泣·正營·腦空을 거쳐 風池에 이른다고 했고, 李時珍의 《奇經八脉考》[10]는 肩部에서 위로 올라가 頸部의 風池·腦空·承靈·正營·目窓·臨泣 등의 경혈을 거쳐 前額의 陽白穴[11]에 이르며, 다시 頭部를 순행하여 耳[귀]를 거쳐 本神에 이르러 그친다고 했고, 《醫宗金鑒》은 肩部로부터 안면부로 올라가 陽白에 이르고 다시 올라가 本神·正營·腦空 등의 경혈을 거쳐 風池穴에 이른다고 했다.

北京中醫學院에서 출판한 《經絡學說簡編》은 肩部로부터 項部로 상행하여 瘂門穴에 이르고 다시 風池穴에 이른 뒤 상행하여 腦空·正營·臨泣·本神 등의 경혈을 거쳐 陽白穴에 이른다고 했고, 上海人民出版社가 출판한 《經絡十講》에서는 肩部로부터 頸部로 상행하여 귀를 돌아 위로 陽白穴에 이르고 다시 꺾어져 돌아 目窓·腦空 등의 경혈을 거쳐 風池에 이른 뒤 瘂門에 도달한다고 했다.

---

8) 장딴지 아래의 承山穴을 말한다.

9) 築賓穴.

10) 《黃帝內經》·《難經》에 이미 '奇經八脉'이라는 명칭이 나타나며, 《鍼灸甲乙經》에는 經外奇穴이 기록되어 있으나 明代의 李時珍은 《本草綱目》 뒤편에 '奇經八脉'만을 집중적으로 분석하여 기록했는데, 이는 임상운용에 중요한 가치를 가지고 있다.

11) 《醫經理解》: 手足少陽·陽維之會.

本 '奇經八脈' 분포는 《黃帝內經》·《難經》·《鍼灸甲乙經》·《十四經發揮》·《奇經八脈考》의 관련된 기록에 근거했고 또한 근대 여러 학자의 奇經八脈圖와 인체해부를 참고하고 종합하여 완성한 것으로 體內臟腑와 조직 사이에 분포하는 노선을 보여 주기 위하여 대부분 해부의 방법으로 나타내었다. 對照의 편리를 위하여 특히 서로 관련된 脈, 예를 들어 陽蹻脈과 陽維脈, 陰蹻脈과 陰維脈은 한 장의 圖解에 그렸다.

'奇經八脈'의 기록은 十二經·十五絡脈·十二別絡과 다르며 또한 十二經筋과도 다르다. 앞에서 이미 언급한 바와 같이 古代文獻의 기록은 상세하지 않고 또한 어떤 기록은 혼란스럽기 때문에 문제가 많은데 예를 들어 督脈의 腹前노선, 衝脈의 下肢노선 및 三脈一源[12] 등은 다른 견해가 여전히 존재하며 관련된 문제는 각 脈에 註解를 달아 참고하도록 했다.

여기에서 또한 언급해야 할 것은 陽蹻脈과 陽維脈 두 개의 脈이 하나의 經에서 같이 나오고 分支處 둘 사이는 서로 겨우 몇 寸 되지 않으나 그 작용은 현저하게 다르며, 陰蹻脈과 陰維脈 사이에도 동일한 문제가 존재하므로 저자는 《黃帝內經》에 네 脈의 起始 穴位가 기록되지 않았는지, 혹은 후세사람들이 定位할 때 잘못한 것인지 의문을 갖게 되는데 뜻있는 분들의 깊이 있는 연구를 기대한다.

---

12) 任·督·衝脈의 '一源三岐'를 말한다.

督脉 분포도

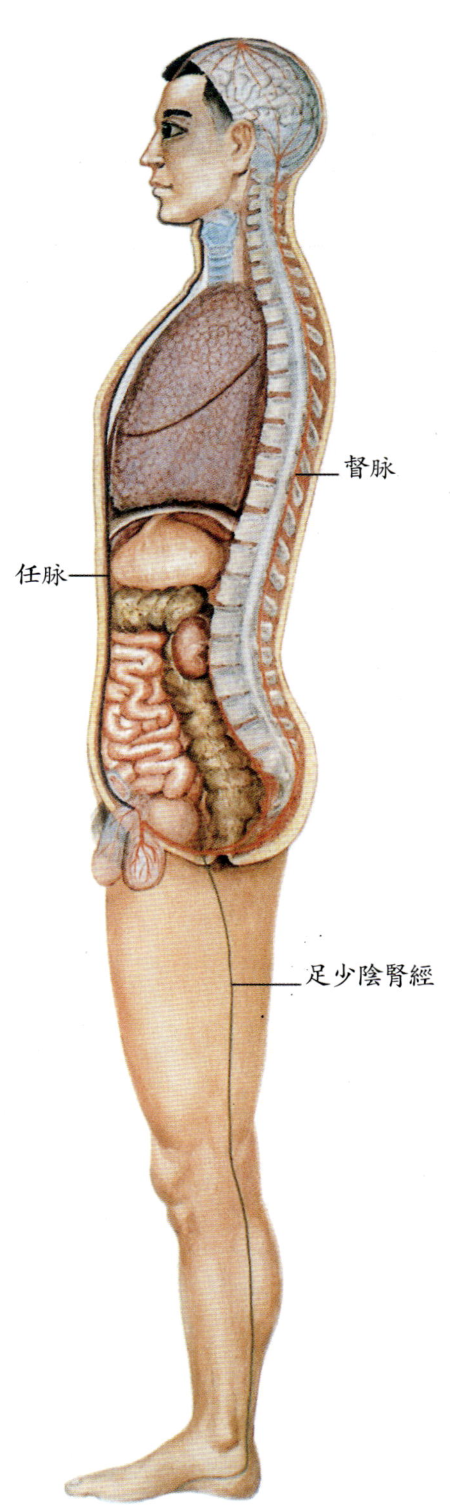

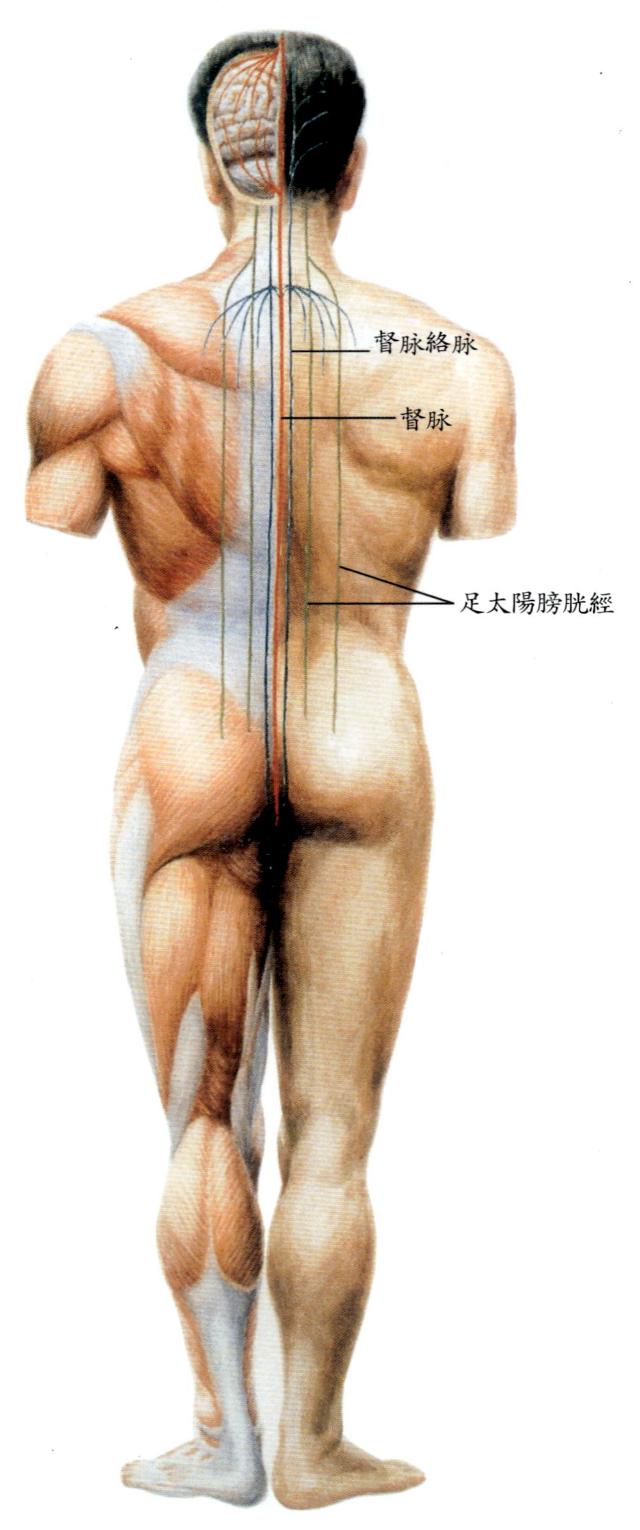

督脉絡脉
督脉
足太陽膀胱經

30
督脉의 絡脉 분포도

督脉의 絡脉 분포도

1. 督脉

여자는 胞中(즉, 자궁·난소)에서 起始하며, 남자는 음낭(즉, 고환)에서 起始한다. 두 개의 分支를 分出하는데, 第1分支는 恥骨의 하방으로 나와 남자는 음경·음낭에 분포하고, 여자는 음핵(clitoris)·대소음순에 분포하며, 그 主幹線은 뒤로 이동하여 足少陰腎經과 相合하고 腹腔에 들어가 脊椎 腹側을 따라 올라가 신장에 분포한다. 第2分支는 會陰에서 分出하고 후방으로 이동하여 肛門을 거쳐 尾骨端에 이르고 脊椎孔을 따라 곧바로 올라가 후두골(occipital bone) 하방에서 分支하여 大後頭孔[13)에 들어가 뇌에 분포한다. 그 主幹線은 枕骨[14)에서 直上하고 시상봉합[15)을 沿하여 顖門[16)에 이른다.

여기에서 한 개의 分支를 分出하여 顖門에서 頭蓋에 들어가 뇌에 분포하며 主幹線은 前行하여 額을 거쳐 鼻下 人中穴에 이르고 여기에서 任脉과 통한다. 또 다른 分支는 少腹 內에서 直上하여 臍[배꼽]를 거쳐 횡격막을 통과하고 심장에 분포하며, 그 主幹線은 상행하여 咽喉[목구멍]에 들어가고 다시 상행하여 口脣에 분포한 후, 承漿穴 側部에서 分支하고 상행하여 口角 바깥쪽을 거쳐 眼窩[17)에 이르며 眼窩 내부에 들어가 眼球에 분포하는데, 이 分支는 任脉에 歸屬한다(註解를 참고).

[원문]

《素問·骨空論》: "督脉[18)者, 起于少腹[19), 以下骨[20)中央[21), 女子入繫廷

---

13) foramen magnum.

14) '玉枕骨·後枕骨·後山骨' 등이라고도 한다. 두개골의 뒤쪽 下部를 이루는 뼈.

15) sagittal suture.

16) fontanel. 顖之孔也. 小兒巓前頭骨, 初生未闔常跳動者是.

17) orbit. 눈구멍 둘레를 이루는 뼈.

18) '陽脉之海'. 張洁古曰 "陽脉之都綱."

19) 少腹部.

20) 橫骨.

21) 尻下大骨中, 下入骨空中.

孔²²⁾, 其孔溺孔之端也, 其絡²³⁾循陰器²⁴⁾, 合纂²⁵⁾間²⁶⁾, 繞纂後, 別²⁷⁾繞臀,
至少陰²⁸⁾與巨陽²⁹⁾中, 絡者合少陰, 上股內後廉, 貫脊屬腎. 與太陽³⁰⁾起于
目內眦, 上額交巔上, 入絡腦, 還出別下項, 循肩髆內, 俠³¹⁾脊抵腰中, 入循
膂³²⁾, 絡腎³³⁾. 其男子循莖³⁴⁾下至纂³⁵⁾, 與女子等³⁶⁾. 其少腹直上者, 貫臍
中央, 上貫心³⁷⁾, 入喉, 上頤³⁸⁾, 環脣, 上繫兩目之下中央."
《難經·二十八難》: "起于下極之俞³⁹⁾, 幷于脊裏⁴⁰⁾, 上至風府, 入屬于
腦."⁴¹⁾ 楊玄操 註: 入腦後 "上巔循額, 至鼻柱下水溝穴."
《十四經發揮》: "其少腹直上者, 貫臍中央, 上貫心入喉, 上頤環脣, 上系
兩目之中."

註解 : 督脉의 분포는 기타 經脉에 비해 복잡한데《素問·骨空論》에서는 督脉의 순행
과 관련된 기록이 비교적 혼란스러워 관련된 經脉을 그 안에 混入하여 그 主幹線이 명
확하지 않다. 만약 그대로 圖解를 그린다면 분명 任脉·足少陰腎經·足太陽膀胱經·督
脉 등 부분 선로가 모두 드러나 각 經脉 사이가 복잡하게 얽혀 정확하지 않을 것이다.

---

22) 여성 요도의 끝(←女子溺孔之端). 즉, 尿道口의 外口. 張志聰은 "廷孔, 陰戶也."라 했다.

23) 督脉絡.

24) 性器.

25) 音은 '督'이다.

26) 纂間은 前陰과 後陰의 사이, 즉 會陰部를 말한다.

27) '別絡'을 말한다.

28) 足少陰經.

29) 足太陽經.

30) 足太陽經.

31) '挾'과 의미가 통한다.

32) 脊膂.

33) 신장.

34) 陰莖.

35) 會陰部.

36) 남자는 陰莖을 따라 하행하며 회음부에 이르는 경로가 女子와 동일하다.

37) 心臟.

38) 턱.

39) 脊柱 下端의 長强穴.

40) 脊柱裏面. 楊上善은 "脊裏, 謂不行皮肉中也."라 했다.

41) 會陰에서 시작하여 長强穴을 지나 脊中을 순행하여 大椎에 이르렀다가 瘂門穴에 들어간다. 일부 자료에서
는 風府穴로 되어 있기도 하다.

옛사람들은 이것에 대하여 많은 연구를 했다. 王冰[42]은 督脉·任脉·衝脉 등 三脉一源[43]을 제시했고, 楊上善은 督脉의 腹前線이 任脉·衝脉과 비슷하다고 인식했고, 秦越人은 《難經·二十八難》에서 督脉 노선에서 腹前線을 삭제했으며, 또한 呂廣[44]·楊玄操·丁德用[45] 등은 그의 방법에 찬성했고, 皇甫謐(《鍼灸甲乙經》의 저자)은 王冰의 견해를 후세 사람들이 참고하도록 남겼으며, 李時珍은 腹前線을 督脉의 別絡에 歸屬했고, 滑伯仁은 《素問·骨空論》을 그대로 베꼈으나 역시 秦越人의 의견을 끌어들였고, 여러 醫家들은 대부분 督脉의 腹前線은 任脉 노선이라고 주장했으니 이것은 논리적으로 합당한 것이다.

本 圖解 1985년판[46]은 적절하지 않아 이번에는 腹前線을 任脉으로 歸屬하고 또한 任脉 중에 심장에 분포하는 것을 첨가하여 督脉 病症 중의 '少腹上衝而心痛'을 任脉 病症에 속하게 했다.

2. 督脉의 絡脉

尾骨端 督脉의 長强 穴位에서 起始하며, 左右 두 개의 分支를 分出하고, 脊椎兩旁·足太陽膀胱經·督脉의 사이를 沿하여 挾脊 直上하여 腰·背·項을 거쳐 後頭處에서 頭部에 분포한다.

肩胛區에서 左右 양측으로 짧은 分支를 分出하며 그 바깥쪽의 足太陽膀胱經과 서로 衝接[연결]하고 또한 背部 근육에 분포한다. 이 통로는 督脉의 脊柱와 背部 근육에 대한 연계를 강화한다.

---

[42] 중국 唐나라 때의 의학자. 호는 啓玄子이며, 762년에 《註黃帝素問》24卷을 완성하여 한의학 발전에 매우 크게 기여했다.

[43] '一源三岐'를 말한다.

[44] 일명 '呂搏·呂博望'이라고도 한다. 삼국시대 오나라의 의학자. 그의 구체적인 경력에 대한 기록은 별로 보이지 않아 알 수 없다. 《玉匱鍼經》·《金韜玉鑑經》 등을 저술했는데 모두 전하지 않는다. 또한 《黃帝八十一難經》을 주석했다.

[45] 11세기 중국 북송 때의 의학자. 濟陽(지금의 山東省 濟陽縣) 사람. 당나라 楊玄操가 《難經》을 주해한 문자의 심오함을 보고 嘉祐 연간(1056~1063)에 주석을 보충하고 經文의 숨은 뜻을 모두 그림으로 설명해서 《難經補註》 5卷을 편찬했다.

[46] 本 《經絡圖解》는 과거 1985년 藺雲桂에 의하여 福建科學技術出版社와 港靑出版社에서 출판한 바가 있다. 그 이후에 1991년 10월 지금의 改訂版을 출판했다.

《靈樞·經脉》篇：“督脉之別, 名曰長强, 挾膂上項, 散于頭上, 下當肩胛, 左右別走太陽[47], 入貫膂.”[48]

《奇經八脉考》：“督脉別絡自長强走任脉者, 由少腹直上, 貫臍中央, 上貫心, 入喉, 上頤, 環脣, 上繫兩目之下中央, 會太陽于目內眥睛明穴, 上額與足厥陰同會于巓, 入絡于腦. 又別自腦下項, 循肩胛與手足太陽少陽會于大杼[49](第一椎下兩旁去脊中一寸二分陷中), 内挾脊抵[50]腰中, 入循膂[51]絡腎.”

---

47) 足太陽膀胱經.

48) 督脉의 病症에 대하여 《靈樞·經脉》篇에 이어져 나오는데 “實則脊强, 虛則頭重.”은 임상적으로 상당한 가치가 있는 부분이다.

49) 第一椎下兩旁, 去脊中一寸五分陷中. 《鍼灸甲乙經》에서는 督脉別絡·手足太陽·少陽의 交會라고, 《素問·氣府論》 王冰 註에서는 督脉別絡·手足太陽의 交會라고 주장했다. 참고로 東垣은 “五臟氣亂, 在于頭, 取之天柱, 大杼, 不補不瀉, 以導氣而已.”라고 했다.

50) 經脉이 어느 부분에 도달하는 과정을 말한다.

51) 背部 脊椎骨 좌우 양측 背部 근육군.

任脉 및 그 絡脉 분포도

1. 任脉

　여자는 胞中(즉, 자궁·난소)에서 起始하고, 남자는 陰囊[고환]에서 起始하며 나온 후에 두 개의 分支로 나누어진다. 한 개의 分支는 후방을 향하여 이행하여 腹腔에서 脊柱 腹側을 沿하여 상행해 胸椎에 이르고, 한 개의 체표에서 淺表로 순행하는 主幹線은 자궁 혹은 고환에서 나온 후에 外生殖器에 분포하고 外生殖器에서 상행하여 恥骨 전방을 거쳐 腹壁을 순환한 후, 臍部 중앙을 거쳐 상행하여 가슴[胸部]에 이른다.

　分支는 심장에 분포하고 主線은 頸部 前方으로 상행하며 氣管(trachea)을 沿하여 咽喉[목구멍]에 이른 뒤 舌下를 통과하여 前屈하고 下頷을 돌아 상행하여 口脣에 분포하고 人中穴에서 督脉과 서로 소통[52]한다. 下頷의 承漿穴에서 左右 두 개의 分支를 分出하고 口角을 돌아 상행하여 眼窩(orbit) 하방에 이르러 眼窩 내부에 들어가 眼球에 분포한다.

[원문]

《素問·骨空論》: "任脉者[53], 起于中極之下[54], 以上毛際[55], 循腹裏, 上關元, 至咽喉, 上頤[56], 循面[57]入目[58]. ……任脉爲病, 男子内結七疝[59], 女子帶下瘕聚[60]." "督脉者……其少腹直上者, 貫臍中央, 上貫心入喉, 上頤環脣, 上繫兩目下中央."

---

52) 溝通.

53) 陰脉之海.

54) 中極之下로서, 胞宮(←會陰部)이 있는 곳.

55) 陰毛際. 曲骨穴.

56) 下陷部, 承漿穴處.

57) 面部.

58) 目中. 承泣穴.

59) 《難經匯註箋正》에서는 "隨唐代 이전에는 厥疝·癥疝·氣疝·寒疝·盤疝·胕疝·狼疝을 말했고, 元代 이후에는 寒疝·水疝·筋疝·血疝·氣疝·狐疝·癩疝을 말한다."라고 했다.

60) '瘕聚'는 古病名이며, 腹部有塊의 病證으로, 血液内瘀에 의한다.

《靈樞·五音五味》: "衝脉任脉皆起于胞中[61], 上循脊[62]裏[63], 爲經絡之海[64]. 其浮而外者[65], 循腹右上行, 會于咽喉, 別而絡[66]脣口[67]."

《黄帝内經太素·任脉》: "任脉衝脉皆起于胞中[68], 上循脊裏, 爲經絡海, 其浮而外者, 循腹上行, 會于咽喉, 別而絡脣口."

《素問·氣府論》: "任脉之氣所發者二十八穴, 喉中央二[69]·膺中骨陷中各一[70], 鳩尾[71]下三寸, 胃脘[72]五寸[73], 胃脘以下至横骨六寸半, 腹脉法也, 下陰別一[74], 目下各一[75], 下脣一[76], 齦交一[77]."

《奇經八脉考》: "任脉爲陰脉之海. 其脉起于中極之下, 少腹之内, 會陰[78]之分, 上行而外出[79], 循曲骨[80], 上毛際, 至中極[81], 同足厥陰太陰少陰幷行腹裏, 循關元[82], 歷石門[83], 氣海[84], 會足少陰衝脉于陰交[85], 循神闕水

---

61) 자궁.

62) 脊柱骨. 이는 피부·肌肉 속에서 순행하지 않음을 말한다.

63) 脊柱의 裏面.

64) 十二經脉, 奇經八脉, 十五絡脉, 皮部의 여러 脉은 모두 衝·任 兩脉의 氣血에 의지하므로 海('十二經絡之會')라 했다.

65) 任衝二脉, 從脉中起, 分爲二道, 一道後行, 内著脊裏而上, 一道前行, 浮外循腹上絡脣口也. 體表를 순행한다. 참고로 《鍼灸甲乙經》·《古經脉流注圖經》에 의하면 "以任脉循背者, 謂之督脉, 自少腹直上者, 謂之任脉, 亦謂之督脉, 是則以背腹陰陽, 別以名目爾."라고 했다. 따라서 "督脉治任穴, 見三脉一源相通也."라고 한 부분은 임상적 가치가 있다고 본다.

66) 網絡.

67) 別行은 인후로부터 상행해서 口脣 주위에 絡한다.

68) 子宮.

69) 廉泉·天突穴.

70) 璇璣·華蓋·紫宮·玉堂·膻中·中庭穴을 말한다.

71) 흉골의 검상돌기.

72) 上·中·下脘을 말한다.

73) 배꼽에서 5寸되는 上脘을 말한다.

74) 曲骨 아래의 兩陰 사이에 別絡이 있어 衝脉과 毒脉이 만나므로 陰別이라 했다. '一'은 會陰穴을 말한다.

75) 任脉과 만나는 足陽明胃經의 承泣穴.

76) 承漿穴. 足陽明脉과 任脉이 交會한다.

77) 齦交穴.

78) 兩陰 사이의 부분.

79) 《甲乙經》 "任脉別絡, 挾督脉, 衝脉之會."

80) 《甲乙經》 "任脉·足厥陰之會."

81) 膀胱腑의 募穴, 《甲乙經》 "足三陰·任脉之會."

82) 小腸腑의 募穴, 《甲乙經》 "足三陰·任脉之會."

83) 三焦의 募穴, 一名 '丹田·命門' 등이라고도 한다.

84) 《經穴解·任脉》 "此穴爲男女生氣之海……人身之氣生於此穴, 而會於膻中."

85) 《外臺》 卷三十九에서는 "任·衝·少陰之會."라 했고, 《醫經理解·穴名解》에서는 "陰交……當膀胱上口, 三陰·衝·任之交會也."라 했다.

31

任
脉
및
그
絡
脉
분
포
도

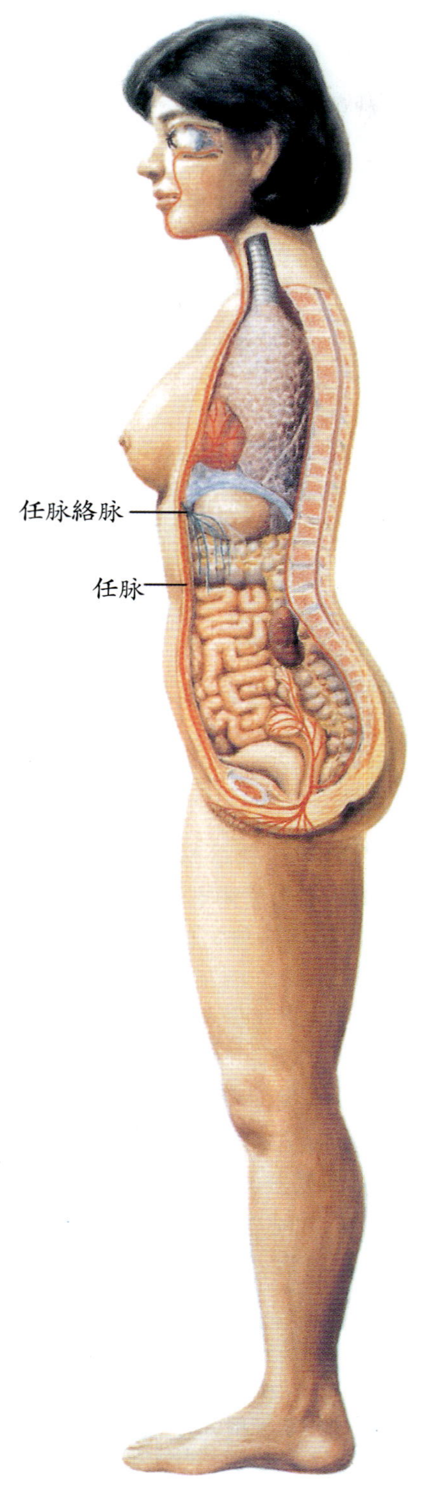

分[86), 會足太陰于下脘[87), 歷建里, 會手太陽少陽足陽明于中脘[88), 上上脘 · 巨闕[89) · 鳩尾 · 中庭 · 膻中 · 玉堂 · 紫宮 · 華蓋 · 璇璣 · 喉嚨會陰維于天突, 廉泉, 上頤循承漿與手足陽明督脉會, 環脣上至下齦交[90), 復出分行, 循面, 繫兩目下之中央, 至承泣而終[91)."

2. 任脉의 絡脉

胸骨 검상돌기 하방의 任脉 鳩尾穴處에서 起始하며, 腹前壁을 沿하여 하행해 上腹部 內部에 분포한다.

[원문]

《靈樞 · 經脉》: "任脉之別, 名曰尾翳[92), 下鳩尾, 散于腹."

註解 : 고대문헌에서 任脉은 胞中(즉, 여자의 子宮)에서 起始하는 것으로 공인되었으며 남자는 어디에서 起始하는지 명확한 기록이 없어 歷代 經絡圖에서도 (정확한 소견 없이) 附和雷同할 따름이지 이 문제를 해결할 방법이 없었다. 고대문헌에서는 또한 남자한테 任脉이 없다고 기록하지 않았으며 남녀에 똑같이 존재하는데, 예를 들면 任脉의 穴位는 남녀의 구별이 없으며 남녀가 똑같이 任脉 발생의 病態를 가지고 있다고 여겼으나, 다만 후세사람들이 연구를 진행하여 정리하고 보충하지 않은 채 이런 類의 문제가 지금까지 내려오고 있다.

---

86) '水分' 穴은 小腸下口處.

87) '下脘' 穴은 胃下口處. 足太陰 · 任脉之會.

88) '中脘' 은 胃腑의 募穴, 腑會, 《甲乙經》에서 "手太陽 · 少陽 · 足陽明所生, 任脉之會."라 했다.

89) '巨闕' 은 心臟의 募穴.

90) 齦交穴.

91) 《難經》 · 《甲乙經》에는 '循經' 以下의 '兩目下之中央, 至承泣而終' 이란 說은 없다.

92) 이에 대해 여러 가지 설이 있는데, ① 尾翳를 會陰穴로 보는 경우로서 張介賓은 《類經》에서 尾翳는 任脉의 絡穴인 屛翳의 誤字이며 항문의 앞쪽 前陰의 뒤쪽으로서 任 · 督 · 衝脉이 시작되는 부위라 했고, ② 尾翳를 鳩尾穴으로 보는 경우로서 《銅人鍼灸腧穴圖經》에서는 "鳩尾는 尾翳이다."라 했으며, ③ 尾翳를 鳩尾穴 上部로 보는 경우로서 張志聰의 註에서는 "尾翳란 鳩尾穴의 위쪽으로서 任脉의 別絡이다."라 했다. 여기에서는 張志聰의 견해에 따라 鳩尾穴 上部로 보는 것이 좋을 것 같다.

《素問 · 骨空論》에 보면 "任脉[93]爲病, 男子內結七疝[94], 女子帶下[95]瘕聚[96]"라는 病態 기록이 있다. 任脉에서 발생하는 병으로 여자는 白帶와 小腹積塊라는 병을 앓게 되며 이런 병은 모두 胞中의 병(자궁과 난소의 병)이다. 남자는 寒 · 水 · 筋 · 血 · 氣 · 狐 · 癩 7종류의 疝氣病을 앓게 되는데 이 7종류의 疝氣病 症候는 모두 고환과 음낭에까지 미친다. 任脉과 (여자의 경우) 자궁 · 난소의 관계, (남자의 경우) 고환 · 음낭의 관계를 설명한다.

《素問 · 上古天眞論》에는 女子는 "二七而天癸至, 任脉通, 太衝脉盛[97], 月事以時下, 故有子.", 男子는 "二八腎氣盛, 天癸至, 精氣溢瀉, 陰陽合, 故有子"라는 기록이 있다. 여자는 성호르몬으로 인하여 任脉이 통하여 비로소 월경이 있게 되고 남자는 성호르몬으로 인하여 精液이 비로소 溢瀉하는데 兩者는 대등한 것으로 任脉은 男女生殖器官 및 기능과의 관계를 설명하며, 여자의 任脉은 胞中에서 起始하고, 남자의 任脉은 당연히 囊中의 고환에서 起始한다. 그러므로 任脉圖는 男女 두 장으로 구분하여 표시한다(男子는 督脉圖를 참고).

---

93) '自前陰, 上毛際, 行腹裏.'

94) '五臟疝과 狐疝 · 頹疝'을 말한다.

95) 赤白대하. 帶下는 대체로 脾虛로 인하여 帶脉弛緩하여 津液下泄한 것이다.

96) 이는 '瘕痕 · 積聚'의 줄임말. 대체로 이는 '濕濁下淫 · 血液內瘀'에 의한 것이다.

97) 奇經八脈 중의 하나. 腎脉과 衝脉이 交會하여 盛大해지므로 太衝이라고 한다. '任脉爲諸陰之長, 衝脉爲血海'인데 혈액이 肝에 저장되며 衝脉으로 넘친다. 衝脉이 滿盛하면 經水가 내린다. 따라서 옛사람들은 이 경맥과 여자의 월경이 상당히 중요한 관계에 있다고 인식했다.

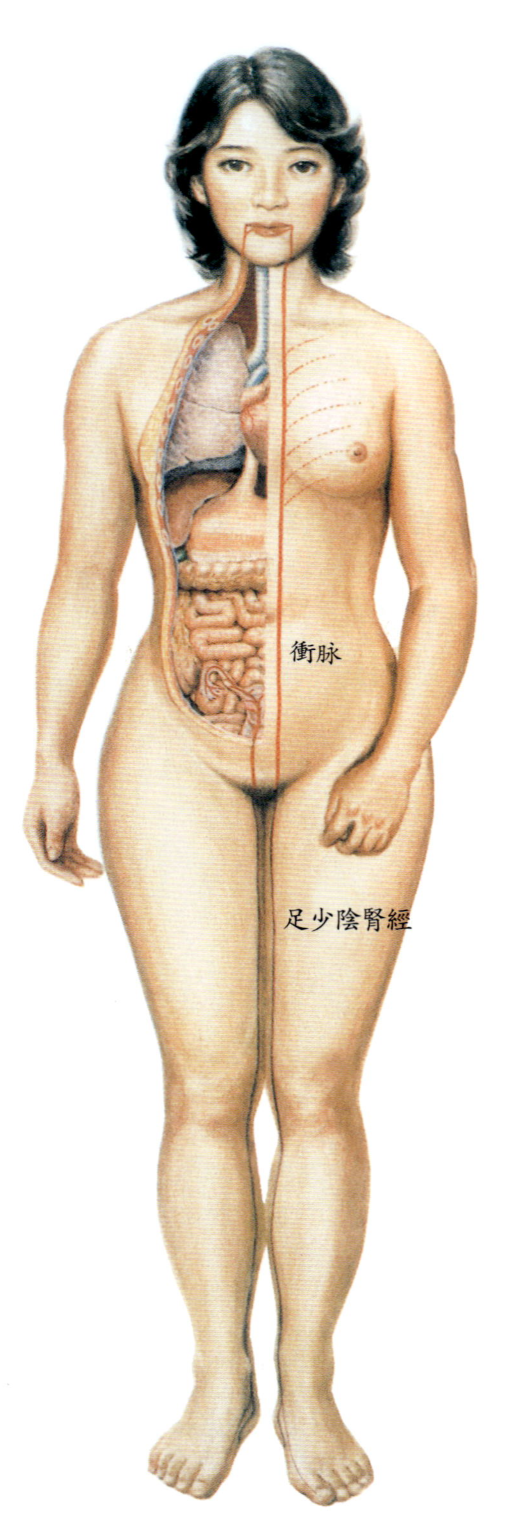

衝脉
足少陰腎經

32
衝脉 분포도

衝脉 분포도

衝脉은 任脉 · 督脉과 더불어 胞中(즉, 자궁과 난소)에서 起始하며 소위 '三脉一源'이라 불리는 것으로 남자는 囊中(즉, 고환)에서 起始한다. 胞中에서 나온 후에 足少陰腎經과 서로 결합하며, 여기에서 두 개의 分支를 分出하는데 第1分支는 또한 足少陰腎經과 나란히 하여 後側을 순행하고 脊椎 腹側을 따라 상행하여 腎과 脊椎의 腹側에 분포한다. 第2分支는 또한 足少陰腎經과 나란히 하여 前行하고 任脉 양측의 足少陰腎經을 따라 상행하여 胸部에 이르며 分支하여 胸에 분포하며 그 主幹線은 상행하여 氣管(trachea) 양측을 沿하여 咽喉[목구멍]에 분포하고, 인후에서 상행해 下頷을 돌아 상행한 후 口脣에 분포한다.

또 다른 分支는 대퇴 내측을 沿하여 하행하고 膝膕窩 내측과 脛骨 내측을 거쳐 하행하여 內踝 후방에 이르며, 비스듬히 순행하여 足底에 이르고, 內踝 하방에서 分支하여 足背로 移行하여 大趾에 이른다. 이 分支는 이미 足少陰腎經 노선에 歸屬한다(本節의 註解를 참고).

[원문]

> 《素問 · 骨空論》: "衝脉者, 起于氣街[98], 并少陰之經[99], 俠臍上行, 至胸中而散[100]."
> 《靈樞 · 五音五味》篇 : "衝脉任脉皆起于胞中, 上循脊裏[101], 爲經絡之海, 其浮而外者, 循腹右[102]上行, 會于咽喉, 別而絡脣口."
> 《靈樞 · 動輸》篇 : "衝脉者, 十二經之海也, 與少陰[103]之大絡起于腎[104],

---

98) 衝脉은 氣街로부터 일어나서, 陽明 · 少陰 두 經의 사이에 있으며 배꼽을 끼고 위로 순행한다.

99) 足少陰經脉.

100) '散于皮膚, 則合太陽矣.' 여기에서 '散'은 '散布'의 의미이다.

101) 그것의 한 개의 支脉은 背脊 裏面을 상행하므로 '經絡氣血의 海'가 된다.

102) '右'字는 誤字이다.

103) 足少陰.

104) 會陰穴處.

下出于氣街[105], 循陰股內廉, 邪[106]入膕中, 循脛骨內廉[107], 并少陰之經[108]
下入內踝後入足下. 其別者, 邪[109]入踝[110], 出屬跗[111]上, 入大指之間, 注
諸絡[112]."

《靈樞·逆順肥瘦》篇："夫衝脉者, 五臟六腑之海也, 五臟六腑皆禀焉. 其上
者[113], 出于頏顙[114], 滲諸陽[115], 灌諸精[116]. 其下者[117], 注少陰之大絡[118], 出
于氣街, 循陰股內廉, 入膕中, 伏行骭骨[119]內[120], 下至內踝之後屬而別[121].
其下者, 并于少陰之經[122], 滲三陰. 其前者[123], 伏行出跗屬, 下循跗入大指間."

《素問·氣府論》："衝脉氣所發者, 二十二穴, 俠鳩尾外各半寸至臍寸
一[124], 俠臍下傍各五分[125]至橫骨寸一, 腹脉法也."

《鍼灸甲乙經·奇經八脉》："衝脉任脉皆起于胞中[126], 上循脊裏[127], 爲經
絡之海[128]. 其浮而外者[129], 循腹上行, 會于咽喉, 別而絡口[130]."

---

105) 足陽明胃經의 氣衝穴.

106) 斜(기울어지다)와 의미가 통한다.

107) 脛骨 내측을 沿하여 伏行한다.

108) 足少陰腎經.

109) '斜(기울어지다)'와 의미가 통한다.

110) 內踝.

111) 足背. 脛骨與跗骨相連之處曰屬也.《靈樞·骨度》"跗屬以下至地, 長三寸."

112) 足脛部에 있는 足少陰經脉의 모든 絡脉을 말한다.

113) 상행하는 한 개의 支脉.

114) 咽喉上口의 상악골 옆에 있는 鼻咽腔(咽喉 上部와 後鼻道). nasopharnx.

115) 陽經.

116) 楊上善 註曰 "精者目中五臟之精."

117) 하행하는 한 개의 支脉.

118) 足少陰腎經의 大絡(←分支)에 주입한다.

119) 脛骨.

120) 內側.

121) 分出兩支.

122) 足少陰腎經.

123) 前行하는 分支.

124) 幽門·通谷·陰都·石關·商曲·肓俞穴.

125) 中注·髓府·胞門·陰關·下極(모두 足少陰腎經의 經穴). 참고로 衝門은 足少陰腎經과 并行하여 상행한다.

126) 여성에게 있어서는 '자궁'을 말하며, 남자에게 있어서는 '陰囊'을 말한다.《太素》註: "胞下爲膀胱, 膀胱包尿, 是以稱胞, 卽尿脬也. 胞門與子戶相近, 任衝二脉起於中也.",《靈樞發微》註: "衝任二脉, 皆起于受胎之胞宮中.",《類經》卷十七 註: "所謂胞者, 子宮是也. 此男女藏精之所, 皆得稱爲子宮, 惟女子以受孕, 因名曰胞."

127) 脊柱裏面.《太素》에서 楊上善은 "脊裏, 謂不行皮肉中也."라 했다.

128) 《太素》註: "十二經脉, 奇經八脉·十五絡脉·皮部諸絡, 皆以任衝二脉血氣爲大, 故爲海."

129) 淺出外行.

130) 《太素》註: "任衝二脉從胞中起, 分爲二道. 一道後行, 內著脊裏而上. 一道前行, 浮外循腹上絡脣口也."

註解 : 衝脉의 下肢路線은 고대문헌 기록 중에 항상 서로 뒤섞여 있어 衝脉 下肢 노선과 足少陰腎經 下肢 노선의 관계를 설명하지 않고 있으며 각 주해가들도 이에 대해 의문을 제기하지 않았다. 근대서적 중의 衝脉 노선은 대부분 그 下肢 순행선을 기록하지 않았으며, 그 이유 또한 제시하지 않았고, 衝脉 下肢 노선과 足少陰腎經의 下肢 노선이 인체에 도대체 한 개인지 두 개인지에 대해서도 아직 명확한 결론이 없다.

저자가 생각하기에 고대서적에서 이런 식의 서술방법은 督脉 중에서 보인 적이 있는데 一經에 대해 두 가지 설명이 있으므로 실제는 한 개 脉絡이 아닌 것으로 여겨진다. 예를 들어《靈樞 · 動輸》篇에서는 "……與少陰大絡[132]起于腎, 下出氣街[133], 循陰股內廉, 邪入膕中, 循脛骨內廉, 幷少陰之經, 下入踝後[134], 入足下[135], 其別者, 斜入踝, 出屬跗上, 入大趾之間."이라 하였는데《靈樞 · 經脉》篇의 "起于小指下, 斜走足心, 出于然骨之下, 循內踝, 別踝中, 以上踹內, 出膕內廉, 上股內後廉, 貫脊屬腎."과 같은 것으로 당연히 동일한 經脉이다.

고대문헌 기록에 보면 이 노선에 대해 서로 다른 주장을 볼 수 있는데, 예를 들면《靈樞 · 五音五味》篇에는 衝脉의 下肢 노선 기록이 없으며,《素問 · 骨空論》에도 下肢 노선이 없어 衝脉 下肢 노선은 衝脉에 속하지 않으며 足少陰腎經 노선임을 설명한다. 本 圖解는 衝脉의 下肢 노선을 足少陰腎經 노선 중에 歸屬한다.

---

131) '散于皮膚, 則合太陽矣.' 여기에서 '散' 은 '散布' 라는 의미이다.

132) 足少陰腎經의 大絡.

133) 대퇴 內側 足陽明胃經의 氣衝穴處.

134) 足內踝 後面의 復溜 · 水泉 · 照海 · 大鍾穴處.

135) 湧泉穴處.

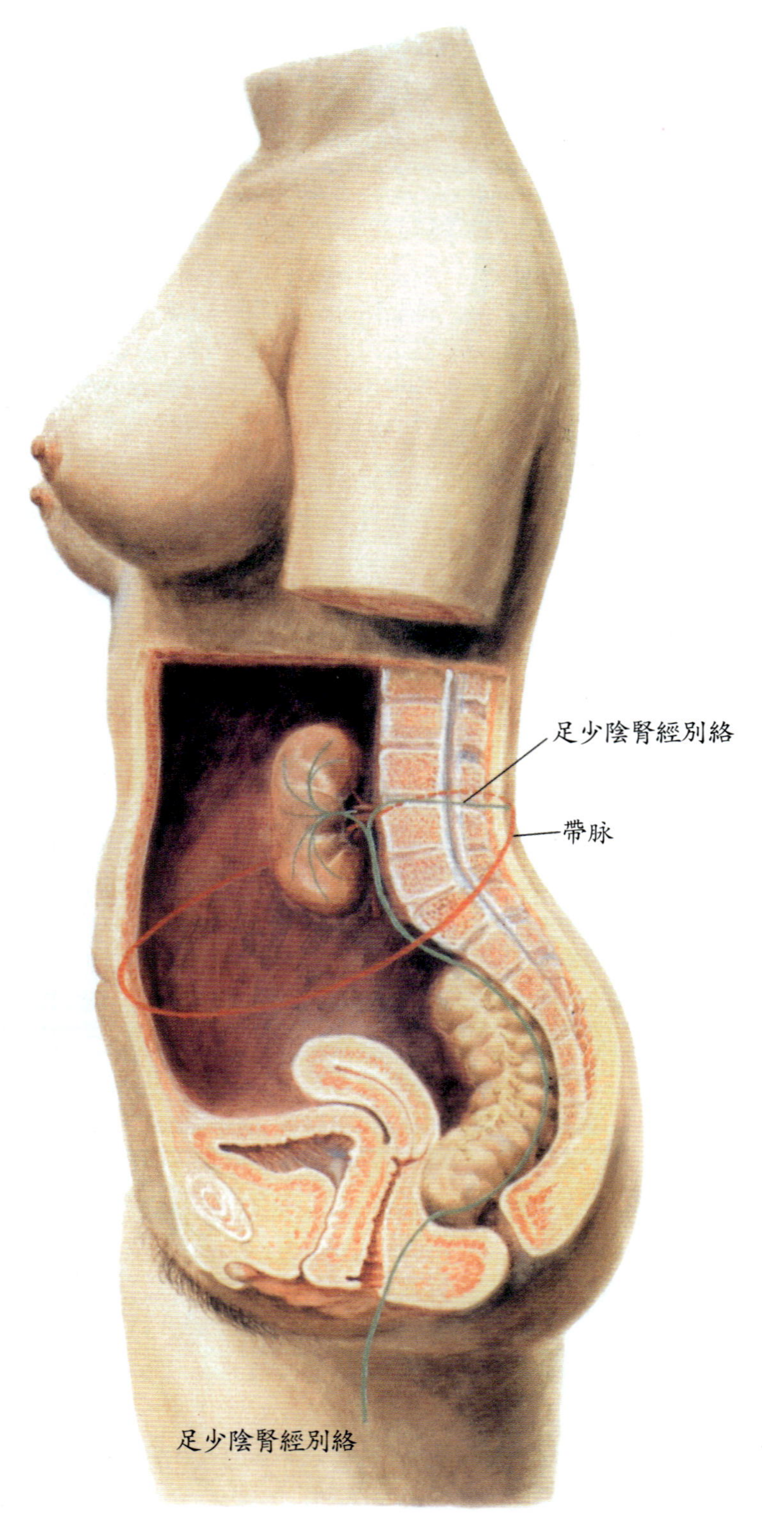

足少陰腎經別絡
帶脉
足少陰腎經別絡

33
帶脉 분포도

帶脉 분포도

帶脉은 제2요추와 제3요추의 사이에서 起始하며, 여기에서 足少陰腎經 別絡의 脉氣를 받아들인다. 腰椎에서 나와 左右 두 개의 分支로 나누어지며 각각 복부를 따라 前行해 臍部 부위에서 會合하여 腰中을 둥글게 도는 것이 마치 허리띠와 같다. 인체에서 유일하게 環形(←허리띠 모양)[136]으로 분포하는 경락노선이다.

[원문]

《靈樞·經別》篇：“足少陰之正[137], 至膕中, 別走太陽[138]而合, 上至腎, 當十四椎[139]出屬帶脉."[140]
《素問·痿論》：“衝脉者, 經脉之海也[141], 主滲灌谿谷[142], 與陽明[143]合[144]于宗筋[145], 陰陽總宗筋之會[146], 會于氣街[147], 而陽明爲之長[148], 皆屬于帶脉, 而絡于督脉[149]."
《難經·二十八難》：“帶脉者, 起于季脇[150], 回身一周[151]."
《十四經發揮》：“帶脉者[152], ……回身一周, ……在季脇下一寸八分, 正名

---

136) 紳帶 모양. 즉, 인체에서 세로로 연결된 경락이 아니라 橫으로 연결된 유일한 연결관계이다.

137) 足少陰經別.

138) 足太陽膀胱經.

139) 腎俞穴.

140) 이는 帶脉과 腎臟과 足太陽膀胱經·足少陰經別과의 상호관계를 알 수 있다.

141) 十二經脉之海(《靈樞經》).

142) '谿谷'은 肌肉 사이의 틈을 말한다.

143) 陽明脉.

144) 滙合(←滙聚).

145) 衝脉起于氣街, 并少陰之經, 夾臍上行, 陽明脉亦夾臍旁去中行二寸下行, 故皆會于宗筋.

146) 三陰三陽經이 모두 宗筋에 모인다. 宗筋, 聚于前陰, 前陰者, 足之三陰. 陽明·少陽及衝·任·督·蹻九脉之所會也. 九者之中, 則陽明爲五臟六腑之海, 衝爲經脉之海, 此一陰一陽總乎其間, 故曰 "陰陽總宗筋之會."也.

147) '氣街'는 '氣海·丹田'을 말한다.

148) 陽明經이 이들 모든 經들을 통솔한다. 陽明, 不但爲五臟六腑之海, 以爲奇經八脉之長.

149) 三陰三陽의 脉은 모두 帶脉에 이어지며 督脈에 絡한다. 특히 그것은 命門穴에 根結한다.

150) '季脇'은 側胸部 最下最短의 肋骨處이다. 즉 章門穴(←足厥陰肝經)이다. 참고로, 章門穴은 足厥陰肝經과 足少陽經脉의 交會穴이다.

151) 環繞腰腹一周.

152) 帶脉總束諸脉, 使不妄引, 如人束帶而前垂, 故名. 특히 '使不妄引'에 대하여 '使得調柔也'라고 하여 帶脉의 역

> 帶脉, 以其回身一周如帶也, 又與足少陽會于維道, 此帶脉所發, 凡四穴."
> 《奇經八脉考》: "帶脉者, 起于季脇, 足厥陰之章門穴, 同足少陽循帶脉穴,
> 周身一周, 如束帶然, 又與足少陽會于五樞維道. 凡八穴."

註解 : 《靈樞 · 經別》篇에는 다만 帶脉의 명칭—"當十四椎出屬帶脉"이라고 기록되어 있고 帶脉 분포의 위치에 대한 기록은 없다. 《難經 · 二十八難》에는 "回身一周"라는 기록이 있다.

《奇經八脉考》에는 帶脉의 기능을 기재했다[153]. 楊上善[154]은 "帶脉總束諸脉, 使不妄行, 如人束帶而前垂, 故名, 婦人惡露隨帶脉而下, 故謂之帶下."라 하여 帶脉의 작용과 명칭의 유래를 아주 정확히 밝혔다.

帶脉의 起始處는 歷代로 《難經 · 二十八難》의 "起于季脇[155]"라는 기록에 근거하는데 이것은 틀린 것이다. 무릇 經絡 起始處는 모두 의지하는 조직 · 臟腑 혹은 經脉에 있는데 季脇에서 起始한다는 것은 脉絡起始의 규칙에 위배되는 것이다. 帶脉은 소속된 臟器와 組織器官이 없으므로 帶脉氣의 來源은 당연히 足少陰腎經에 歸屬되어야 한다.

足少陰腎經의 絡脉은 膝膕中에서 分支하여 十四椎를 뚫고 帶脉의 소속을 나와 여기에서 반드시 督脉과 會合하고, 그 經氣는 또한 督脉에서 오는 까닭에 당연히 帶脉은 '十四椎와 十五椎의 사이' 에서 起始한다.

할을 설명하고 있다. 참고로 《靈樞 · 經別》篇에는 "足少陰之正, 至膕中, 別走太陽而合, 上至腎, 當十四椎, 出屬帶脉."이라고 하여 足少陰經과 足太陽經과의 상관관계 및 帶脉의 형성과정에 대하여 설명하고 있다.

153) 帶脉總束諸脉, 使不妄行, 如人束帶而前垂, 故名.

154) 6세기 唐代 초기의 의학자, 《黃帝八十一難經註》를 편찬했다.

155) 起始하는 경혈을 帶脉穴로 보는 경우와 章門穴(←膽經, 脾募穴)로 보는 경우가 있다.

陽蹻脉 및 陽維脉 분포도

1. 陽蹻脉

陽蹻脉은 膀胱經의 申脉穴에서 分支하며, 外踝 後緣을 순환하여 下肢의 바깥쪽面에 상행하고, 상전장골극(ASIS)을 거쳐 肋下緣에 이르며, 肋下緣에서 계속하여 體側[몸의 측면]을 沿하여 상행하고, 肩胛 바깥쪽을 거쳐 肩部로 올라가 肩髃穴에 이르며, 肩髃穴에서 巨骨穴을 거쳐 頸前 양측을 순행한다. 상행하여 下頜을 거쳐, 口角 바깥쪽에서 直上하여 目下에 이르며, 비스듬히 순행하여 內眼角에 이르러 足太陽膀胱經과 서로 會合한다. 內眼角에서 起始하며 상행하여 側頭를 거쳐 하행[156]해 風池穴에 이르고, 風池穴에서 頭蓋骨 내부에 진입하여 뇌에 분포한다.

陽蹻脉 분포노선 중에서 그와 서로 交會하는 經脉으로는 足太陽膀胱經·足少陽膽經·足陽明胃經·手太陽小腸經·手陽明大腸經·任脉·陽維脉·陽蹻脉 등 8개 경락선이 있다.

《靈樞·寒熱病》篇 : "足太陽有通項入于腦者[157], 正[158]屬目本[159], 名曰眼系[160], 頭目苦痛, 取之在項中兩筋間[161]入腦, 乃別[162]陰蹻陽蹻[163], 陰陽相交, 陽入陰, 陰出陽[164], 交于目銳眥[165]."
《靈樞·脉度》篇 : "陽蹻者, ……氣幷相還, 則爲濡目, 氣不榮, 則目不合."
《難經·二十八難》 : "陽蹻脉者, 起于跟中[166], 循外踝上行[167], 入風池."

---

156) '頭側을 거쳐 下行'은 엄밀하게 말하면 '두개골의 側頭面을 後下行함'을 말한다.

157) 足太陽膀胱經 經脉은 項[목덜미]을 지나 뇌로 들어가는 것이 있는데, 대개 玉枕穴處이다.

158) 뇌에서 '곧바로[直]' 目本에 이어지는 것을 표현한 것이다.

159) 眼根.

160) '眼中之系(眼과 뇌의 연계)'로서 '目系'와 같은 의미. '眼球後連于腦所脉絡.' 참고로 天柱穴의 별칭.

161) 玉枕穴處.

162) 分別.

163) '陽入陰, 陰出陽.'은 '陰陽諸經交會之所.'라는 의미. 目內眥의 睛明穴에서 交會한다.

164) '陽入陰, 陰出陽.'은 '陽諸之脉入于陰, 陰蹻之脉出于陽.'이란 의미.

165) 이를 '目銳眥'라고 한 것은 오류이다. 따라서 이는 '目內眥(←睛明穴)'이다.

166) 足太陽經脉의 申脉穴.

167) 足外踝으로부터 大腿 外側으로 상행한다.

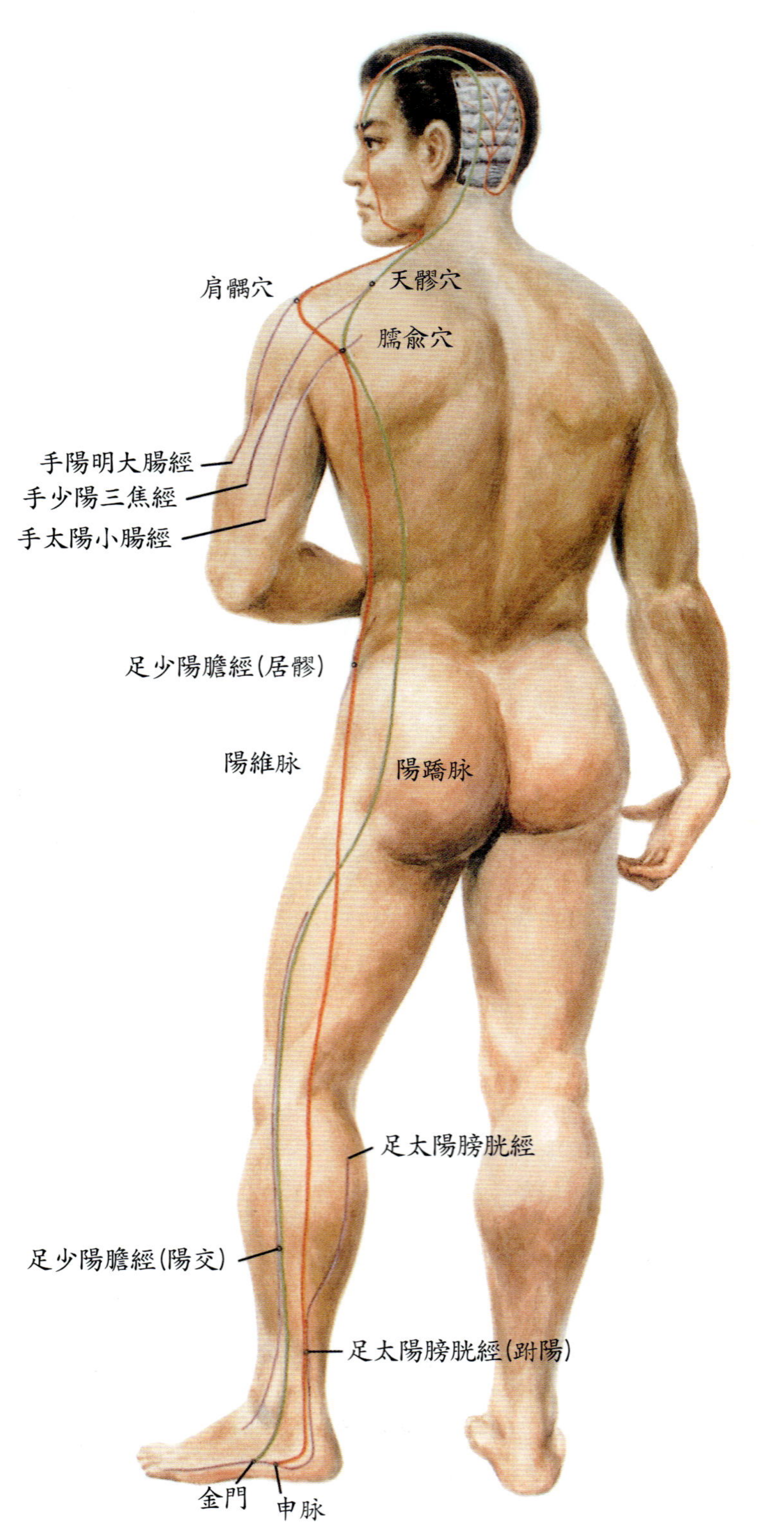

肩髃穴
天髎穴
臑兪穴
手陽明大腸經
手少陽三焦經
手太陽小腸經
足少陽膽經(居髎)
陽維脉
陽蹻脉
足太陽膀胱經
足少陽膽經(陽交)
足太陽膀胱經(跗陽)
金門
申脉

34
陽蹻脉 및 陽維脉 분포도

2. 陽維脉

陽維脉은 膀胱經의 金門穴[178]에서 分支하여, 外踝 하방을 거쳐 外踝 후방을 돌아 足太陽膀胱經과 足少陽膽經의 사이를 상행하고, 肩關節 후방을 거쳐 頸部 후방 양측에 비스듬히 순행하여 枕骨[179] 하방 左右 兩線에서 둘이 합하여 하나가 되고, 風府穴에서 또한 左右 두 개를 分支하며 병행하여 風池穴을 지나 頭蓋 側部에 올라가고 頭頂 양측을 돌아 前額眉弓(frontal superciliary arch)에 이른다.

陽維脉 분포노선 중에서 그것과 서로 交會하는 경락에는 足太陽膀胱經·足少陽膽經·手太陽小腸經·手少陽三焦經·手陽明大腸經·足陽明胃經·督脉·陽蹻脉 등 여덟 개의 경락선이 있다.

---

168) 外踝 上方 3寸處.

169) 족소양담경의 居髎穴處.

170) 수태양소장경의 경혈. 《鍼灸甲乙經》"手太陽·陽維·蹻脉之會."

171) 《鍼灸甲乙經》"手陽明·蹻脉之會."

172) 입술.

173) 《鍼灸甲乙經》"蹻脉·手足陽明之會."

174) 《鍼灸甲乙經》"陽蹻·任脉·手陽明之會."

175) 《鍼灸甲乙經》"陽蹻·任脉·足陽明之會."

176) 睛明穴은 《素問·氣府論》 王冰 註에 의하면 "手足太陽·足陽明·陰蹻·陽蹻五脉之會."라 했다.

177) 《鍼灸甲乙經》"足少陽·陽維之會."

178) 《鍼灸甲乙經》에는 "穴在申脉與京骨之間."이라고 金門穴의 위치에 대하여 설명하고 있다.

179) 足少陽膽經 頭竅陰穴의 別稱. 유양돌기의 後上方에 위치. 頭蓋의 뒤쪽 下部를 이루는 뼈. '玉枕骨·乘枕骨·後枕骨'이라고도 한다.

《素問·刺腰痛論》：“陽維之脉[180]令人腰痛, 痛上怫然腫[181], 刺陽維之脉, 脉[182]與太陽[183]合[184]腨下間, 去地一尺所[185].”

《難經·二十八難》：“陽維起于諸陽會也.[186]”

《鍼灸甲乙經》：“金門[187], 陽維之所別屬也[188]. 陽交[189], 陽維之郄. 臑兪, 手足太陽·陽維·蹻脉之會. 天髎, 手少陽·陽維之會.[190] 肩井, 手足少陽·陽維之會. 瘂門[191], 督脉·陽維之會. 風府[192], 督脉·陽維之會. 風池, 足少陽·陽維之會.[193] 腦空, 足少陽·陽維之會. 承靈, 足少陽·陽維之會. 正營, 足少陽·陽維之會. 目窓, 足少陽·陽維之會. 本神, 足少陽·陽維之會. (頭)臨泣[194], 足太陽·少陽·陽維之會. 陽白, 足少陽·陽維之會.”

《奇經八脉考》：“陽維起于諸陽之會, 其脉發于足太陽金門穴[195], 在足外踝下一寸五分, 上外踝七寸, 會足少陽于陽交, 爲陽維之郄, 循膝外廉, 上髀厭[196], 抵少腹側, 會足少陽于居髎, ……過肩前, 與手少陽會于臑會·天髎, 却會手足少陽·足陽明于肩井, 入肩後, 會手太陽·陽蹻于臑兪, 上循耳後, 會手足少陽于風池, 上腦空·承靈·正營·目窓·臨泣[197], 下額與手足少陽陽明五脉會于陽白, 循頭, 入耳, 上至本神而止, 凡三十二穴.”

---

180) ‘陽維起于陽, 則太陽之所生.’

181) 요통으로 인한 통증 부위의 經脉이 돌연히 부어오르는 것을 표현한 것이다.

182) 陽維脉.

183) ‘太陽所主, 并正經并行而上.’

184) 相合.

185) 장딴지 아래의 承山穴을 말한다. 이는 陽維脉의 郄穴이다. 일부 자료에 ‘承光穴’로 표현한 경우가 있는데 이는 ‘承山穴’의 誤字이다.

186) 陽維脉은 ‘一身之表’를 주관하며, 諸陽之會인 足太陽膀胱經의 金門穴에서 일어난다.

187) 金門雖屬太陽, 又別屬陽維. 《醫經理解·穴名解》云 “金門……是寒水所生門也.”, 《難經·二十八難》云 “陽維起于諸陽會也.”이다. 足太陽經의 郄穴.

188) 太陽經에 屬하면서 별도로 陽維脉에도 屬한다.

189) ‘別陽·足髎’이라도 한다. 足少陽膽經에 속하며, 陽維脉의 郄穴이다.

190) 《素問·氣府論》王冰 註에는 ‘足少陽’이 포함되어 있다.

191) 異名으로 ‘舌橫·舌厭’이라고도 한다. ‘入繫舌本’ 참고로 《鍼灸甲乙經》 원문에는 ‘瘂門’으로 되어 있다.

192) 一名 ‘舌本’(《鍼灸甲乙經》).

193) 《素問·氣府論》에는 ‘陽維’가 없고 ‘手少陽’을 포함하고 있으며, 《鍼灸大成》卷七에서는 “手足少陽·陽維之會.”이라 했다.

194) 《醫經理解·穴名解》에서 “本經有二臨泣. 在頭曰臨泣, 謂其穴下臨于目也. 在足亦曰臨泣, 謂其氣上通于目也.”라 했다.

195) 經穴은 申脉과 京骨 사이에 위치한다.

196) 대퇴부 外上方의 대퇴골 大轉子 부위.

197) 足太陽·少陽·陽維之會.

註解 : 陽蹻·陽維는 독립적인 經脉이 아닐 뿐만 아니라 소속 臟器·器官과 穴位가 없으며, 두 經脉은 모두 膀胱經에서 나오는 脉絡이며, 《黃帝內經》·《難經》 중에는 겨우 起止處만이 기록되어 있고 순행선은 없다.

《鍼灸甲乙經》 중에는 특별한 견해가 없으나 두 脉이 經過하는 穴位를 기록하여 후세 사람들이 두 脉의 노선을 그리는 근거가 되었다. 本 圖解는 여러 醫家들이 기술한 것을 참고하여 두 脉의 순행노선을 그렸다.

足太陽膀胱經
任脉(天突, 廉泉穴)
足厥陰肝經(期門穴)
足太陰脾經(大橫穴)
陰蹻脉
陰維脉
足少陰腎經(築賓穴)
足少陰腎經(交信穴)
足少陰腎經(照海穴)

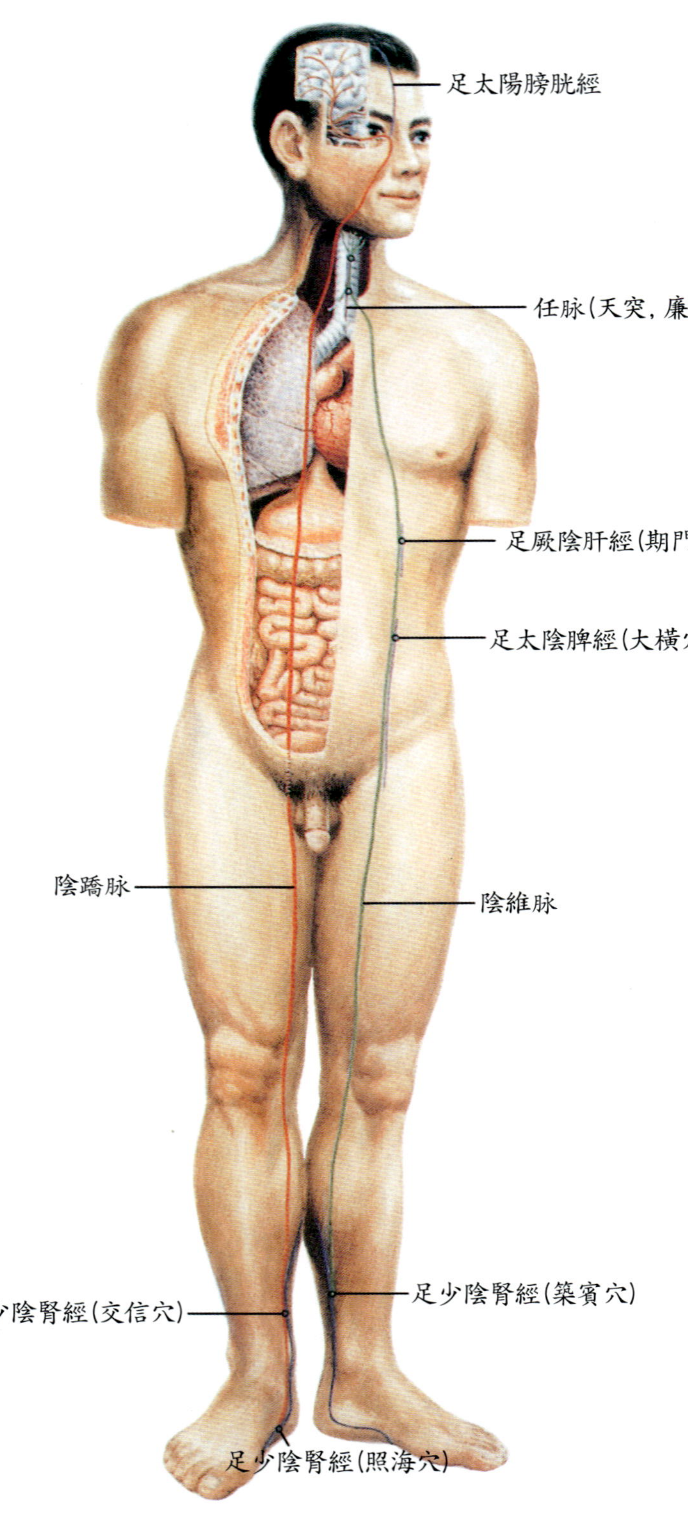

35

陰蹻脉 및 陰維脉 분포도

陰蹻脉 및 陰維脉 분포도

1. 陰蹻脉

足少陰腎經의 絡脉이다. 內踝 前下方 足少陰腎經의 然谷穴의 뒤[198]에서 起始하며, 뒤쪽으로 향해 內踝 後方으로 비스듬히 순행하며, 상행하여 下肢 내측의 足少陰腎經을 沿하고 직행하여 會陰處에 이른다. 會陰處에서 腹部 안으로 들어가고, 횡격막을 뚫고 올라가 흉부 안쪽을 순행하여 鎖骨上窩[199]에 이르며, 頸前 양측을 거쳐 下頜에 이르고, 人迎穴 前方에서 面部에 상행하여, 口角과 鼻旁을 거쳐 內眼角에 이르며, 여기에서 足太陽膀胱經 · 陽蹻脉과 相會한다. 內眼角에서 眼窩로 들어가고, 眼球 후방에서 頭蓋腔 내부에 들어가 뇌에 분포한다.

陰蹻脉 분포노선 중에서 그것과 서로 交會하는 經脉은 足少陰 · 衝脉 · 手陽明이다. 眼內角에서 足陽明 · 足太陽 · 手太陽 · 陽蹻脉 등의 7개 經脉과 만난다.

[원문]

《靈樞 · 脉度》：“蹻脉[200]者, 少陰之別[201], 起于然骨[202]之後[203], 上[204]内踝之上, 直上循陰股, 入陰, 上循胸裏, 入缺盆, 上出人迎之前[205], 入頄[206], 屬目内眦, 合于太陽陽蹻[207].”
《靈樞 · 寒熱病》篇：“足太陽有通項入腦者[208], 正屬目本[209], 名曰眼系[210],

---

198) 照海穴.

199) supraclavicular fossa.

200) 陰蹻脉. 참고로 蹻脉에는 陰蹻와 陽蹻가 있는데 여기서는 陰蹻만 논술했고 陽蹻에 대해서는 언급하지 않았다.

201) 足少陰腎經의 別脉.

202) 足內踝 앞쪽 아래의 주상골(navicular bone). 또한 楊上善은 “然骨在内踝下近前起骨是也.”라고 했다.

203) 照海穴.

204) 上出.

205) 前面.

206) 鼻旁 顴骨 부위.

207) 足太陽膀胱經과 陽蹻脉의 경맥이 相會한다. 따라서 睛明穴處에서 세 개의 경맥이 幷會한다.

208) 足太陽經脉은 項後를 통하여 腦部에 들어간다.

209) 眼睛 深部.

210) 目根. 眼球内連于腦的 脉絡.

頭目苦痛, 取之在項中兩筋間入腦[211], 乃別[212]陰蹻陽蹻, 陰陽相交, 陽入陰, 陰出陽, 交[213]于目銳眥[214]."

《難經·二十八難》: "陰蹻脉者, 亦起于跟中[215], 循內踝上行[216]至咽喉[217], 交貫[218]衝脉[219]."

《奇經八脉考》: "陰蹻者, 足少陰之別脉, 其脉起于跟中足少陰然谷穴之後, 同足少陰循內踝下照海穴, 上內踝之上二寸以交信爲郄, 直上循陰股入陰, 上循胸裏, 入缺盆, 上出人迎之前, 至咽喉交貫衝脉, 入頄內廉, 上行屬目內眥, 與手足太陽·足陽明·陽蹻五脉會于睛明而上行, 凡八穴."

2. 陰維脉

足少陰腎經의 絡脉이며, 內踝 상방 5寸 足少陰腎經의 築賓穴[220]에서 起始하며, 대퇴 내측을 沿하여 상행하고, 서혜부를 거쳐 복부로 올라가며, 足太陰脾經을 沿하여 足厥陰肝經의 期門穴에 이른다. 여기에서 안쪽을 향해 비스듬히 순행하여 胸骨柄(manubrium sterni) 上緣에 이르러 任脉의 天突穴에서 會合하며, 다시 氣管(trachea) 前面을 沿하여 인후에 분포한다.

陰維脉 분포노선 중에서 그것과 서로 交會하는 경락은 足少陰腎經·足太陰脾經·足厥陰肝經·任脉·衝脉 다섯 개의 경맥이다.

---

211) 張景岳은 "足太陽之脉, 一有通項入于腦者, 卽項中兩筋間玉枕穴也(足太陽之脉에는 項部에서 뇌로 들어가는 脉絡이 하나 있는데 즉, 項中 兩筋 사이의 玉枕穴이다)."라 했다.

212) 分別.

213) 交會.

214) 이는 '目外眥'를 말한다. 그러나 《醫學綱目》卷十五를 보면 "蹻脉의 순행경로로 비추어 볼 때 마땅히 '目內眥'로 교정해야 한다."라고 주장하고 있다. 따라서 이는 '睛明穴'이다.

215) 照海穴.

216) 足內踝로부터 大腿 內側으로 상행한다.

217) 人迎穴 前方. 《十四經發揮》에 의하면 "衝脉……其浮于外者, 循復上行, 會于咽喉, 別絡脣口."라고 했다.

218) 交會·貫通.

219) '循頄入眥(←目內眥), 與太陽·陽蹻脉會.'

220) 陰維脉의 郄穴.

[원문]

《素問·刺腰痛論》:"刺飛陽之脉, ……在内踝上五寸[221], 少陰之前與陰維之會[222]."

《難經·二十八難》:"陰維[223]起于諸陰交[224]也."

《鍼灸甲乙經》:"築賓, 陰維之郄. 府舍, 足太陰·陰維·厥陰之會[225] 大橫, 足太陰·陰維之會. 腹哀, 足太陰·陰維之會. 期門[226], 足太陰厥陰·陰維之會. 天突, 陰維·任脉之會. 廉泉[227], 陰維·任脉之會."

《十四經發揮》:"陰維, 維于陰, 其脉起于諸陰之交……其脉氣所發者, 陰維之郄, 名曰築賓, 與足太陰會于腹哀·大橫, 又與足太陰·厥陰會于府舍. 期門, 與任脉會于天突·廉泉."

《奇經八脉考》:"陰維起于諸陰之交, 其脉起于足少陰築賓穴, 爲陰維之郄, 在内踝上五寸腨肉分中, 上循股内廉, 上行入小腹, 會足太陰·厥陰·少陰·陽明于府舍[228], 上會足太陰于大橫腹哀, 循脇肋會足厥陰于期門, 上胸膈挾咽, 與任脉會于天突廉泉, 上至頂前而終."

註解:陰蹻脉·陰維脉은 모두 독립적인 脉絡이 아닐 뿐만 아니라 소속된 臟器·器官과 穴位가 없으며, 이들은 足少陰腎經에서 分出되는 두 개의 分支 絡脉이다.

《黃帝內經》에서는 陰蹻脉에 관한 완전한 순행노선의 기록이 있으나, 陰維脉은 단지 그 이름만이 있고 起止處와 노선에 관한 기술이 없다. 《黃帝內經》의 난제를 전문적으로 해석한 《難經》에도 애매모호하게 기술되어 있으며, 《鍼灸甲乙經·奇經八脉》篇에서도 정확히 다루지 않았으나 穴位篇 중에는 두 脉絡이 지나는 穴位를 밝혔고, 후세사람들은 대부분 이 穴位에 근거하여 두 脉絡의 노선을 묘사했으며 本圖도 이것에 근거하여 두 脉의 노선을 그렸다.

---

221) 築賓穴. 陰維脉의 郄穴.

222) 足少陰腎經의 復溜穴.

223) 一身之裏를 주관한다.

224) 諸陰脉이 만나는 곳에서 시작하므로 '陰維起於諸陰交'라고 했다. 이는 '陰交穴'을 의미하지는 않는다. 참고로 《太素》에서 楊註曰:"陰維起于諸陰之交, 則三陰交也."라고 했으나 신뢰하기 어려운 내용이다.

225) 세 개 脉은 '上下入腹絡肝脾達胸結心肺, 從脇上至肩部, 是足太陰經經氣深集的孔隙, 此三陰經與手足陽明經相互聯絡.'이다.

226) 肝의 募穴.

227) 一名 '本池'라고도 한다.

228) '此脉上下入腹絡胸, 結心肺, 從脇上至肩.'

부록 : 奇經八脉 증후

●督脉 증후

本脉은 外邪의 침범을 받으면 脉氣가 不暢하여 角弓反張 · 脊柱强直 · 癲病(성인의 경우) · 癎癎(소아의 경우) · 치질 등이 발생할 수 있다. 本 脉氣가 虛할 때 脫肛 · 陰庭突出 · 生殖機能減退 등의 증후가 나타날 수 있다.

●督脉 絡脉 증후

實症일 때는 脊柱가 强直되고, 虛症일 때는 頭部沈重 · 搖晃[흔들림][229]을 느낀다.

●任脉 증후

本脉의 血氣가 虛할 때는 白帶下 · 월경불조 · 무월경 · 불임증 · 小便不利 · 유뇨 · 遺精 등의 증후가 발생할 수 있다. 脉氣가 不暢하면 陰部腫痛 · 七疝 · 월경통이 발생한다.

●任脉 絡脉 증후

實症일 때는 腹部에 피부통이 발생하고, 虛症일 때는 腹部의 피부가 가려워진다.

●衝脉 증후

本脉의 血氣가 虛할 때는 월경불조 · 불임 · 유산 · 小腹痛 등의 증후가 발생할 수 있다. 脉氣가 하강할 수 없어 上衝할 때는 氣急(short breath) · 胸腹內絞痛 등이 발생한다.

●陽蹻脉 증후

本脉이 外邪의 침범을 받으면 眼痛(통증은 眼內角에서 시작함) · 두통 · 淺眠이 발생할 수 있다. 脉氣가 不暢할 때는 癲癎 · 하지경련이 발생할 수 있고 足外飜 등이 나타난다.

●陰蹻脉 증후

脉氣가 虛할 때 嗜眠이 발생한다. 脉氣가 不暢할 때 癲癎 · 下肢痙攣이 발생하고 足內飜 등이 나타난다.

---

229) 頭部振顫.

●陽維脉 증후

本脉이 外邪의 침범을 받으면 畏冷·發熱·外感熱病 등의 表症이 나타난다. 脉氣가 不暢할 때는 요통이 발생할 수 있고 또한 發熱腫脹 현상이 있다.

●陰維脉 증후

脉氣가 不暢할 때 心痛·胃痛·흉통·복통 등의 裏症이 발생할 수 있다.

●帶脉 증후

本 脉氣가 虛할 때 下肢痿軟·癱瘓·腹部脹滿·요퇴통·白帶下 등이 나타날 수 있다.

●奇經八脉 증후

대부분 단독적으로 나타나는 것이 아니고 十二經脉 증후와 밀접한 관계를 갖고 있다. 예를 들어 督脉 증후는 足少陰腎經·手少陰心經 증후와 관련이 있다. 任脉·衝脉 증후는 足厥陰肝經 증후와 관련이 있다. 奇經八脉은 순행노선에서 十二經과 모두 일정한 交會位置가 있으며 어떤 것은 어떤 부위와 穴位에 있고 어떤 것은 어떤 內臟과 器官에 있어 연계된 經脉이 있으며 모두 本脉의 증후와 일정한 관계가 있다.

[원문]

《素問·骨空論》：“任脉爲病, 男子内結[230] 七疝[231], 女子帶下[232] 瘕聚[233]. 督脉爲病, ……從少腹上衝心[234] 而痛不得前後[235], 爲衝疝[236], 其女子不

---

230) 腹内結.

231)《難經匯註箋正》에서는 “隨唐代 이전에는 厥疝·癥疝·氣疝·寒疝·盤疝·胕疝·狼疝을 말했고, 元代 이후에는 寒疝·水疝·筋疝·血疝·氣疝·狐疝·癩疝을 말한다.”라고 했다. 또한 靑代 高士宗의 《黃帝素問直解》에 의하면 “狐疝·頹疝及五臟之疝也.”라고 했다. ‘疝爲肝病累化.’ 참고로 疝症은 任病으로만 이루어지지 않는다.

232) 이는 帶脉에 의하여 발생하는 각종 부인과 병변을 말하며, 대체로 이는 ‘濕濁下淫’에 의하여 발생한다. 《金匱》婦人之病皆曰：“帶下, 以皆由胞宮血海致之也.”

233) ‘瘕聚’는 古病名이며, 腹部有塊의 病證으로, 血液内瘀에 의한다.

234) 衝脉의 逆氣而急.

235) 不得前後란 二便不通을 말한다.

236) 督脈에 병변이 발생하여 형성되는 疝症으로서, 小腹部에서 心으로 치솟아 통증이 발생하는 병증이다.

孕, 癃痔[237]・遺溺・嗌乾[238] ……治在骨上[239], 甚者在臍下營[240]. ……衝
脉爲病, 逆氣裏急[241]. 督脉爲病, 脊强反折."
《素問・刺腰痛論》："陽維之脉[242], 令人腰痛, 痛上怫然腫."
《素問・繆刺論》："邪客于足陽蹻之脉, 令人目痛[243], 從內眥始, 刺外踝之
下半寸所[244]各二痏, 左刺右, 右刺左, 如行十里頃而已[245]."
《素問・擧痛論》："寒氣客于衝脉, 衝脉起于關元[246], 隨腹直上[247], 寒氣
客則脉不通, 脉不通則氣因之, 故喘動應手矣[248]."
《難經・二十九難》[249]："督之爲病, 脊强而厥; 帶之爲病, 腹滿, 腰溶溶[250]
若坐水中[251]; 衝之爲病, 逆氣而裏急; 陽維爲病, 苦寒熱[252]; 陰維爲病, 苦
心痛[253]; 陰蹻爲病, 陽緩而陰急[254]; 陽蹻爲病, 陰緩而陽急."
《脉經・卷第十》："任脉也, 動苦小腹痛, 逆氣搶心[255], 胸拘急, 不得俯仰;
督脉也, 動苦腰脊强痛, 不得俯仰, 大人癲, 小兒癇; 衝脉也, 動苦胸中有寒
疝; 陽蹻也, 動苦腰背痛, 微溶爲風癇, 取陽蹻 動苦腰痛, 癲癇, 惡風, 偏
枯, 僵仆, 羊鳴, 麻痹[256], 皮膚身體强, 痹直, 取陽蹻在外踝上三寸直絶骨

---

237) '癃・痔'는 각각 '任脉의 氣不化'와 '熱結後陰'에 의한다.

238) '津不上潤'에 의한다.

239) 曲骨穴.

240) 張志聰은 臍下 1寸處의 陰交穴이라고 했다.

241) '裏急'이란 '氣不輸布'를 말한다. '經氣上衝, 逆氣而急.', '逆氣者, 氣不循經, 裏急者, 氣不輸布.'

242) 陽脉相經交會之脉.

243) 目內眥痛(←睛明穴). 陰陽蹻脉은 모두 目內眥에서 만난다.

244) 足太陽經의 申脉穴.

245) '如人行十里之頃, 耳痛病可已.'

246) 關元穴.

247) 腎下에서 起始하며, 인후에 상행해서 交會한다.

248) 申脉이 肺에 上連하기 때문이다.

249) 二十三難에서 二十九難까지는 경락에 대해 논하고 있으며, 특히 二十七難은 奇經八脉의 의의와 기능을 闡
發했고, 二十八難은 奇經八脉의 起止・순행부위를 論했다.

250) 疲倦無力의 상태를 표현.

251) 물속에 앉아 있는 것 같은 寒冷한 감각을 말한다.

252) '陽爲衛, 陽氣不足, 故發熱.'

253) '陰血化于心少陰, 陰氣不利, 故心痛也.'

254) '病在陽則陽脉結急, 病在陰則陰脉結急, 受病者急, 不病者自和緩也.'

255) 逆氣上衝心胸.

256) '麻痹'의 '麻'는 《脉經》의 原書와 다른 글자이다. 그러나 컴퓨터상에는 그 글자가 없어 '麻'로서 대신한
다. 이는 원래 《素問・五常政大論》篇에 근거한 것이다. 이는 '手足麻痹'를 의미한다.

是也; 陰蹻也, 動苦少腹痛, 裏急, 腰及髖髎[257]下相連. 陰中痛, 男子陰疝,
女子漏下不止; 帶脉也, 動苦少腹痛, 引命門, 女子月水不來, 絕繼復下止,
陰辟寒[258], 令人無子, 男子苦腹拘急, 或失精也."

---

257) '骨節空隙處. 卽骶後孔中之八髎處.'
258) '下陰痛如被擊柏而又寒冷.', '辟, 通擗.'

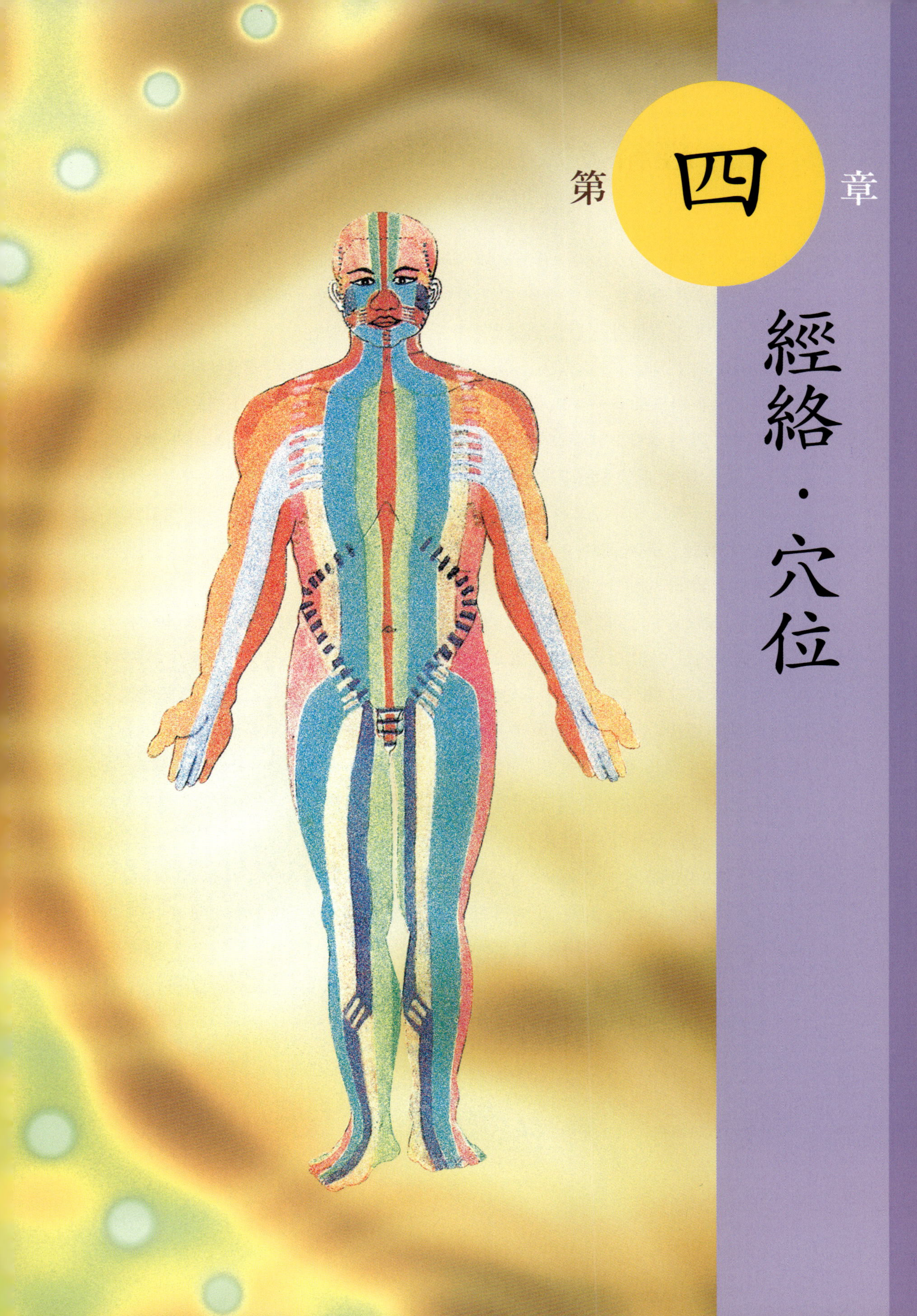

第　四　章
經絡・穴位

經絡·穴位 체표 연결선圖

　本圖는 十二經脉·十二別絡·十五絡脉·奇經八脉의 47개 체표 경락선을 동일한 人體表面圖에 그린 것으로, 그중에서 47개 경락의 相交[1]·相會[2]·相連·相幷 등의 體表 전체 분포형태 및 穴位와 상술한 경락분포의 관계를 나타냈다.

　十二經脉·十二別絡·十五絡脉·奇經八脉의 體表 노선분포도는 옛날부터 지금에 이르기까지 모두 별도로 그려졌고, 각각의 圖解 사이에 서로 관계가 없기 때문에 각종 도표에서 여러 가지 경락노선 분포의 관계와 穴位가 交會하는 내용을 찾아보기가 매우 어려웠다. 예를 들어 面部에는 15개의 經絡線이 분포하고 게다가 面部에 分支가 밀집되어 있는데 이런 경락노선의 분포관계와 穴位의 관계는 지금까지 전체적인 이해가 없었고, 陽蹻脉·陽維脉·足少陽膽經이 모두 體側[몸의 측면]에 분포하는데 이들 셋이 어떻게 配列되는지 찾아볼 圖解가 없다.

　陰蹻脉·陰維脉·足少陰腎經·足太陰脾經·足厥陰肝經이 下肢 내측의 노선에서 어떻게 분포하지는 아직 알려지지 않았으며 게다가 몇 개 經脉의 別絡과 絡脉의 분포 사이의 많은 交會가 圖解에 아직껏 그려진 적이 없었으며, 膻中穴과 任脉·足太陰脾經·足少陰腎經·手少陽三焦經은 어떻게 相會하는가 등의 유사한 많은 문제가 해결되지 않아 교육에 있어 체표 경락 사이 및 穴位와 여러 경락의 관계를 설명하기가 어려웠고, 과학적인 연구에서는 經絡穴位의 관계에 대한 자료가 부족했으며, 임상에서는 전면적으로 穴位의 작용을 응용할 수 없었다.

　本圖는《經絡圖解》중 十二經脉·十二別絡·十五絡脉·奇經八脉의 기초 위에서 모든 穴位의 經絡 始發·交會·相交 및 여러 醫家들의 경혈 연결선 圖解를 고증하여 그린 것이다. 本圖는 단지 체표 경락선을 표현한 것으로 胸腹腔에서 통과하여 나오는 線은 포함하지 않아 胸腹腔·腦·鼻咽腔(nasopharynx)으로 들어가는 분포선과 表裏經의 상호연계 經絡分支를 나타내지 않았다.

---

1) 교차, 엇갈려 지나가다.
2) 만남.

체표 경혈 연결선 圖解의 제작은 종래의 經絡圖와는 달리 《靈樞·經脉》篇을 중심으로 하여 주로 경락과 內臟의 관계를 나타냈으며, 체표 經穴圖는 穴位를 소재로 경락 분포를 참고하여 그린 것으로 주로 경락의 穴位를 표시한 것이다. 두 圖解 사이에는 확실한 차이가 있는데, 예를 들어 經絡圖에는 직각의 굽은 經絡線이 없으나 經穴圖에는 소속된 穴位를 경락선에 묘사하기 위하여 많은 직각의 굽은 經絡線이 있다. 本圖는 두 장의 분포형식[3]을 하나로 합쳐 나타냈다.

여기에서 살펴야 할 중요한 문제는 현재 적지 않은 '학자'들이 十四經의 經絡·穴位 連結線圖를 十四經脉 순행선으로 誤認하는데 이는 잘못된 것이다. 경락의 순행선은 피부 表層에 있는 것이 아니고 '分肉之間'[4]에 있다. 인체의 365개의 경혈은 經絡 主幹線에서 나오는 三百六十五絡 피부 위의 분포 센터이다(三百六十五絡 圖解 참조). (왜냐하면) 三百六十五絡은 피부에서 상당히 넓게 분포하여 十四經皮部가 되며(十四經皮部 圖解 참조) 결코 하나의 線狀이 아니다. 피부 위에 경락의 穴位를 나타내기 위하여 經絡·穴位 연결선圖가 출현했고 실제로 經絡·穴位 연결선圖 역시 일종의 穴位經絡所屬의 經絡穴位 분포도이며 經絡圖가 아니다. 고대서적 중에 《銅人腧穴鍼灸圖經》·《醫宗金鑒》은 經絡圖와 經穴연결선圖를 구분해서 圖解를 배열했다. 그래서 本圖는 경혈 연결선에 있어 어떤 것은 直角 부분을 바꾸었고, 어떤 것은 直角線을 弓形으로 그렸으며, 어떤 圖解는 예를 들어 列缺穴과 豊隆穴 등과 같은 경우는 分支인 絡脉 위에 그렸는데 원래는 絡脉의 穴位이지만 어떤 經穴圖에서 그것을 억지로 직각의 굽은 연결선으로 바꾸어 논리적으로 맞지 않는 線이 많이 나왔다. 本 圖解는 그것을 絡脉에 복원했다.

交會穴의 문제에 있어 本圖는 5가지로 나누어 정리했다.

첫째는 여러 개의 경락순행 중에 定位作用을 일으키는 交會穴로서, 예를 들면 臑俞穴의 手太陽經·足太陽經·陽維脉·陽蹻脉 네 경맥의 交會이다.

둘째는 深部 경락이 만나서 생기는 穴로서 예를 들면 中極·關元穴은 任脉·足少陰經·足太陰經·足厥陰經 4脉의 腹內線이 幷行所在位置이며, 膻中穴의 任脉·足太陰經·足少陰經·手少陽經·手太陽經 5개 경맥의 相會도 마찬가지이다.

셋째로 淺層의 병행 경락의 交會로서 예를 들면 頭側의 足太陽經·足少陽經, 陽蹻

脉・陽維脉 병행의 交會穴이다.

넷째로 集會穴로 여러 經線이 모이는 곳으로 經線의 순행부위가 아니다.

다섯째는 部位所會로서 예를 들어 缺盆은 실제로 비교적 큰 부위로 경락이 지나는 곳이지 만나는 곳은 아니다.

交會穴에 관하여 歷代 서적 모두 기록했으나 어떤 경혈이 어느 經에서 만나는지는 일치되지 않아 어떤 경우는 두 개 경맥이 만난다 하고 어떤 경우에는 세 개 경맥이 만난다고 했는데, 本圖는 주로 《鍼灸甲乙經》에 기술된 경락의 交會에 근거했고, 또한 경락이 순행하는 부위와 여러 醫家들이 기록한 交會穴을 참고하여 합리적인 經會를 보충해 가능한 한 交會하는 경락을 交會穴 위에 그려 體表의 경락노선과 穴位연결선의 실제 모습을 반영했다.

頭部 체표 經絡・穴位 연결선圖

1. 督脉

督脉 분포선 : 頸椎 극돌기(spinous process)를 沿하여, 상행해 頭頂(vertex) 정중선을 앞으로 순행하고, 前額 正中을 거쳐 하행하며, 鼻尖을 순행하고 鼻下의 人中에 도달하여 任脉과 相接한다.

督脉 交會經絡 : 枕骨(occipital bone)[5] 하방의 瘂門穴・風府穴에서 陽維脉과 相會한다. 후두융기(occipital protuberance)의 腦戶穴에서 足太陽經과 相會한다. 시상봉합(sagittal suture)의 百會穴에서 足太陽經・足厥陰經과 相會한다. 前額의 神庭穴에서 足太陽經・足陽明經과 相會한다. 鼻下의 人中穴에서 任脉・手陽明經・足陽明經과 相會하며, 兌端穴・齦交穴에서 足陽明經・足厥陰經・衝脉・任脉과 相會한다.

註解 : 百會穴은 또한 '三陽五會'라고도 稱하는데, 실제로는 二陽一陰의 세 개의 經脉이 所會한다[6]. 소위 百會穴은 당연히 뇌를 대표한다는 의미이다.

《靈樞・大惑論》："五臟六腑之精氣, 皆上注于目而爲之精[7], ……而與脉并爲系, 上屬于腦, ……其入深, 則隨眼系以入于腦, ……目者, 心使[8]也, 心者, 神之舍也[9]." 五臟六腑의 精氣는 (모두) 경락을 통과하여 뇌에 보내므로[輸入][10] 이를 '諸經之會'인 百會라고 稱한다. 三陽五會는 응당 頭部의 督脉을 가리키는 것으로 督脉은 頭部에서 足太陽經・足陽明經・足厥陰經・任脉과 만나 곧 三陽二陰의 五會가 된다.

---

5) '玉枕骨・後枕骨・後山骨' 등이라고도 한다. 두개골 뒤쪽의 下部를 이루는 뼈.

6) 일부 書籍에서 本穴은 足太陽・手足少陽, 足厥陰・督脈과 交會(3個의 陽經과 足厥陰肝經・督脈 總 5經脈이 本穴에서 交會함)하므로 '三陽五會'穴이라 命名한다.

7) 精에는 眼睛의 視覺辨別 기능이 있다. 張景岳曰 : "爲之精, 爲睛明之用也."

8) 여기에서 '使'는 '부림을 당하거나 제어를 당한다.'는 뜻으로 눈의 視覺辨別 기능은 心의 제어를 받는다는 뜻.

9) 心은 神居의 장소. 《類經》 十八卷 第八十一 註 : "精神雖統于心, 而外用則在目, 故目爲心之使, 心爲神之舍." 즉 眼睛의 시각활동은 '心主藏神'으로 心의 지배를 받는다는 뜻이며, 또한 일반적인 의미로 정신 의식활동은 모두 心에서 發源한다는 뜻이다.

10) 경맥이 밖에서 안으로 들어간다.

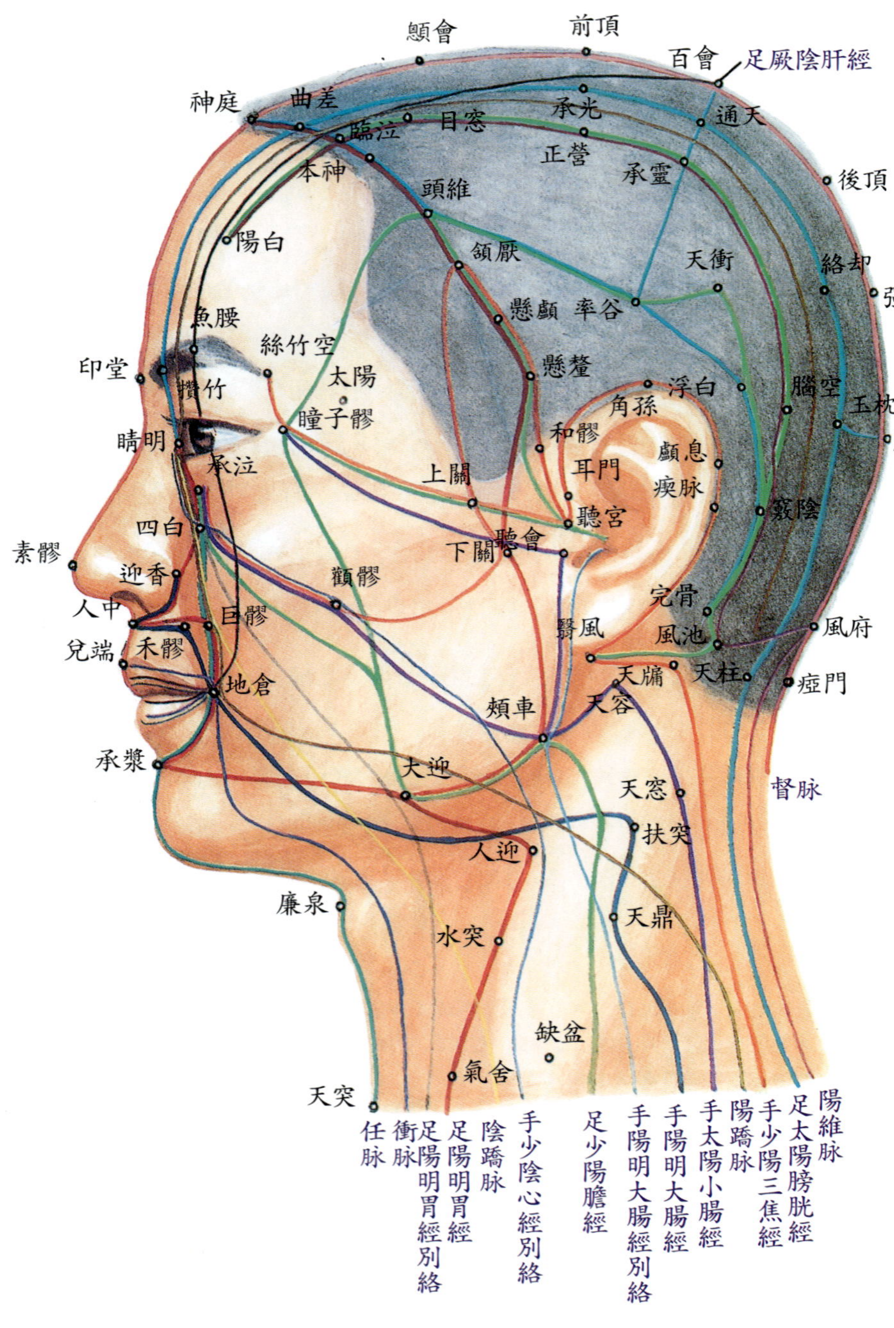

顖會
前頂
百會
足厥陰肝經
神庭
曲差
臨泣
目窓
承光
通天
本神
頭維
正營
承靈
後頂
陽白
頷厭
率谷
天衝
絡却
強間
魚腰
懸顱
懸釐
印堂
絲竹空
太陽
瞳子髎
角孫
浮白
腦空
玉枕
攢竹
和髎
顱息
腦户
睛明
上關
耳門
瘈脉
竅陰
承泣
聽宮
四白
下關
聽會
完骨
風府
迎香
顴髎
翳風
風池
瘂門
人中
巨髎
天牖
天柱
兌端
禾髎
天容
素髎
地倉
頰車
承漿
大迎
天窓
扶突
人迎
督脉
廉泉
水突
天鼎
缺盆
氣舍
天突
陽維脉
足太陽膀胱經
手少陽三焦經
陽蹻脉
手太陽小腸經
手陽明大腸經
手陽明大腸經別絡
足少陽膽經
陰蹻脉
手少陰心經別絡
足陽明胃經
足陽明胃經別絡
衝脉
任脉

督脈의 經氣가 輸注하는 穴位：瘂門, 風府, 腦戶, 强間, 後頂, 百會, 前頂, 顖會, 上星, 神庭, 印堂, 素髎, 人中, 兌端, 齦交.

2. 任脈

任脈 분포선：氣管(trachea)의 전방을 沿하여 상행하고, 下頷[아래턱]의 正中을 돌아 口[입]에 이른 뒤, (여기에서 좌우로) 갈라져 口[입주위]를 돌아 양측 口角에서 상행하여 眼窩下孔(infraorbital foramen)을 거쳐 상행하여 目[눈]에 들어간다.

任脈 交會經絡：天突穴·廉泉穴에서 陰維脈·會厭脈(腎經의 分支絡脈)과 相會한다. 承漿穴[11]에서 足陽明經·手陽明經(《鍼灸大成》[12]에는 督脈도 포함되어 있음)과 相會한다. 口脣에서 督脈·衝脈·足厥陰經·足陽明經·手陽明經과 相會한다. 地倉穴에서 足陽明經·陽蹻脈·陽維脈·衝脈과 相會한다. 四白穴에서 手少陰別絡(面部에서 나와 目內眥線에서 合함)·手太陽經(頰 위쪽 顴에서 나누어져, 각각 鼻에 이르러 目內眥線에 도달함)·手少陽經(頰을 내려와 顴線에 도달함)·足少陽經(顴線에 이름)·足陽明經과 서로 交會한다. 承泣穴에서 足陽明經·陽蹻脈과 相會한다.

任脈의 經氣가 輸注하는 穴位：天突, 廉泉, 承漿.

3. 足太陽膀胱經

足太陽經 분포선：目內眥에서 起始하며, 상행하여 頭頂(vertex)에 이르고, 分支는 양측 耳上角으로 향하며, 主幹線은 督脈 양측에서 後行하여 項部에 이르고 頸椎 양측을 沿하여 背部로 간다.

足太陽經 交會經絡：內眼角의 睛明穴에서 足陽明經·手太陽經·手少陰別絡·足陽明別絡·陰維脈·陰蹻脈·陽蹻脈의 8개 경맥과 相會한다. 前額의 神庭穴에서 督脈·手陽明經·手太陽經과 相會한다. 百會穴에서 督脈·足厥陰經과 相會한다. 후두골

---

11) 一名 '懸漿' 이라고도 한다.
12) 卷七 任脈經穴 考正穴法에 나온다.

(occipital bone) 후방의 腦戶穴에서 督脉과 相會한다. (頭)臨泣穴 · 率谷穴 · 曲鬢穴 · 浮白穴에서 足少陽經과 相會한다. (頭)竅陰穴에서 足少陽經 · 手太陽經과 相會한다. 完骨에서 足少陽經과 相會한다.

足太陽經의 經氣가 輸注하는 穴位 : 睛明, 攢竹, 曲差, 五處, 承光, 通天, 絡却, 玉枕, 天柱.

4. 足少陽膽經

足少陽經 분포선 : 眼外角에서 起始하며, 위로 올라가 頭角[13]에 도달하고, 다시 뒤를 향해 굽어 하행한 후, 耳[귀] 앞 상방에 이르며, 耳後를 돌아 耳 후방 分支에서 耳 속으로 들어가고, 耳 앞에서 나와 비스듬히 순행해 外眼角 바깥쪽에 도달하며, 眼角 하방에서 大迎穴에 이르고, 分支는 비스듬히 올라가 顴骨 전방을 지나 眼下方에 도달하며, 그 主幹線은 大迎에서 下頷角[14]에 도달하고, 하행하여 頸側을 거쳐 鎖骨窩(clavicular fossa)에 도달한다. 耳後에서 한 개의 分支를 分出하여 頭側을 沿하고 돌아 前額에 도달하고 側頭區를 향하며, 頭角[15]에서 耳前線과 相合한다.

足少陽經 交會經絡 : 瞳子髎에서 手太陽經 · 手少陽經과 相會한다. 頷厭穴 · 懸釐穴 · 懸釐穴 · 曲鬢穴에서 足陽明經 · 手少陽經과 相會한다. 率谷穴 · 天衝穴 · 浮白穴에서 足太陽과 相會한다. (頭)竅陰穴에서 足太陽經 手少陽經과 相會한다. 完骨穴에서 足太陽經과 相會한다. 聽宮穴에서 手少陽經 · 手太陽經과 相會한다. 上關穴 · 下關穴에서 手少陽經 · 足陽明經 · 手太陽經과 相會한다. 頰車穴에서 足陽明經 · 手陽明經 · 手少陽經과 相會한다. 大迎穴에서 足陽明經 · 陰蹻脉과 相會한다. 巨髎穴에서 手少陽經 · 手太陽經 · 足陽明經 · 手陽明經 · 陽蹻脉 · 陰蹻脉 · 任脉과 相會한다. 四白穴에서 任脉 · 手少陰別絡 · 陰蹻脉 · 陽蹻脉 · 手太陽經 · 手少陽經과 相會한다. 翳風穴에서 手少陽經과 相會한다. 風池穴 · 腦空穴 · 承靈穴 · 正營穴에서 陽維脉과 相會한다. (頭)臨泣穴에서 足太陽經 · 陽維脉 · 足陽明經과 相會한다. 陽白穴에서 陽維脉과 相會한다.

---

13) '額角(frontal angle)' 을 말한다.

14) angle of mandible.

15) '額角(frontal angle)' 을 말한다.

足少陽經의 經氣가 輸注하는 穴位：瞳子髎, 聽宮[16]（《鍼灸大成》[17]에서는 聽會）, 上關, 頷厭, 懸顱, 懸釐, 曲鬢, 率谷, 天衝, 浮白, (頭)竅陰, 完骨, 風池, 腦空, 承靈, 正營, 目窓, (頭)臨泣, 陽白.

5. 足陽明胃經

足陽明胃經 분포선 : 鼻 兩旁에서 起始하며, 상행하여 眼內角에 도달하고, 다시 하행하여, 鼻 바깥쪽을 거쳐 口角 양측에 도달하고, 脣下를 돌아 左右로 교차하며, 下頷[아래턱]을 沿하여 大迎에 이르고, 한 개의 分支를 分出하며, 下頷角[18]을 거쳐, 상행하여 耳前을 거치고, 髮際를 沿하여 額頂部에 좌우측이 相接한다. 主幹線은 大迎穴에서 人迎穴로 下走하고, 氣管(trachea) 양측을 순행하여 鎖骨上窩[19]로 들어간다. 別絡은 상행하고, 口角 바깥쪽에서 관통하여 나오며, 상행하여 眼窩에 이르고, 眼球 후방에 들어간다.

足陽明胃經 交會經絡 : 鼻旁 迎香穴에서 手陽明經과 會合한다. 內眼角 睛明穴에서 足太陽經·手太陽經·手少陰經別絡·陽維脉·陰蹻脉·陽蹻脉과 相會한다. 承泣穴에서 任脉·陽蹻脉과 相會한다. 四白穴에서 任脉·陰蹻脉·陽蹻脉·手少陰別絡·手太陽經(頰上顴에서 나누어져, 각각 鼻와 目內眥의 線에 도달함)·手少陽經·足少陽經(顴의 線에 도달함)과 相會한다. 人中穴에서 督脉·任脉·手陽明經·足陽明經과 相會한다. 巨髎穴에서 手陽明經·足少陽經·手太陽經·陽蹻脉·陰蹻脉과 相會한다. 地倉穴에서 陽蹻脉·陰蹻脉·手陽明經·任脉·衝脉(←絡口線)과 相會한다. 承漿穴에서 任脉(《鍼灸大成》에는 또한 督脉·手陽明經[20]이 포함되어 있음)과 相會한다. 大迎穴에서 足少陽經과 別絡 및 陰蹻脉과 相會한다. 頰車穴에서 手太陽經·手陽明經과 相會한다. 下關穴·上關穴에서 足少陽經과 相會한다. 懸釐穴·頭維穴·頷厭穴에서 足少陽經과 相會한다. 臨泣穴에서 足少陽經·足太陽經·陽維脉과 相會한다. 神庭穴에서 督脉·足太陽經·足陽

---

16) 一名 '多所聞' 이라고도 한다. 手足少陽·手太陽三脉之會.

17) 卷七 足太陽經穴 考正穴法.

18) angle of mandible.

19) supraclavicular fossa.

20) '足陽明經' 이 빠져 있다.

明經(《鍼灸甲乙經》[21])과 相會한다. 人迎穴[22]에서 足少陽經(《鍼灸大成》)과 相會한다.

足陽明經의 經氣가 始發하는 穴位 : 頭維, 下關, 頰車, 承泣, 四白, 巨髎, 地倉, 大迎, 人迎, 水突, 氣舍.

6. 手太陽小腸經

手太陽經 분포선 : 頸側을 沿하여 상행하고 頰을 거쳐 外眼角에 비스듬히 순행하고, 다시 뒤를 향해 耳[귀] 앞에 이르러 귓속으로 들어가며, 頰部에는 한 개의 分支가 있는데 顴下에 비스듬히 순행하여 鼻側에 도달하고, 內眼角으로 상행한다.

手太陽經 交會經絡 : 頰車穴은 足陽明經 · 手陽明經 · 足少陽經과 相會한다. 위로 外眼角에 이르는 도중에 足陽明經과 相交한다. 聽宮穴에서 足少陽經과 相會한다. 瞳子髎穴에서 足少陽經 · 手少陽經과 相會한다. 聽會穴에서 足少陽經 · 手少陽經과 相會한다. 顴髎穴에서 手少陽經 · 足少陽經과 相會한다. 四白穴에서 足陽明經 · 手少陽經 · 足少陽經 · 手少陰別絡 · 任脉 · 陰蹻脉 · 陽蹻脉과 相會한다. 和髎穴에서 手少陽經과 相會한다. 睛明穴에서 足太陽經 · 足陽明經 · 手少陰別絡 · 陰蹻脉 · 陽蹻脉과 相會한다.

手太陽經의 經氣가 輸注하는 穴位 : 天窓, 天容, 顴髎, 聽宮.

7. 手陽明大腸經

手陽明經 분포선 : 頸側에서 상행하여 下頜에 이르고, 下頜角[23]을 거쳐 비스듬히 순행하여 鼻下 人中穴에 이르며, 左右交叉하여 鼻翼을 돌아 상행하여 鼻骨의 양측에 도달하고, 足陽明經에 連接한다. 그의 絡脉은 頸側에서 상행하여 下頜角을 거쳐 상행해 耳中에 들어간다.

手陽明經 交會經絡 : 地倉穴에서 足陽明經 · 任脉 · 衝脉 · 陽蹻脉 · 陰蹻脉과 相會한

---

21) 頭直鼻中髮際傍行至頭維凡七穴第一.

22) 五臟의 氣를 살필 수 있다고(以候五臟氣) 해서 一名 '五會' 라고도 한다. 足陽明 · 少陽之會.

23) angle of mandible.

다. 人中穴에서 督脈・任脈・足陽明經과 相會한다. 迎香穴에서 足陽明經과 相會한다.

手陽明經의 經氣가 輸注하는 穴位 : 天鼎, 扶突, 禾髎, 迎香.

8. 手少陽三焦經

手少陽三焦經 분포선 : 鎖骨에서 頸側을 상행하여 耳後에 이르며, 두 개의 分支로 나누어지는데, 한 개의 分支는 耳後에서 돌아 耳前 上角에 이르며, 하행하여 顴骨 하방을 거쳐 目下方에 돌아 이른다. 또 다른 한 개의 分支는 耳 속으로 들어가, 耳 앞으로 나와 비스듬히 순행하여 外眼角에 이른다.

手少陽經 交會經絡 : 翳風穴에서 足少陽經과 相會하고, 瘈脈穴・顱息穴・角孫穴에서 足少陽經과 相會한다. 耳門穴・聽宮穴・聽會穴・和髎穴에서 足少陽經・手太陽經과 相會한다. 懸顱穴・懸釐穴・頷厭穴에서 足少陽經・足陽明經과 相會한다. 瞳子髎穴・絲竹空穴에서 足少陽經과 相會하고, 上關穴・下關穴에서 足少陽經・足陽明經과 相會한다. 顴髎穴에서 手太陽經・手少陰別絡과 相會한다. 耳에서 手陽明經・手太陽經・足少陽經과 相會한다. 四白穴에서 足陽明經・手太陽經・任脈・陰蹻脈・陽蹻脈・手少陰別絡에서 相會한다.

手少陽經의 經氣가 輸注하는 穴位 : 天牖, 翳風, 瘈脈, 角孫, 顱息, 和髎, 耳門, 絲竹空.

9. 陽維脈

陽維脈 분포선 : 肩部에서 비스듬히 순행하여, 枕骨 하방에 이르고, 밖으로 구부러져 足少陽經 頭側線과 병행하여 前額에 이른다.

陽維脈 交會經絡 : 風府穴에서 督脈과 相會한다. 風池穴에서 陽蹻脈・足少陽經과 相會한다. 腦空・承靈・正營・目窓 등의 경혈에서 足少陽經과 相會한다. (頭)臨泣穴에서 足少陽經・足陽明經・足太陽經과 相會한다. 陽白穴에서 足少陽經과 相會한다.

陽維脈은 頭部에 經氣가 輸注하는 穴位가 없다.

10. 陽蹻脉

陽蹻脉 분포선 : 肩部에서 頸部로 올라가서, 下頜을 비스듬히 순행하며, 口角을 거쳐 상행하여 內眼角에 도달하고, 여기에서 足少陽經·足太陽經의 사이를 상행하여 枕骨(occipital bone) 아래에 이르러 腦에 들어간다.

陽蹻脉 交會經絡 : 地倉穴에서 足陽明經·手陽明經·任脉·衝脉·陰蹻脉과 相會한다. 巨髎穴에서 足陽明經·手陽明經·任脉·陰蹻脉과 相會한다. 承泣穴에서 任脉·足陽明經과 相會한다. 睛明穴에서 足太陽經·足陽明經·手太陽經·手少陰別絡·足陽明別絡·陰蹻脉과 相會한다.

陽蹻脉은 頭部에 經氣가 輸注하는 穴位가 없다.

11. 陰蹻脉

陰蹻脉 분포선 : 鎖骨窩에서 상행하여, 下頜을 돌아 상행하여 口角을 거쳐 眼內角에 이른다.

陰蹻脉 交會經絡 : 地倉穴에서 足陽明經·手陽明經·任脉·衝脉·陽蹻脉과 相會한다. 巨髎穴에서 手陽明經·足陽明經·任脉·陽蹻脉과 相會한다. 睛明穴에서 足太陽經·足陽明經·手陽明經·手少陰別絡·足陽明別絡·陽蹻脉과 相會한다.

陰蹻脉은 頭部에 經氣가 輸注하는 穴位가 없다.

12. 衝脉

衝脉 분포선 : 氣管(trachea) 양측에서 상행하여 口脣에 絡한다.

衝脉 交會經絡 : 兌端穴·齗交穴에서 督脉·任脉·足厥陰經과 相會한다. 地倉穴에서 足陽明經·手陽明經·任脉·陽蹻脉·陰蹻脉과 相會한다.

衝脉은 頭部에 經氣가 輸注하는 穴位가 없다.

13. 足厥陰肝經

足厥陰肝經 분포선 : 目系에서 하행하여 脣內를 순환하고, 眼窩(orbit)에서 나와 額으로 올라가 비스듬히 순행하여 百會穴에 이른다.

足厥陰經 交會經絡 : 魚腰穴 · 陽白穴에서 足少陽經과 相會하고, 百會穴에서 督脉 · 足太陽經과 相會한다. 兌端穴 · 齦交穴에서 督脉 · 任脉 · 衝脉과 相會한다.

足厥陰經은 頭部에 經氣가 輸注하는 穴位가 없다.

14. 手少陰經 別絡

手少陰經 別絡 분포선 : 咽喉[목구멍] 양측에서 상행하여 안면부로 비스듬히 들어가 內眼角에 이른다.

手少陰經 別絡 交會經絡 : 顴髎穴에서 手太陽經 · 手少陽經과 相會한다. 四白穴에서 手太陽經 · 手少陽經 · 足少陽經 · 足陽明經 · 任脉 · 陽蹻脉 · 陰蹻脉과 相會한다. 內眼角 睛明穴에서 足太陽經 · 足陽明經 · 手太陽經 · 手少陽經 · 陰蹻脉 · 陽蹻脉과 相會한다.

手少陰經은 頭部에 經氣가 輸注하는 穴位가 없다.

15. 手陽明經 絡脉

手陽明經 絡脉 분포선 : 頸部 側面에서 상행하여, 下頜角[24]을 거쳐 상행하여 耳 속으로 들어간다.

手陽明經 絡脉 交會經絡 : 頰車穴에서 足陽明經 · 足少陽經 · 手太陽經과 相會한다. 귀에서 足少陽經 · 手太陽經 · 手少陽經과 相會한다.

註解 : 頭部 經絡의 분포와 穴位 연결선은 기타 부위에 비해 복잡하고 지금까지 통일된 적이 없으며 穴位 연결선에서 볼 수 있는 바와 같이 대다수 穴位는 두 개 이상의 경락선에 있으므로 현재에도 어느 경락에 속하는지 實證하기가 매우 어렵다. 예를 들면,

---

24) angle of mandible.

頭側의 足太陽經 · 足少陽經 · 陽蹻脉이 관련된 穴位가 바로 이렇다. 과거에 어느 한 경락과 경혈을 단독 敍述할 때는 이런 문제가 존재하지 않았으나 현재 종합하여 보면 옛사람들이 왜 이렇게 按配했을까 하는 것을 알 수 있다. 확실한 이유가 있는 것으로 추정되며 더 연구할 가치가 있다.

軀幹 正面 체표 經絡·穴位 연결선圖

1. 任脉

任脉 분포선 : 恥骨에서 腹胸의 정중앙을 沿하여 直上하여 頸部에 다다른다.

任脉 交會經絡 : 會陰部에서 督脉·衝脉·足少陰經과 相會한다. 曲骨穴에서 足厥陰經과 相會[25]한다. 關元穴·中極穴에서 足太陰經·足厥陰經·足少陰經과 相會한다. 陰交穴[26]에서 足少陰經(《鍼灸大成》[27])과 相會한다. 下脘穴에서 足太陰經과 相會한다. 中脘穴에서 手太陽經·手少陽經·足陽明經과 相會한다. 上脘穴에서 足陽明經·手太陽經과 相會한다. 膻中穴[28]에서 足太陰經·足少陰經·手太陽經·手少陽經(《鍼灸大成》)과 相會한다.

註解 : 曲骨·中極·關元·陰交·下脘·中脘·膻中 등의 穴이 만나는 곳인 경락은 모두 腹內線에서 나와 體表 穴位의 絡脉[29]에 분포하며, 여기에서는 다만 經絡·穴位 연결선을 이용할 수 있다.

任脉의 經氣가 輸注하는 穴位 : 曲骨, 中極, 關元, 石門, 氣海, 陰交, 水分, 下脘, 建里, 中脘, 上脘, 巨闕, 鳩尾, 中庭, 膻中, 玉堂, 紫宮, 華蓋, 璇璣.

2. 足少陰腎經

足少陰腎經 분포선 : 대퇴 내측 後廉에서 會陰部에 이르며, 생식기 양측에서 腹部로 올라가서 직행하여 胸脇 아래에 이르며, 여기에서 上胸部로 바깥쪽으로 비스듬히 올라가 직행하여 胸鎖關節(sternoclavicular joint) 부위에 다다른다.

---

25) 任脉·足少陰·衝脉之會.
26) 일명 '橫戶·三焦之募' 라고도 한다.
27) 足少陰·任脉·衝脉之會.
28) 一名 '立見' 이라고도 한다.
29) 三百六十五絡.

註解 :《靈樞·經脉》篇 :"上股內後廉, 貫脊, 屬腎, 絡膀胱. 其直者, 從腎上貫肝膈入肺中, 循喉嚨." 任脉 양측의 足少陰經의 體表線은 없다.《鍼灸甲乙經》에서 나타난 任脉 양측 穴位는 足少陰經에서 나온 것으로 이것은 당연히 腹內線에서 나온 것이며 체표의 絡脉[30]에 분포한다. 후세사람들이 穴位를 線으로 연결하여 足少陰經의 體表線을 형성하였다.

足少陰經 交會經絡 : 會陰部에서 任脉·督脉·足太陽經·衝脉과 相會한다. 橫骨穴에서 幽門穴에 이르기까지 衝脉과 相會한다. 關元穴·中極穴에서 任脉·足太陰經·足厥陰經이 相會한다. 陰交穴에서 任脉과 相會한다. 膻中穴에서 任脉·足太陰經·手太陽經·手少陽經과 相會한다. 俞府穴에서 陰維脉과 相會한다.

足少陰經의 經氣가 輸注하는 穴位 : 橫骨, 大赫, 氣穴, 四滿, 中注, 商曲, 石門, 陰都, 通谷, 幽門, 步廊, 神封, 靈墟, 神藏, 彧中, 俞府.

3. 衝脉

衝脉 분포선 : 생식기 양측에서 복부를 나와, 任脉 양측을 沿하여 곧바로 올라가 胸鎖關節[31]處에 이른다.

衝脉 交會經絡 : 會陰部에서 任脉·督脉·足少陰經과 相會한다. 橫骨穴에서 幽門穴에 이르러 足少陰經과 相會한다.

註解 : 胸鎖關節에서 응당 足少陰經·陰維脉과 相會한다.

衝脉 소속 穴位 : 橫骨, 大赫, 氣穴, 四滿, 中注, 商曲, 石門, 陰都, 通谷, 幽門.

4. 足陽明胃經

足陽明經 분포선 : 體表 外行線은 缺盆에서 分支하고, 하행하여 乳頭를 거쳐 胸脇下緣에 이르고 腹中線을 향하여 비스듬히 순행하고, 다시 아래를 향하여 직행해서 서혜動

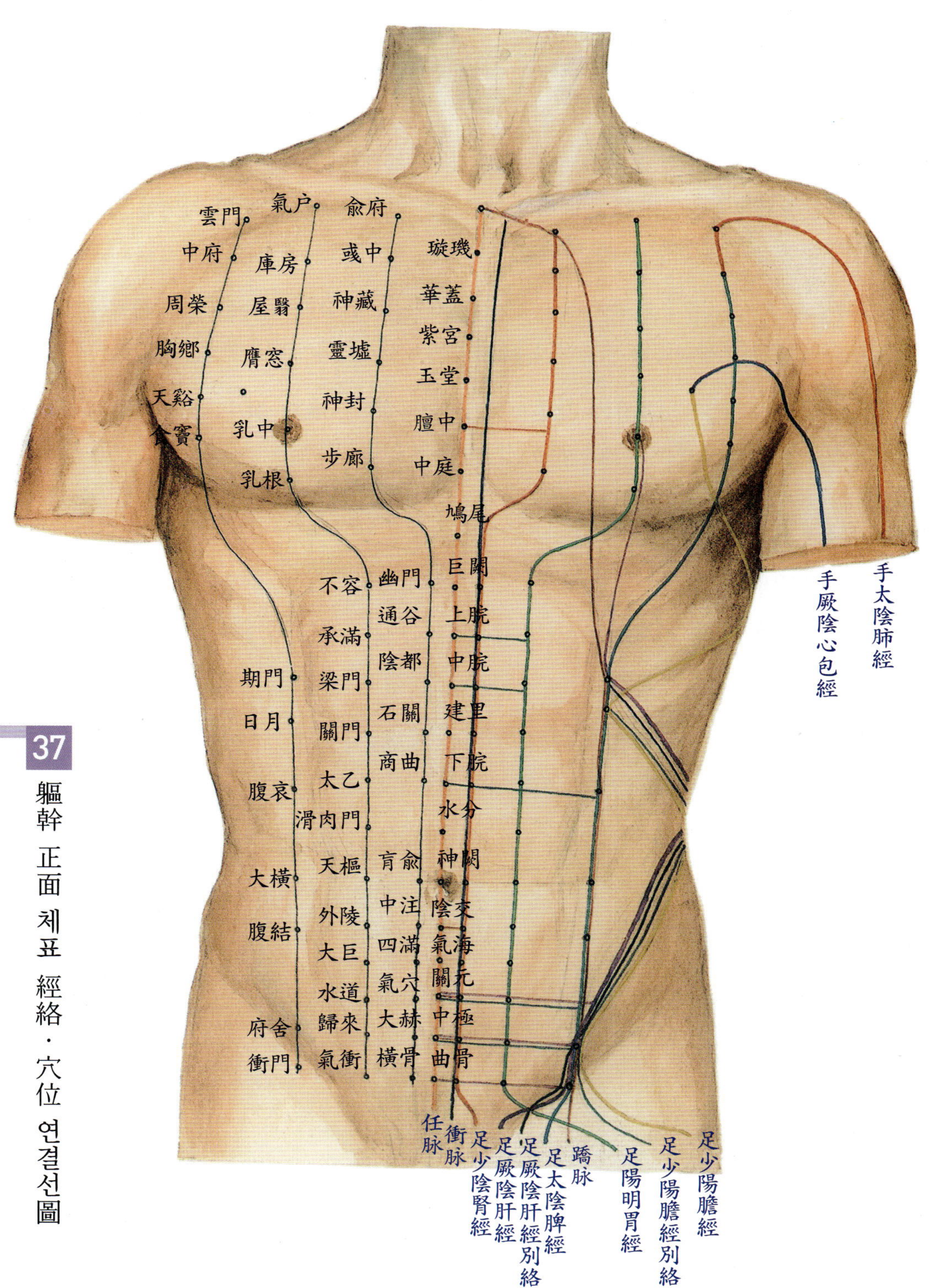

37

軀幹 正面 체표 經絡·穴位 연결선圖

脉 부위[32]에 이른다.

註解 : 경락 노선에서는 缺盆 아래 乳房 內廉을 따라 穴位 연결선의 體表線은 乳中線에 순행하여 둘 사이에 차이가 존재하는데, 그 원인의 하나는 경맥이 지나가는 곳이고 하나는 穴位가 始發하는 곳이기 때문이다. 다시 말하자면 경맥이 乳房 內側에 순행하나 穴位에 분포하는 絡脉[33]은 乳中線에서 始發하는 것이므로 둘 사이에 차이는 있으나 모순점은 없다. 經絡 · 穴位 연결선은 타당하다.

足陽明經 交會經絡 : 乳中穴에서 足厥陰經(《丹溪心法》)과 相會한다. 中脘穴에서 任脉 · 手太陽經 · 手少陽經과 相會한다. 上脘穴에서 任脉 · 手太陽經과 相會한다.

足陽明經의 經氣가 輸注하는 穴位 : 氣戶, 庫房, 屋翳, 膺窓, 乳中, 乳根, 不容, 承滿, 梁門, 關門, 太乙, 滑肉門, 天樞, 外陵, 大巨, 水道, 歸來, 氣衝.

5. 足厥陰肝經

足厥陰經 연결선 : 서혜부에서 分支하고, 비스듬히 순행하여 章門穴에 이르고, 다시 꺾여 期門穴로 향한다.

註解 : 경락 노선 중에서 足厥陰經은 腹部의 體表線이 없다. 章門 · 期門 두 穴은 足厥陰肝經 別絡의 분포선이다(足厥陰肝經 경락 분포도를 참조).

足厥陰經 交會經絡 : 章門穴에서 足少陽經과 相會한다. 期門穴에서 足太陰經 · 陽維脉과 相會한다. 中極穴 · 關元穴에서 足太陰經 · 任脉 · 足少陰經과 相會한다. 曲骨穴에서 任脉과 相會한다. 府舍 · 衝門에서 足太陰脾經과 相會한다.

足厥陰經의 經氣가 輸注하는 穴位 : 章門, 期門.

---

32) 이는 '大腿動脉(femoral A.)'을 稱하는 것으로 思慮된다.
33) 三百六十五絡.

6. 足厥陰經 別絡

足厥陰別絡 연결선 : 生殖器 양측으로부터 腹部로 올라가 비스듬히 순행하여 胸脇處
에 이르러 복부에 들어가는데, 이곳이 章門 · 期門穴이다.

7. 足太陰脾經

足太陰脾經 연결선 : 서혜부에서 分支가 위로 복부를 상행하여, 胸脇部 下緣에 이르
러 바깥쪽을 향해 비스듬히 가슴으로 올라가며, 직행하여 第2肋骨(胸骨鎖骨관절 하방
中府穴로 그려야 함)에 이르고, 또한 바깥으로 향하여 구부러져 내려가 腋下에 이른다.

註解 : 경락 순행선 중에는 체표 노선이 없는데, 이 선의 穴位는 胸腹腔의 足太陰脾經
脉이 체표 穴位에 분포한 絡脉[34]이다. 이런 穴位가 足太陰脾經에 속한다는 것을 설명하
기 위해 이 足太陰脾經 穴位 연결선을 그렸다. 穴位가 많아 피부 위에 皮部를 형성할 수
있으므로 이 연결선은 타당하다.

足太陰經 交會經絡 : 中府穴에서 手太陰經과 相會한다. 日月穴에서 足少陽經과 相會
한다. 期門穴에서 足厥陰經 · 陰維脉과 相會한다. 腹哀穴 · 大橫穴에서 陰維脉과 相會한
다. 府舍穴에서 足厥陰經 · 陰維脉과 相會한다. 衝門穴에서 足厥陰經과 相會한다. 中極
穴 · 關元穴에서 任脉 · 足厥陰經 · 足少陰經과 相會한다. 下脘穴에서 任脉과 相會한다.
膻中穴에서 任脉 · 足少陰經 · 手太陽經 · 手少陽經과 相會한다.

足太陰經의 經氣가 輸注하는 穴位 : 大包, 周榮, 胸鄉, 天谿, 食竇, 日月, 腹哀, 大橫,
腹結, 府舍, 衝門.

8. 足少陽膽經

足少陽經 연결선 : 腹外支는 肩前에서 腋下로 이행하고, 胸側을 순환하여 季脇部를
지나, 내려가 서혜부에 이르러 腹內下行支와 會合한다.

---

34) 三百六十五絡에 屬한다.

足少陽經 交會經絡 : 胸腹 前面 부분은 天池穴에서 手厥陰經과 相會한다. 日月穴에서 足太陰經·陽維脉(이 穴은 실제로는 別絡으로서 腹部에 들어가 膽腑에 絡하는 穴位임)과 相會한다. 章門穴에서 足厥陰經과 相會한다. 帶脉穴·五樞穴·維道穴에서 帶脉과 相會한다. 居髎穴에서 陽蹻脉과 相會한다(軀幹 側面圖 참조). 府舍에서 足太陰脾經과 相會한다.

足少陽經의 經氣가 輸注하는 穴位 : 淵液, 輒筋, 日月, 京門, 五樞, 維道, 居髎.

9. 足少陽經 別絡 분포선

서혜부 陰毛處에서 복부로 올라가, 복부 側面을 향해 비스듬히 순행하여 胸肋緣에 이르러 복부에 들어가며, 이곳이 日月穴이다.

10. 陰維脉

陰維脉 분포선 : 서혜부 前面에서 상행하여 胸肋緣에 이르고, 胸部에 비스듬히 순행해 咽喉에 이르며 頸部로 올라간다.

陰維脉 交會經絡 : 大橫穴·腹哀穴에서 足太陰經과 相會한다. 期門穴에서 足太陰經·足厥陰經과 相會한다. 府舍에서 足少陽經과 相會한다. 天突穴에서 任脉과 相會한다.

註解 : 陰蹻脉은 비록 軀幹 前面에 그리려고 했으나 腹胸腔 내부에서 이행하고 體表線이 없으므로 이 脉은 표시하지 않는다.

軀幹 背面 체표 經絡·穴位 연결선圖

1. 督脉

督脉 분포선 : 尾骨에서 椎體(vertebral body) 정중앙을 沿하여 위의 頸部로 순행한다.

督脉 交會經絡 : 長强穴[35]에서 任脉·足少陰經·足少陽經(《鍼灸大成》[36])과 相會한다. 命門穴에서 足少陰經·帶脉과 相會한다(本圖解). 陶道穴에서 足太陽經과 相會한다. 大椎穴에서 手太陽經·手陽明經·手少陽經·足太陽經·足少陽經·足陽明經과 相會한다.

註解 : 大椎穴은 督脉의 經氣가 통하는 경혈로서 (手足)三陽經은 이 경혈에서 만난다. 大椎는 各經에 속하는 分支의 絡脉이 相會하는 곳인데 마치 中脘穴이 督脉·足陽明·手太陽·手少陽의 交會처럼 經脉의 主幹線을 이 경혈에 연결시킬 수는 없으나 各經의 分支하는 絡脉이 이 경혈에서 交會한다.

手太陽經은 肩中俞에서 分出한 絡脉이 大椎에서 交會하고, 手陽明經은 巨骨穴에서 分出한 絡脉이 大椎에서 交會하며, 手少陽經은 天髎에서 分出한 絡脉이 大椎에서 交會하고, 足太陽經은 大杼穴에서 分出한 絡脉이 大椎에서 交會하며, 足少陽經은 肩井穴에서 分出한 絡脉이 大椎에서 交會하고, 足陽明經은 氣舍穴에서 分出한 絡脉이 頸部를 뚫고 大椎穴에서 交會한다.

督脉의 經氣가 輸注하는 穴位 : 長强, 會陽, 腰俞, (腰)陽關, 命門, 懸樞, 脊中, 中樞, 筋縮, 至陽, 靈臺, 神道, 身柱, 陶道, 大椎.

註解 : 《鍼灸甲乙經》·《銅人腧穴鍼灸圖經》에는 會陽穴이 督脉의 經氣가 始發하는 것으로 기록되어 있고, 督脉의 絡脉은 長强에서 나오며, 椎體 兩旁을 沿하여 상행하고, 이 경혈은 바로 이 經脉에서 始發한다. 그러므로 후세사람들은 會陽穴을 억지로 足太陽膀

---

35) 一名 '氣之陰部·橛骨' 이라고도 한다.
36) 卷七 督脉 考正穴法.

胱經으로 편입했으나 실제로는 이치에 맞지 않다.

이 圖解는 그 원형을 복원해서 督脉의 絡脉 위에 그렸다.

2. 督脉 絡脉 분포선

長强穴에서 起始하며, 左右 두 개의 分支로 나뉘어, 椎體 양측을 沿하여 올라가고, 陶道穴에서 分支하여 肩胛에 분포하며, 主幹支는 상행하여 頭部에 분포한다.

督脉 絡脉 交會經絡 : 風門穴에서 足太陽經과 相會한다. 또한 上·次·中·下 髎穴에서 會한다.

3. 足太陽膀胱經

足太陽經 분포선 : 項部에서 內外 두 개의 分支로 나누어져 하행한다. 內行의 分支는 脊椎와 肩胛 내측의 사이를 순행하여 하행해 薦骨(sacrum) 兩旁을 거쳐 下肢에 순행하며, 薦骨 上緣에서 分支하여 薦骨孔(sacral foramina)에 순행한다. 外行의 分支는 肩胛骨 脊柱緣[37]을 거쳐 直下하여 臀部에 이르고 下肢에 다다른다.

足太陽經 交會經絡 : 風門穴에서 督脉과 相會한다. 그리고 大杼穴에서 手足太陽·少陽·督脉 등과 交會한다고 기록되어 있다.

《鍼灸大成·卷六足太陽膀胱經穴歌》에는 "《難經·四十五難》曰 : 骨會大杼[38], 疏[39]曰 : 骨病治此. 古益袁氏曰 : 肩能任重, 以骨會大杼也."라고 기록되어 있다. 여기에서 會란

---

37) scapula medial border.

38) 편역자의 주관적인 판단으로는 骨會穴이 '大杼穴' 보다는 '大椎穴' 에 더욱 적합하다고 생각한다. 참고로 《古本難經闡註》과 白雲閣藏本의 《難經會通》에서는 '大椎穴' 로 되어 있다. 또한 《難經·四十五難》을 보면 八會穴 사용에 대한 일정한 조건이 있는데 '熱病在內者, 取其會之氣穴也.' 라 했다. 그러나 반드시 熱病에만 八會穴을 취할 수 있다고 볼 수는 없다. 단지 질환에 따라 補·瀉를 선택하여 사용한다면 모든 질환에 사용할 수 있다.

39) 註에 대한 註를 '疏' 라고 한다.

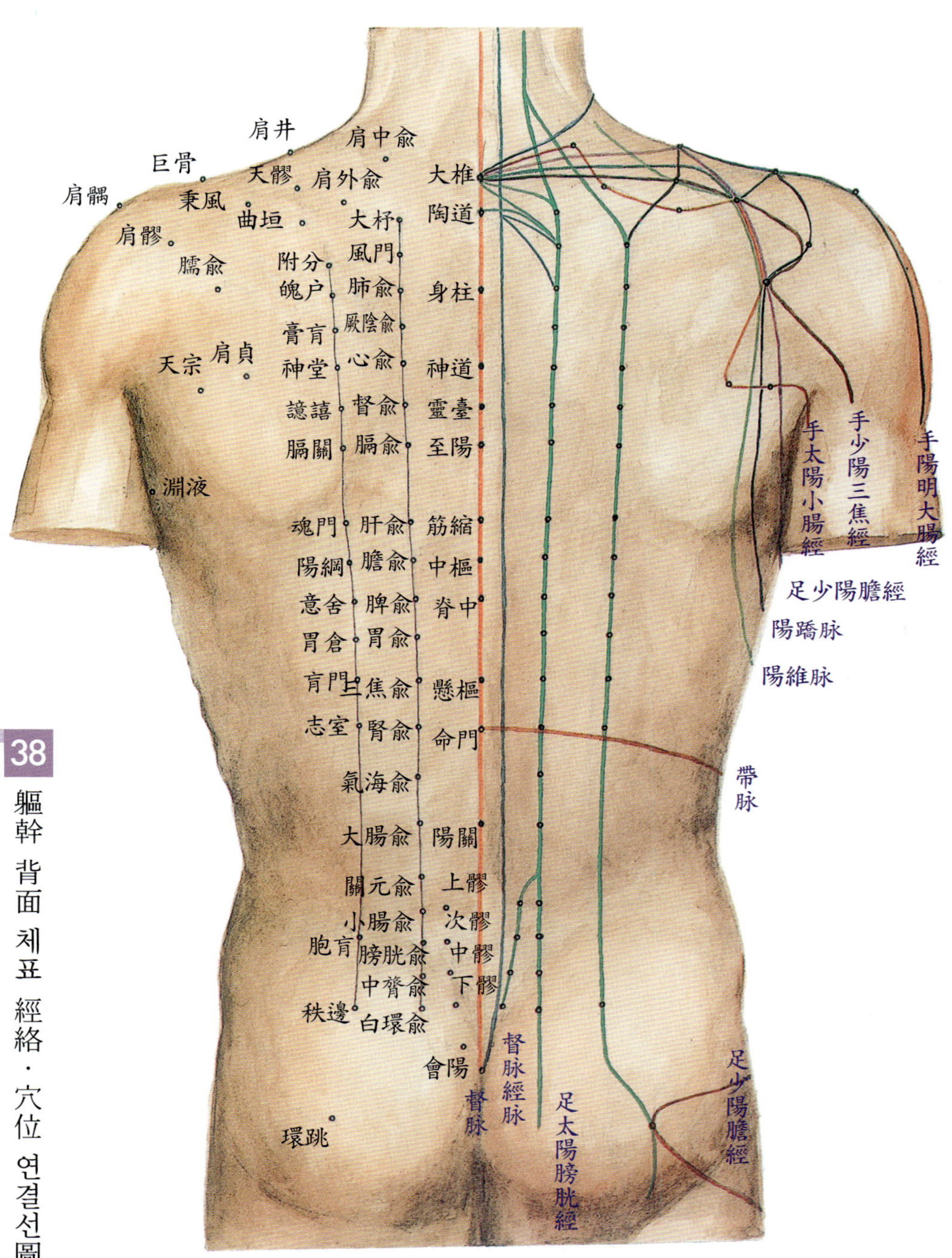

38

軀幹 背面 체표 經絡·穴位 연결선圖

치료하는 곳임을 가리키는 것뿐이지 경락의 交會는 아니다.[40] 風門穴[41]에서 督脉과 相會한다. 上髎穴에서 足少陽經의 筋과 交會한다(經筋을 참고). 附分穴에서 手太陽經ㆍ足太陽經과 相會한다(《銅人腧穴鍼灸圖經》ㆍ《鍼灸甲乙經》에는 없음). 環跳穴에서 足少陽經과 交會한다.

足太陽經의 經氣가 輸注하는 穴位 : 大杼, 風門, 肺俞, 厥陰俞, 心俞, 膈俞, 肝俞, 膽俞, 脾俞, 胃俞, 三焦俞, 腎俞, 大腸俞, 小腸俞, 膀胱俞, 中膂俞, 白環俞, 上髎, 次髎, 中髎, 下髎, 附分, 魄戶, 膏肓俞, 神堂, 譩譆, 膈關, 魂門, 陽綱, 意舍, 胃倉, 肓門, 志室, 胞肓, 秩邊, 環跳.

註解 : 足太陽經의 五臟六腑 背俞穴은 臟腑의 질병을 치료하는 主要 穴位이며, 臟腑에 병이 있을 때도 항상 背俞穴에 반영된다. 古代에는 비록 背部의 臟腑 背俞穴에 관해 전문적으로 論한 부분은 없었으나 이론상으로 臟腑의 經氣는 그 背俞穴에서 輸注하므로 반드시 臟腑와 통하는 經脉이 있다고 추측된다.

軀幹 側面 체표 經絡·穴位 연결선圖

1. 足少陽膽經

足少陽經 분포선 : 軀幹 正面圖의 설명을 보라.

足少陽經 交會經絡 : 輒筋穴[42]·淵腋穴[43]에서 足太陽經(《鍼灸大成》[44])과 相會한다. 大包穴에서 足太陽經과 相會한다. 章門穴에서 足厥陰經과 相會한다. 帶脉穴·五樞穴·維道穴에서 帶脉과 相會한다. 居髎穴에서 陽蹻脉과 相會한다.

2. 陽蹻脉

陽蹻脉 분포선 : 腸骨關節(ilium) 전방에서 상행하여, 상전장골극(ASIS)을 거쳐 肋下緣에 이르고, 胸部로 올라가서 뒤로 비스듬히 순행하여 肩胛部 바깥쪽에 이르며 肩部에 이른다.

陽蹻脉 交會經絡 : 居髎穴에서 足少陽經과 相會하고, 臑俞穴에서 手太陽經·陽維脉과 相會한다.

3. 陽維脉

陽維脉 분포선 : 腸骨關節(ilium) 후방에서 상행하여 肩胛 바깥쪽에 이른다.

陽維脉 交會經絡 : 臑俞穴에서 陽蹻脉·手太陽經과 相會한다.

---

42) 一名 '神光·膽募'라고도 한다. '足太陽·少陽之會.'
43) 一名 '泉液'이라고도 한다.
44) 卷七 足少陽經穴 考正穴法.

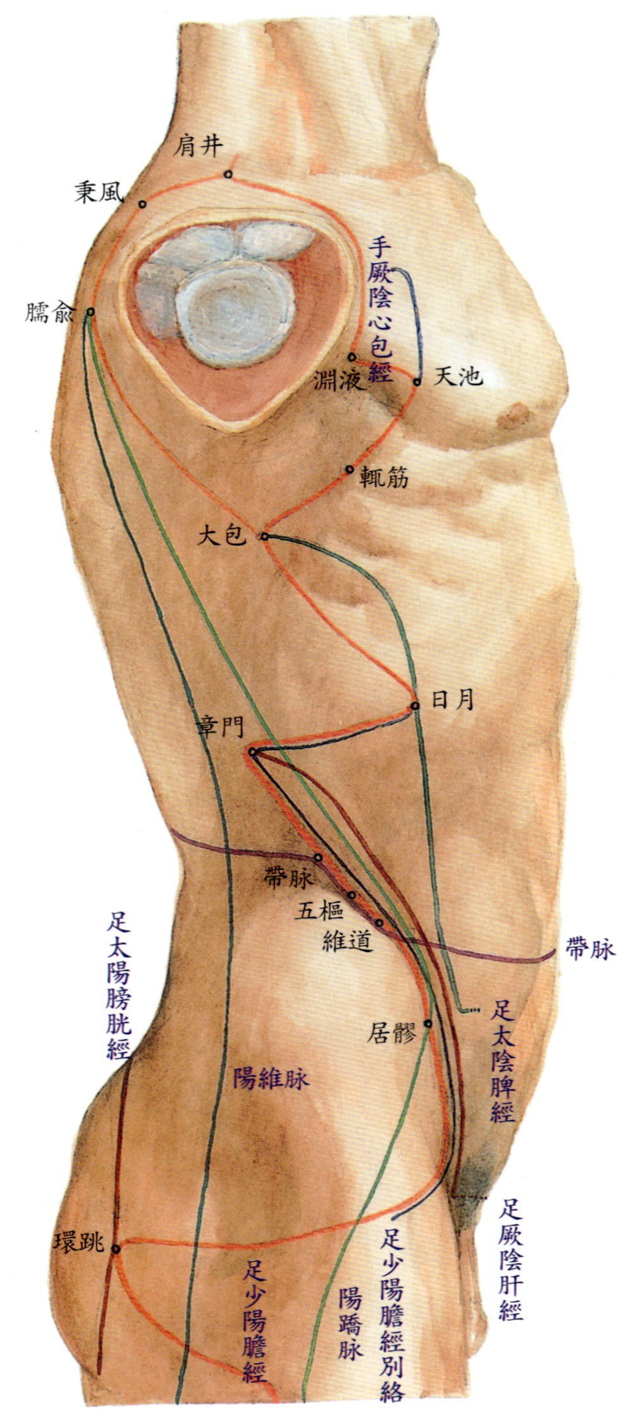

肩井
秉風
臑俞
手厥陰心包經
淵液
天池
輒筋
大包
日月
章門
帶脉
五樞
維道
帶脉
足太陽膀胱經
居髎
足太陰脾經
陽維脉
環跳
足少陽膽經別絡
陽蹻脉
足厥陰肝經
足少陽膽經

4. 帶脉

帶脉 분포선 : 第2·3腰椎의 사이에서 起始하며, 腰部[허리]를 한 바퀴 돈다.

帶脉 交會經絡 : 帶脉·五樞·維道 세 경혈에서 足少陽經과 相會한다.

註解 : 足少陰腎經의 別絡은 十四椎에서 뚫고 나와 帶脉에 소속되는데, 十四椎는 命門穴이므로 命門穴에서 督脉·足少陰腎經과 相會해야 한다. 腰部에서 督脉·足太陽經·陽蹻脉·陽維脉·足少陽經·足太陰經·陰蹻脉·足厥陰經·足陽明經·足少陰經·衝脉·任脉 등과 相交한다.

帶脉의 經氣가 輸注하는 穴位 : 帶脉穴.

註解 : 帶脉穴은 帶脉이 始發하는 곳이다.

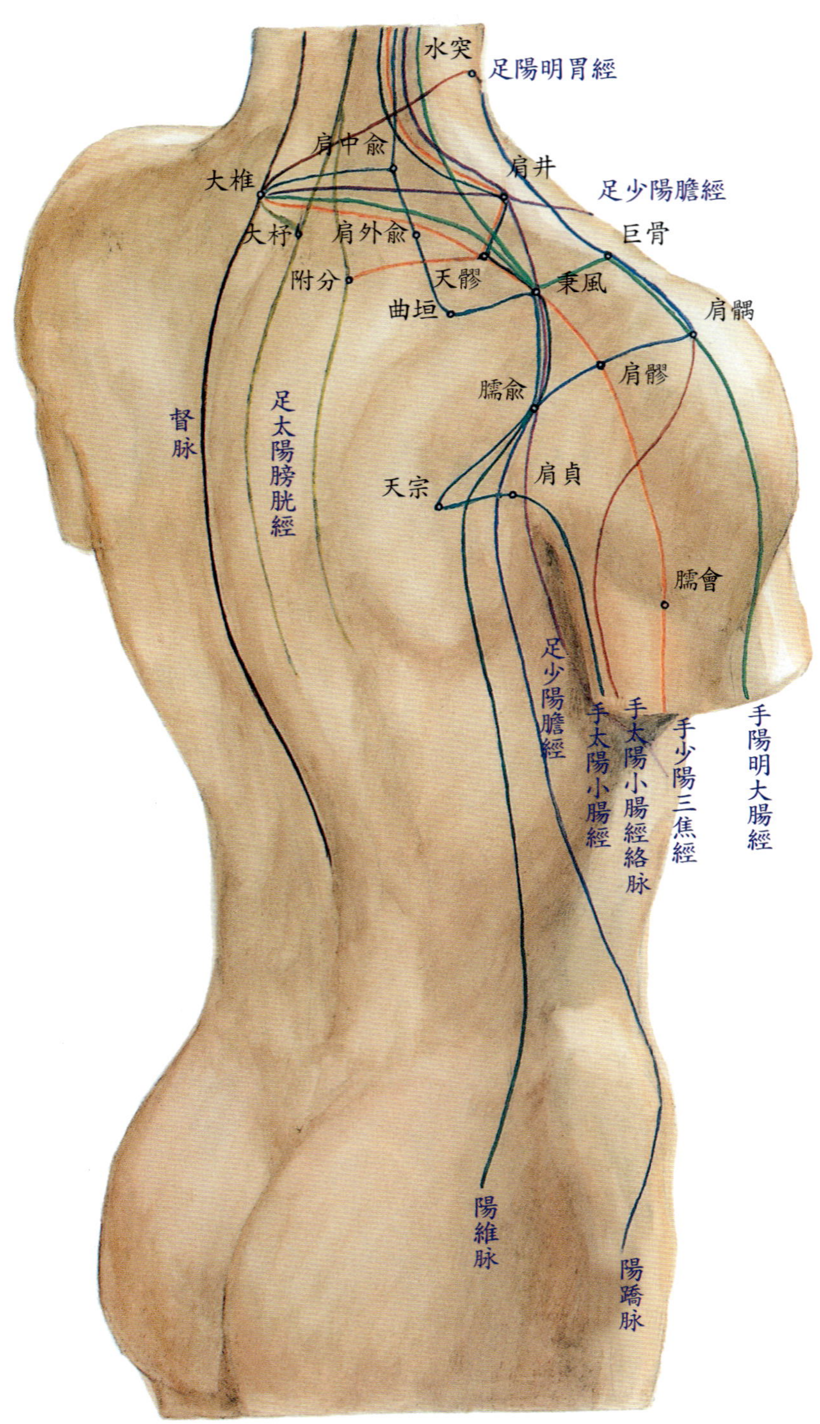

水突
足陽明胃經
肩中兪
大椎
肩井
足少陽膽經
巨骨
大杼
肩外兪
天髎
秉風
肩髃
附分
曲垣
肩髎
臑兪
督脉
足太陽膀胱經
肩貞
天宗
臑會
足少陽膽經
手太陽小腸經絡脉
手少陽三焦經
手太陽小腸經
手陽明大腸經
陽維脉
陽蹻脉

肩區 체표 經絡·穴位 연결선圖

1. 足少陽膽經

足少陽膽經 분포선 : 耳後에서 하행하여, 어깨를 돌아 위로 肩關節 前方에 이르고 腋下로 하행한다.

註解 :《鍼灸甲乙經》의 기록에 의하면 足少陽膽經의 會穴은 風池·肩井·秉風 등이며, 그렇게 足少陽膽經은 응당 순행선이 하나로서 肩關節 후방에서 腋下로 하행하여 相合한다.《陰陽十一脉灸經》에서 足少陽膽經[45]은 肩後에 이행한다고 기록했다. 본 연구 중에서도 肩後에 이행하는 노선을 발견했다.

足少陽經 交會經絡 : 風池穴에서 陽維脉과 相會한다. 肩井穴에서 手少陽經·陽維脉과 相會한다. 秉風穴에서 手太陽經·手少陽經·手陽明經과 相會한다.

足少陽經의 經氣가 輸注하는 穴位 : 風池, 肩井, 淵液.

2. 手陽明大腸經

手陽明經 분포선 : 상완삼두근(brachial triceps M.)과 상완이두근(brachial biceps M.) 사이에서 상행하고, 삼각근(deltoid M.)을 거쳐 견관절 上緣에 이르러 肩部를 돌아 頸部로 올라간다.

手陽明經 交會經絡 : 肩髃穴에서 手太陽經脉·陽蹻脉과 相會한다. 巨骨穴에서 陽蹻脉과 相會한다. 秉風穴에서 手太陽經·手少陽經·足少陽經과 相會한다.

手陽明經의 經氣가 輸注하는 穴位 : 肩髃, 巨骨, 天鼎, 扶突.

---

45)《陰陽十一脉灸經》에서의 '(足)小陽脉'.

3. 手太陽小腸經

手太陽經 분포선 : 삼각근 後緣에서 肩胛棘(scapular spine) 하방에 이르고, 비스듬히 순행하여 肩胛棘 上角(superior angle)을 거쳐 肩部를 돌아 頸部로 올라간다.

手太陽經 交會經絡 : 臑俞穴에서 陽維脉·陽蹻脉과 相會한다. 秉風穴에서 手陽明經·足少陽經·手少陽經과 相會한다.

手太陽經의 經氣가 輸注하는 穴位 : 肩貞, 臑俞, 天宗, 秉風, 曲垣, 肩外俞, 肩中俞, 天窓, 天容.

4. 手少陽三焦經

手少陽三焦經 분포선 : 상완삼두근(brachial triceps M.)에서 상행하여 肩關節 後面에 이르고, 肩部에서 올라가 頸部를 순행하여 耳後에 이른다.

手少陽經 交會經絡 : 臑會穴에서 手太陽經의 絡脉과 相會한다. 天髎穴에서 陽維脉과 相會한다. 肩井穴에서 足少陽經·陽維脉과 相會한다.

手少陽經의 經氣가 輸注하는 穴位 : 臑會, 肩髎, 天髎, 天牖.

5. 陽蹻脉

陽蹻脉 분포선 : 肩胛骨 바깥쪽에서 상행하여 肩關節 上面에 이르고, 肩部를 돌아 頸部로 올라간다.

陽蹻脉 交會經絡 : 臑俞穴에서 手太陽經·陽維脉과 相會한다. 肩髃에서 手陽明經·手太陽經絡脉과 相會한다. 巨骨穴에서 手陽明經과 相會한다.

6. 陽維脉

陽維脉 분포선 : 肩胛骨 바깥쪽에서 견갑극(scapular spine)을 순행하여 頸部로 올라

간다.

　陽維脉 交會經絡 : 臑兪穴에서 手太陽經·陽蹻脉과 相會한다. 天髎에서 手少陽經과
相會한다. 肩井穴에서 手少陽經·足少陽經과 相會한다.

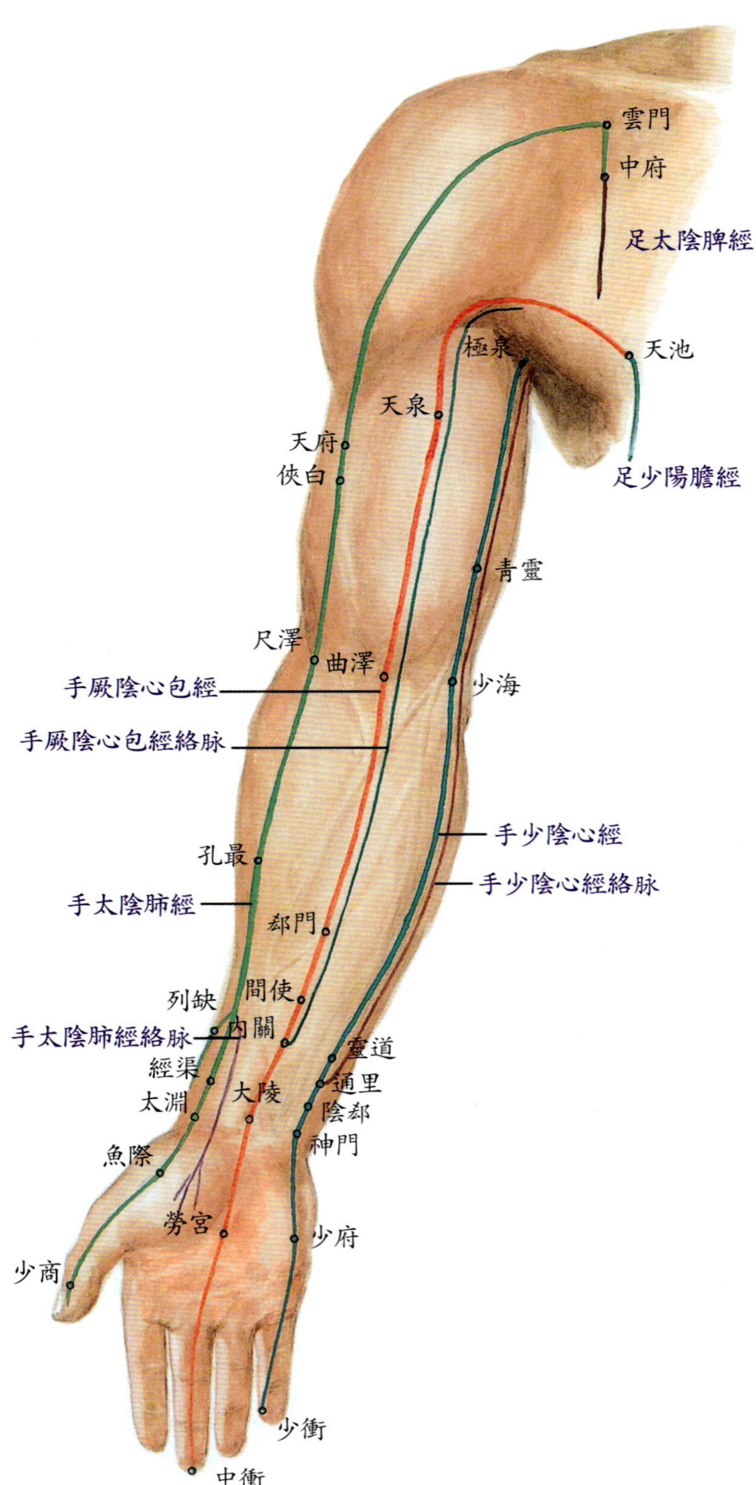

雲門
中府
足太陰脾經
極泉
天池
天泉
天府
俠白
足少陽膽經
青靈
尺澤
曲澤
少海
手厥陰心包經
手厥陰心包經絡脉
手少陰心經
手少陰心經絡脉
孔最
手太陰肺經
郄門
間使
列缺
手太陰肺經絡脉
內關
靈道
經渠
通里
太淵
大陵
陰郄
神門
魚際
勞宮
少府
少商
少衝
中衝

上肢 內側面 체표 經絡·穴位 연결선圖

1. 手太陰肺經

手太陰經 분포선 : 中府穴로부터 바깥쪽으로 순행하여 肩下·腋前을 돌아, 하행하여 上肢 요골측을 순행하고 肘關節·腕關節·拇指橈側을 거쳐 拇指 끝 요골측에 이르며, 手腕 후방에서 한 개의 分支가 手掌 背面 橈側에 이행하고, 食指 요골측을 순행하여 食指 끝에 이른다.

手太陰經 交會經絡 : 中府穴에서 足太陰經과 相會한다. 橈骨 外緣의 列缺穴에서 手陽明經과 相會한다(絡脉은 여기에서 分出하여 手陽明經과 相會함). 商陽穴에서 手陽明經과 相接한다.

註解 : 列缺穴을 여러 經絡·穴位 연결선圖에서 모두 직선으로 그린 것은 잘못이다. 列缺穴은 각 經典에 모두 "手太陰之絡"으로 기록되어 있다. 이 경혈은 手太陰肺經의 絡脉 위에 있지 經脉 主幹線 위에 있는 것이 아니므로 직선으로 連接하는 것은 옳지 않다.

手太陰經의 經氣가 輸注하는 穴位 : 中府, 雲門, 天府, 俠白, 尺澤, 孔最, 列缺, 經渠, 太淵, 魚際, 少商.

2. 手太陰經 絡脉 분포선

手腕 후방의 列缺穴에서 두 개의 分支를 分出한다. 한 개의 分支는 手陽明大腸經과 相會하고, 다른 한 개의 分支는 하행하여 掌面 요골측 魚際處에 분포한다.

3. 手厥陰心包經

手厥陰經 분포선 : 天池穴에서 상행하여 腋[겨드랑이]에 이르고, 上肢 내측 정중앙을 아래로 순행하며, 肘關節·腕關節·손바닥을 거쳐 中指 내측을 순행하여 손가락 끝에 이른다. 손바닥에서 分支가 비스듬히 순행하고, 無名指 요골측을 순행하여 손가락 끝에

다다른다.

註解 : 경락순행도에서 手厥陰經은 흉부에 분포하고, 腋下에서 뚫고 나오며, 天池 연결선이 없는데, 天池穴은 당연히 흉부에 분포하는 經線에서 나오는 絡脉이다.

手厥陰經 交會經絡 : 天池穴에서 足少陽經과 相會한다. 無名指의 關衝穴에서 手少陽經과 相接한다(手厥陰經은 掌心의 分支에서 이 경혈에 분포함).

註解 : 內關穴은 어떤 기록에 의하면 手少陽經과 交會한다고 하는데, 《黃帝內經》·《鍼灸甲乙經》·《難經》 등의 經典에는 手厥陰經의 絡脉이 表裏經과 노선으로 통한다는 기록이 없다.

手厥陰經의 經氣가 輸注하는 穴位 : 天池, 天泉, 曲澤, 間使, 內關, 大陵, 勞宮, 中衝.

4. 手厥陰經 絡脉 분포선

內關에서 分出되는 한 개의 分支는 本經을 沿하여 상행해 흉부에 들어간다.

5. 手少陰心經

手少陰經 분포선 : 腋下에서 순행하여, 上肢 內面의 척골측을 따라 순행해 肘關節·腕關節을 거쳐 手小指 尺側을 따라 순행하며 손가락 끝에 이른다.

手少陰經 交會經絡 : 通里穴에서 手太陽經과 交會한다(絡脉이 여기에서 分出하여 手太陽經과 相會함). 少衝穴·少澤穴에서 手太陽經과 相接한다.

手少陰經의 經氣가 輸注하는 穴位 : 靑靈, 少海, 靈道, 通里, 陰郄, 神門, 少府, 少衝.

6. 手少陰經 絡脉 분포선

通里穴에서 두 개의 分支가 나온다. 한 개의 分支는 手太陽經과 相會하고, 다른 한 개의 分支는 本經을 沿하여 상행해 胸中에 분포한다.

上肢 外側面 체표 經絡·穴位 연결선圖

1. 手陽明大腸經

手陽明經 분포선 : 食指 요골측 끝에서 起始하며, 食指 橈側을 沿하여 상행하고, 腕關節·肘關節 橈側을 거친 후, 肩關節을 거쳐 肩[어깨]으로 올라가, 肩을 순행하여 頸部로 올라간다.

手陽明經 交會經絡 : 肩髃穴에서 手少陽絡脉·陽蹻脉과 相會한다. 偏歷穴에서 手太陰經과 相會한다(絡脉은 여기에서 分出하여 手太陰經과 相會함). 商陽穴에서 手太陰經과 相接한다(手太陰經은 手腕 後方에서 分支하고 여기에 분포함).

手陽明經의 經氣가 輸注하는 穴位 : 肩髃, 臂臑, 五里, 肘髎, 曲池, 手三里, 上廉, 下廉, 溫溜, 偏歷, 陽谿, 合谷, 三間, 二間, 商陽.

2. 手陽明經 絡脉 분포선

偏歷穴에서 두 개의 分支가 나온다. 한 개의 分支는 手太陰經과 相會하고, 또 다른 한 개의 分支는 本經을 순행하여, 肘關節·肩關節을 거치고, 肩을 순행하여 頸部로 올라간다.

3. 手太陽小腸經

手太陽經 분포선 : 小指의 요골측 끝에서 起始하며, 小指橈側·腕關節·肘關節橈側을 沿하여, 상완삼두근(brachial triceps M.) 後側을 거쳐, 삼각근 後緣을 순행하고 肩胛區로 상행한다.

手太陽經 交會經絡 : 支正穴에서 手少陰經과 相會한다(絡脉은 여기에서 分出하여 手少陰經과 相會함). 少澤穴·少衝穴에서 手太陰經과 相接한다.

手太陽經의 經氣가 輸注하는 穴位 : 肩貞, 小海, 支正, 養老, 陽谷, 腕骨, 後谿, 前谷, 少澤.

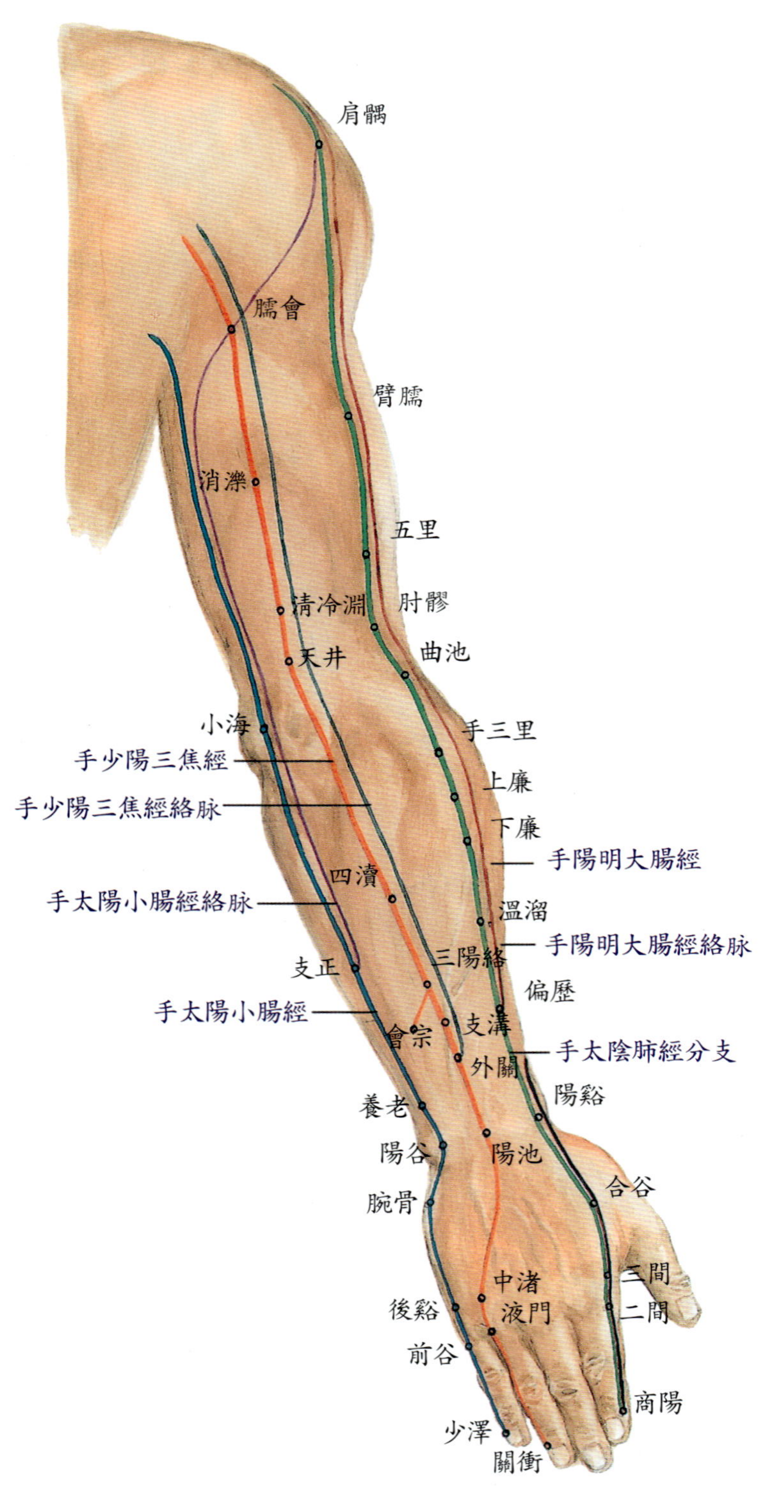

上肢 外側面 체표 經絡·穴位 연결선圖

4. 手太陽經 絡脉 분포선

支正穴에서 두 개의 分支가 나온다. 한 개의 分支는 手少陰經과 相會하고, 또 다른 한 개의 分支는 本經을 沿하여 상행해 肩部에 분포한다.

5. 手少陽三焦經

手少陽經 분포선 : 無名指 끝의 척골 側面에서 起始하며, 無名指의 척골측을 沿하여 手背를 거쳐 腕關節 背面 正中·肘關節 肘頭(olecranon)의 요골측면을 순행하고, 상행하여 상완삼두근을 거쳐 三角筋의 後面을 순행하여 어깨[肩]로 올라간다.

手少陽經 交會經絡 : 關衝穴에서 手厥陰經과 相接한다.

註解 : 어떤 기록에 의하면 外關穴은 手厥陰經에서 만난다고도 하나, 《黃帝內經》·《鍼灸甲乙經》·《難經》 등 經典의 手少陽絡脉에 대한 기록에는 모두 手厥陰經에서 만나는 노선이 없다.

手少陽經의 經氣가 輸注하는 穴位 : 臑會, 消濼, 淸冷淵, 天井, 四瀆, 三陽絡, 支溝, 外關, 陽池, 中渚, 液門, 關衝.

6. 手少陽經 絡脉 분포선

外關穴에서 分出하는데, 本經을 순행하여 肩[어깨]을 거쳐 頸部로 올라간다.

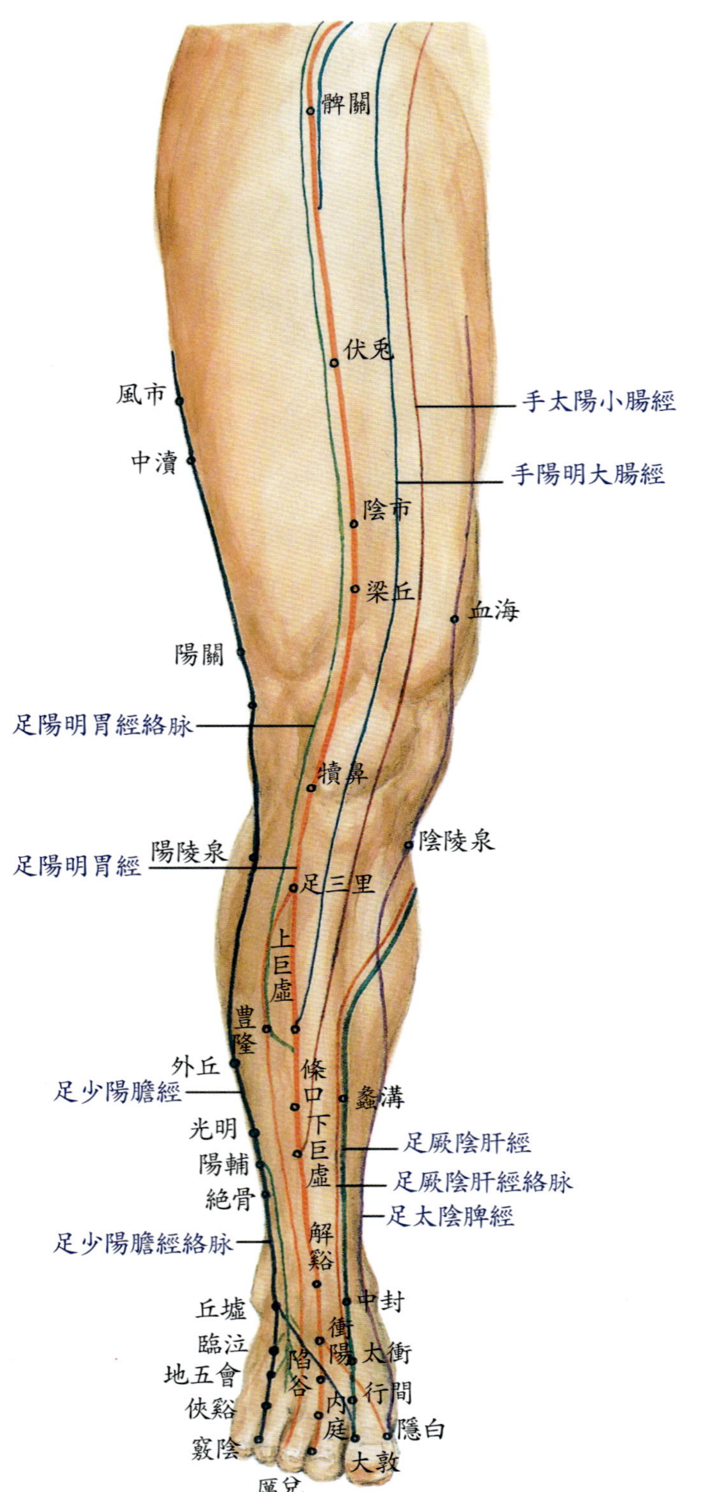
髀關
伏兔
風市
中瀆
陰市
梁丘
血海
陽關
足陽明胃經絡脉
犢鼻
陰陵泉
足陽明胃經
陽陵泉
足三里
上巨虛
豊隆
外丘
足少陽膽經
條口
蠡溝
光明
下巨虛
足厥陰肝經
陽輔
足厥陰肝經絡脉
絶骨
足太陰脾經
足少陽膽經絡脉
解谿
丘墟
中封
臨泣
衝陽
太衝
地五會
陷谷
行間
俠谿
内庭
隱白
竅陰
大敦
厲兌
手太陽小腸經
手陽明大腸經

下肢 前面 체표 經絡·穴位 연결선圖

1. 足陽明胃經

足陽明經 분포선 : 서혜동맥에서 바깥으로 비스듬히 순행하여 대퇴직근(rectus femoris)에 이르고, 대퇴직근(rectus femoris)을 沿하여 하행해 슬개골·脛骨外側을 거쳐 踝關節 前上方에 이르며, 하행하여 足背를 거쳐 第2趾 바깥쪽 끝에 이른다. 膝關節 하방 3寸에서 分支하여 主幹線 바깥쪽을 순행해 第3趾 바깥쪽 끝에 이른다. 足背에서 또 하나의 分支를 分出하고 비스듬히 순행하여 大趾[엄지발가락]의 내측 끝에 이른다.

足陽明經 交會經絡 : 豊隆穴에서 足太陰經과 相會한다(絡脉은 여기에서 分出하여 足太陰과 相會함). 上巨虛穴에서 手陽明經과 相會한다(大腸은 여기에서 합함)[46]. 下巨虛穴에서 手太陽과 相會한다(小腸은 여기에서 합함)[47]. 隱白穴에서 足太陰經과 相接한다.

足陽明經의 經氣가 輸注하는 穴位 : 髀關, 伏兎, 陰市, 梁丘, 犢鼻, 足三里, 上巨虛, 條口, 豊隆, 下巨虛, 解谿, 衝陽, 陷谷, 內庭, 厲兌.

註解 : 豊隆穴은 足陽明經에서 分出한 絡脉에 있으며, 여러 醫家들이 모두 "足陽明絡也."라고 했으므로 이전의 經絡·穴位 연결선圖에서 이 부위를 하나의 直線으로 표현한 것은 완전히 잘못된 것이다.

2. 足陽明經 絡脉 분포선

豊隆穴에서 두 개의 分支가 나온다. 한 개의 分支는 足太陰經과 相會하고, 또 다른 分支는 本經을 沿하여 상행하고 腹部로 들어간다.

---

[46] ‘六腑下合穴’을 말한다.
[47] ‘六腑下合穴’을 말한다.

3. 足陽明經 別絡 분포선

대퇴 前面 상방 1/3處에서 分出하고, 本經을 沿하여 상행하여 腹部로 들어간다.

下肢 內側面 체표 經絡·穴位 연결선圖

1. 足太陰脾經

足太陰經 분포선 : 大趾端[엄지발가락 끝] 內側面에서 起始하며, 足內側面을 순행하고, 內踝 前方을 거쳐 內踝 상방으로 비스듬히 향하여 脛骨 後方에 이르러 상행하며, 內踝 상방 8寸處에서 足厥陰經 앞을 교차하고, 脛骨 後緣에 상행해, 膝關節內側·대퇴內側을 거쳐 直上하여 腹部로 들어간다.

足太陰經 交會經絡 : 三陰交穴에서 足少陰經·足厥陰經과 相會한다. 公孫穴에서 足陽明經과 相會한다(絡脉은 여기에서 分出하여 足陽明經과 相會함). 隱白穴은 足陽明經과 相接한다(足陽明經은 足背에서 分支하여 여기에 분포함).

足太陰經의 經氣가 輸注하는 穴位 : 箕門, 血海, 陰陵泉, 地機, 漏谷, 三陰交, 商丘, 公孫, 太白, 大都, 隱白.

2. 足太陰經 絡脉 분포선

足大趾 本節 後方 내측의 公孫穴에서 두 개의 分支가 나온다. 한 개의 分支는 足陽明經과 相會하고, 다른 한 개의 分支는 本經을 沿하고 상행하여 腹部로 들어간다.

3. 足太陰經 別絡 분포선

대퇴 내측 ½處에서 두 개의 分支가 나온다. 한 개의 分支는 足陽明經과 相會하고, 다른 分支는 足陽明別絡과 병행하여 腹部로 들어간다.

4. 足少陰腎經

足少陰經 분포선 : 足小趾 下面에서 起始하며, 비스듬히 순행하여 足心을 거쳐 內踝

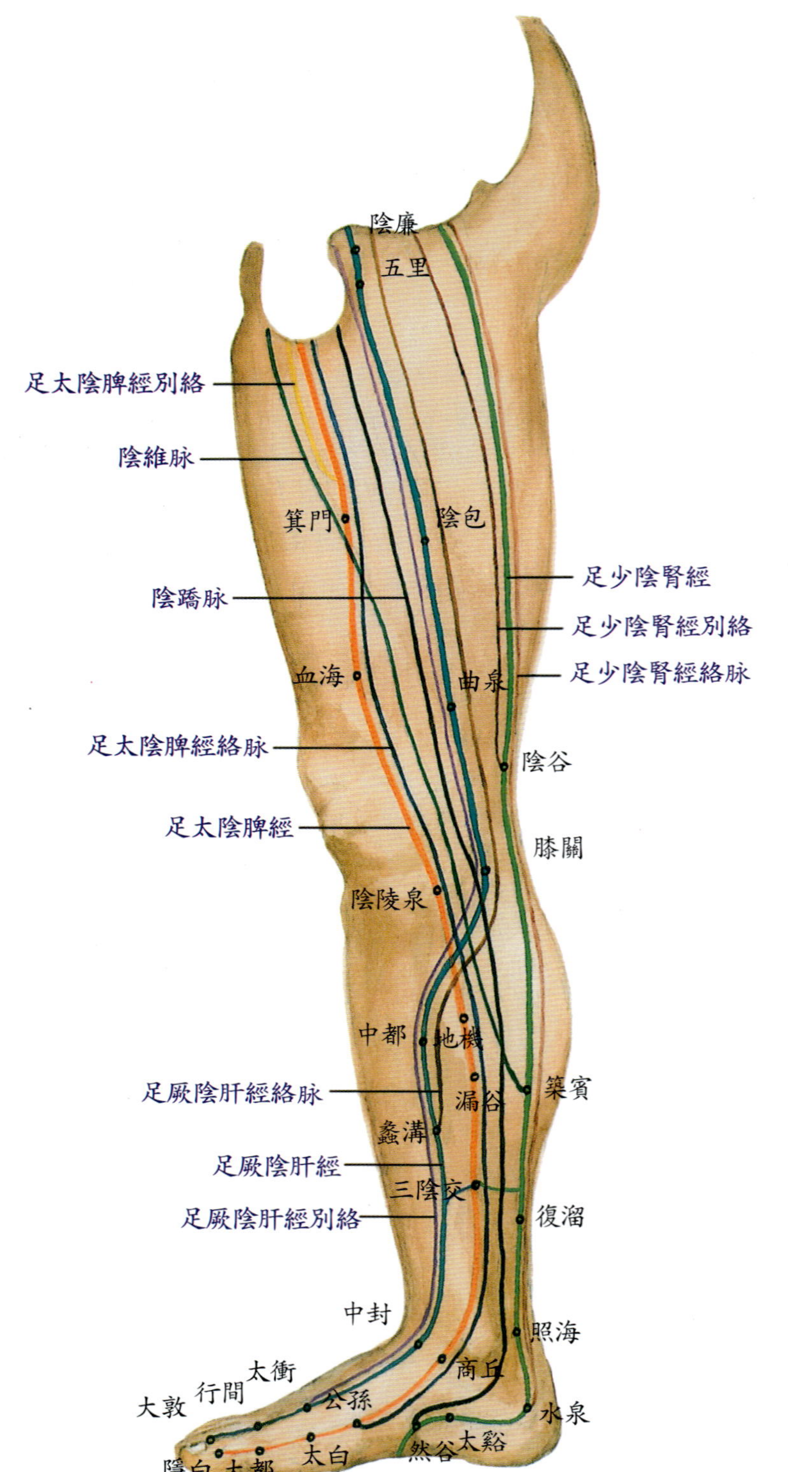

陰廉
五里
足太陰脾經別絡
陰維脉
箕門
陰包
足少陰腎經
陰蹻脉
足少陰腎經別絡
足少陰腎經絡脉
血海
曲泉
足太陰脾經絡脉
陰谷
足太陰脾經
膝關
陰陵泉
中都
地機
足厥陰肝經絡脉
漏谷
築賓
蠡溝
足厥陰肝經
三陰交
足厥陰肝經別絡
復溜
中封
照海
太衝
商丘
行間
大敦
公孫
水泉
隱白 大都
太白
然谷 太谿

後方에 이른다. 여기에서 分支하여 발뒤꿈치에 분포하고, 內踝 後方에서 상행하여, 腓腹筋內側面·膕窩內側을 거쳐 대퇴 內後側을 순행하여 腹部로 들어간다.

足少陰經 交會經絡 : 築賓穴에서 陰維脉을 分出한다. 三陰交穴에서 足太陰經·足厥陰經과 相會한다. 大鐘에서 足太陽과 相會한다(絡脉은 여기에서 分出하여 足太陽經과 만남). 照海에서 陰蹻脉을 分出한다. 至陰穴에서 足太陽經과 相接한다.

足少陰經의 經氣가 輸注하는 穴位 : 陰谷, 築賓, 交信, 復溜, 照海, 水泉, 大鐘, 太谿, 然谷, 湧泉.

5. 足少陰經 絡脉 분포선

발뒤꿈치의 大鐘穴에서 두 개의 分支가 나온다. 한 개의 分支는 足太陽經과 相會하고, 다른 한 개의 分支는 本經을 沿하여 상행해 腹部로 들어간다.

6. 足少陰經 別絡 분포선

膝膕窩 내측에서 두 개의 分支가 나온다. 한 개의 分支는 足太陽經과 相會하고, 다른 한 개의 分支는 本經을 따라 상행하여 腹部로 들어간다.

7. 足厥陰肝經

足厥陰經 분포선 : 足大趾[엄지발가락] 바깥쪽에서 起始하며, 大趾와 二趾의 사이를 순행하고, 상행하여 內踝 前方을 거쳐, 脛骨 內緣을 沿하여 상행해 內踝 8寸處에 이르고, 足太陰經의 後方을 교차한 후, 상행하여 膝關節 내측과 대퇴 내측 중앙을 거쳐, 서혜부에서 分支하여 생식기에 분포한다. 主幹線은 腹部로 들어간다.

足厥陰經 交會經絡 : 蠡溝穴에서 足少陽經과 相會한다(絡脉은 여기에서 分出하여 足少陽經과 만남). 三陰交穴에서 足太陰經·足少陰經과 相會한다. 大敦穴에서 足少陽經과 相接한다(足少陽經은 外踝前에서 分支하여 여기에서 분포함).

足厥陰經의 經氣가 輸注하는 穴位：陰廉, 五里, 陰包, 曲泉, 膝關, 中都, 蠡溝, 中封, 太衝, 行間, 大敦.

8. 足厥陰經 絡脉 분포선

蠡溝穴에서 두 개의 分支가 나온다. 한 개의 分支는 足少陽과 相會하고, 다른 한 개의 分支는 本經을 沿하여 상행하여 서혜부에 이르러 外生殖器에 분포한다.

9. 足厥陰經 別絡 분포선

太衝穴에서 分出하여 本經을 沿하여 서혜부에 이르러 두 개의 分支를 分出한다. 한 개의 分支는 足少陽經과 相會하고, 다른 한 개의 分支는 복부로 들어간다.

10. 陰蹻脉

陰蹻脉 분포선：然谷穴은 足少陰腎經에서 起始하며, 足少陰經 前方을 따라 상행하여 복부에 들어간다. 도중에 交信穴을 통과한다.

11. 陰維脉

陰維脉 분포선：築賓穴은 足少陰腎經에서 起始하며, 상행하여 足厥陰經·陰蹻脉 前方에서 교차하고, 足太陰腎經을 沿하고 상행하여 腹部로 들어간다.

下肢 外側面 체표 經絡 · 穴位 연결선圖

1. 足少陽膽經

足少陽經 분포선 : 서혜부에서 바깥쪽으로 나가 腸骨關節(ilium) 상방을 거쳐 腸骨關節 後方에 돌아 이르고, 하행하여 대퇴 바깥쪽을 순행하여 膝關節에 이르며, 腓骨 小頭 前下方을 거쳐 腓骨을 沿하여 하행하고, 外踝 前方을 거쳐 第4 · 5趾 사이를 순행해 第4趾 바깥쪽 끝에 이른다. 踝關節에서 分支하고, 足背를 비스듬히 순행하여 足大趾의 바깥쪽에 다다른다.

足少陽經 交會經絡 : 環跳穴에서 足太陽經과 相會한다. 光明穴에서 足厥陰經과 相會한다. 懸鍾穴에서 足太陽經 · 足陽明經과 相會한다. 大敦穴에서 足厥陰經과 相接한다.

足少陰經의 經氣가 輸注하는 穴位 : 環跳, 風市, 中瀆, 陽關, 陽陵泉, 陽交, 外丘, 光明, 陽輔, 懸鍾, 丘墟, (足)臨泣, 地五會, 俠谿, (足)竅陰.

註解 : 이전의 經絡 · 穴位 연결선圖는 모두 陽交穴에서 직각의 彎曲이 있는데 이것은 잘못된 것이다. 각 經典들은 모두 陽交穴을 "本經의 絡"이라고 기술했는데 이는 足少陽經에서 分出한 한 개의 分支 絡脉이 陽交穴에 분포하는 것이지 經脉의 主幹線이 이곳을 지나는 것은 아니다. 懸鍾穴은 여러 經典들에서 모두 "足三陽絡之會"라고 기술되었으나, 여러 醫家의 經絡 · 穴位 연결선圖에서는 모두 絡의 노선을 그리지 않았으며 오히려 三陰交穴을 足三陰의 會로 그렸다. 어떤 경우는 足少陰 · 厥陰 두 經을 三陰交穴에 그려 다시 되돌아가게(回折) 했고, 어떤 경우는 상호 교차하여 순행했다. 원문에서는 下肢 내측 經絡線은 단지 內踝 상방 8寸處에서 足太陰 · 厥陰 두 經이 교차한다고 했지 足三陰經이 서로 교차한다는 기록은 없다. 三陰交穴은 足少陰 · 厥陰 두 經이 分出하는 絡脉이 여기에서 交會한다.

2. 足少陽經 絡脉 분포선

光明穴에서 두 개의 分支를 分出한다. 한 개의 分支는 足太陰經과 相會하고, 다른 한

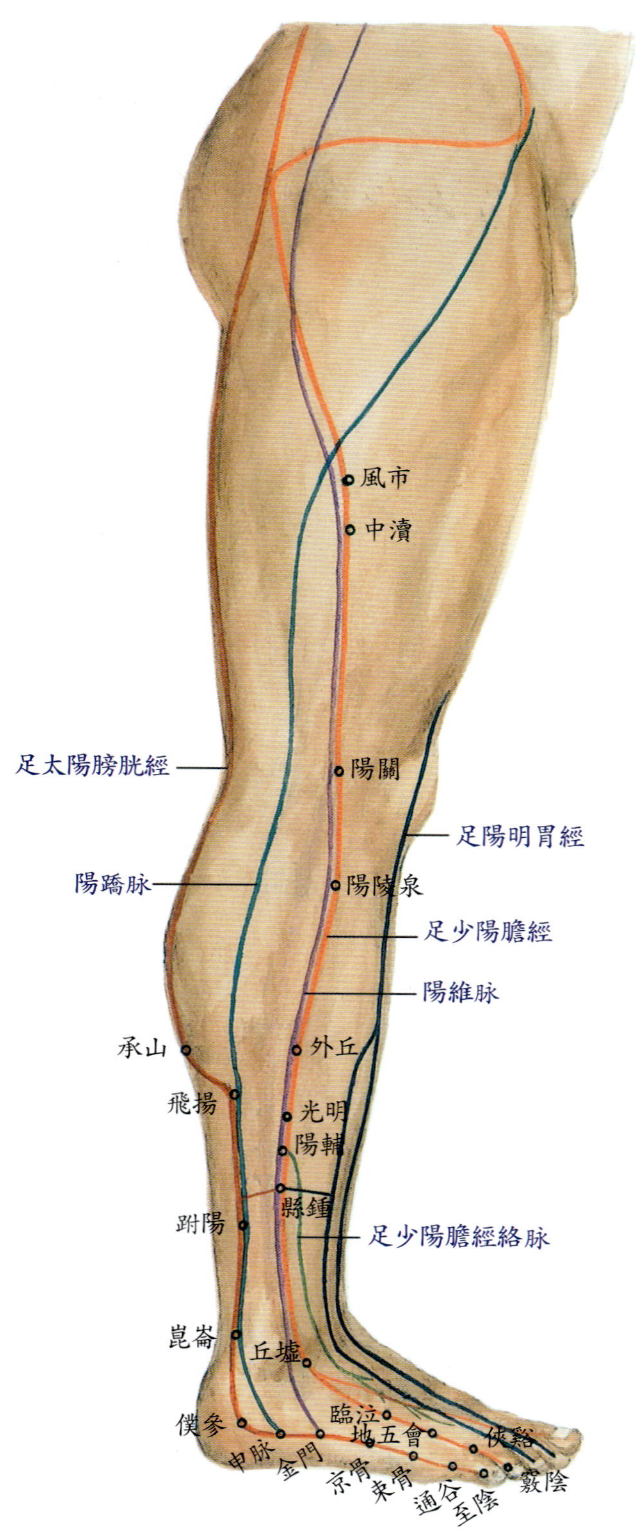
風市
中瀆
足太陽膀胱經
陽關
足陽明胃經
陽蹻脈
陽陵泉
足少陽膽經
陽維脈
承山
外丘
飛揚
光明
陽輔
縣鍾
跗陽
足少陽膽經絡脈
崑崙
丘墟
僕參
臨泣
地五會
俠谿
申脈
金門
京骨
束骨
通谷
至陰
竅陰

45
下肢 外側面 체표 經絡·穴位 연결선圖

개의 分支는 本經 전방에서 하행하여 足背에 散布한다.

3. 足太陽膀胱經

足太陽經 분포선 : 腓腹筋 바깥쪽의 飛陽穴에서 하행하고, 아킬레스건(achilles tendon)과 腓骨 사이에서 순행하고, 外踝 後方을 거쳐, 足外側面 前方을 沿하여 足小趾 바깥쪽 끝에 이른다(經絡交會와 經氣가 輸注하는 穴位는 下肢 後面圖를 참고).

4. 陽蹻脉

陽蹻脉 분포선 : 足太陽經의 申脉穴에서 分出하고, 足太陽經을 순행하여 跗陽穴에서 直上하며, 膝關節外側 · 대퇴外側을 거쳐 腸骨關節(ilium) 前面에 이르고, 상행하여 腸骨 前方 居髎穴에 이르러 足少陽經과 相會한다.

5. 陽維脉

陽維脉 분포선 : 足太陽經의 金門穴에서 分出하고, 足少陽經 후방에 상행하여 (膝)陽關穴과 足少陽에서 相會한다. 대퇴 (바깥쪽) 상방 1/3處에서 뒤쪽을 향해 비스듬히 순행하여 陽蹻脉과 교차하고, 腸骨關節 後緣을 순행하여 상행한다.

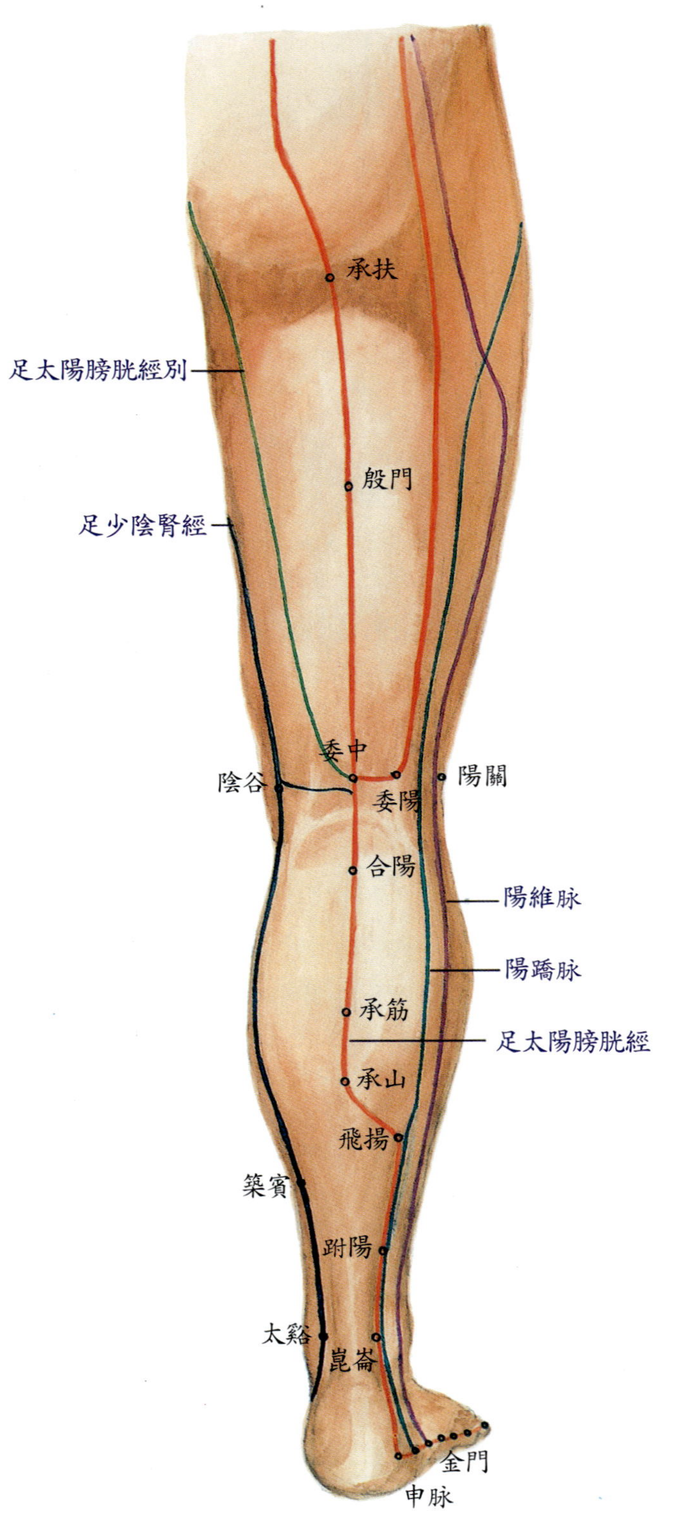

46

下肢 背面 체표 經絡 · 穴位 연결선圖

下肢 背面 체표 經絡·穴位 연결선圖

1. 足太陽膀胱經

足太陽經 분포선 : 內側 分支는 천골(sacrum) 兩旁에서 대퇴 後面으로 直下하고, 膝膕中央·腓腹筋兩頭의 사이를 거쳐, 아킬레스건(achilles tendon)에서 바깥쪽을 향해 비스듬히 향해, 아킬레스건(achilles tendon)과 腓骨 사이를 순행하여 踵骨(calcaneus) 바깥쪽에 이르며, 踵骨 前方에서 足外側에 이행하고 小趾 바깥쪽 끝에 이른다. 外側의 分支는 상후장골극(PSIS)에서 直下하고, 대둔근(gluteus maximus M.)에서 髖關節(hip joint) 後方을 비스듬히 순행하고, 하행하여 대퇴 後面 바깥쪽으로 순행해 膝膕窩 바깥쪽에 이르러 膝膕 중심선과 會合한다.

足太陽經 交會經絡 : 環跳穴에서 足少陽經과 相會한다. 委中穴에서 足少陰經과 相會하고(足少陰經 別絡의 分支는 여기에서 相接함), 飛陽穴에서 足少陰經과 相會한다(絡脉은 여기에서 分出하여 足少陰經과 相會함). 跗陽穴에서 陽蹻脉을 分出한다. 金門穴에서 陽維脉을 分出한다. 至陰穴에서 足少陰經과 相接한다(足少陰經은 足底에서 여기에 분포함).

足太陽經의 經氣가 輸注하는 穴位 : 承扶, 殷門, 委中, 浮郄, 委陽, 合陽, 承山, 飛揚, 跗陽, 崑崙, 僕參, 申脉, 金門, 京骨, 束骨, (足)通谷, 至陰.

2. 足太陽經 絡脉 분포선

飛揚穴에서 단지 한 개의 分支만을 分出하며 足少陰經과 相會한다.

3. 足太陽經 別絡 분포선

委中에서 分出하여 대퇴 後面 내측에 直上하여 肛門中에 들어간다.

4. 陽蹻脉 분포선

下肢 外側面圖(圖解 45)를 참조.

5. 陽維脉 분포선

下肢 外側面圖(圖解 45)를 참조.

6. 足少陰腎經 분포선

下肢 內側面圖(圖解 44)를 참조.

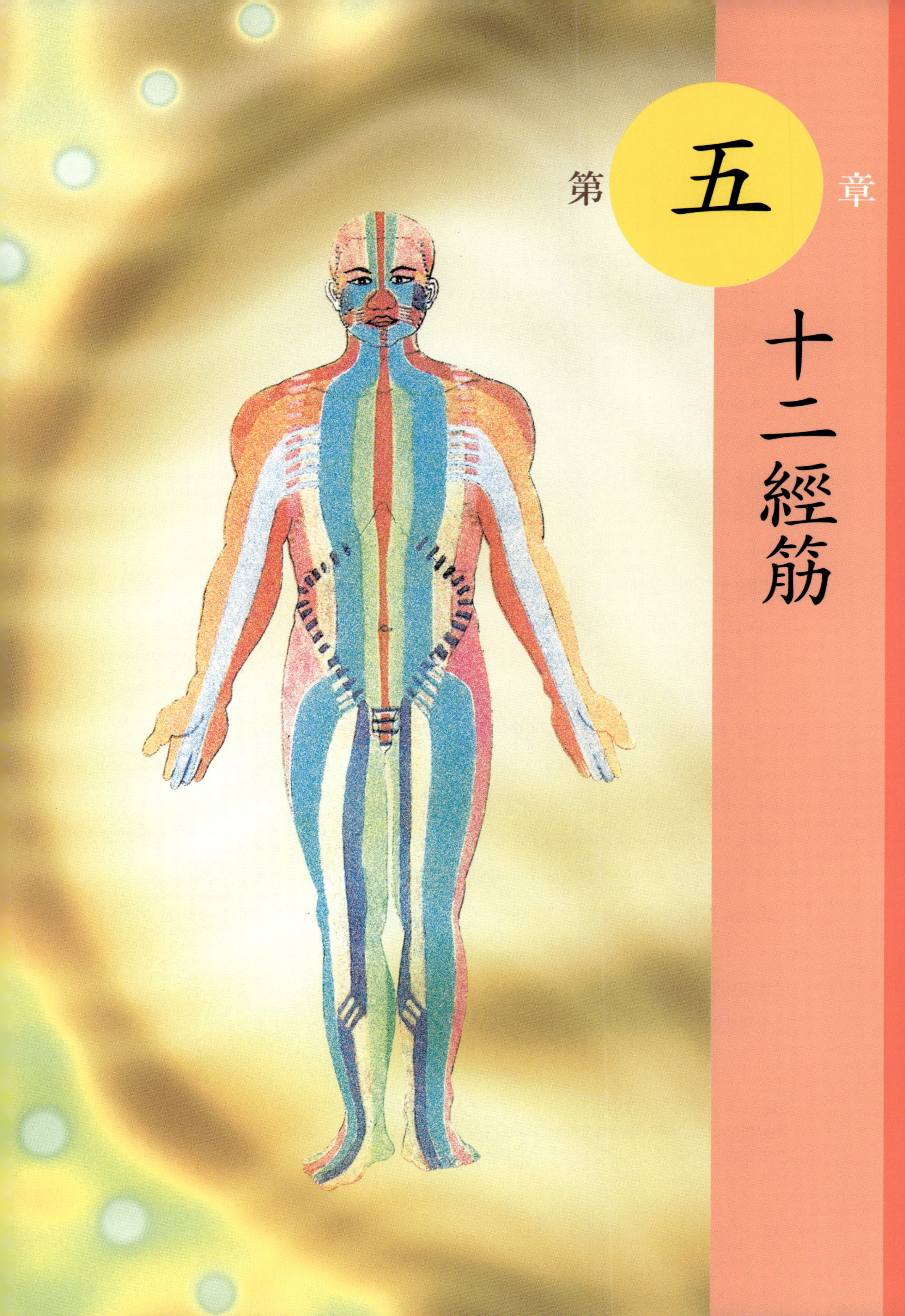

第　五　章

十二經筋

十二經筋 분포도

　十二經筋은 十二經의 附屬部分으로, 十二經脈의 氣血에 의해 濡養되는 근육·筋腱·인대·장간막(mesentery) 등의 조직이다.

　各經에 소속된 經筋은 모두 多層(multi-layer) 連接[1]으로 이루어진 것이며, 每 經筋의 분절(segment)은 각각 起止點이 있으며 起·節·布·散이라 稱한다. 起·節點은 대부분 관절의 근육과 筋腱 附着處이다.

　十二經筋을 구성하는 근육 중 어떤 것은 완전한 근육이며, 어떤 것은 다른 근육의 일부분이다. 근육 분포의 범위가 같지 않기 때문에 어떤 근육은 한 개의 經脈 氣血의 濡養을 받아들이고, 어떤 근육은 두 개 經脈 혹은 두 개 經脈 이상 氣血의 濡養을 받아들일 수 있다.

　十二經에 일단 병이 있으면 氣血流注에 영향을 주어 經脈의 濡養을 받는, 相應하는 근육·筋腱, 즉 운동계통에 질병이 발생한다. 임상에서 十二經筋 病態가 나타날 수 있는데 증상으로는 근육·관절무력, 경련, 마비, 萎縮, 酸痛, 경련통, 심지어 강렬한 燒灼樣痛, 局部發熱 혹은 체온저하[2] 등이 나타난다. 이런 經筋 病態에 근거하여 병이 있는 經脈穴位 혹은 循行局部에 침구·안마·약물 등을 사용하여 치료를 할 수 있다.

　十二經筋이 인체에서 분포하는 위치는 기본적으로 十二經脈 순행노선 분포이며, 적지 않은 分支가 그 本經의 분포범위를 초과한다.

　예를 들면 手陽明大腸經의 經筋은 그 本經 手陽明大腸經의 終止處가 鼻의 바깥쪽과 經筋이 분포하는 鼻 이외의 下頜에서 前額에 분포한다.

　足陽明胃經의 經筋은 本經 범위 내에 분포하는 것 이외에 또한 背部의 脊椎에 분포한다.

　足太陽膀胱經의 經筋은 背部에서 分支하여 頸을 거쳐 面頰에 이른다.

　足少陽膽經의 經筋은 分支가 薦骨(sacrum)에 이른다.

---

1) 층층구조로 서로 잇닿아 있다.

2) 이는 임상적으로 적외선체열측정장치(DITI)를 통하여 체온의 변화를 발견할 수 있다. 따라서 經筋의 異常을 간접적으로 확인할 수 있다.

다만 足厥陰肝經의 經筋만은 경맥의 全區間에 걸쳐 분포하지 않고 단지 會陰部에만 이르러 終止한다.

이런 經絡線 분포를 초과하는 經筋의 分支는 本經 분포선으로는 해석할 수 없는 여러 문제들을 설명할 수 있게 해 주는데, 예를 들어 合谷·陽谿穴이 왜 頭痛病을 치료할 수 있는지, 上髎穴[3]에서 왜 足少陽의 絡氣가 始發하는지, 왜 王冰이 散脉 중에서 足少陽이 천골공(sacral foramina) 중에서 結한다고 註解했는지 등등은 모두 이런 分支를 근거로 한 것이다. 또한 부분적으로 아직 이론적인 논리를 찾을 수 없는 분포가 있는데, 예를 들면 足少陰腎經 노선은 매우 명확하게 舌[혀]에 분포하나 經筋 중에는 舌에 분포한다는 기록이 없다. 手少陽三焦經과 足太陽膀胱經은 모두 혀의 노선에 분포하지 않으나 그 經筋에는 오히려 舌에 분포한다. 手陽明大腸經에는 아직 左右側 경락으로부터 前額에 분포하는 노선이 없는데 經筋에는 足陽明胃經과 비슷하게 前額에서의 분포가 있으나 足陽明胃經 經筋은 오히려 이런 經筋의 분포 기록이 없다.

十二經筋에는 또한 분포규칙이 있다. 足三陽經筋은 面顴 부위에 분포하고, 足三陰經筋은 모두 會陰處에 결합하며, 手三陽經筋은 모두 太陽穴 부위에 분포하고, 手三陰經筋은 胸部 하방의 胃脘區에서 결합한다.

十二經筋은 古代에는 圖解로 완성된 것이 없었고, 1976년 상해인민출판사가 출판한 《經絡十講》에서 처음 이 圖解가 보였는데, 本 圖解는 이를 참고하고 아울러 《黃帝內經》 기록에 근거하여 완성했으며, 임상에서 편리하게 응용하기 위해 十二經筋이 기술하는 분포범위, 각 經筋의 病態, 인체해부를 참고하여 각각 經筋 분포의 설명 중에 관련된 근육을 열거했다.

---

3) '足太陽·少陽之絡.' 참고로 《鍼灸甲乙經校釋》(山東中醫學院, p.354, 人民衛生出版社, 1979)에 의하면 이 경혈의 위치는 독맥과 상후장골극(PSIS)의 중점이다.

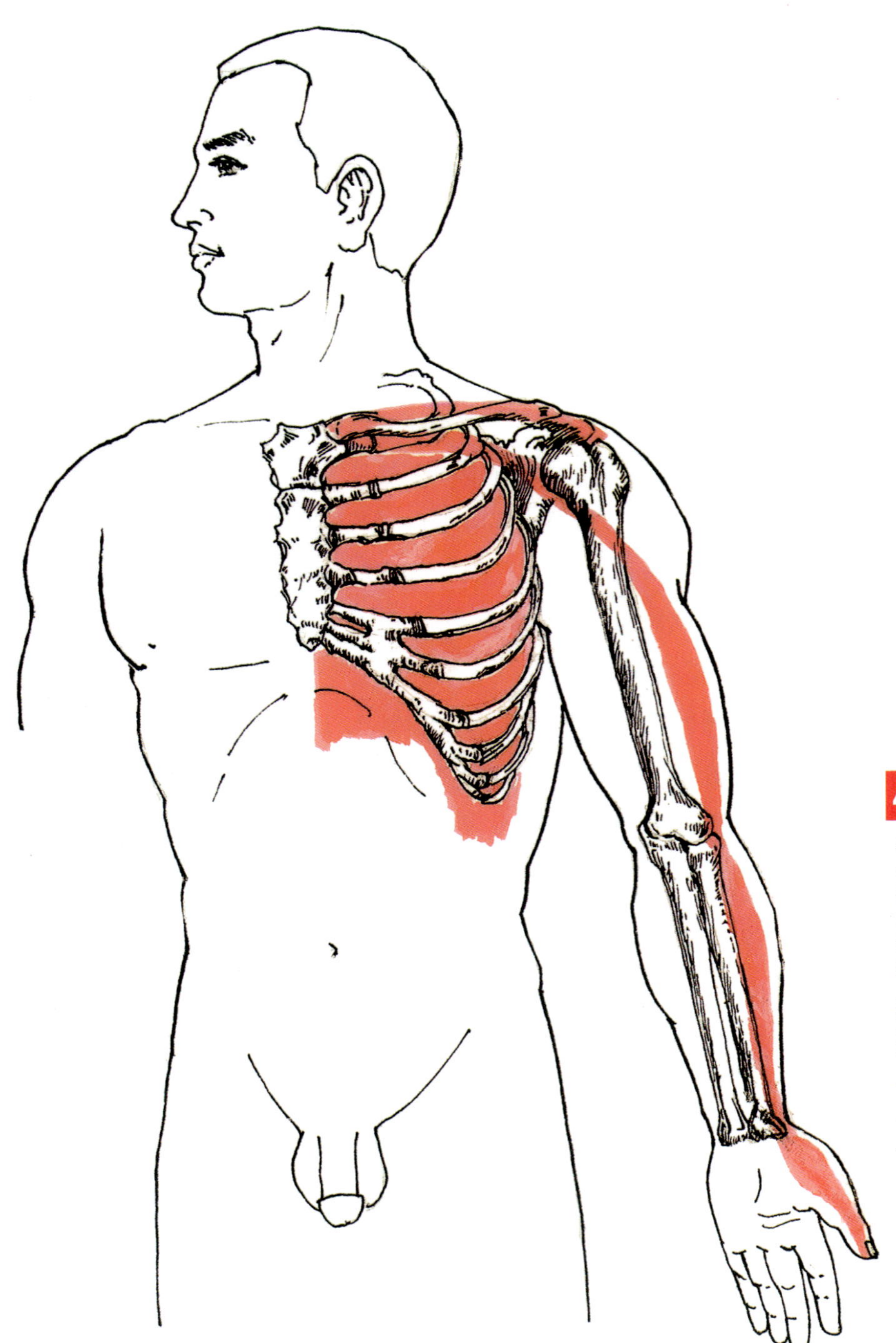

47
手太陰肺經 經筋 분포도

手太陰肺經 經筋 분포도

手太陰經筋은 手拇指[엄지손가락] 위에서 起始하며, 手拇指를 따라 상행하여, 魚際 후방의 腕關節 掌面 요골측에서 결합한다(소속 근육은 주로 단무지외전근(abductor pollicis brevis)·무지대립근(opponens pollicis M.)·단무지굴근(flexor pollicis brevis) 등의 근육과 筋腱). 腕關節 요골측에서 前臂 요골측을 따라 상행하여 肘關節 掌面 요골측에 결합한다(소속 근육 : 완요골근(brachioradial M.)·장요측수근신근(extensor carpiradialis longus M.)·장무지굴근(flexor hallucis longus M.)·방형회내근(pronator quadratus M.) 등). 肘關節에서 상행하여 上臂 내측을 沿하여 腋下[겨드랑이 아래]로 굽어들어가고(소속 근육 : 상완이두근·상완근(brachialis M.) 등), 腋下에서 상행하여 缺盆에 분포하고(소속 근육 : 대흉근(pectoralis major M.)), 다시 缺盆에서 外行하여 견봉쇄골관절(acromioclavicular joint) 上前方에 결합하고(소속 근육 : 견갑거근(levator scapular M.)·승모근(trapezius M.)·三角筋), 缺盆에서 하행하여 胸裏에 결합하며(소속 근육 : 늑간근(intercostal M.)), 膈部에 分散하며(소속 근육 : 횡격막(diaphragm)), 膈下에 會合하여, 季脇部에 도달한다(소속 근육 : 下部 肋筋과 일부 내복사근(obliquus internus abdominis M.)).

手太陰經筋 病態 : 本經이 風·寒·濕 邪氣의 침범을 받으면 經筋 분포구역을 沿하여 근육疼痛이 있고 肩部에 동통이 있으면 臂[팔]를 들 수 없다. 氣盛하면 頸頷筋肉痛이 있고, 經氣不暢할 때는 拇指痙攣이 발생하며, 經氣가 부족할 대는 근육위축이 발생한다.

經筋의 時令 病態 : 음력 11월은 仲冬으로, 기후 중에서 太陰主氣이며, 手太陰肺經에 쉽게 經氣流注不暢 혹은 閉塞이 발생하며, 그 경락을 따라 분포구의 근육경련성 抽痛이 나타나며, 동통이 심각할 때는 息賁症(lump at the right hypochondrium)으로 발전될 수 있고, 肋間痙攣이 胸脇拘急을 발생하게 하여 吐血을 일으킨다.

치료 : 火鍼을 사용하는 것이 가장 좋은데, 疼痛區의 압통점에서 빠르게 鍼刺하며, 鍼刺의 횟수는 효과가 나타나면 치료를 중지한다.

註解 : 手太陰肺經의 經筋은 分支가 견관절 앞에 있는 肩髃에 분포하고, 表裏經인 手

陽明大腸經과 肩髃의 經筋에서 결합하여 相合하는데, 이것은 手太陰肺經 분포구역을 초과한 하나의 分支이다.

[원문]

《靈樞 · 經筋》篇 : "手太陰之筋, 起于大指之上[4], 循指上行[5], 結于魚[6]後, 行寸口外側, 上循臂, 結肘中[7], 上臑内廉, 入腋下[8], 出缺盆, 結肩前髃[9], 上結缺盆, 下結胸裏, 散貫賁[10], 合賁下, 抵季脇[11]. 其病當所過者支轉筋, 痛甚成息賁[12], 脇急吐血. 治在燔鍼[13]却刺, 以知爲數, 以痛爲輸, 名曰仲冬痹[14]也."

---

4) 少商穴處.

5) 손을 따라 가슴 방향으로 향하는 것을 말한다.

6) 魚際穴處.

7) 尺澤穴處.

8) 腋下 3寸은 '天府穴處'.

9) 肩髃部.

10) 횡격막. 楊上善 註 : "賁爲膈也."

11) '季脇'은 '軟肋部'를 말한다. '散貫賁, 合賁下抵季脇'에 대하여 張介賓은 "흩어져서 胃의 上口인 賁門의 부위를 꿰뚫어 手厥陰經筋과 결합하고 하행하여 季脇에 이르러 足少陽 · 足厥陰의 經筋과 결합한다."라고 했다.

12) 喘息. 五積病의 하나로서, 肺積에 속한다. 肺氣가 옆구리 아래에 쌓여 숨이 가쁘고 上逆하기 때문에 얻어진 이름. 그 증상으로는 惡寒發熱 · 右脇痛 · 背痛 · 嘔逆 등이 나타난다.

13) 이는 十二經筋의 寒症에 대하여 사용한다.

14) 手太陰은 음력 11월의 氣에 相應한다.

手陽明大腸經 經筋 분포도

手陽明經筋은 食指 背面 및 拇指의 背面 척골측에서 起始하며, 手背를 상행하여 완관절 背面 橈側에서 결합한다(소속 근육 : 장무지신근(extensor pollicis M.) & 시지신근(extensor indicis M.)·배측골간근(First & second dorsal interosseous M.)·충양근(lumbrical M.) 등). 腕關節에서 상행하여 前臂 背面 橈側을 沿하여, 肘關節 外面 橈側에 결합한다(소속 근육 : 총지신근(extensor digitorum M.)·시지신근(extensor indicis M.)·장요측수근신근(extensor carpiradialis longus M.)·단요측수근신근(extensor carpiradialis brevis M.)·장무지외전근(abductor pollicis longus M.)·장무지신근(extensor pollicis longus M.) 등). 肘關節에서 상행하여 上臂 바깥쪽을 거쳐, 肩髃의 견봉쇄골관절(acromioclavicular joint)에 결합한다(소속 근육 : 상완삼두근 外側頭, 삼각근의 바깥쪽과 前側). 이것의 分支에서 뒤로 肩胛을 거쳐 脊柱에 분포한다(소속 근육 : 승모근(trapezius M.)). 그것의 主幹線은 견쇄관절(acromioclavicular joint)에서 상행하여 頸部를 거쳐 下頜에 이른다(소속 근육 : 광경근(platysma)). 여기에서 長·短 두 개 分支로 나누어지는데 : 短支[짧은 분지]는 面頰에서 상행하여 鼻旁에 결합하고(소속 근육 : 관골근(zygomaticus M.)과 상순방근(quadrate M. of upper lip)群의 일부분), 長支[긴 分支]는 下頜部에서 起始하며, 手太陽經筋 前面을 沿하여, 額角에 올라가 이르고, 前額[앞이마]을 거쳐 對側 額角에 도달하며, 對側 經筋과 서로 衝接[연결]한다(소속 근육 : 이 구역 내의 전이개근(auricularis anterior M.)·측두淺筋(temporalis sperfical M.)·협근(buccinator M.) 前部 등).

手陽明經筋 病態 : 本經은 風·寒·濕 邪氣의 침범을 받으면 經筋이 분포하는 근육에는 동통이 발생할 수 있고, 심각할 때는 拇指·食指의 운동장애가 나타난다. 經氣不暢하면 경련이 발생하고, 經氣가 虛할 때는 拇指·食指를 屈伸할 수 없고, 經氣가 부족할 때는 근육위축이 발생한다.

經筋 時令 病態 : 음력 4월은 孟夏로, 기후에 있어서 3·4月은 兩陽合明이며, 手陽明大腸經은 쉽게 經氣不暢 혹은 閉塞이 발생하므로 手陽明大腸經 분포구 내의 근육을 따

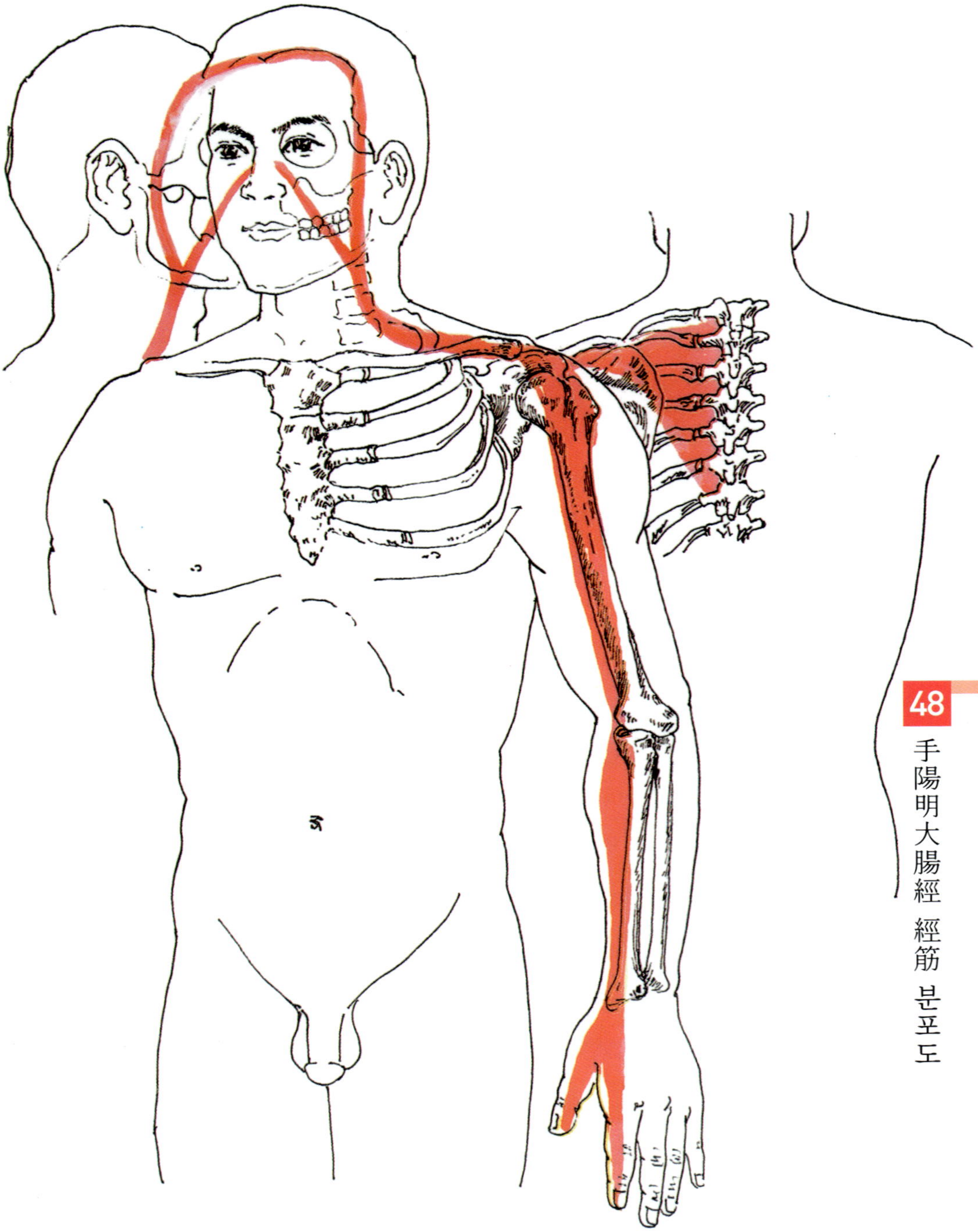

48
手陽明大腸經 經筋 분포도

라 동통·경련이 발생하고 臂[팔]를 들(elevation) 수 없고 肩[어깨]은 들썩할 수 없으며 頸[목]을 좌우로 돌릴 수 없다.

치료 : 火鍼을 사용하며, 疼痛區의 압통점에 빠르게 침자하고, 鍼刺의 횟수는 효과가 나타나면 치료를 중지한다.

註解 : 手陽明大腸經의 經筋은 두 개의 分支가 있다. 本經 循行區에 분포하는 것 이외에 한 개의 分支는 肩에서 흉추에 분포하여 흉추에 분포하는 足陽明胃經 經筋과 相合하며, 또 다른 한 개의 분지는 아래턱에서 分出하여 상행해 足陽明胃經 "出大迎, 循頰車, 上耳前, 過客主人, 循髮際, 至額顱"[15]의 분포구 내에 분포한다. 이 두 개의 分支는 足陽明胃經과 연계하며 현재 이런 결합의 분포 의의는 아직 조사되지 않았다.

[원문]

《靈樞·經筋》篇 : "手陽明之筋, 起于大指次指之端[16], 結于腕[17], 上循臂[18], 上結于肘外[19], 上臑, 結于髃[20]. 其支者, 繞肩胛, 挾脊[21]. 直者, 從肩髃上頸[22]. 其支者, 上頰, 結于頄[23]. 直者, 上出手太陽[24]之前, 上左角[25], 絡頭, 下右頷[26]. 其病當所過者, 支痛及轉筋, 肩不擧, 頸不可左右視[27]. 治在燔鍼劫刺, 以知爲數, 以痛爲輸, 名曰孟夏痹[28]也."
《靈樞·經脉》篇 : "是主津液所生病者……肩前臑痛, 大指次指痛不用."

---

15) 《靈樞·經脉》篇.

16) 商陽穴.

17) 陽谿穴.

18) 前臂.

19) 肘髎穴.

20) 肩髃[어깨모서리].

21) 挾脊 兩側.

22) 天鼎穴.

23) 顴骨部.

24) 天窓·天容穴處.

25) 額角.

26) 직행하는 經筋은 手太陽經의 天窓·天容穴 앞쪽으로 나와 귀 앞쪽을 지나서 이마의 왼쪽 모서리로 올라간 다음 頸部에 이어지고 오른쪽 턱으로 내려가는데 이는 좌측을 예를 들어 말한 것이며, 우측은 그 가운데에 포함되어 있다. 마치 經脉의 '左之右, 右之左'와 같은 것이다. 따라서 오른쪽으로 行하는 것은 역시 이마의 오른쪽 모서리로 올라가 頭部에 이어지고 왼쪽 턱으로 내려가 太陽·少陽經의 筋과 합쳐진다.

27) 《太素》卷十三經筋 註 : "其筋左右交絡, 故不得左右顧視."

28) 手陽明은 음력 4월의 氣에 相應한다.

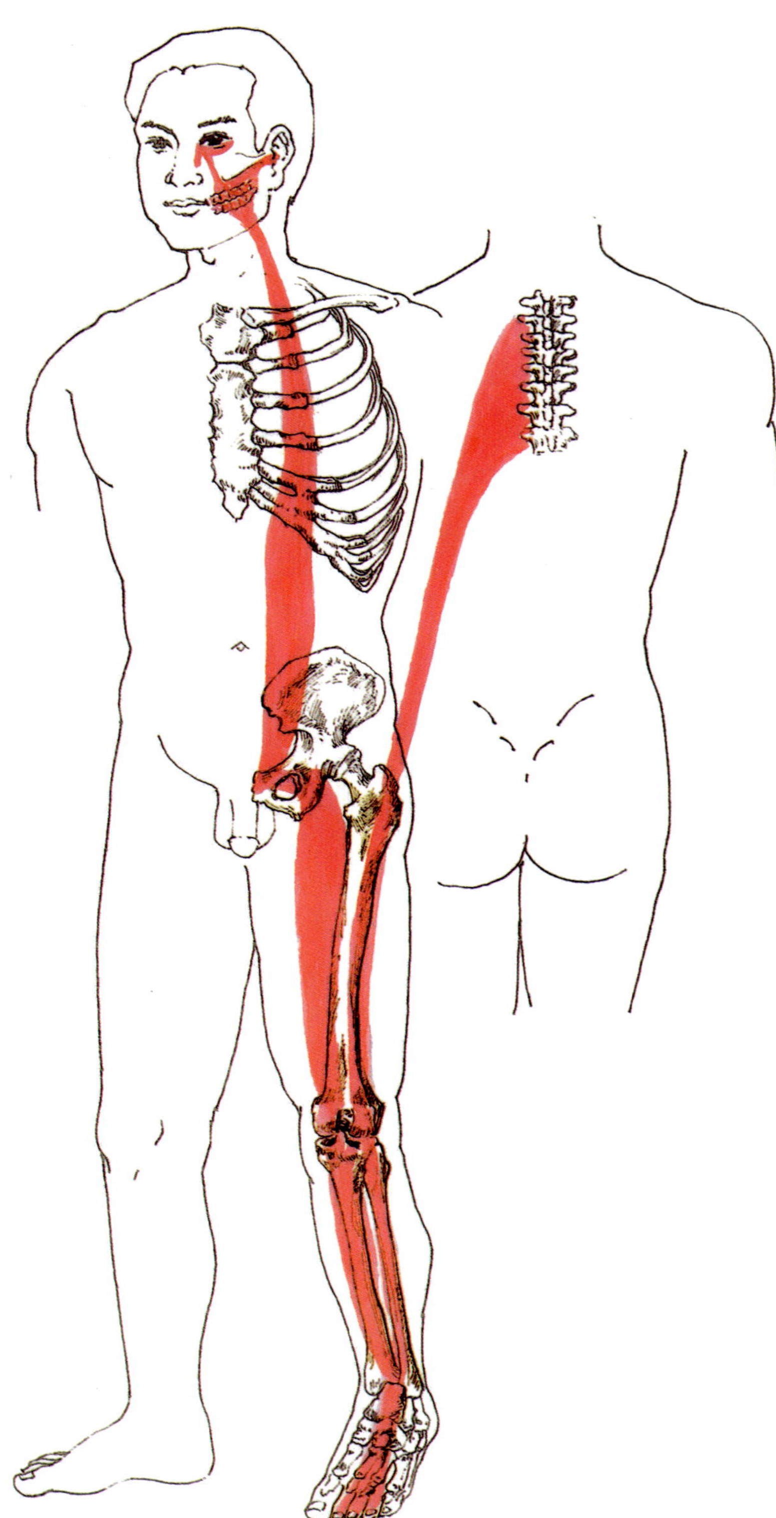

49
足陽明胃經 經筋 분포도

足陽明胃經 經筋 분포도

足陽明經筋은 第二·三·四足趾 끝에서 起始하며, 足背를 따라 상행한다. 그리고 踝關節에서 결합한다(소속 근육 : 장지신근(extensor digitorum longus M.)과 그 筋腱·단지신근(extensor digitorum brevis M.) 등). 踝關節에서 內外 두 개의 分支로 나누어진다.

外側의 分支는 踝關節에서 起始하며, 바깥쪽을 향해 순행하여 腓骨을 비스듬히 沿하여 상행하고, 膝關節 바깥쪽 腓骨頭 前面에 결합한 후(소속 근육 : 장지신근(extensor digitorum longus M.)·장비골근(peroneus longus M.)·단비골근(peroneus brevis M.)), 다시 대퇴 바깥쪽을 沿하여 상행하고, 대퇴골 大轉子處에 결합하여(소속 근육 : 외측광근(vastus lateralis M.)과 대퇴직근(rectus femoris M.)), 위쪽으로 脇肋을 거쳐 背部로 방향을 바꾸어 흉추에 연계한다(소속 근육 : 외측광근(vastus lateralis M.)·腸脛靭帶系(iliotibial tract)·외복사근(external abdominal oblique M.)·전거근(serratus anterior M.)·광배근(latissimus doris M.)의 일부분). 內側의 分支는 踝關節에서 起始하며, 脛骨을 沿하여 올라가 膝關節 前方에 결합하고, 分支는 脛骨의 바깥쪽에 결합하며, 足少陽經筋과 相合한다(소속 근육 : 전경골근(anterior tibial M.)). 膝關節에서 대퇴 前面을 沿하여 상행하고, 서혜부의 恥骨에서 결합한다(소속 근육 : 대퇴직근·바깥쪽광근(vastus lateralis M.)·내측광근(vastus medialis M.) 등). 상행하여 腹部 정중선 양측을 沿하고, 缺盆의 胸鎖關節處에 결합하며(소속 근육 : 대퇴직근과 대흉근(pectoralis major M.)의 일부분), 頸部를 올라가 下頜에 이른다(소속 근육 : 광경근(platysma M.) 前部·설골설근(hyoglossal M.)·견갑설골근(omohyoid M.)·흉골갑상근(sternothyroid M.) 등). 下頜에서는 前後 두 개의 分支로 나누어진다.

前支는 아래턱에서 起始하며, 口角 바깥쪽을 沿하여 상행해 鼻側에 會하고, 鼻部에서 결합하며, 또한 下眼瞼에 분포하고, 상방은 太陽經筋에서 결합한다(소속 근육 : 협근(buccinator M.)·삼각근(deltoid M.)·구륜근(orbicularis oris M.)·상순방근(quadratus labii superior M.)·비근(nasalis M.)·안륜근(orbicularis oculi M.) 下

部 등). 後支는 下頷[아랫턱]에서 起始하며, 頰部에서 비스듬히 올라가 耳[귀] 앞에서 결합한다(소속 근육 : 광경근(platysma) 後部 · 경돌설골근(stylohyoid muscle) · 악이복근(digastricus muscle) 後部 등).

足陽明經筋 病態 : 本經은 風 · 寒 · 濕 邪氣의 침범을 받으면 經筋 분포구의 근육에 동통이 발생하며, 심하면 足趾[발가락]에 운동장애가 나타난다.

經氣不暢할 때는 경련이 발생하고, 經氣가 부족할 때는 다리를 들어 올릴 수 없으며 脛前 근육[29]이 위축된다.

經筋의 時令 病態 : 음력 3월은 春季[봄]로, 기후에 있어서 3 · 4월은 兩陽合明이며, 足陽明經은 쉽게 經氣不暢 혹은 閉塞이 발생하므로 脛部 근육경련이 나타나고, 足中趾가 牽引하며 대퇴부 근육경련과 동통, 陰囊腫大, 腹部 근육경련, 頸部근육까지 牽引하고 面部는 근육경련으로 인하여 口眼喎斜가 나타난다.

寒症은 눈을 閉合을 할 수 없고 口角이 바깥쪽으로 돌아가며, 熱症은 눈이 떠지지 않고 顔面部 근육이 麻痺無力하게 된다.

치료방법 : 먼저 馬脂膏[30]를 경련하는 쪽에 발라주며 마비된 쪽에는 계핏가루를 탄 술을 발라주고 桑枝[뽕나무가지]로 마비된 口角[입꼬리]에 갈고리를 걸어준[31] 후에 불을 붙인 桑木炭[뽕나무숯]의 불로 환부를 그을려 주는데[32] 그을려 주면서 안마(마사지)를 해준다. 환자는 술 약간을 마시고 소금에 절여 말린 고기[33]를 많이 먹는 것이 좋다. 이렇게 3회 치료하면 치유되며 기타 경련부위는 압통점에 火鍼으로 快速 침자하며, 鍼刺의 횟수는 효과가 나타나면 치료를 중지한다.

註解 : 足陽明胃經의 經筋은 膝關節에서 分支하여 背側으로 轉向하여 脊椎에 분포하고 手陽明經筋과 相合한다. 足陽明胃經은 額部의 구역에 분포하고 經筋의 분포가 없으

---

29) Tibial Ant. M.
30) 말기름으로 만든 膏藥. 《靈樞 · 經筋》篇에 나온다.
31) 과거 민간요법 차원에서 사용되었던 방법으로, 耳中[귓구멍]과 口角(←地倉穴處)을 번개 맞은 대추나무 가지 등으로 당겨주는 것인데 일종의 '자극요법'이다.
32) 뽕나무 숯불로 환부에 열 마사지를 제공하는 것을 말한다. 일종의 'Hot pack'과 같은 물리치료라고 할 수 있다.
33) 燻肉.

며 여기에는 手陽明經筋의 분포가 있으나 그 관계는 아직 명확하지 않다.

[원문]

《靈樞 · 經筋》篇 : "足陽明之筋, 起于中三指[34], 結于跗上[35], 邪[36]外上加于輔骨, 上結于膝外廉, 直上結于髀樞[37], 上循脇, 屬脊. 其直者, 上循骭[38], 結于膝[39]. 其支者, 結于外輔骨[40], 合少陽[41]. 其直者, 上循伏兔, 上結于髀, 聚于陰器[42], 上腹而布, 至缺盆而結, 上頸, 上挾口, 合于頄, 下結于鼻, 上合于太陽[43]. 太陽爲目上網[44], 陽明爲目下網[45]. 其支者, 從頰結于耳前[46]. 其病足中指支脛轉筋, 脚跳堅[47], 伏兔轉筋, 髀前腫, 㿉疝[48], 腹筋急, 引缺盆及頰, 卒口僻[49]. 急者目不合, 熱則筋縱目不開. 頰筋有寒則急, 引頰移口, 有熱則筋弛縱, 緩不勝收, 故僻. 治之以馬膏[50], 膏其急者,

---

34) 이는 '足次趾와 中趾'를 말한다. 足陽明經筋은 둘째 발가락(←厲兌穴)에서부터 시작하나, 그 筋은 가운뎃발가락에 이어지는 것을 말한다(次趾가 중심이 됨).

35) 衝陽 · 解溪穴.

36) '邪'는 '斜'라는 의미.

37) 大轉子.

38) '骭'은 '足部의 脛骨'을 말한다.

39) 직행하는 분지는 발등에서 정강이뼈를 따라 올라와 무릎 아래 바깥 변두리에 있는 족삼리혈 위치에 연결된다.

40) 足背로부터 상행하여 輔骨에 沿한다.

41) 足少陽의 經筋과 相合한다.

42) 상행하여 陰器에 모이고 陰陽의 모든 宗筋이 氣街에서 회합하는데 陽明이 그 으뜸이다.

43) 足太陽經筋과 결합한다.

44) 網維라는 뜻으로, 속눈썹을 約束하고 開闔을 주관한다. 太陽經筋은 눈 위에 흩어지므로 目上網이 된다.

45) 網維라는 뜻으로, 속눈썹을 約束하고 開闔을 주관한다. 陽明經筋은 눈 아래에 흩어지므로 目下網이 된다(太陽爲目上網, 陽明爲目下網).

46) 그 支筋은 턱과 뺨의 사이로 올라와 귀 앞으로 이어지고 足少陽의 上關 · 頷厭穴과 交會하며 위로 頭維穴에 이르러 끝난다.

47) 足部에 툭툭 뛰는 느낌 및 뻣뻣하고 불편한 느낌이 있는 것을 말한다. 《類經》 十七卷第六十九 註 : "跳者, 跳動. 堅者, 堅强也."

48) 㿉疝의 異名. 疝氣의 일종으로, 아랫배가 당기면서 고환까지 뻗쳐 아프고 뱃속에 덩어리가 생기거나 피고름이 차는 병증. 《醫宗必讀》에서는 足陽明筋이 병든 것으로 그 내부에 피고름이 찬 疝症으로 해석한다.

49) '구안와사'의 別名.

50) 말의 脂肪. 맛이 平하며 부드럽고 윤택하며, 養筋으로서 痹症을 치료하므로 拘急을 舒緩한다.

以白酒和桂以塗其緩者, 以桑鉤鉤之[51], 卽以生桑炭置之坎中[52], 高下以坐等[53]. 以膏熨急頰, 且飲美酒, 噉美炙肉, 不飲酒者, 自强也. 爲之三拊而已.[54] 治在燔鍼劫刺, 以知爲數, 以痛爲輸, 名曰季春痹[55]也."

---

51) 뽕나무 가지로 갈고리를 만들어 구안와사된 부위의 口角과 귓구멍 사이를 잡아당기는 방법이다. 이는 구안와사로 마비된 부위에 시행하는 일종의 자극요법이라고 볼 수 있다.

52) 坎中은 酒器[술독]과 같은 항아리를 말한다.

53) 그 깊이를 적당하게 하여 편안하게 앉아 따뜻한 불길을 쬐는 것이다.

54) 환자를 再三 어루만지면 병이 저절로 낫는 것을 말한다.

55) 季春은 음력 3월이고, 季春痹는 음력 3월에 발생하는 足陽明의 痹症이다.

足太陰脾經 經筋 분포도

足太陰經筋은 大趾端[엄지발가락 끝] 내측에서 起始하며, 뒤를 향하여 足背[발등] 내측에 移行하고, 踝關節에 결합한다(소속 근육 : 무지외전근(abductor hallucis M.)과 筋腱). 踝關節 內踝 前緣에서 小腿 내측을 沿하여 상행하고, 膝關節 내측에 결합한다(소속 근육 : 장지굴근(flexor digitorum longus M.) 부분). 膝關節 내측에서 상행하여 대퇴 내측을 沿하여 대퇴(관절) 前面에 결합하고, 會陰部에 결합한다(소속 근육 : 봉공근(sartorius M.)·내전근(adductor M.)·박근(gracilis M.)·치골근(pectineus M.) 등). 會陰處에서 腹中線 양측을 상행하여 臍部에서 결합한다(소속 근육 : 능형근·복직근 內側緣). 臍[배꼽]에서 복부 내측을 상행하여, 肋骨에 결합하며, 胸中에 散布하고, 胸內脊柱에 부착한다(소속 근육 : 내복사근(obliquus internus abdominis M.)·내늑간근(internal intercostal M.)·늑하근(subcostal M.) 등).

足太陰經筋 病態 : 本經이 風·寒·濕 邪氣의 침범을 받으면 슬관절 內側 經筋 근육을 沿하여 근육통, 足大趾에 운동장애가 발생한다. 經氣不暢할 때는 경련이 발생하고, 氣虛不足할 때는 관절이 이완무력해진다.

經筋의 時令 病態 : 음력 7월은 孟秋로, 기후 중에서 太陰氣이며, 足太陰脾經은 經氣 不暢 혹은 閉塞이 발생하여 무지외전근 경련이 나타나 足大趾를 牽引하여 抽痛하고 內側장지굴근에 경련하며 內踝와 膝關節 내측을 牽引하여 동통이 있다. 또한 박근(gracilis M.)·내전근(adductor M.)·봉공근(sartorius M.) 등 근육경련이 있으며 대퇴부와 會陰을 견인하여 동통이 있고 내복사근·늑간근(intercostal M.) 등 근육경련이 있으며 생식기를 견인하여 抽痛이 있고 兩脇과 胸部 胸脊內에서 抽痛이 있다.

치료 : 火鍼으로 동통구역의 압통점에 빠르게 침자하는 것이 좋으며, 鍼刺의 횟수는 효과가 나타나면 치료를 중지한다.

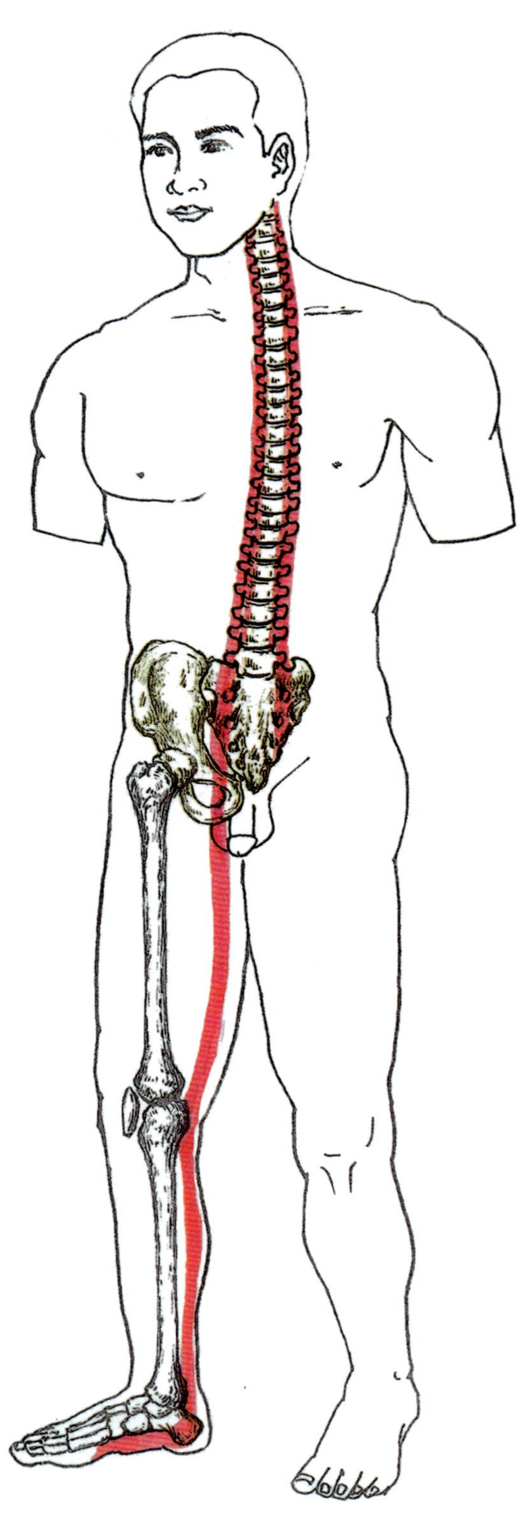

50
足太陰脾經 經筋 분포도

[원문]

《靈樞·經筋》篇：“足太陰之筋, 起于大指之端內側[56], 上結于內踝[57]. 其直者, 絡于膝內輔骨[58], 上循陰股[59], 結于髀, 聚于陰器, 上腹, 結于臍, 循腹裏, 結于肋, 散于胸中. 其內者, 著于脊. 其病足大指支內踝痛, 轉筋痛, 膝內輔骨痛, 陰股引髀而痛, 陰器紐痛, 下引臍兩脇痛, 引膺中脊內痛[60]. 治在燔鍼劫刺, 以知爲數, 以痛爲輸, 名曰孟秋痹也.”

《靈樞·經脉》篇：“是主脾所生病者……强立[61]股膝內腫厥, 足大指不用.”

---

56) 隱白穴處.

57) 商丘穴.

58) 陰陵泉穴處.

59) 허벅지 안쪽(大腿 내측).

60) 膺中과 脊內部가 당기는 통증.

61) 넓적다리와 무릎의 안쪽이 부어 억지로 일어남을 말한다.

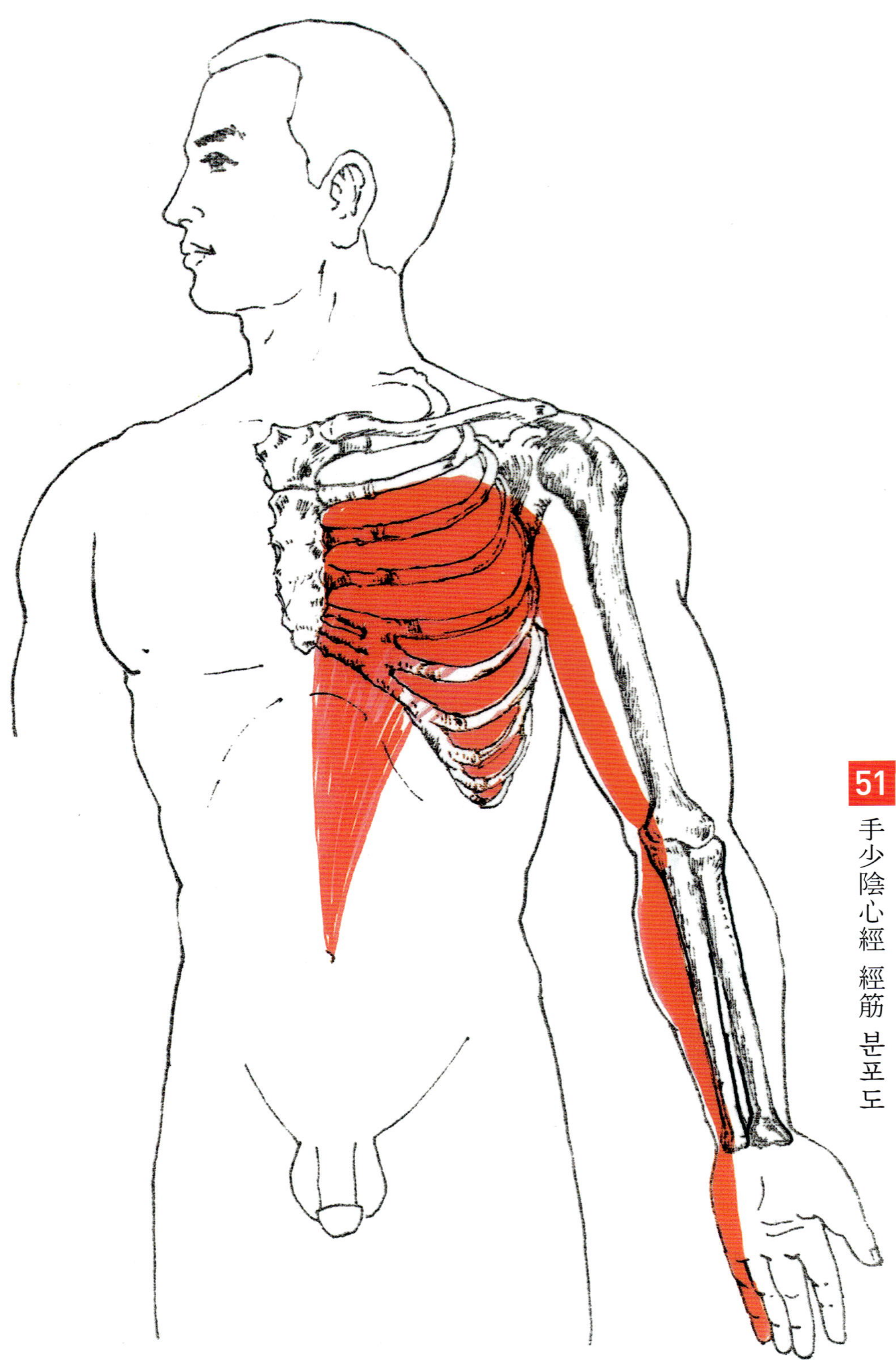

51
手少陰心經 經筋 분포도

手少陰心經 經筋 분포도

手少陰經筋은 小指의 掌面에서 起始하며, 第5掌骨 掌面을 沿하여 상행하고, 腕部 두 상골(pisiforme bone)에 결합한다(소속 근육 : 단장근(palmaris brevis M.) · 단소지 외전근(abductor digiti minimi M.) · 단소지굴근(flexor digiti minimi M.) · 소지대 립근(opponens digiti minimi M.) 등). 腕關節에서 尺骨 內側面을 沿하여 상행하고, 肘關節 척골측에 결합한다(소속 근육 : 척측수근굴근(flexor carpi ulnaris M.)과 장장 근(palmaris longus M.)의 일부). 肘關節에서 상행하여 上臂 內面 後側을 沿하여 腋內 에 入하고, 手太陰經筋과 相交한다(소속 근육 : 上腕三頭筋 內側과 長頭의 일부). 腋에 서 胸으로 들어가 乳部 後上下에 분포하고 胸中에 결합한다(소속 근육 : 소흉근 (pectoralis minor M.) · 내늑간근(internal intercostal M.) 등). 胸에서 하행하여 膈 을 거쳐, 臍部에서 결합한다(소속 근육 : 복횡근건막(aponeurosis of the transversus abdominis M.) · 내복사근건막(aponeurosis of aponeurosisobliquus internus abdominalis M.)).

手少陰經筋 病態 : 脉絡에 병이 있을 때 횡격막 및 늑간근에 긴장이 발생하여 옆구리 에 담이 걸리는 불편[62]을 느낀다.

經筋의 時令 病態 : 음력 12월은 冬季로, 기후 중에서 少陰主氣이며, 手少陰經은 쉽게 經氣不暢 혹은 閉塞이 발생하고, 복부 深層 근육의 경련과 腹腔內筋의 경련 등이 나타 난다. 그중에는 胃痙攣 혹은 積塊 발생 등을 포함한다. 痙攣 時에 上腹部內 긴장은 塊狀 物이 나타나며 上衝心痛한다. 手少陰經 분포구역은 근육의 痙攣과 동통이 있으며, 심각 할 때는 腹內의 塊狀物이 파괴하여 膿血을 吐하는데 이는 死症이다. 火鍼으로 압통점에 快速 침자한다. 經筋病의 寒症인 경우는 痙攣症으로 예를 들면 反折[63] · 抽筋[64] 등이며, 熱症은 마비증으로, 예를 들어 근육이 이완하여 운동할 수 없고 陰莖은 勃起가 안 되는

---

62) 支撑不舒. 胸膈間脹滿.
63) 背爲陽, 陽急則反折.
64) 쥐가 나는 증상.

등 병이 背部陽面에 있으면 몸이 뒤로 꺾이고 병이 陰面과 裏面에 있으면 굽혀져 펼 수 없다. 寒症은 火鍼을 사용하여 침자하고, 熱症은 火鍼을 사용할 수 없어 毫鍼을 사용한다.

足陽明經筋과 手太陽經筋의 병으로는 경련과 구안와사가 발생하고 眼睛緊閉하여 사물을 볼 수 없을 때는 上述한 치료방법을 사용한다.

[원문]

《靈樞·經筋》篇：“手少陰之筋, 起于小指之内側[65], 結于銳骨[66], 上結肘内廉[67], 上入腋[68], 交太陰[69], 挾乳裏[70], 結于胸中, 循臂[71]下繫于臍. 其病内急心承伏梁[72], 下[73]爲肘網[74]. 其病當所過者, 支轉筋[75], 筋痛. 治在燔鍼劫刺, 以知爲數, 以痛爲輸. 其成伏梁唾血膿者[76], 死不治, 經筋之病, 寒則反折筋急, 熱則筋弛縱挺不收, 陰痿不用. 陽急[77]則反折, 陰急[78]則俛不伸. 焠刺[79]者, 刺寒急也, 熱則筋縱不收, 無用燔鍼[80], 名曰季冬痺[81].”
“足之陽明, 手之太陽, 筋急則口目爲僻[82], 眦急不能卒視, 治皆如右方[83]

---

65) 少衝穴.

66) 두상골(pisiforme bone)에 해당되며, 神門穴處.

67) 少海穴處.

68) 極泉穴處.

69) 手三陰經이 經筋과 合하다.

70) ‘伏乳裏’ 라는 뜻.

71) 胃의 賁門部. 心經의 經筋은 足太陰脾經의 經筋과 흉격에서 결합하여 하행한다.

72) ‘伏梁’은 五臟積病의 하나로서, 心經의 氣血凝帶에 의해서 발생한다. 이는 臍旁 혹은 臍上에서 手臂와 같은 형태로 나타나 ‘伏而不動’하므로 얻어진 이름이다. 《太素》卷十三經筋 註：“心之積, 名曰伏梁, 起臍上, 如臂, 上至心下. 其筋循膈下臍, 在此痛下, 故曰承也.”

73) 胸部로부터 아래로 肘部(←肘關節)에 이르는 것을 말한다.

74) 上肢部의 병변으로 肘部에 나타나는 堅急不舒(그물로 감싼 것과 같음)의 느낌이다.

75) 支轉筋痛.

76) 《類經》十七卷第六十九 註：“若伏梁已成而唾見血膿者, 病劇臟傷, 故死不治.”

77) 脊背部 筋攣急.

78) 腹部 筋攣急.

79) 寒氣를 제거시키기 위한 火鍼.

80) 《太素》卷十三經筋 註：“焠, 謂燒鍼刺之也.”

81) 手少陰은 음력 12월의 氣에 相應한다.

82) 구안와사[噼僻].

83) 焠刺를 사용한다.

也.[84]"
《靈樞・經脉》篇：“手少陰之別……其實則支膈[85].”

---

84) 胃經과 小腸經의 經筋에 병이 있을 때 치료법은 앞과 동일함을 서술한 것이다.

85) Epigastric flatulence(상복부 鼓脹). 支膈이란 胸膈이 막혀 편하지 아니한 病症(←膈間若有所支而不暢也)으로 膈部가 결리게 된다. 《類經・十五別絡病刺》篇에서는 手少陰의 絡을 “通里”라고 했는데, 팔목 1寸 후방 움푹 꺼진 곳에 있으며 別絡은 手太陽으로 들어간다. 이 經은 심장으로 들어갔다가 횡격막으로 들어가므로 邪氣가 實하면 支膈이 발생한다.

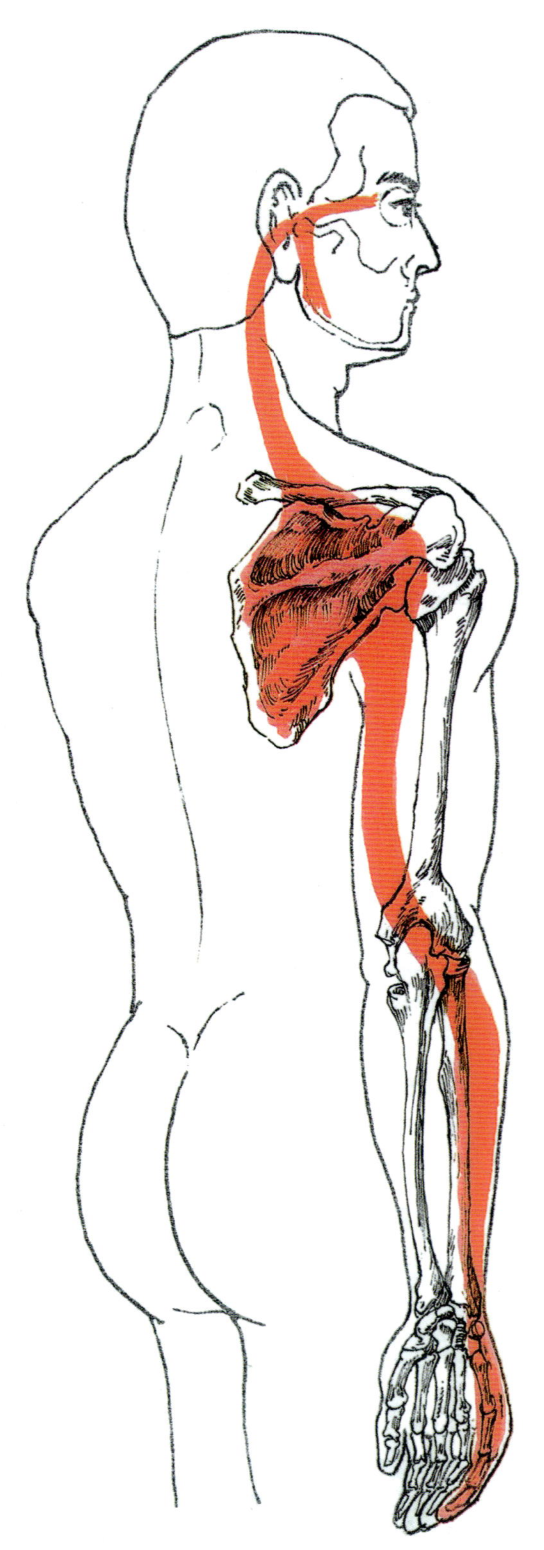

52

手太陽小腸經　經筋　분포도

手太陽小腸經 經筋 분포도

手太陽經筋은 小指 背面과 바깥쪽에서 起始하며, 手背에 상행하고, 腕關節 背面 척골측에 결합한다(소속 근육 : 소지외전근(abductor digiti minimi M.)·소지신근건 (tendon of the extensor digiti minimi M.)·총지신근건(tendon of the extensor digitorum M.)). 腕關節에서 前臂 척골측면으로 상행하고, 肘關節 상완골내상과 후방에서 결합한다(소속 근육 : 척측수근굴근(flexor carpi ulnaris M.)·척측수근신근 (extensor carpi ulnaris M.) 등). 肘關節에서 상행하여 上臂 後面 척골측을 沿하여 腋下에서 결합한다(소속 근육 : 삼완삼두근장두 & 단두(triceps brachii M. long head & short head)). 腋下에서 腋後로 가고 肩胛에 분포하며(소속 근육 : 극상근 & 극하근 (supraspinatus M & infraspinatus M.)·대원근 & 소원근(teres major M & teres minor M.)·삼각근(deltoid M.) 등), 肩胛에서 頸部로 상행하고 足太陽經筋의 前方에 走하고, 耳後 유양돌기에서 결합한다(소속 근육 : 승모근(trapezius M.)의 일부분, 견갑거근(levator scapulae M.)·두판상근(splenius capitis M.)·흉쇄유돌근(SCM M.) 上部 등). 유양돌기에서 耳中에 들어가고 耳前에서 나와 두 개 分支로 나누어진다. 한 개의 分支는 耳前에서 하행하여 下頷에 결합하고, 다른 한 개의 分支는 耳[귀] 앞에서 비스듬히 올라가 眼外角에 분포한다(소속 근육 : 후이근(auricularis posterior M.)·전이근(auricularis anterior M.)·교근(masseter M.)·측두근(temporal M.) 前部·안륜근(orbicularis oculi M.) 일부분).

手太陽經筋 病態 : 本經이 風·寒·濕 邪氣의 침범을 받으면 頸部의 근육이 동통하여 轉側할 수 없고 肩部와 上臂의 근육은 꺾이고 뽑히는 것같이 緊張·동통하고, 經氣가 부족할 때는 肩胛區 근육이 이완하고 肩臂를 들어올릴 수 없다. 經氣不暢할 때는 手小指의 경련이 있다.

經筋의 時令 病態 : 음력 6월은 夏季[여름]로, 기후 중의 太陽을 주관하고, 手太陽小腸經은 經氣不暢 혹은 閉塞이 쉽게 발생하고, 手太陽經 분포구역을 따라 근육경련이 발생하거나 혹은 舌筋痙攣하여 舌卷한다.

치료 : 火鍼을 사용하여 압통점에 快速 鍼刺하고, 鍼刺의 횟수는 효과가 나타나면 치료를 중지한다.

《靈樞·經筋》篇 : "手太陽之筋, 起于小指之上, 結于腕, 上循臂内廉, 結于肘内銳骨[86]之後, 彈之應小指之上, 入結于腋下. 其支者, 後走腋後廉, 上繞肩胛, 循頸出走太陽之前, 結于耳後完骨. 其支者, 入耳中. 直者, 出耳上, 下結于頷, 上屬目外眦. 其病當所過者, 卽支轉筋, 舌卷. 治在燔鍼劫刺, 以知爲數, 以痛爲輸, ……名曰仲夏痺也."
《靈樞·經脉》篇 : "是動則病……頷腫不可以顧, 肩似拔, 臑似折. 是主液所生病者, ……頸頷肩臑肘臂外後廉痛."

---

86) 肘 내측의 高骨.

足太陽膀胱經 經筋 분포도

足太陽經筋은 足小趾[새끼발가락]에서 起始하며 主·次 두 개의 分支가 있다. 次支는 小趾 背側을 沿하여 뒤를 향해 상행하고 踝關節에 결합한다(소속 근육과 筋腱 : 단비골근건(tendon of peroneus brevis M.)·장비골근건(tendon of peroneus longus M.)·단지신근(extensor digitorum brevis M.)). 外踝에서 下肢 外側을 沿하여 비스듬히 상행해 膝部에 결합한다(소속 근육 : 장 & 단비골근(peroneus longus & brevis M.)). 主支는 小趾에서 起始하며 筋하고 다리 바깥쪽을 沿하여 뒤쪽을 향해 순행하여 발뒤꿈치에 결합하며(소속 근육 : 비복근건(tendon of gastrocnemius M.)·단비골근건(tendon of peroneus brevis M.)), 아킬레스건을 따라 상행하여 膝膕 바깥쪽에 결합한다(소속 근육 : 비복근 바깥쪽 머리(lateral head of gastrocnemius M.)). 비복근건 外側處(踹外)에서 分支는 상행하여 小腿 後面에 走하고 膝膕 내측에 결합하며(소속 근육 : 腓腹內側頭), 內外 두 개의 分支는 膝膕窩 상방에서 대퇴 後面에 병행하고 臀部에서 결합한다(소속 근육 : 대퇴이두근·반건양근(semitendinosus M.)·반막양근(semimembranosus M.)·대둔근(gluteus maximus M.) 등). 臀部에서 위를 향해 올라가 척추 옆을 따라 項部[목]에 沿한다(소속 근육 : 淺層에는 광배근(latissimus dorsi M.)과 그 筋腱·승모근(trapezius M.) 등이 있고, 深層에는 배극근(spinalis dorsi M.)·두극근(spinalis capitis M.)·두판상근(splenius capitis M.)·두반극근(semispinalis capitis M.) 등). 頸部에는 한 개의 分支가 前行하여 舌根에서 결합한다(소속 근육 : 악이복근 후복(posterior belly of the digastric M.)과 설근(musouli linguae)). 그 主幹線은 상행하여 枕骨에서 결합한다(소속 근육 : 두판상근(splenius capitis M.)·두반극근(semispinalis capitis M.) 등). 枕骨에서 상행하여 頭頂을 거쳐 前額에 하행하고 鼻에서 결합하며(소속 근육 : 후두근(occipital belly)·모상건막(galea aponeurotica)·전두근(frontal belly)), 또한 上眼瞼에도 분포한다(소속 근육 : 안륜근(orbicularis oculi M.) 上部와 상안검근(upper eyelid M.)). 鼻에서 하행하여 鼻旁에서 결합한다(소속 근육 : 비근(nasalis M.)·상순방근(quadrate M. of upper lip) 內眦頭). 背部 肩胛 下角에서 두 개의 分支를 分出하는데 第1分支는 腋後에서 外上方을

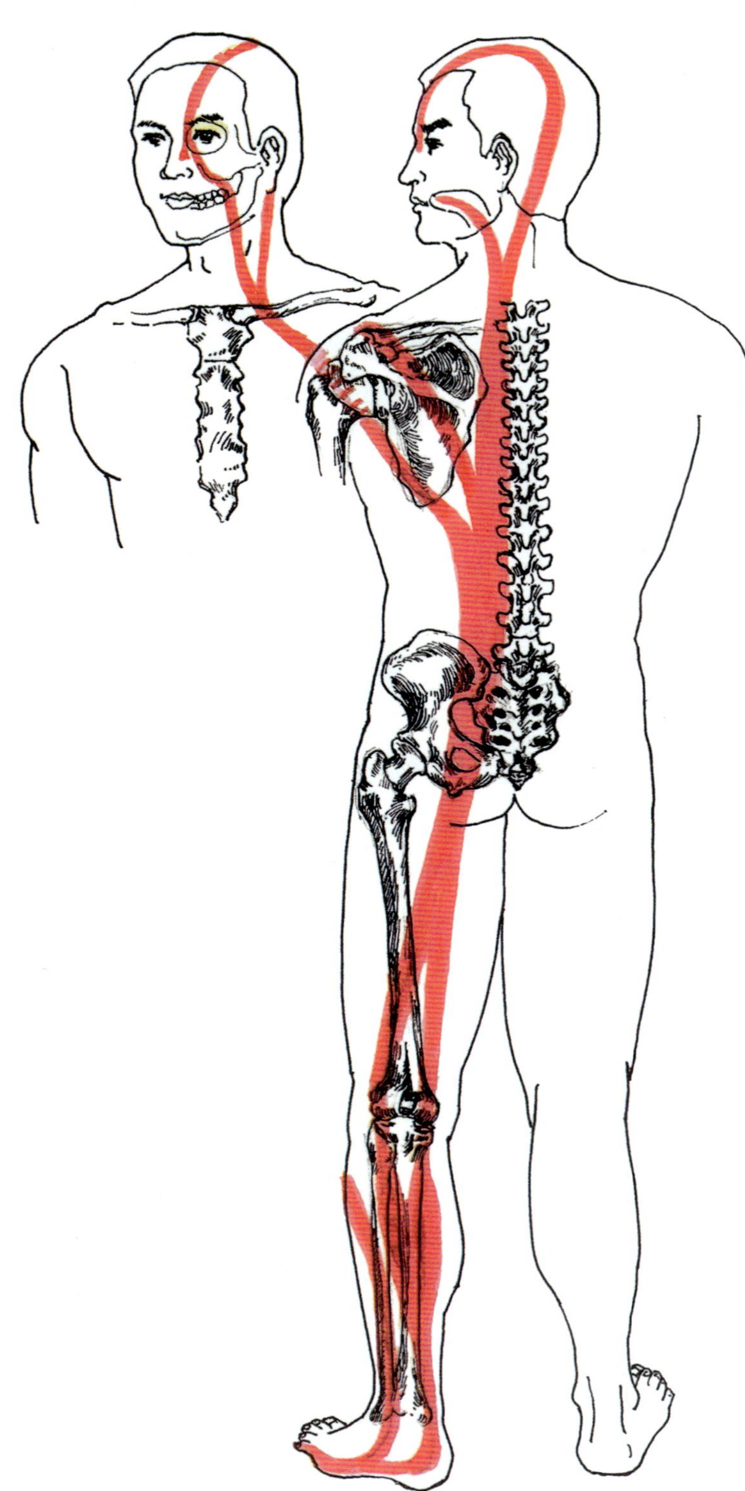

53
足太陽膀胱經 經筋 분포도

향해 상행하여 肩胛을 거쳐 肩峰關節(acromion)[87]에 결합한다(이 分支의 소속 근육 : 승모근(trapezius M.)의 일부분). 第2分支는 腋後에서 腋下에 들어가 腋前에서 나오고 비스듬히 순행하여 胸을 거쳐 缺盆(←鎖骨上窩部)[88]에서 나오며, 다시 상행하여 귀 뒤의 유상돌기에 결합한다(소속 근육 : 광배근(latissimus dorsi M.)·대흉근(pectoralis major M.) 上半部·흉쇄유돌근(SCM M.) 등). 缺盆 外에서 또 다른 한 개의 分支를 分出하며 비스듬히 순행하여 面頰部를 거쳐 鼻旁에서 결합한다(소속 근육 : 광경근(platysma) 前部·비근 鼻翼部(alar part of nasalis M.)·상순방근(quadrate M. of upper lip) 眶下部 등).

足太陽經筋 病態 : 本經은 風·寒·濕 邪氣의 침범을 받으면 등[背部]과 허리 근육에 동통이 발생하고, 운동에 제한을 받으며, 대퇴관절(hip joint)을 구부릴 수 없고, 膝關節은 굴신이 안 되며, 經氣不暢할 때는 등과 허리의 强直과 腓腹筋의 경련 등이 있다.

經筋의 時令 病態 : 음력 2월은 仲春이며, 氣候는 太陽이며, 足太陽經은 쉽게 經氣不暢 혹은 閉塞이 발생하고, 足5趾 경련과 足跟[89] 腫痛이 발생하며, 膝膕窩部의 근육이 경련이 생기고, 광배근 등 근경련이 角弓反張을 일으키며, 項部·腋部·肩部 근육이 경련할 때 肩[어깨]의 擧上과 左右擺動이 안 되며, 上臂는 골절된 것처럼 동통이 있다.

치료 : 火鍼으로 압통점에 快速 鍼刺하고, 鍼刺의 횟수는 효과가 나타나면 치료를 중지한다.

註解 : 足太陽經筋은 세 개의 分支가 本經 분포구역의 밖에 분포하는데, 第1分支는 肩[어깨]에 분포하여 手陽明·手少陽經筋과 相會하고, 第2分支는 胸·頸·耳後·面頰部에 분포하며 手足陽明·手太陽·手厥陰 등의 經筋과 相合하고, 第3分支는 舌[혀]에 분포하여 手少陽經과 會合한다. 그러나 足太陽과 手少陽의 경락은 모두 舌에 분포하지 않으며 그 관계는 아직 명확히 밝혀지지 않았다.

---

87) 승모근이 부착하는 終止處에서 상부는 쇄골의 바깥쪽 ½, 중간부는 견봉 부위, 하부는 견갑극에 각각 부착한다.
88) supraclavicular fossa.
89) 발뒤꿈치.

《靈樞・經筋》篇：“足太陽之筋, 起于足小指[90], 上結[91]于踝, 邪[92]上結于膝, 其下循足外側, 結于踵[93], 上循跟[94], 結于膕. 其別者, 結于踹外, 上膕中內廉, 與膕中并上結于臀[95], 上挾脊上項. 其支者, 別入結于舌本. 其直者, 結于枕骨, 上頭[96], 下顏, 結于鼻. 其支者, 爲目上網, 下結于頄[97]. 其支者, 從腋後外廉結于肩髃, 其支者, 入腋下, 上出缺盆, 上結于完骨[98]. 其支者, 出缺盆, 邪[99]上出于頄[100]. 其病小指[101]與跟腫痛, 膕攣[102], 脊反折, 項筋急, 肩不擧, 腋支缺盆中紐痛, 不可左右搖. 治在燔鍼劫刺[103], 以知爲數, 以痛爲輸, 名曰仲春痹也.”

《靈樞・經脉》篇：“是動則病衝頭痛, 目似脫, 項如拔, 脊痛, 腰似折, 髀不可以曲, 膕如結, 踹如裂, 是爲踝厥. 是主筋所生病者, 痔・瘧・狂・癲・顖項痛・目黃・淚出, 鼽・衄・項・背・腰・尻・膕・踹・脚皆痛, 小指不用.”

---

90) 足小趾.

91) ‘結’은 ‘聚’의 의미. 《太素》卷十三經筋 註：“結, 曲也, 筋行回曲之處謂之結.”

92) ‘斜’라는 의미.

93) 足跟.

94) 跟腱.

95) 臀部.

96) 頭項.

97) 鼻旁.

98) 유양돌기.

99) ‘斜’라는 의미.

100) 鼻旁.

101) 足小趾.

102) 膕窩部 攣急.

103) ‘劫刺’는 ‘鍼刺卽出’을 말한다.

足少陰腎經 經筋 분포도

足少陰經筋은 第5趾 아래에서 起始하며, 비스듬히 순행하여 足底를 거쳐 內踝의 아래에 도달하고, 발뒤꿈치에 결합하며(소속 근육 : 장딴지굴근(flexor digitorum longus & brevis M.) · 筋腱 · 腱鞘 등), 여기에서 足太陰經筋과 결합한다. 발뒤꿈치에서 腓腹筋 내측을 沿하여 상행하고 膝關節 하방에 결합하며(소속 근육 : 비복근 내측두(medial head of gastrocnemius M.)), 여기에서 足太陽經筋과 결합한다. 膝關節 내측에서 대퇴 내측을 沿하여 상행하며, 會陰部 恥骨에서 결합한다(소속 근육 : 대퇴내측근 · 박근(gracilis M.) · 장내전근(adductor longus M.) · 봉공근(sartorius M.) 下段 등). 會陰部에서 상행하여 腹에 들어가고, 脊椎의 腹側 兩旁을 沿하고, 상행하여 項[목]을 거쳐 枕骨에 결합하며(소속 근육 : 대요근(psoas major M.) · 소요근(psoas minor M.) · 횡돌간근(intertransverse M.) · 다열근(multifidus M.) · 경장근(longus colli M.) · 두장근(longus capitis M.) 등의 일부), 足太陽經筋과 會合한다.

足少陰經筋 病態 : 本經이 風 · 寒 · 濕 邪氣의 침범을 받으면 經筋 분포구역 근육에 동통이 발생한다. 經氣不暢할 때는 腰筋疼痛이 발생하며 足底痙攣이 있고, 經氣가 부족할 때에는 足部가 痿軟하여 無力하고 차다.

經筋의 時令 病態 : 음력 8월은 仲秋로, 기후는 少陰을 주관하며, 足少陰經은 쉽게 經氣不暢 혹은 閉塞이 발생하며 足底 근육경련이 발생하고 足少陰經脉 분포구역의 근육이 경련하고 동통이 있다. 병은 本經 病症에 있으며 癲癎 · 근육 · 强直 · 근육경련 등이 있다. 병이 本經에 있으면 病症은 간질 · 癲癎 · 근육강직 · 근육경련 등이 있다. 병이 신체의 陽面과 表面에 있을 때 앞으로 엎드릴 수 없으며 背腰가 뒤로 꺾이고, 병이 陰面과 內裏에 있을 때는 뒤로 쳐들 수 없다.

치료 : 火鍼으로 압통점에 快速 進鍼하고, 鍼刺의 횟수는 효과가 나타나면 치료를 중지한다.

註解 : 足少陰腎經은 舌에 분포하나, 足少陰腎經 經筋은 舌에 분포하지 않으며, 足太陽膀胱經 · 手少陽三焦經의 經筋은 오히려 舌에 분포하는데 그 이유는 아직 밝혀지지

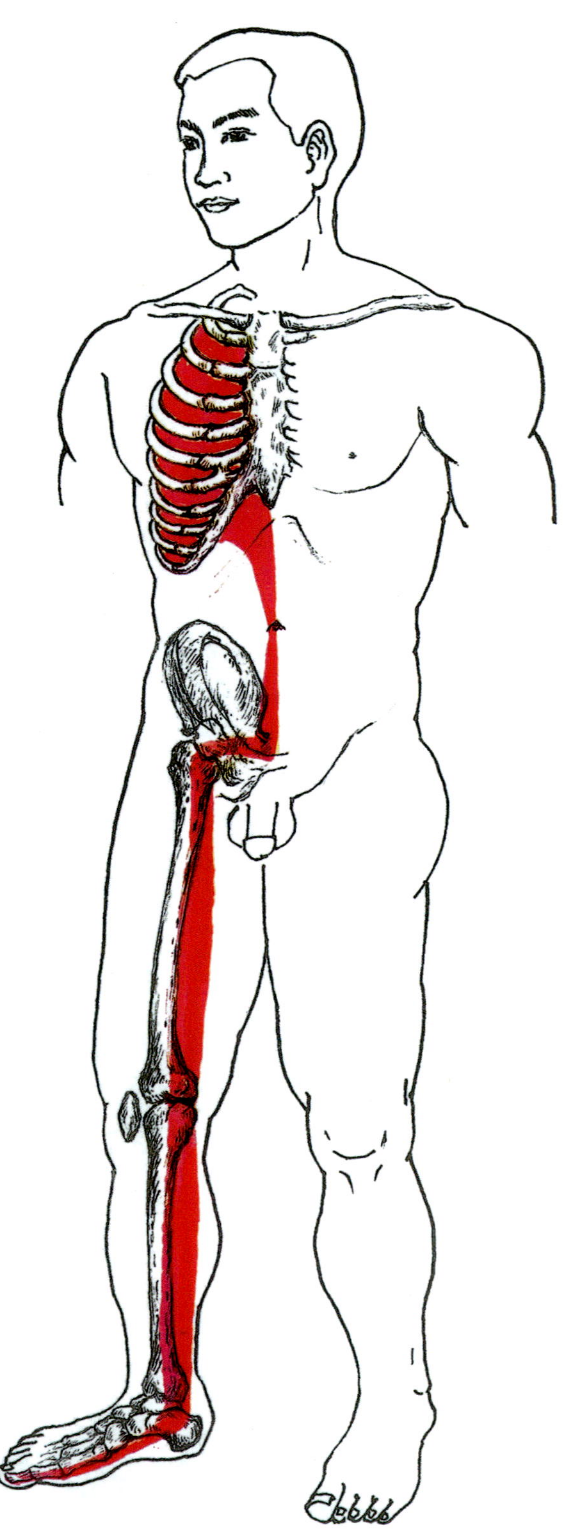

54
足少陰腎經 經筋 분포도

않았다.

《靈樞·經筋》篇：“足少陰之筋, 起于小指[104]之下, 并足太陰之筋, 邪[105] 走内踝之下結于踵[106], 與太陽[107]之筋合, 而上結于内輔[108]之下, 并太 陰[109]之筋, 而上循陰股, 結于陰器, 循脊内挾膂上至項, 結于枕骨, 與足太 陽之筋合. 其病足下轉筋, 及所過而結者皆痛及轉筋. 病在此者, 主癎瘈及 痙, 在外者[110]不能俛, 在内者[111]不能仰. 故陽病者, 腰反折不能俛, 陰病 者, 不能仰. 治在燔鍼劫刺, 以知爲數, 以痛爲輸. 在内者, 熨引飮藥, 此筋 折紐, 紐發數甚者, 死不治, 名曰仲秋痹也.”
《靈樞·經脉》篇：“是主腎所生病者……脊股内後廉痛, 痿厥.”

---

104) 足小趾.

105) '斜'라는 의미.

106) 足跟.

107) 足太陽經筋.

108) 脛骨.

109) 足太陰經筋.

110) 病이 背側에 있는 경우.

111) 病이 胸腹側에 있는 경우.

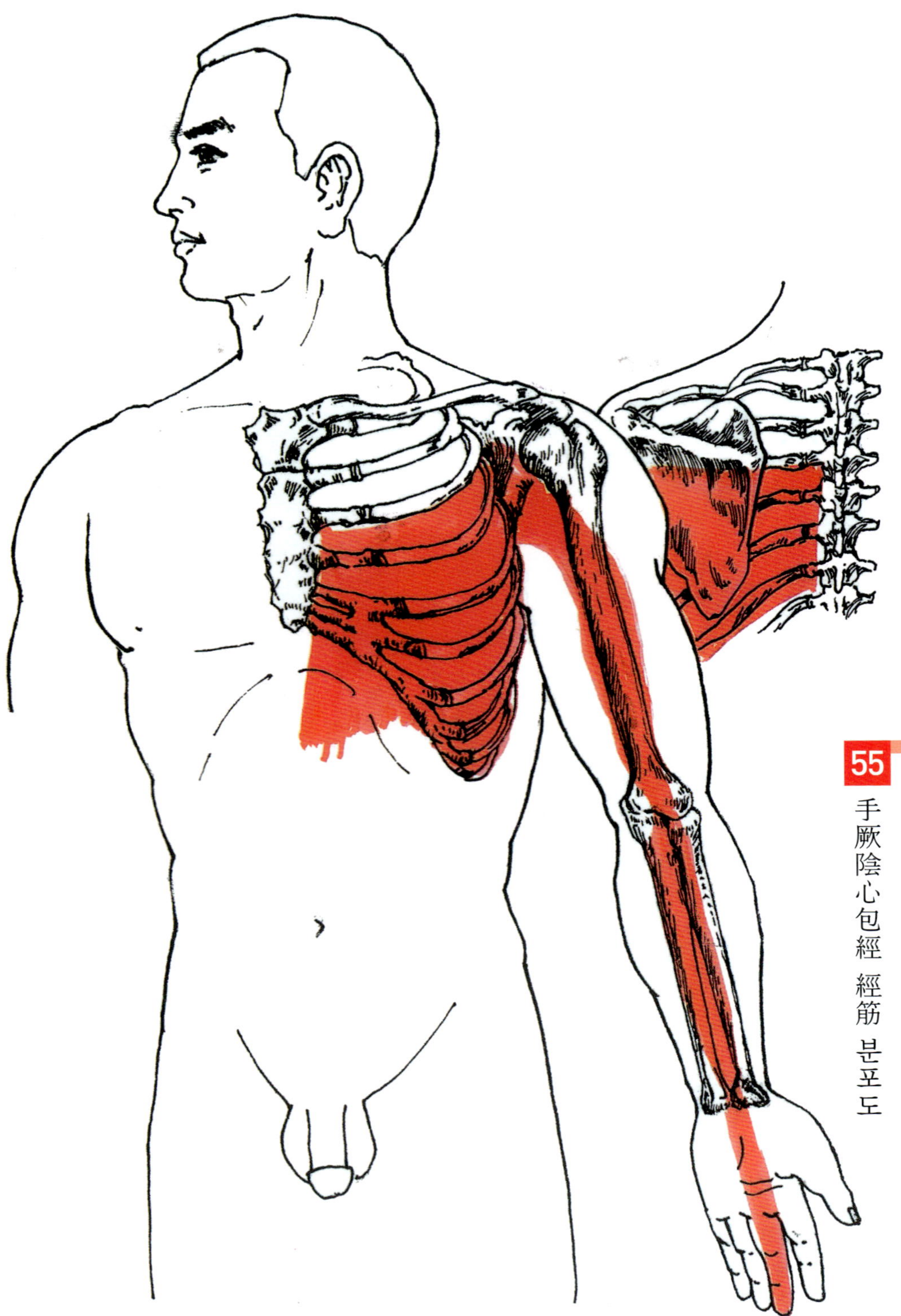

55
手厥陰心包經 經筋 분포도

手厥陰心包經 經筋 분포도

手厥陰經筋은 中指 掌面에서 起始하며, 상행하여 掌心(palm)을 거쳐 腕關節에 이르고, 手太陰經筋과 병행하여 위로 올라가, 肘關節이 접히는 부분(←屈面)에서 결합한다(소속 근육 : 장측골간근(palmar interosseous M.)·천지굴근 & 심지굴근(flexor digitorum superficial M. & profundus M.)·장장근(palmaris longus M.)·척측수근굴근(flexor carpi ulnaris M.) 등). 上臂 내측을 沿하여 상행하고, 腋下에 결합하며(소속 근육 : 상완근(brachialis M.) 內側部分·상완이두근의 短頭·오구완근(coracobrachialis M.) 등), 腋下에서 前後胸肋 부분에 분포한다(소속 근육 : 전거근(serratus anterior M.)·대흉근(pectoralis major M.) 腹部와 광배근 등). 그 主支는 腋內에 들어가고, 胸中에 散하고, 膈下에 결합한다(소속 근육 : 내늑간근(internal intercostal M.)·늑하근(subcostalis M.)·횡경막(diaphragm) 등).

手厥陰經筋 病態 : 本經이 風·寒·濕 邪氣의 침범을 받으면, 肘關節은 근육경련으로 인하여 정상적인 운동을 할 수 없다. 絡脉氣虛할 때는 頸部가 强硬하다.

經筋의 時令 病態 : 음력 10월은 孟冬으로, 기후는 兩陰交盡하며, 手厥陰經이 쉽게 經氣不暢 혹은 閉塞이 발생하며, 手厥陰經 분포구역를 沿하여 근육경련이 나타나고, 前後 胸部를 牽引하여 동통이 있으며, 腹內에서 膈脘을 견인하여 긴장되고 동통이 있다.

치료 : 火鍼으로 압통점에서 快速 進鍼하고, 鍼刺의 횟수는 효과가 나타나면 치료를 중지한다.

[원문]

《靈樞·經筋》篇 : "手心主之筋, 起于中指, 與太陰[112]之筋幷行, 結于肘內廉, 上臂陰[113], 結腋下, 下散前後挾脇. 其支者, 入腋散胸中, 結于賁[114].

---

112) 手太陰經.

113) 內側.

114) 膈部에 結聚한다.

其病當所過者, 支轉筋前及胸痛息賁. 治在燔鍼劫刺[115], 以知爲數, 以痛爲輸, 名曰孟冬痹也."
《靈樞·經脉》篇 : "是動所生病則……臂肘攣急. 手心主之別, 虛則爲頭强."

---

115) ‘劫刺’ 는 ‘鍼刺卽出’ 을 말한다.

手少陽三焦經 經筋 분포도

手少陽經筋은 第4指 背側에서 起始하며, 掌背에 상행하여, 腕關節 背側에 결합한다 (소속 근육 : 제4총지신근건(tendon of the 4th extensor digitorum M.)·배측골간 근(dorsal interosseous M.)). 手腕에서 前臂 바깥쪽을 沿하여 상행해 肘關節 背面에 서 결합한다(소속 근육 : 총지신근(extensor disitorum M.)·척측수근신근(extensor carpi ulnaris M.)·소지신근(extensor digiti minimi M.)·주근(anconeus M.) 등). 肘關節에서 상행하여 上臂 바깥쪽을 돌아 어깨(肩)로 상행하고(소속 근육 : 상완삼두근 의 長短頭·삼각근·승모근), 肩에서 상행하여 頸部 側面을 거쳐, 手太陽經筋에서 會合 한다(소속 근육 : 승모근·광경근). 下頷角處에서 두 개의 分支로 나누어지는데, 한 개 의 分支는 舌根에 들어가고, 다른 한 개의 分支는 下頷角[116]에서 상행하여 齒牙·面 頰·耳前·外眼角에 분포한다(소속 근육 : 광경근 일부분, 교근·측두근 下部·안륜근 등). 外眼角에서 상행하여 額部를 거쳐, 額角에 결합한다(소속 근육 : 협근 (zygomaticus M.)과 전두근(frontal belly) 側部).

手少陽經筋 病態 : 本經이 風·寒·濕 邪氣의 침범을 받으면 面頰區·肩上·肩臂後 側·尺骨背面·經筋分布區 근육에 동통이 있고, 小指와 藥指에 운동장애가 발생한다. 經氣不暢할 때는 근육에 경련이 발생하고, 經氣가 부족할 때는 근육위축이 나타난다.

經筋의 時令 病態 : 음력 6월은 夏季[여름철]이며, 기후는 少陽主氣인데, 手少陽經은 쉽게 經氣不暢 혹은 閉塞이 발생하며 手少陽經 분포구역 內의 근육을 沿하여 경련이 나 타나고 舌筋경련 혹은 强直으로 舌卷症이 발생한다.

치료 : 火鍼으로 압통점에서 快速 進鍼하고, 鍼刺의 횟수는 효과가 나타나면 치료를 중지한다.

註解 : 手少陽經筋의 分支는 舌[혀]에 분포하고, 足太陽經筋과 相合하며, 手少陽과 足 太陽經은 모두 舌의 노선에 분포하지 않으며 그 관계는 아직 밝혀지지 않았다.

---

116) angle of mandible.

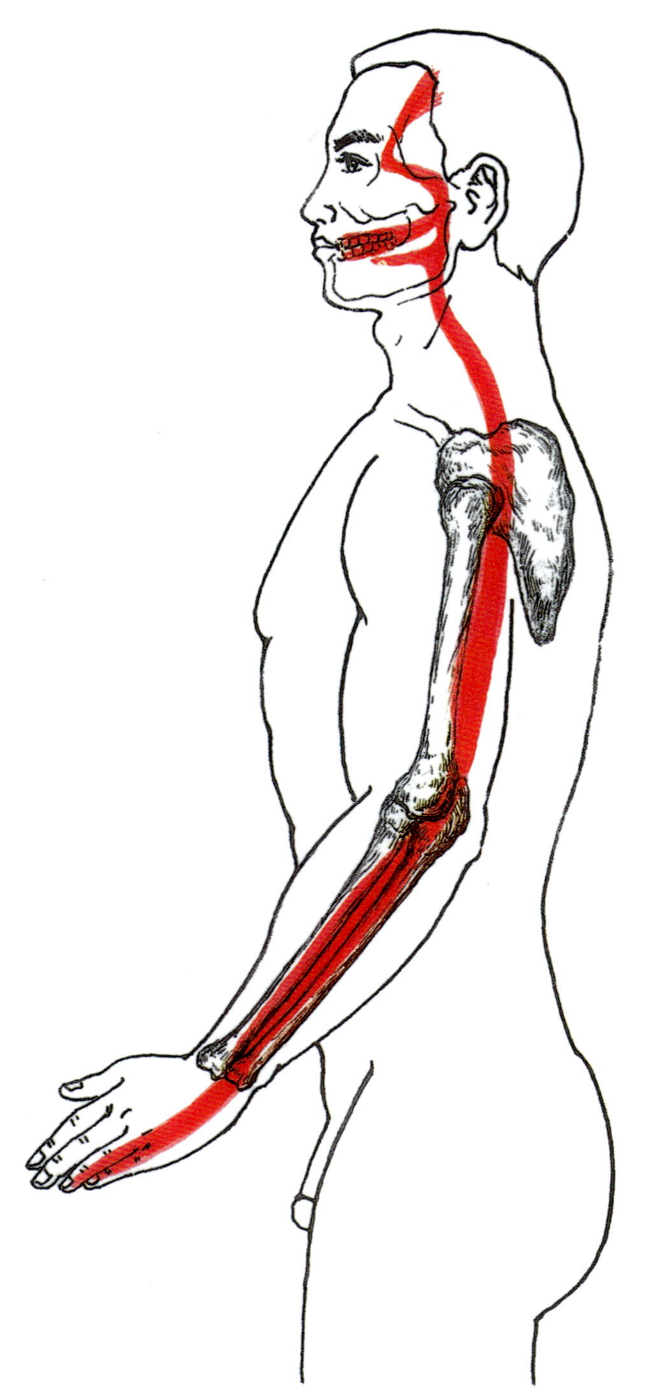

56
手少陽三焦經 經筋 분포도

《靈樞·經筋》篇 : "手少陽之筋, 起于小指次指[117]之端, 結[118]于腕. 上循臂, 結于肘, 上繞臑外廉, 上肩, 走頸, 合手太陽. 其支者, 當曲頰入繫舌本[119]. 其支者, 上曲牙[120], 循耳前, 屬目外眦, 上乘頷, 結于角[121]. 其病當所過者, 卽支轉筋, 舌卷. 治在燔鍼劫刺[122], 以知爲數, 以痛爲輸, 名曰季夏痹也."

《靈樞·經脉》篇 : "是主氣所生病者……頰痛, 耳後·肩·臑·肘·臂外皆痛, 小指次指不用."

---

117) 無名指. 藥指.

118) 結聚.

119) 舌根.

120) 牙下骨. 즉 頰車穴處.

121) 額角.

122) '劫刺'는 '鍼刺卽出'을 말한다.

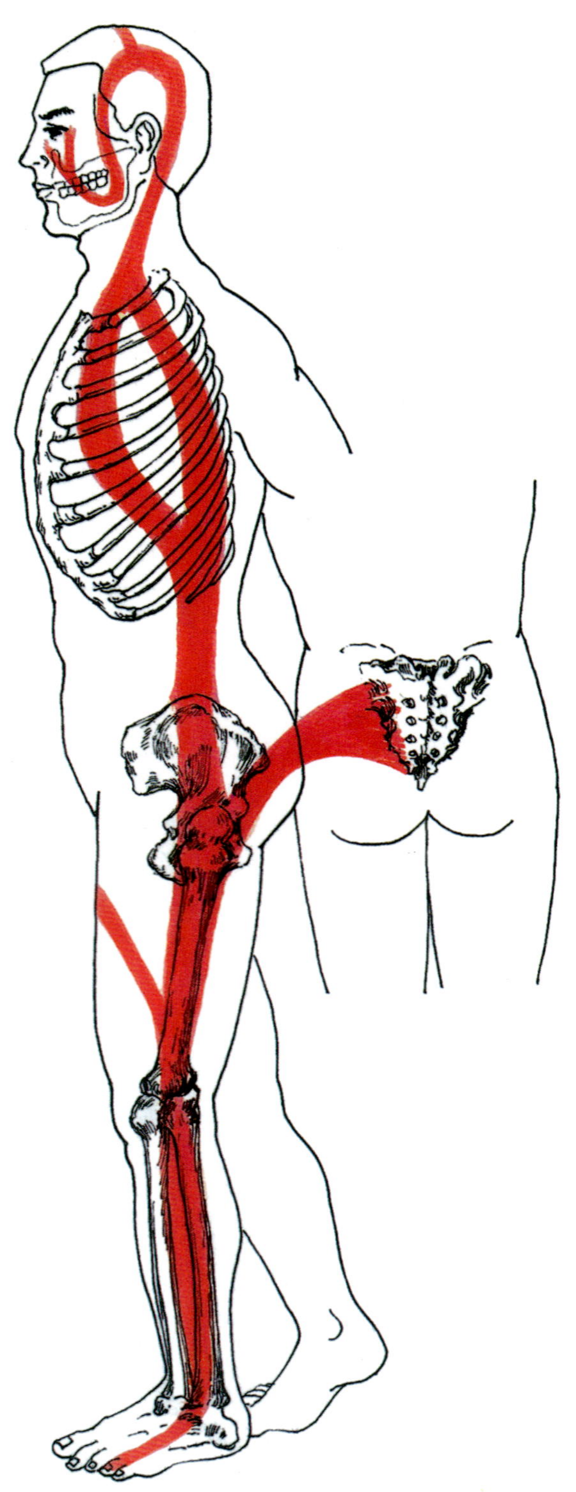

57
足少陽膽經 經筋 분포도

足少陽膽經 經筋 분포도

足少陽經筋은 第4·5趾에서 起始하며, 뒤를 향하여 足背에 순행하고, 踝關節에 결합한다(소속 근육 : 단지신근(extensor digitorum brevis M.)). 踝關節에서 위쪽을 향해 脛骨 바깥쪽을 沿하여 膝關節 바깥쪽에 결합한다(소속 근육 : 장지신근(extensor digitorum longus M.)·단비골근(peroneus brevis M.)·장비골근(peroneus longus M.)). 膝關節 부위에 한 개의 分支가 있는데 대퇴 前面의 伏兎穴處에 비스듬히 순행한다(소속 근육 : 대퇴직근(rectus femoris M.)). 그 主線은 대퇴 바깥쪽으로 상행하여 股關節處에 이른다(소속 근육 : 바깥쪽광근(vastus lacteralis M.)·중간광근(vastus intermedius M.)). 髖關節(hip joint) 하방에 한 개의 分支가 있으며 비스듬히 순행하여 薦部에 이른다(소속 근육 : 대둔근). 主幹은 髖關節處에서 상행하여, 腹側·胸側을 거쳐, 상행해 腋前方에 이르며, 胸의 乳部에 분포하고, 다시 상행하여 缺盆에서 결합한다(소속 근육 : 외복사근(vastus abdominis externus M.)·전거근·대흉근 등). 腋 前方에 分支가 하나 있어 腋前에서 위로 缺盆에 이르러 前支와 會合한다. 缺盆에서 상행해 足太陽經筋 前方을 沿하여, 耳後를 거쳐 額角을 돌아 이르러 左右가 頭頂에서 교회한다(소속 근육 : 승모근 前部·흉쇄유돌근 쇄골두·후이개근(auricularis posterior M.)·상이개근(auricularis superior M.)·협골근(zygomaticus M.) 등). 前額處에 한 개의 分支가 있는데 耳前에 하행하고 下頜에 이르면 다시 顴骨 前方으로 방향을 바꾸어 상행하여 鼻旁에 결합한다(소속 근육 : 협골근 前部·전이개근(auricularis anterior M.)·교근(masseter M.)·협근(buccinator M.)·상순방근(quadrate M. of upper lip.) 內眦頭·비근 등). 鼻旁의 하방에서 또 分支하여 비스듬히 순행해 眼外角에서 결합한다(소속 근육 : 안륜근).

足少陽經筋 病態 : 本經이 風·寒·濕 邪氣의 침범을 받으면 經筋 분포구역을 沿하는 근육통이 발생한다. 經氣不暢할 때는 근육경련이 발생하고, 經氣가 부족할 때는 足部가 發冷하고 下肢 바깥쪽 근육이 위축 혹은 軟弱無力한다.

經筋의 時令 病態 : 음력 정월은 孟春으로, 氣候는 生陽이며, 足少陽經은 經氣不暢 혹

은 閉塞이 잘 발생하고, 手少陽經 분포구역을 沿하여 근육경련과 小趾가 轉筋[123]하며 膕內痙攣으로 膝이 伸直할 수 없고 대퇴 前面과 薦部(sacrum)까지 牽引하며 이것은 위로 퍼져 肋脇胸乳部와 頸部 근육에 경련이 나타나는데, 左側에 경련이 일어나면 때로 右側에 癱瘓症狀이 있다.

치료 : 火鍼으로 압통점에서 快速 進鍼하고, 鍼刺의 횟수는 효과가 나타나면 치료를 중지한다.

註解 : 足少陽經筋은 足少陽膽經 분포구역 이외의 두 개의 分支에 분포한다. 한 개는 膝關節에서 分支하여 대퇴 前面의 足陽明經分 분포구역 안으로 비스듬히 향한다. 또 다른 한 개는 髖關節(hip joint)에서 分支하여 薦骨(sacrum)에 분포한다. 足陽明經은 前額 양측 노선에서 銜接[연결]하고 그 經筋은 頭頂에서 서로 이어지지 않고, 足少陽經은 頭頂에 상호 연결노선이 없으며 그 經筋은 오히려 좌우측이 相交하는데 아직은 그와 관련된 설명 자료를 찾지 못했다.

《靈樞·經筋》篇 : "足少陽之筋, 起于小指次指, 上結外踝, 上循脛外廉, 結于膝外廉. 其支者, 別起外輔骨, 上走髀, 前者[124]結于伏兎之上, 後者[125]結[126]于尻. 其直者, 上乘䏚[127]季脇, 上走腋前廉, 繫于膺[128]乳, 結于缺盆. 直者, 上出腋, 貫缺盆, 出太陽[129]之前[130], 循耳後, 上額角, 交巓[131]上, 下走頷, 上結于頄[132]. 支者, 結于目眦爲外維[133]. 其病小指次指[134]支轉筋,

---

123) 쥐가 나는 것을 말하는데, 일종의 '근육경련' 이다.

124) 前面.

125) 後面.

126) 結聚.

127) 季脇 아래의 空軟處[허구리].

128) 胸側部.

129) 足太陽經筋.

130) 前面.

131) 頭頂.

132) 顴部.

133) 目外眦를 연결한 筋.

134) 第4趾.

引膝外轉筋, 膝不可屈伸, 膕[135]筋急, 前[136]引髀, 後[137]引尻, 卽上乘䏚[138]
季脇痛, 上引缺盆, 膺[139]乳頸維筋急[140], 從左之右, 右目不開, 上過右角,
并蹻脉而行, 左絡于右, 故傷左角, 右足不用, 命曰維筋相交. 治在燔鍼劫
刺, 以知爲數, 以痛爲輸, 名曰孟春痹也."
《靈樞·經脉》篇：“是主骨所生病者……胸·脇肋·髀·膝外至脛·外踝
前及諸節皆痛, 小指次指不用."

---

135) 膕窩.

136) 前面.

137) 後面.

138) 季脇 아래의 空軟處[허구리].

139) 胸側部.

140) 拘急.

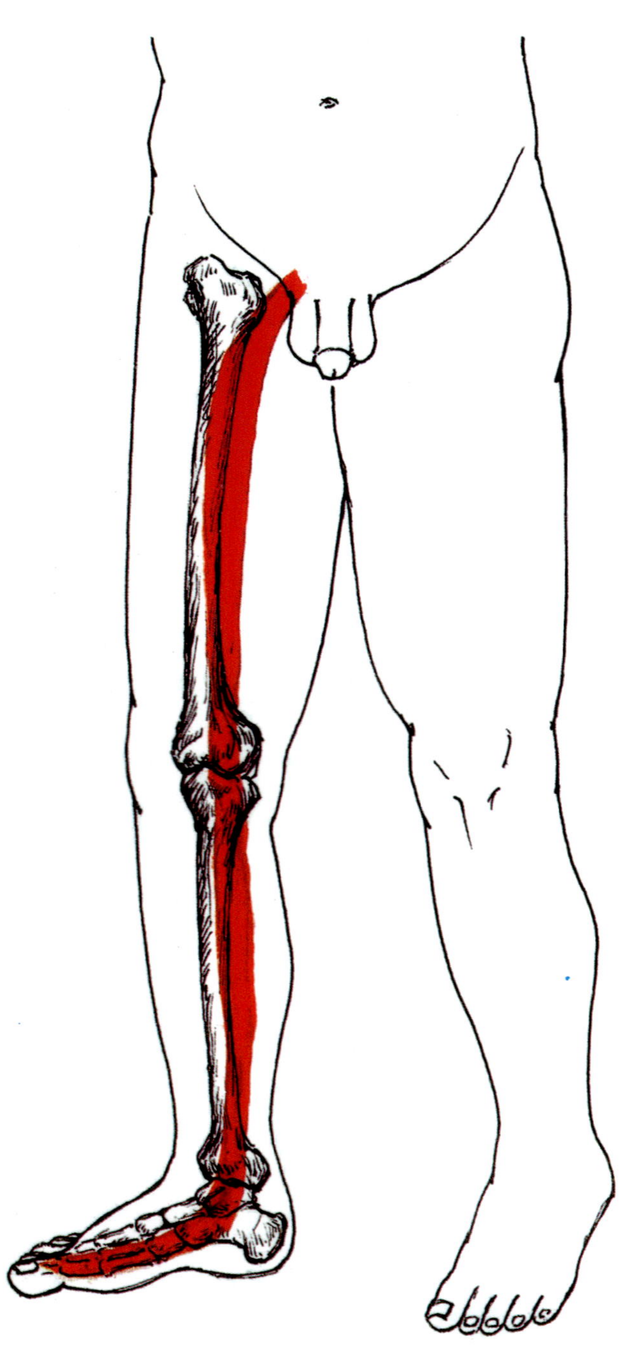

58

足厥陰肝經 經筋 분포도

足厥陰肝經 經筋 분포도

　足厥陰經筋은 大趾[엄지발가락] 위에서 起始하며, 제1중족골[141]을 沿하여 足背[발등]에 行하고, 內踝 전방에 결합한다(소속 근육 : 장무지신근(extensor pollicis longus M.) · 단무지신근(extensor pollicis brevis M.). 內踝에서 脛骨 내측을 沿하여 상행해, 膝關節 아래에서 결합한다(소속 근육 : 전경골근과 비골근 上段). 內踝에서 위쪽으로 올라가 내퇴 내측을 沿하여, 會陰部 恥骨에 결합하고(소속 근육 : 박근(gracilis M.) · 치골근 · 내전근(adductor M.) 등), 여기에서 각 經筋을 聯絡한다.

　足厥陰經筋 病態 : 本經이 風 · 寒 · 濕 邪氣의 침범을 받으면 근육이완이 나타나 疝氣病이 발생한다. 氣實過盛할 때 陰莖筋이 쉽게 勃起하고, 氣虛不足할 때는 陽萎한다.

　經筋의 時令 病態 : 음력 9월은 秋季이며, 기후는 兩陰交盡인데, 足厥陰經은 쉽게 經氣不暢 혹은 閉塞이 발생하며, 足大趾에서 內踝區까지 동통이 발생하고, 大腿內側筋은 경련과 동통이 있으며, 陰莖은 勃起할 수 없다. 이것은 經氣가 안쪽에서 상하여 일으키는 것으로, 만일 寒에 의해 傷하면 睾丸과 陰莖이 內縮한다. 熱에 의해 손상하면 陰莖이 늘어나 원상태로의 복원이 쉽지 않다. 치료 시에 水臟을 통행하게 하여 肝木의 不暢한 氣를 淸理해야 한다.

　치료 : 근육경련은 역시 火鍼으로 압통점에 快速 進鍼하고, 鍼刺의 횟수는 효과가 나타나면 치료를 중지한다.

　註解 : 足厥陰肝經은 腹胸에 분포하여 眼睛과 額頂에 이르나, 그 經筋은 다만 恥骨에 분포하고 그 위의 분포구역에는 왜 經筋이 없는지 알 수 없다. 이것이 기타 經과 다른 점이다.

[원문]

《靈樞 · 經筋》篇 : "足厥陰之筋, 起于大指之上, 上結于內踝之前, 上循脛,

---

141) first metatarsal bone.

上結內輔之下, 上循陰股, 結于陰器[142], 絡諸筋[143], 其病足大指支內踝之
前痛, 內輔痛, 陰股痛轉筋, 陰器不用, 傷于內[144]則不起[145], 傷于寒[146]則
陰[147]縮入, 傷于熱則縱挺不收, 治在行水清陰[148]氣, 其病轉筋者, 治在燔
鍼劫刺, 以知爲數, 以痛爲輸, 名曰季秋痹也."
《靈樞·經脉》篇 : "是動所生病……腰痛不可俯仰, 丈夫㿗疝[149], 實則挺
長."

---

142) 前陰.

143) 足三陰과 足陽明의 經筋.

144) 房勞過多.

145) 陰痿不擧.

146) 寒邪.

147) 陰器.

148) 厥陰.

149) 㿗疝의 異名. 疝氣의 일종으로, 아랫배가 당기면서 고환까지 뻗쳐 아프며 뱃속에 덩어리가 생기거나 피고
름이 차는 병증. 《醫宗必讀》에서는 足陽明筋이 병든 것으로 그 내부에 피고름이 찬 疝症으로 해석한다.

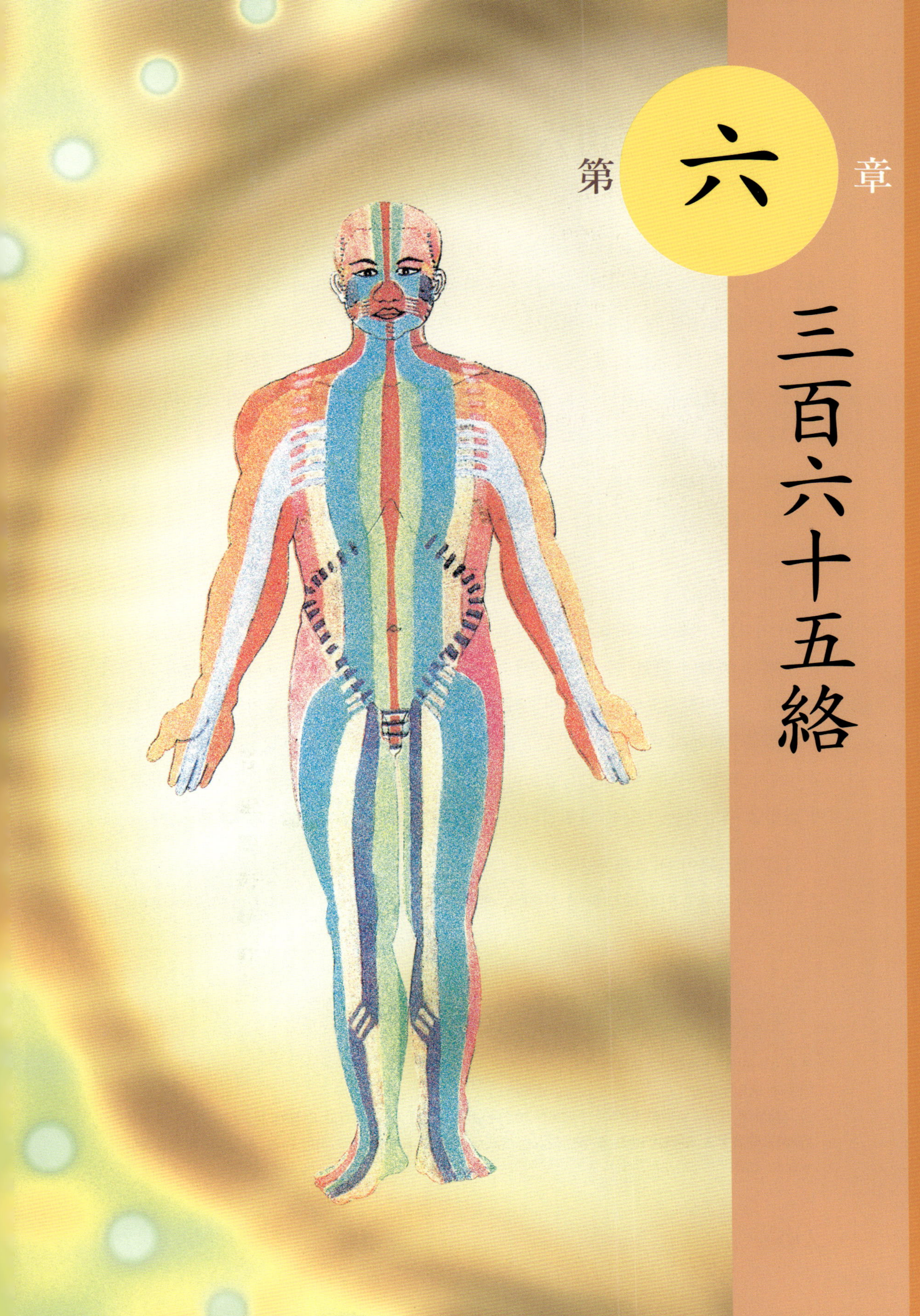

第　六　章
三百六十五絡

三百六十五絡 분포도

　　三百六十五絡은 十四經脉의 主幹線 위에 분포하여 나오는 것으로 十二別絡 · 十五絡脉의 小絡보다 작으며, 이런 小絡은 分支된 후에 가까운 조직과 피부에 분포하여 피부 위에 十四經皮部를 형성하고 전신에 고루 분포하며, 每 한 개 脉絡은 피부 위에 분포하는 중심 즉 하나의 穴位이며, 三百六十五絡은 三百六十五穴[1]을 구성한다.

　　經脉 중의 氣血은 이런 小絡을 통하여 각 조직 중에 옮겨지며, 또한 각 조직의 정보를 經脉과 臟腑에 되돌려 보내 상호 간에 전달작용을 일으킨다.

　　《靈樞 · 邪氣臟腑病形》篇 : "十二經脉, 三百六十五會, 絡脉滲灌諸節."

　　《素問 · 氣穴論》 : "三百六十五脉并注于絡, 傳[2]注于十二絡脉[3](三百六十五脉이 모두 大絡에 注入되고, 다시 十二絡脉에 傳注한다)."[4]

　　《素問 · 氣府論》 : "脉氣所發者, 凡三百六十五穴也(經脉의 氣가 통하는 부위는 무릇 365穴이다)." 內臟皮膚相關理論은 바로 이런 기초 위에서 이루어진 것이다. 內臟은 이런 小絡을 통하여 廢氣[5]를 체외로 배출한다. 예를 들면, 많은 환자의 인체에서 배출되는 氣味는 한의학치료에서 祛邪의 작용을 나타낸다. 자연계에서 유기체에 유익한 氣를 체내로 흡수하는데 예를 들어 광선 · 공기이온 · 우주에너지 등이다. 인체는 자연계와의 사이에서 조정작용을 일으키고 있으며, 이런 조정기능은 根 · 節 밸브작용의 제어를 받아 질병을 예방하는 기능을 발휘한다(十四經皮部 분포 圖解와 邪氣始病圖를 참조).

　　三百六十五絡이 어떻게 분포하는지 고대문헌에서는 설명된 적이 없다. 인체의 穴位 분포 · 경락분포 · 인체해부학의 규칙 등에 근거하여 고찰하면 그 분포형식은 다양하다.

---

1) 三百六十五穴, 十二經脉之氣發會之處, 故曰氣穴也.

2) '轉' 과 동일.

3) 十二絡脉에 任脉 · 督脉을 합하여 十四絡脉이다. 孫鼎宜는 '經' 의 誤字라고 주장했다.

4) '孫絡之脉注于絡, 而轉注于經.' 을 말한다. 즉, 365脉은 모두 絡脉에 貫注하며, 다시 十二經脉에 轉注한다.

5) waste gas.

⬛1 經脉은 '分肉의 사이'에 분포하고, 脉絡은 經脉에서 분출하여 피부에 이르고 深淺과 분포의 遠近이 다르기 때문에 각 絡脉의 길이도 같지 않다.

⬛2 각 經脉에 분포하는 穴位는 많기도 하고 적기도 하며, 穴位 사이의 거리가 긴 것도 있고 짧은 것도 있으며, 각 脉絡은 피부 위의 분포면적이 넓은 것도 있고 좁은 것도 있다.

⬛3 해부조직의 관계와 경락 분포의 관계로 인해 어떤 脉絡은 반드시 많은 조직을 통해야 비로소 피부에 도달할 수 있는데 예를 들면, 下腹部의 曲骨·中極·關元은 모두 腹內線에서 分支하여 피부 위에 분포하는 것으로 《奇經八脉考》에서는 "任脉……上毛際, 至中極⁶⁾, 同足厥陰·太陰·少陰幷行腹裏"라 하였고, 이 세 개의 足陰經은 모두 腹中線에서 상행하여 臟府에 분포하는 것이다(十二經絡 圖解 참조). 그러므로 경혈도에 體表線의 足厥陰·足太陰을 그린 것은 오류⁷⁾이다.

⬛4 脉絡의 交會분포와 人體의 交會穴은 경락의 交叉相會⁸⁾를 제외하고는 대부분 脉絡의 交會이다. 三陰交穴를 예로 들면, 원문의 足三陰經은 脛骨 내측의 분포에서 足厥陰經과 足太陰經만이 內踝 상방 8寸處에서 相交하고 그 三陰이 다시 交會하는 곳이 없는데 어찌 그것을 三陰交라 稱하는가? 당연히 三陰經의 脉絡은 모두 여기에 분포하므로 三陰交라 한다. 大椎穴이 陽經의 交會⁹⁾라는 것도 이와 비슷한데, 각 陽經이 分出한 脉絡이 大椎에 분포하는 것이지 主經이 구부러져 大椎에 이르고 다시 구부러져 돌아가는 분포노선이 아니므로, 이것도 경락분포와 인체해부학에 부합되지 않는다. 이렇기 때문에 적지 않은 경혈도는 足陽明胃經에 대해 大椎에서 交會한다는 글자만 있고 圖解는 없다. 懸鍾穴은 사람들에게 잊혀진 三陽交(즉, '三陽의 絡會穴')인데 선으로 나타내기가 좋지 않으므로 각종 經穴圖에 그리지 않았다.

⬛5 脉絡의 別行분포는 이런 종류의 脉絡이 主經 위에서 분출한 후 經脉 순행선에 분포하지 않는데, 예를 들면 胃經 胸部의 穴位는 脉絡이 主經에서 분출한 후에 비스듬히 순행하여 乳中線에 분포한다. 會宗·陽交 등의 경혈도 脉絡의 別行분포인데, 列缺穴은

---

6) 《甲乙經》 '足三陰·任脉之會.'

7) 정확하지 않다는 의미.

8) 이는 서로 다른 경락이 일정한 지점에서 交叉할 뿐 직접적으로 交會하는 것을 말하는 것은 아니다.

9) 手足三陽經 및 독맥의 交會穴이다.

원문에 別絡분포가 있으며 經穴圖 안에 直角曲線을 그렸다.

6 脉絡의 병행분포는 두 개의 經脉이 병행하는 노선에서 두 經의 脉絡은 피부 위의 분포는 같은 것이다. 예를 들면, 衝脉과 腎經은 腹部에서의 穴位로 바로 이와 같은 腎經의 穴位이며 또한 衝脉의 穴位로 모두 腎經 穴位에 歸하는 것은 잘못이며, 상술한 분포상황은 모든 經穴圖는 經絡穴位의 連結線圖이지 경락의 循行路線圖가 아님을 설명한다. 三百六十五絡은 十四經의 分支이며, 전신의 모든 조직에 고루 분포하고, 피부 위에서 穴位를 구성하며, 이 圖解는 주로 피부 위에서의 三百六十五絡 분포를 표시했다. 상술한 내용에 근거하여 아래의 세 개의 圖解를 그렸는데 대표적인 성격의 설명이 된다. 圖解 59는 三百六十五絡이 經에서 分支하고 일정한 조직을 거쳐서 피부에 분포하는 穴位의 局部立體斷面 분포도이다. 圖解 60은 任脉·衝脉·足少陰腎經·足陽明胃經·足太陰脾經·足少陽膽經·足厥陰肝經 7개 經의 三百六十五絡 腹部 분포도이다. 圖解 61은 下肢 內側面 足三陰經의 脉絡이 피부에 穴位하는 분포도이다. 기타 부위의 絡脉분포는 대동소이하므로 상술한 세 개의 圖解를 참조할 수 있다.

三百六十五絡 局部 立體 斷面圖

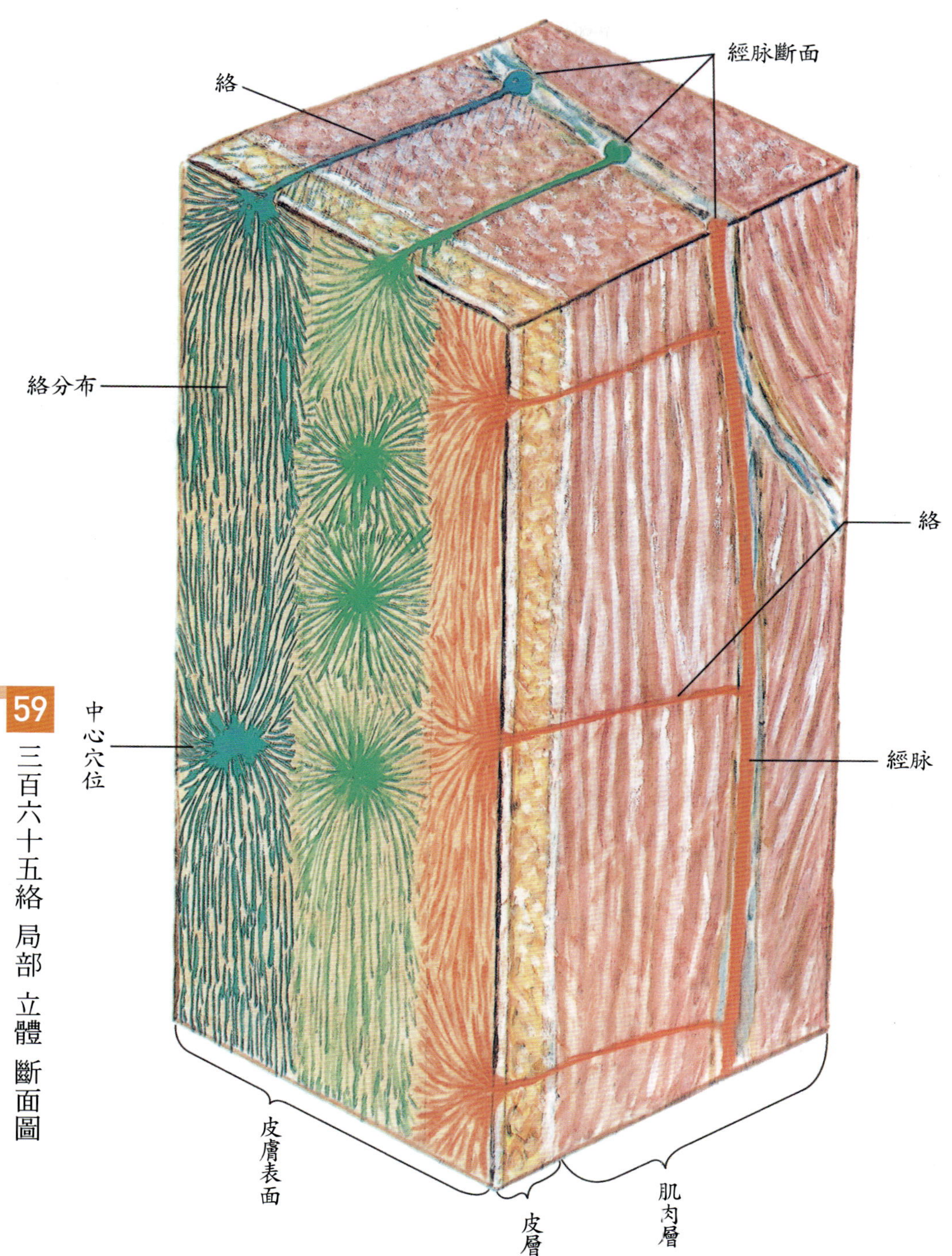

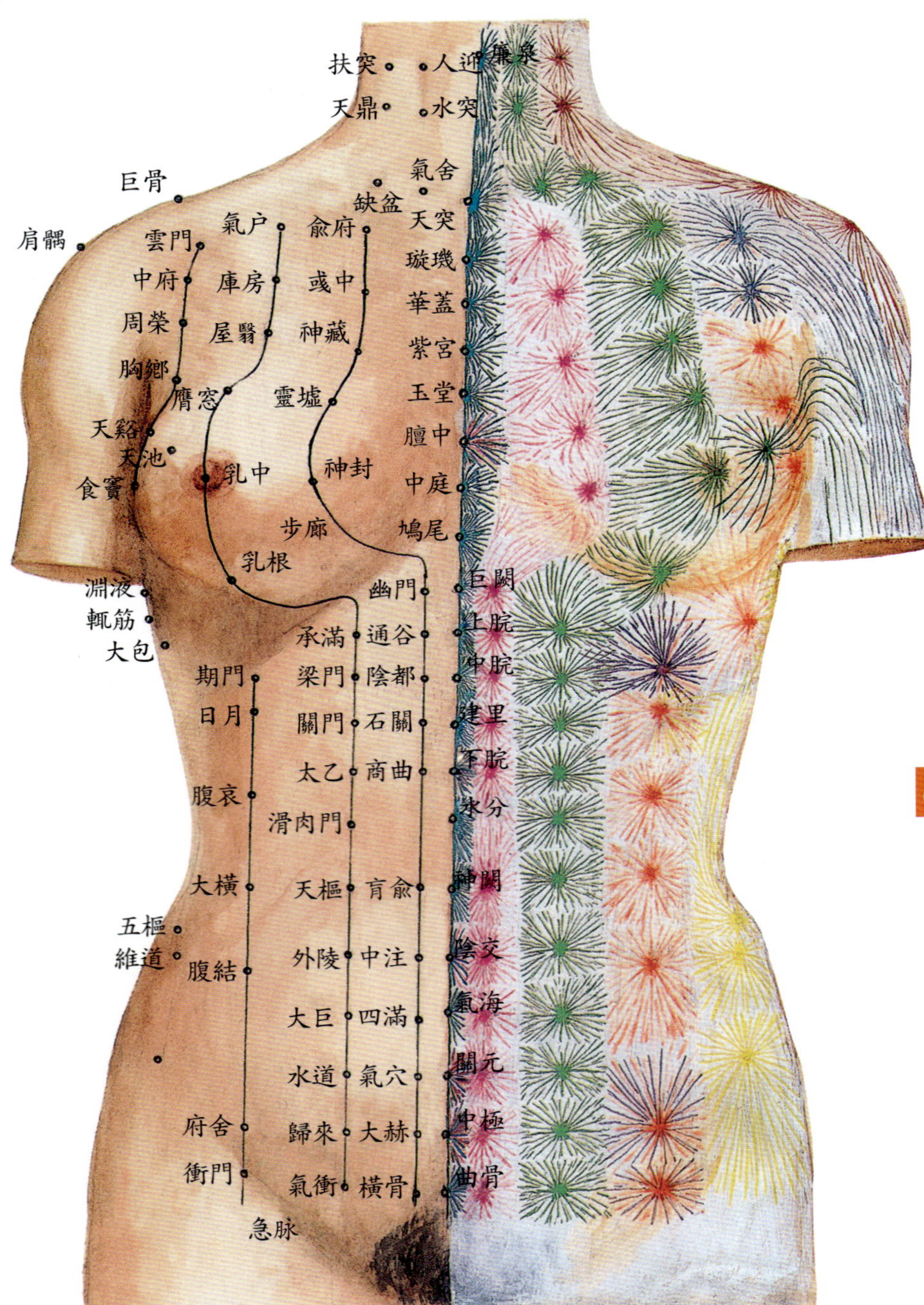

三百六十五絡 腹部 絡의 분포도

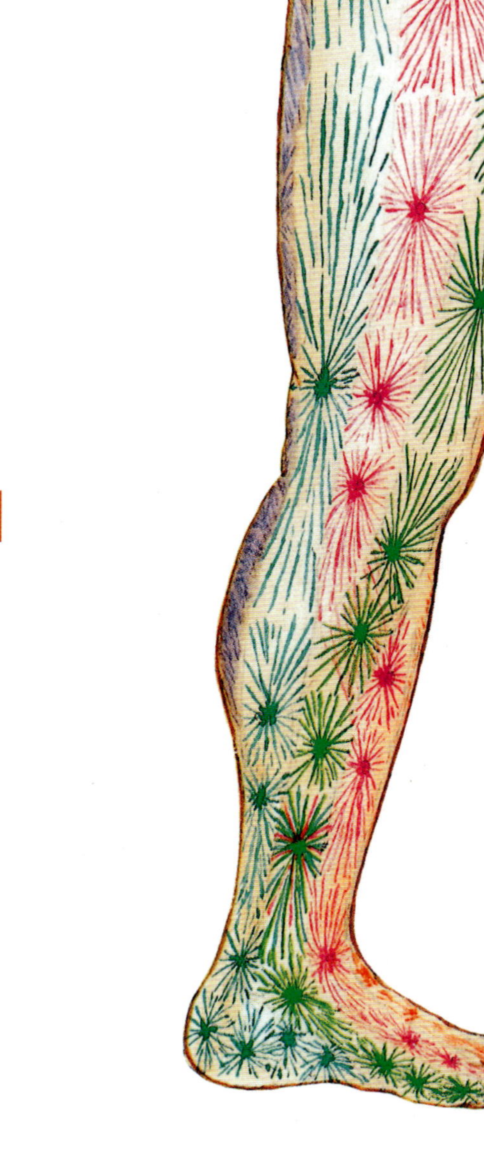

三百六十五絡 下肢 內側 絡의 분포도

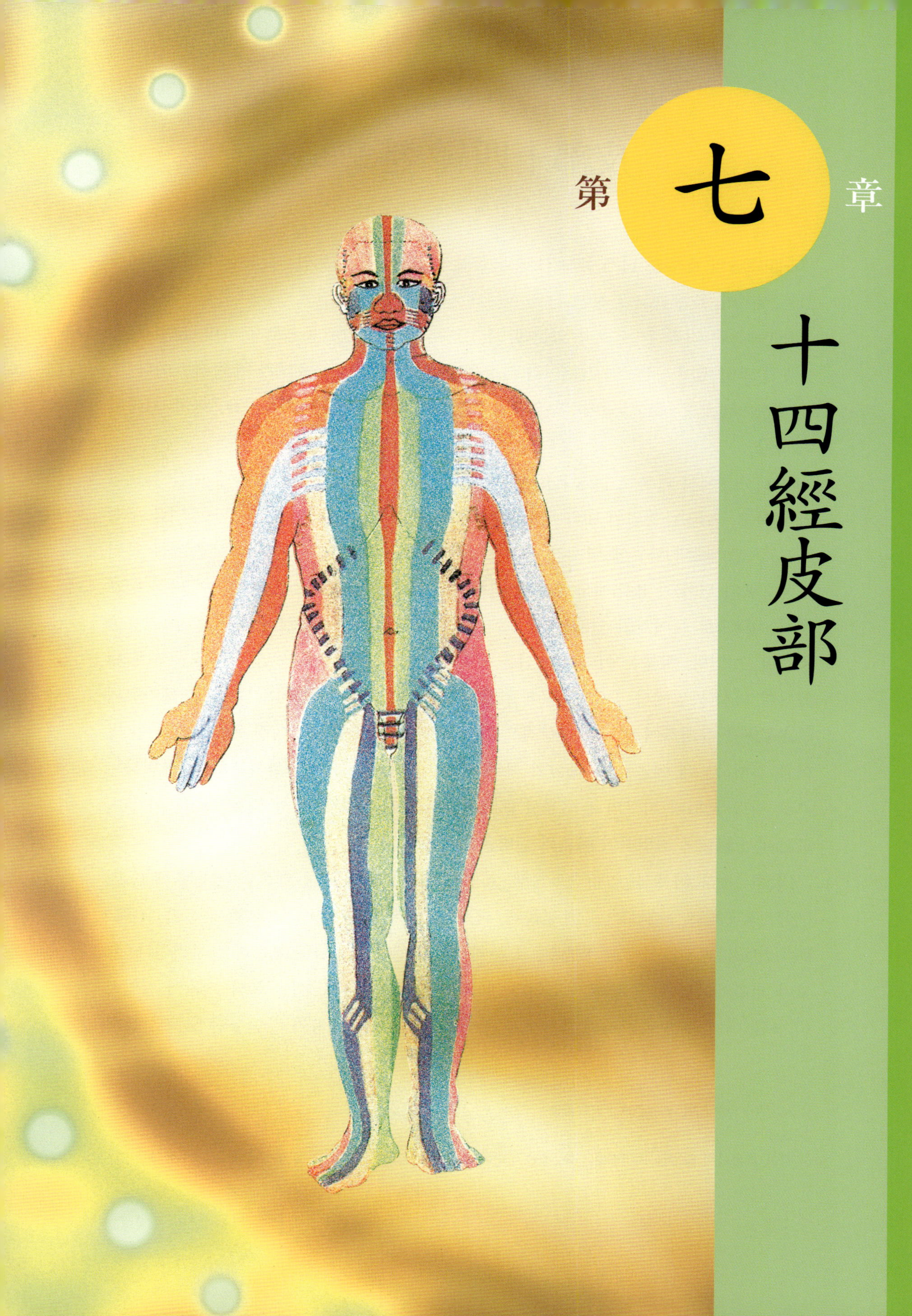

第七章

十四經皮部

皮部十四經 분포도

十四經脉의 皮部는 14개 經脉(任脉과 督脉을 포함)이 피부 위 각 定位의 분포구역에 있는 것이며, 皮部라고 총칭한다.

十四經脉은 각각 큰 分支가 있는데, 十二別絡과 十五絡脉 등으로 稱하며, 또한 작은 分支가 많이 있어 三百六十五絡이라고 하는데, 이런 小絡의 分支處가 바로 經穴이다.

《黃帝內經太素 · 氣穴》篇에 "谿谷三百六十五會[1]······孫絡三百六十五會."라고 기록되어 있다.

經脉 分支에서 나온 三百六十五絡은 각자 약간의 小絡을 再分出하는데 이를 孫絡이라 稱하고, 各經 순행범위 내의 피부 위에 고루 분포하며, 14개의 經絡 분포구역을 구성하고, 人體內臟과 外界에 연계가 생겨 皮部의 小絡에 의지하여 外界의 신호(예를 들어 五運六氣의 변화)가 小絡에서 絡脉에 전해지고 絡脉에서 經脉으로 전해지며 다시 經脉에서 內臟으로 들어가면 인체는 비로소 신호에 근거하여 外界變化에 적응하는 기능을 조정할 수 있다. 臟腑는 이 전달노선을 통하여 불필요하거나 혹은 남는 氣를 外界에 發散하며 다시 外界에서 필요한 氣(예를 들어 日月精華의 氣 등)를 흡수하고 인체기능의 陰陽平衡을 유지하여 인체가 정상적으로 생존하게 한다. 인체도 이런 통로를 통하여 방어를 집행하는데 예를 들면 衛氣가 부족할 때 이 통로는 또한 邪氣가 인체에 침범하는 주요 경로가 되며 피부의 小絡에서 絡脉으로 들어가고, 絡脉에서 經脉으로 들어가며, 經脉에서 臟腑에 침입하여 臟腑의 질병을 야기한다.

《素問 · 皮部論》에서는 "皮之十二部, 其生病, 皆皮者脉之部也, 邪客于皮, 則腠理開, 開則邪入客于絡脉, 絡脉滿[2], 則注于經脉, 經脉滿, 則入舍于臟腑也. 故皮者, 有分部, 不與[3] 而生大病也(피부의 十二經 皮部는 그 부위에서 발생하는 질병이 분포하는 부위이다. 邪氣가 피부에 침입하면 腠理가 열리고, 腠理가 열리면 邪氣가 이를 틈타 絡脉에 침입하며, 絡脉에 邪氣가 충만하면 經脉으로 들어가고, 經脉에 邪氣가 충만하면 臟腑로 들어

---

[1] 人之大小分肉之間, 有三百六十五穴會也.

[2] 滿盛.

[3] 병이 호전되지 않음을 의미한다. '與, 療也.' 따라서 《鍼灸甲乙經》에서는 '不與'를 '不愈'로 간주했다.

간다. 그러므로 피부에는 十二經脈이 분포하는 부위가 있는데, 만약 병변이 호전되지 않으면 큰 병이 발생한다).”라 했다. 이 통로도 침구 · 기공 · 지압 · 추나 · 皮膚外用藥 등이 질병을 치료하는 경로이며, 鍼灸가 피부를 자극하면 內臟疾病을 치료할 수 있는 것도 같은 이치인데 內臟疾病이 이 경로를 통하여 피부 위에 동통 · 압통 · 顔色변화 · 피내결절(intracutaneous tubercle)[4] 등과 같은 각종 반응이 나타나며 이런 반응은 이미 진단의 지표가 되었다. 상술한 내용에서 피부와 內臟相關의 이론을 형성했다.

중국에서는 1954년 이후 이런 이론의 지도 아래에 피부와 內臟의 상관에 관하여 광범위한 과학적인 연구를 진행했으며 많은 자료가 이 내용에 충실하여 이미 침구 · 기공 · 지압 · 추나 · 피부약 등 치료방법의 중요한 근거가 되었다.

옛사람들은 간단한 十二經脈 · 十五絡脈 · 十二別絡 · 奇經八脈의 설명도를 그렸으나, 十二經皮部와 十二經筋의 설명도를 그린 바가 없다. 1976년 상해인민출판사가 출판한 《經絡十講》에서 처음으로 이런 圖解가 보인다.

十二經皮部의 분포형태는 《黃帝內經》과 歷代 서적 중에도 구체적인 묘사가 없었으며, 다만 《素問 · 皮部論》에 “皮部以經脈爲紀[5]者, 諸經皆然[6]”의 개략적인 記述만이 있다. 크게 본다면[7] 經脈循行區의 피부는 모두 이 經의 皮部이며 各經 모두 마찬가지이다. 이 皮部圖의 제작은 이런 원칙에 기초한 것이며 주로 各經 三百六十五絡과 孫絡의 분포를 참고하여 기록했으며 인체 표면형태에 근거하여 그려 완성했다.

十四經皮部는 《素問 · 皮部論》에서 ‘十二經皮部’라고 稱했다. 《黃帝內經》 중의 皮部 三百六十五穴과 三百六十五絡의 기록에 근거하여 任 · 督 두 脈은 그 안에 속하므로 당연히 그 皮部의 分部에 있어야 하며 그렇지 않으면 두 脈의 穴位는 반드시 다른 經 皮部 내에 있고 2部 穴位의 작용은 분명 그 두 脈의 기능을 잃게 된다. 그러므로 本 圖解는 원래의 十二經皮部에 任 · 督 두 脈의 皮部를 첨가하여 현재의 十四經皮部를 완성했다.

---

4) 진피 · 피하 조직 혹은 표피 내의 **局限性** · **實質性** 상해로서, 일반적으로 염증성침윤 · 대사산물집적 혹은 조직증식으로 발생한다.

5) ‘질서 · 법도’의 의미로서, ‘기준이 된다.’는 의미.

6) “經脈을 기준으로 삼아야 하는 것은 모든 經이 다 똑같다.”는 원칙은 皮部에만 적용될 수 있는 것이 아니라 경락에 유관한 모든 부분의 기준이다.

7) 대강의 의미.

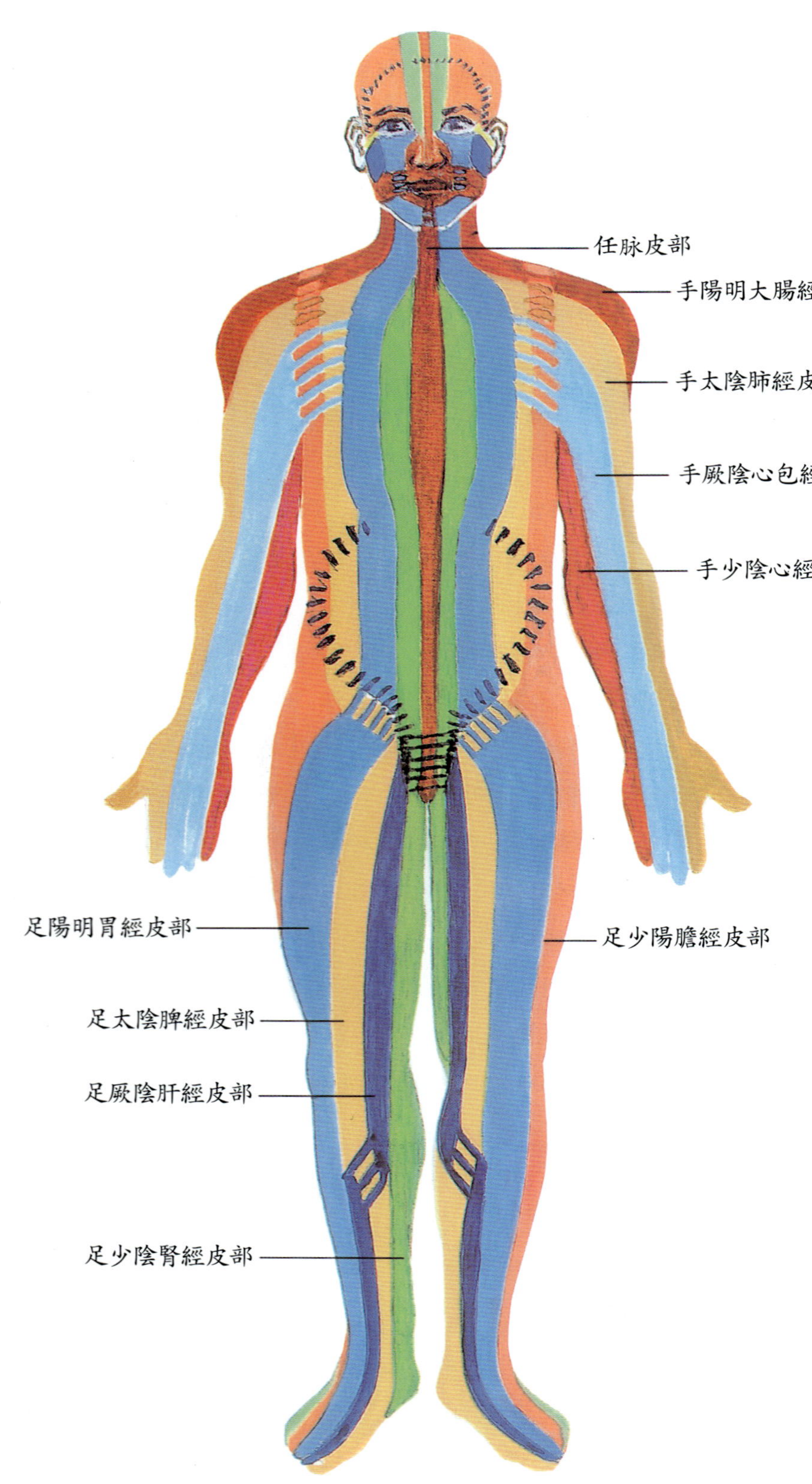

任脉皮部
手陽明大腸經皮部
手太陰肺經皮部
手厥陰心包經皮部
手少陰心經皮部
足陽明胃經皮部
足少陽膽經皮部
足太陰脾經皮部
足厥陰肝經皮部
足少陰腎經皮部

62
十四經皮部 正面 분포도

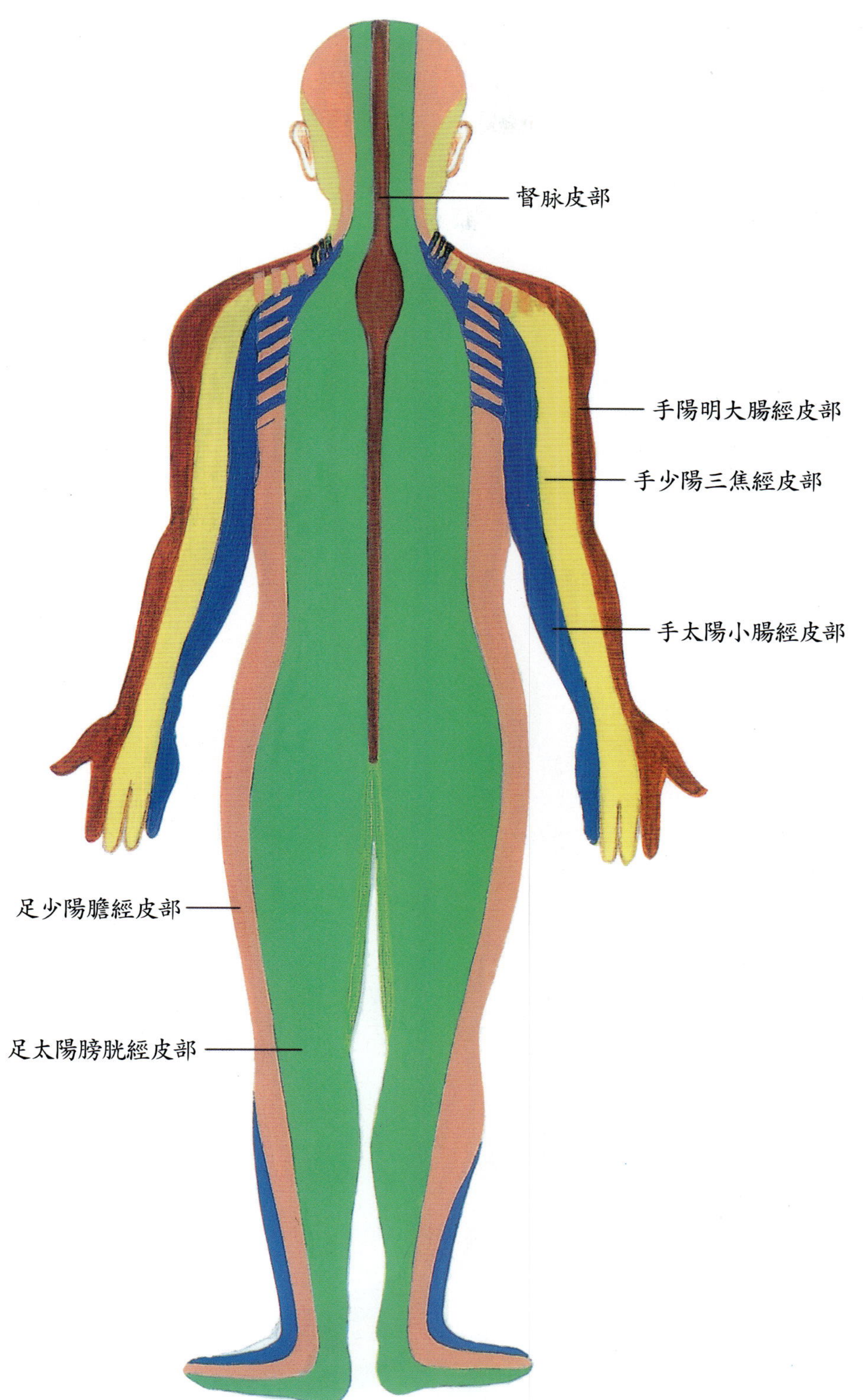

督脉皮部
手陽明大腸經皮部
手少陽三焦經皮部
手太陽小腸經皮部
足少陽膽經皮部
足太陽膀胱經皮部

63
十四經皮部 背面 분포도

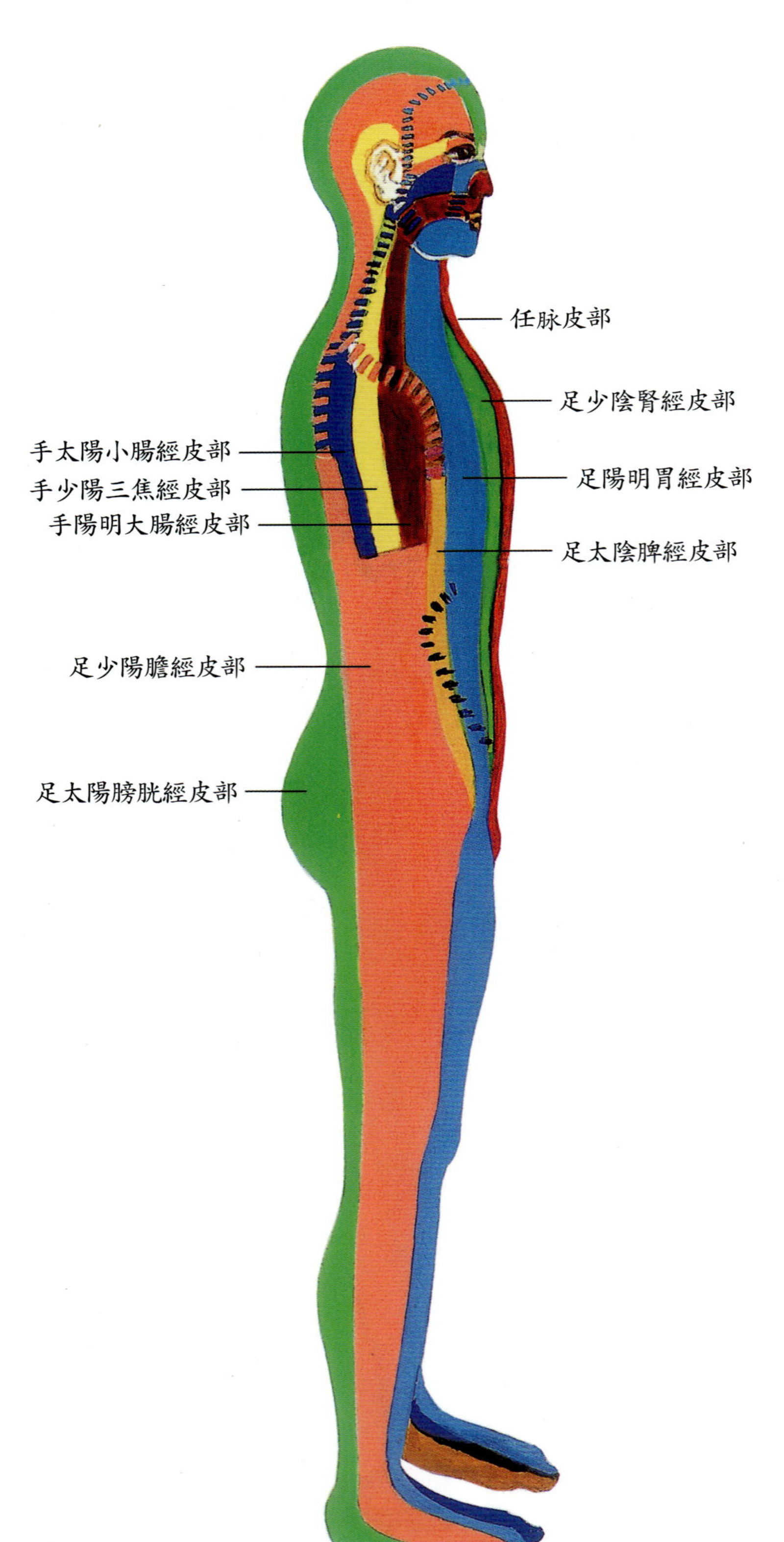

任脉皮部
足少陰腎經皮部
手太陽小腸經皮部
足陽明胃經皮部
手少陽三焦經皮部
手陽明大腸經皮部
足太陰脾經皮部
足少陽膽經皮部
足太陽膀胱經皮部
64
十四經皮部 側面 분포도
318

十四經皮部 분포도

1. 任脉 皮部 分布區

會陰部에서 起始하며, 외생식기・胸腹正中線・頸部氣管前面과 口脣周圍 등에 분포한다.

2. 督脉 皮部 分布區

會陰部에서 起始하며, 외생식기・항문 주위・尾骨・요추・흉추・頸椎背面・頭頂部(vertex)・額部正中 등의 피부에 분포하고, 口脣[입술]에서 끝난다.

3. 足太陽膀胱經 皮部 分布區

足部 : 足外側面과 第5足趾背面・外踝後面・足跟[8] 등의 구역에 분포한다.

下肢 : 腓腹筋 外緣에서 腓腹筋內側頭後面・膝膕窩・대퇴이두근外緣까지 반건양근(semitendinous M.)・대둔근(gluteus maximus M.) 구역에 분포한다.

腰背部 : 안으로 督脉 皮部를 沿하여, 바깥으로 腰部外側・腋後・肩胛棘內側部・頸後승모근外緣을 沿한다.

頭部 : 안으로 督脉의 皮部를 沿하고, 바깥으로 督脉의 皮部 외방 2.5~3.5㎝에 沿하며, 뒷부분이 넓고 앞부분이 좁으며, 眼內角에 직접 이른다.

4. 足少陽膽經 皮部 分布區

足部 : 第3趾 바깥쪽과 第4趾 背面에 분포하고 같은 폭으로 足背와 踝關節 前面에 분포한다.

---

8) 발뒤꿈치.

下肢 : 뒤로 足太陽膀胱經 皮部를 沿하고, 앞으로 外踝前·腓骨前緣·슬개골外側緣을 沿하며, 대퇴外側前緣處·상전장골극(ASIS)을 直上하여 腋前에 이르고, 肩關節 전방과 肩關節 후방을 거쳐[9] 肩[어깨] 위쪽 前後에서 둘이 합하여 하나가 된다.

頸部 : 승모근(trapezius M.) 외방에 분포한다.

頭部 : 안으로 足太陽膀胱經 皮部를 沿하고, 바깥으로 耳後와 耳上의 髮際를 沿하며, 耳前 顴骨弓(zygomatic bone)과 上眼瞼 등 피부구역에 이른다.

5. 足陽明胃經 皮部 分布區

足部 : 第2趾 바깥쪽과 第3趾 내측에 분포하고, 같은 폭으로 足背面에 분포하며, 바깥쪽은 足少陽膽經의 皮部를 沿하고, 안쪽은 脛骨前嵴·슬개골內緣·대퇴직근內側·胸腹部를 沿한다. 안으로 足少陰腎經 皮部를 沿하고, 바깥으로 복직근外緣·乳頭外側을 沿하여 鎖骨上窩[10]에 이른다.

頸部 : 氣管(trachea) 양측에 분포한다.

面部 : 下頜·耳前·측두·下眼瞼 등 피부구역에 분포한다.

6. 足少陰腎經 皮部 分布區

足部 : 足小趾 下面과 足底區의 무지기절골(proximal phalanx of great toe)後方·內踝下面·足跟內側面에 분포한다.

下肢 : 뒤로 足太陽膀胱經 皮部의 내측 가장자리를 沿하고, 앞으로 腓腹內側面·膝膕窩內側 가장자리를 沿하고, 直上하여 恥骨 下緣에 이른다.

腹部 : 足陽明胃經 皮部와 任脉 皮部의 사이에 분포하고 鎖骨 등의 피부구역에 이른다.

9)《足臂十一脉灸經》: "足少陽溫(脉)……出脇. 枝之肩(髆)."
10) supraclavicular fossa.

7. 足太陰脾經 皮部 分布區

　胸腹部 : 足陽明胃經 皮部와 足少陽膽經 皮部 중간에 분포한다.

　대퇴부 : 足陽明胃經 皮部와 足厥陰肝經 皮部 사이에 분포하고 膝下 6寸 이하는 足少陰腎經 皮部와 足厥陰肝經 皮部 사이에 분포한다.

　足部 : 內踝 前緣과 足大趾의 背面과 내측에 분포한다.

8. 足厥陰肝經 皮部 分布區

　足部 : 足大趾 背面의 外側面과 第2趾 內側面에 분포하고 같은 폭으로 足背에 분포한다. 膝下 6寸 以下에서는 足陽明胃經 皮部와 足太陰脾經 皮部 사이에 분포한다. 膝下 6寸 이상과 대퇴부에서는 足少陰腎經 皮部와 足太陰脾經 皮部 사이에 분포한다.

　腹胸部 : 足太陰脾經皮部 · 足少陽膽經皮部와 足陽明胃經皮部 중간의 피부 위에 분포한다.

9. 手太陽小腸經 皮部 分布區

　手部 : 小指 바깥쪽과 背面 · 第5掌骨의 바깥쪽과 背面의 皮部에 분포한다.

　上肢 : 尺骨外側面과 尺骨背面外側 · 上臂의 外後側에 분포한다.

　肩部 : 肩關節後下方 · 肩胛外側 · 肩胛棘 · 승모근外側에 분포한다.

　頭部 : 耳前 · 顴部 등의 피부에 분포한다.

10. 手少陽三焦經 皮部 分布區

　手部 : 中指 · 無名指 背面을 沿하여 같은 폭으로 手掌 背面에 분포한다.

　上肢 : 尺 · 橈骨 사이의 피부에 분포하고, 척골측은 手太陽小腸經 皮部를 沿하고, 요골측은 요골 背面의 척골측을 沿하며, 肘頭(olecranon)의 요골측연을 거쳐 臂[팔]로 올라가 上腕骨 外側面을 沿하여 肩關節 後方에 이른다.

　肩部 : 肩胛棘에서 분포하고 견갑거근(levator scapular M.)의 사이에 이른다.

頸部 : 뒤로 足少陽膽經 皮部를 沿하고, 앞으로 手太陽小腸經 皮部를 沿한다.

頭部 : 耳後ㆍ耳上 髮際處의 피부에 분포하고, 耳前에서 顴骨을 沿하여 眼外角에 이르는 등의 피부구역에 있다.

11. 手陽明大腸經 皮部 分布區

手部 : 拇指ㆍ食指 및 第1ㆍ2掌骨 背面 피부에 분포한다.

上肢 : 척골측은 手少陽三焦經 皮部를 沿하고, 요골측은 橈骨경상돌기頂端[11]ㆍ橈骨背面前緣ㆍ상완이두근外側緣ㆍ삼각근外側面을 沿한다.

肩部 : 견봉쇄골관절(acromioclavicular joint) 外端을 沿하고 肩筋 前方을 提한다.

頸部 : 뒷부분은 手少陽三焦經과 手太陽小腸經 皮部이며, 앞부분은 足陽明胃經 皮部이다.

面部 : 下頷頰區ㆍ顴骨下方과 上頷人中區ㆍ鼻翼部 등의 피부에 분포한다.

12. 手太陰肺經 皮部 分布區

手部 : 拇指 요골측면과 掌面, 食指의 掌面, 第1ㆍ2掌骨掌面 피부에 분포한다.

上肢 : 바깥으로 手陽明大腸經 皮部를 沿하고, 안으로 요측수근굴근(flexor carpi radialis M.)의 外側ㆍ橈骨의 內面ㆍ상완이두근外側面ㆍ삼각근前面을 따라 순행하며 足少陽膽經 피부를 거쳐 鎖骨下[12] 등의 피부구역에 이른다.

13. 手厥陰心包經 皮部 分布區

手部 : 中指ㆍ無名指의 掌面에 분포하고 같은 폭으로 掌心을 거친다.

上肢 : 橈ㆍ尺骨의 사이를 거쳐 요골측은 手太陰肺經 皮部를 沿하고 척골측은 尺骨內面橈側ㆍ상완이두근內側面을 沿하며 腋前胸區 등의 피부구역에 이른다.

---

11) 끝부분.

12) pars infraclavicularis.

14. 手少陰心經 皮部 分布區

手部 : 小指掌面, 第5掌骨 掌面 피부에 분포한다.

上肢 : 한쪽은 手太陽小腸 皮部를 沿하고, 한쪽은 手厥陰心包經 皮部를 沿하여 腋下
등 피부구역에 이른다(圖解 62 ～ 64).

부록 : 十四經皮部의 임상 응용

十四經脉은 안으로 臟腑에서 起始하고, 밖으로 피부에 분포하며, 각 臟腑는 모두 경맥통로를 통하여 일정한 피부구역과 연계를 발생한다. 臟腑에 병이 있으면 경락통로를 통하여 피부 위에 반영되고 발병요소도 피부에서 이 통로를 통하여 臟腑에 침입하며 臟腑를 발병하게 한다.

《靈樞·五色》篇에는 "五色[13] 各有[14] 臟部[15], 有外部[16], 有內部[17]也. 色從外部走內部者, 其病[18] 從外[19] 走內[20][21]. 其色從內[22] 走外[23]者, 其病[24] 從內[25] 走外[26]."라 했다.

《素問·皮部論》에서는 "皮者, 脉之部[27]也, 邪客于皮則腠理開, 開則邪入客于絡脉, 絡脉滿則注于經脉, 經脉滿則入舍于臟腑也." 臟腑와 피부의 상관이론은 한의학에서 진단·치료·예방 등에 있어 중요한 이론 중 하나가 되었다.

---

13) 질병의 內在변화에 따라 面部의 色澤에 반영된다. 五色見于面部, 分現于臟腑所屬的部位. 예를 들면 '鼻兩側爲外部, 外部屬六腑, 鼻中央爲內部, 內部屬五臟'이다.

14) 分部.

15) 五色이 主管하는 臟腑의 부위를 말한다. 張志聰은 "臟部, 臟腑之分部(臟部는 臟腑의 부분이다)."라 했다.

16) '六腑'를 말한다.

17) '五臟'을 말한다.

18) 病邪.

19) 外邪.

20) 裏部.

21) 病邪가 表에서 裏로 들어간 경우.

22) 內部.

23) 外部.

24) 病邪.

25) 裏部.

26) 外部.

27) 十二經脉이 분포하는 부분.

●**진단방면** : 옛날부터 經絡 분포구역의 피부색 변화를 통하여 질병을 진단한 기록이 있었다. 예를 들면, 《素問 · 皮部論》篇에는 "陽明之陽[28] 名曰害蜚[29], 上下[30]同法, 視其部中有浮絡[31]者, 皆陽明之絡也, 其色多青則痛, 多黑則痹, 黃赤則熱, 多白則寒, 五色皆見則寒熱也, 絡盛則入客于經. ……心主之陰[32] 名曰害肩, 上下同法, 視其部中有浮絡者, 皆心主之絡也, 絡盛則入客于經."이다. 근대에는 이런 이론에도 근거하여 적지 않은 진단방법을 총결했다. 예를 들어 '經絡診斷法'은 經絡穴位 피부 위에 나타난 丘疹 · 궤양 · 皮丘帶 · 색소침착(pigmentation) · 皮膚結節 · 피부경도(skin resiliency) · 角皮의 두께 · 감각민감도 · 체온 · 피부전기저항 등으로 臟腑의 질병을 진단하고 치료하는데, 이런 진단지표는 내장질병이 皮部에 표현되는 것을 반영한 것이다.

●**치료방면** : 경락의 皮部 분포구역에 근거하여 치료를 진행하는 방법은 아주 많은데 예를 들면 毛刺[33] · 피내침 · 피부침 · 溫灸 · 瘢痕灸[34] · 藥物敷貼[35] · 핫팩[36] 등이 있으며, 근대에 들어서는 또한 전기자극 · 자석침 · 적외선 · 레이저광선 · 마이크로웨이브 · 電熱灸 등의 치료방법이 발전되었다. 鍼刺麻醉도 역시 經絡皮膚의 이론을 채용했고 절개(incision)[37] 부위의 피부에서 經絡皮部를 따라 자극하여 좋은 효과를 얻었다.

●**예방방면** : 쉽게 발병하는 부위에 대하여 藥洗 · 보온 · 방한 · 防濕의 방법으로 局部疾病의 재발을 방지했고 지금에 이르기까지 세계적으로 유행되고 있다. 예를 들면, 三伏天灸는 겨울 哮喘病의 재발을 방지하였으며 전국적으로 수만 명의 환자를 관찰해

---

28) 陽絡.

29) 六經皮部 명칭표

六經	太陽	陽明	少陽	太陰	少陰	厥陰
皮部名	關樞	害蜚	樞持	關蟄	樞儒	害肩

30) '上'은 手經脉을, '下'는 足經脉을 말한다. 특히 본문장의 '上'은 手陽明大腸經을 말하며, '下'는 足陽明胃經을 말하는 것이다.

31) 淺在之絡脉.

32) 厥陰經의 陰絡을 말한다.

33) 鍼刺방법인 '九刺法'의 하나. 《靈樞 · 官鍼》篇 "毛刺者, 刺浮腓皮膚也." 毛刺는 살갗에 있는 가벼운 腓證을 치료하는 방법으로, 현재 사용하는 피부침을 찌르는 방법이 바로 이에 속한다.

34) 灸法의 하나로서, 대개 피부에 직접 시술하는 방법이며 피부에 손상을 유도하여 치료하는 방법이다.

35) 피부를 통하여 잘 흡수될 수 있도록 조제된 약물을 피부에 부착하여 치료하는 기법.

36) hot pack.

37) 외과수술의 경우에 절개하는 것을 말한다.

보니 치료효과가 가장 좋았다. 足三里 穴位 皮部를 灸하여 신체건강을 촉진하는 방법은 이미 해외 의학계에서 응용하여 좋은 효과를 얻었다. 또한 氣功에서 채용한 沿經皮膚摩擦方法(예를 들어 刮痧요법과 같은 요법)도 병을 예방하고 치료하는 우수한 방법이 되어 왔다.

앞에서 말한 질병을 치료하고 예방하는 각종 방법은 피부·경락·臟腑의 一聯의 통로를 통하여 작용을 발휘한다.

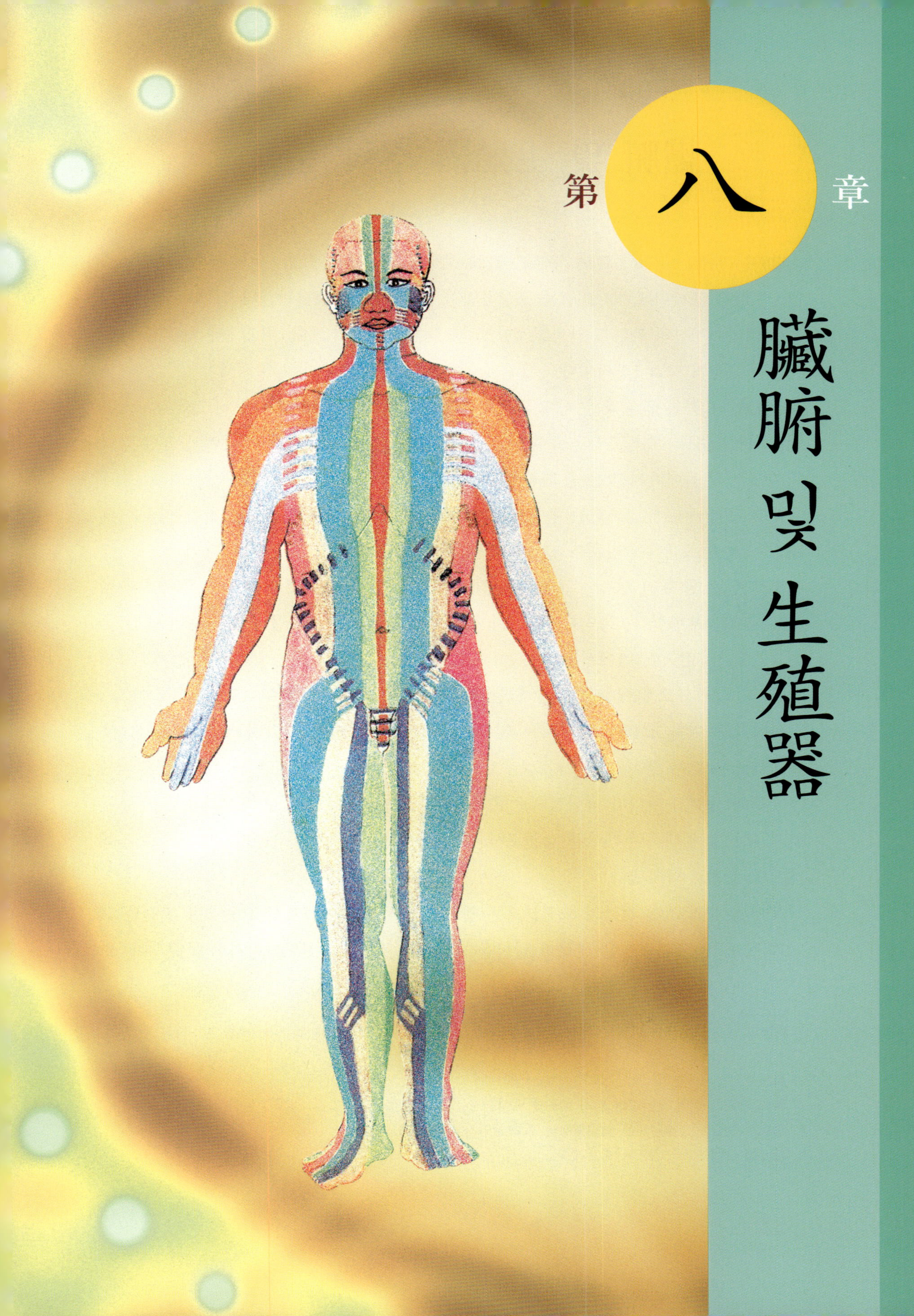

第　八　章

臟腑咬 生殖器

臟腑 및 生殖器 경락 분포도

臟腑는 肝臟 · 心臟 · 脾臟 · 肺臟 · 腎臟 · 膽腑 · 小腸腑 · 胃腑 · 大腸腑 · 膀胱腑 · 心包 · 三焦를 포함한다. 本 圖解를 구상하면서 臟腑 사이의 表裏관계와 경락노선의 구성을 고려하여 9장의 圖解로 완성했으며, 그중 脾와 胃, 腎과 膀胱, 肝과 膽, 大腸과 小腸, 心包와 三焦가 각각 1장씩이다.

각 臟腑는 직접 通達 혹은 상호 通達하는 모든 경락노선을 나타내며, 十二經脉 · 十二別絡 · 十五絡脉 · 奇經八脉을 포함하고, 또한 胃의 大絡 · 胞脉[1] 등과 같이 상술한 경락체계에 아직 들어가지 않은 큰 脉絡도 포함한다.

각 경락이 內臟에 분포하는 형식에 있어 굵은 것은 經, 가는 것은 絡, 더 가는 것은 孫絡의 分支 분포규칙에 맞추어 전체 臟器에 분포한다.

생식기는 남자의 음낭 · 고환 · 음경, 여자의 난소 · 자궁 · 陰道[2] · 陰脣 · 음핵(clitoris)을 포함한다. 한의학이론에서 생식기계통은 또한 '腎'을 포함하는데 예를 들면 《素問 · 上古天眞論》에서는 "二八腎氣盛, 天癸至, 精氣溢[3] 瀉[4], 陰陽和[5], 故能有子."라 했다. 그러므로 腎에 通達할 수 있는 경락은 모두 그 안에 포함된다.

생식기는 비록 臟腑에 속하지는 않으나 마찬가지로 소속 경락이 있으며 任脉 · 衝脉 · 督脉은 모두 생식기에서 나오는 것으로 소위 三脉一源[6]이며, 이들 세 개의 경맥은 十二經의 分支가 아니라 독립적으로 존재하는 한 개의 經脉이다. 古代서적은 任 · 衝 두 脉의 起始處에 대하여 대부분 女體로서 기술했는데 이는 이해를 돕기 위한 것으로 本圖에서도 女體로 나타냈다.

각 內臟과 生殖器 경락의 노선분포는 옛날부터 지금에 이르기까지 완성된 그림을 그리지 못했다. 옛사람들은 글로써 결론을 내린 적은 있으나 전면적이지도 못했으며, 또

---

1) 胞宮과 연결된 脉絡을 말한다. 이를 '胞絡'이라고도 한다. 本書의 第十四章 雜脉十一絡를 참조하라.

2) 질(膣, vagina).

3) 盈滿.

4) 腎의 精氣가 이미 충만하여 능히 精子를 배설할 수 있다. '滿而外溢.'

5) 男女의 和合(←交會). 혹은 陰陽氣血의 조화(생리기능이 정상).

6) 任 · 督 · 衝脉의 '一源三岐'를 말한다.

한 많은 古書 속에 산재되어 있다. 本 圖解는 근거가 있는 경락노선을 조사하고 작성하여 圖解를 제작함으로써 임상 · 연구 · 교육에 참고로 제공한다.

각 臟腑의 經絡分布는 개수가 같지 않으며 많은 경우는 17개였고 적은 경우는 네 개였다. 연계된 臟腑도 다른데 어떤 內臟은 모든 臟腑와 연계가 있으며, 어떤 경우는 表裏의 臟 혹은 腑하고만 연계가 있다.

分布經絡 개수가 많아질수록 연계된 臟腑도 많아지는데 이것으로 한 臟腑의 기능과 그것이 전체에서 일으키는 작용을 알 수 있다. 臟腑 분포의 경락이 다르기 때문에 각 臟腑에 질병이 발생할 때 영향을 받는 범위도 다르며 分布經絡의 영향범위가 클수록 發症(invasion)도 많아지며 이것은 臨床辨證論治에서 중대한 의의를 갖는다.

각 臟腑病症에 모두 심장의 증상이 나타나는 것은 각 臟腑의 경락이 모두 심장으로 통하기 때문이다. 肝木克脾土, 肝胃不合[7] 등의 이론에서 兩者는 어떤 경로를 통하여 이런 관계가 발생하는가? 肝經은 胃에 분포하기 때문이다. 脾濕은 왜 痰飮을 형성하며 무슨 경로를 통하여 나타나는 것인가? 脾가 肺에 분포하는 脾經에 작용한 것이다.

經絡辨證과 관련된 歷代 기록은 아주 많은데 옛사람들이 말한 名言 중에 "知經絡者, 知生死. 醫者, 不知經絡者, 開口動手便錯."이란 말이 있다. 이 말은 아주 이치에 맞는 말이다. 만약 陰 · 陽 · 表 · 裏 · 寒 · 熱 · 虛 · 實[8]만을 辨證의 근거로 삼고 경락의 분포를 알지 못한다고 한다면 이는 나무의 枝葉만을 보고 그 뿌리를 알지 못하는 것과 같다.

---

7) 편역자의 생각으로 '肝胃不合'은 '肝胃不和'로 같으며, 이는 肝氣가 울결되어 疏泄기능이 상실됨으로써 胃가 和降의 기능을 하지 못하는 병증을 말한다. 이는 임상적으로는 情志不舒로 인하여 肝鬱胃弱과 肝氣橫逆犯胃해 나타나는 일련의 증상이며, 흔히 胃脘痛 · 구토 · 구역 등으로 나타난다.

8) 八綱.

手太陽小腸經
手太陽小腸經別絡
手少陽三焦經
手少陽三焦經絡脉
手太陰肺經
手厥陰心包經絡脉
手厥陰心包經
手少陰心經
手少陰心經別絡
手少陰心經絡脉
足厥陰肝經別絡
足少陽膽經別絡
足太陽膀胱經別絡
任脉
胞脉
足少陰腎經
足陽明胃經別絡
足太陰脾經
足太陰脾經別絡

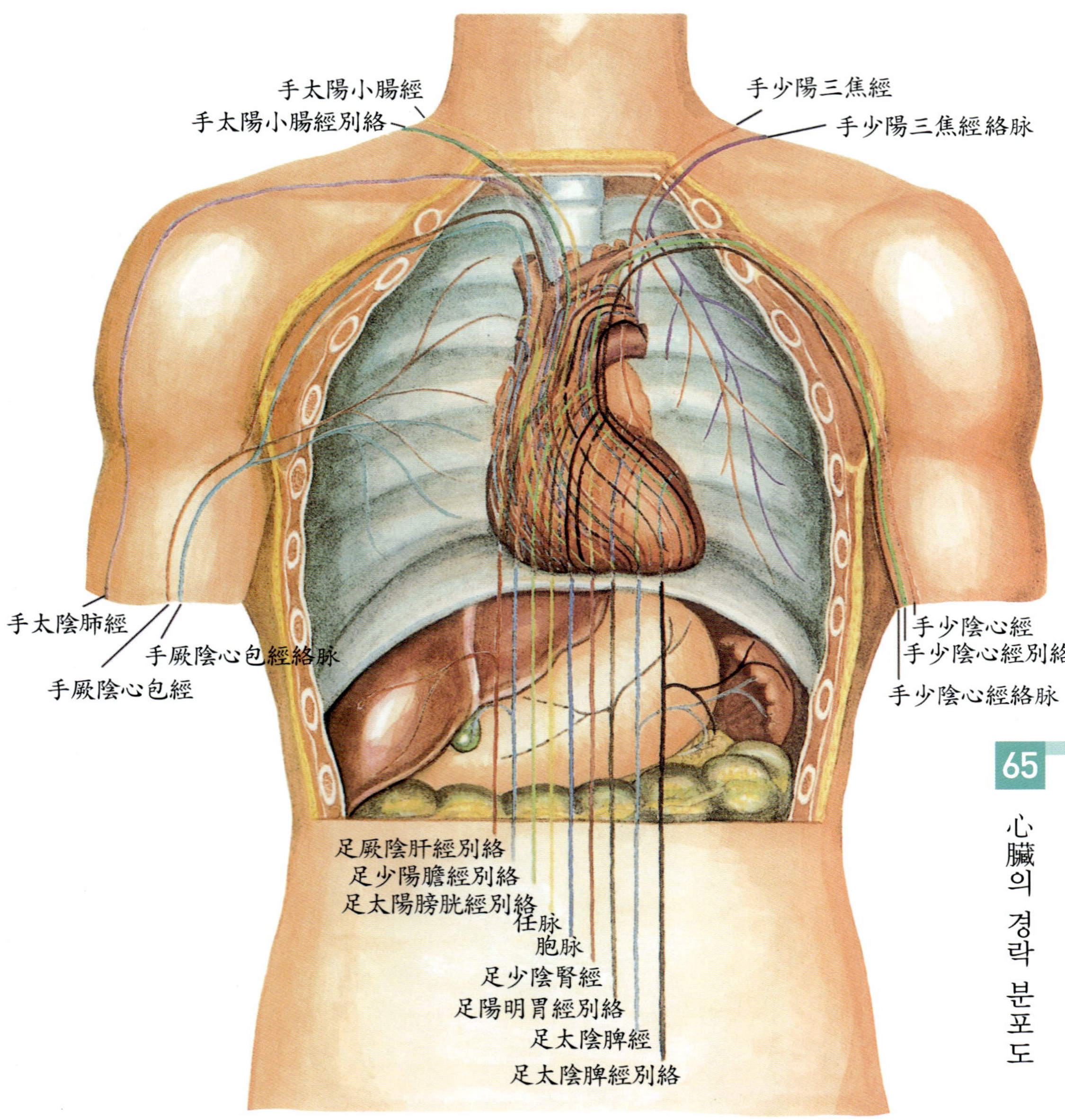

65

心臟의 경락 분포도

心臟의 경락 분포도

1. 手少陰心經

心中에서 起始하며, 심장에 분포하는 主經이다.

《靈樞·經脉》篇 : "心手少陰之脉, 起于心中[9], 出屬心系[10]."

2. 手少陰心經 絡脉

本經의 通里穴에서 分出하고, 上肢 내측을 沿하여 상행하며 흉부에 들어가 심장에 분포한다.

《靈樞·經脉》篇 : "手少陰之別, 名曰通里[11]……循經入于心中."

3. 手少陰心經 別絡

腋下處 手少陰心經에서 分出하고, 本經을 따라 상행하여 흉부에 들어가 심장에 분포한다.

《靈樞·經別》篇 : "手少陰之正, 別[12]入于淵腋兩經之間, 屬于心."

4. 手太陰肺經

胸內에서 分支하고, 심장에 분포한다.

《足臂十一脉灸經》 : "臂泰(太)陰溫(脉) : 循上兼(廉), 以奏(湊)臑內, 出液

---

9) 심장 내부.

10) 심장의 脉絡. 심장과 기타 臟인 肝·脾·肺·腎이 서로 연계하는 脉絡.

11) '通裏'와 통하는 의미.

12) 別支.

(腋)內兼(廉), 之心."

5. 足太陰脾經

胃部에서 한 개의 分支가 있으며, 상행하여 흉부로 들어가 심장에 분포한다.

《靈樞·經脉》篇 : "脾足太陰之脉……復從胃別上膈, 注[13]心中[14]."

6. 足太陰脾經 別絡

대퇴 안쪽의 本經에서 分出하고, 胃經의 別絡과 병행하여 복부로 들어가, 상행하여 脾胃에 분포하며, 횡격막 위로 올라가 흉부로 들어가서 심장에 분포한다.

《靈樞·經別》篇 : "足太陰之正[15], 上至髀[16], 合于陽明[17], 與別[18]俱行."

7. 足陽明胃經 別絡

대퇴 前面의 本經處에서 分出하고, 本經을 沿하여 상행하며, 복부로 들어가 脾胃에 분포하고, 횡격막 위로 뚫고 올라가 심장에 분포한다.

《靈樞·經別》篇 : "足陽明之正, 上至髀[19], 入于腹裏, 屬胃散之脾, 上通于心[20]."

8. 足少陰腎經

신장에서 상행하고, 肝膈을 통과하여 肺中에 들어가며, 다시 肺에서 分支하여 심장에

---

13) 注行.
14) 다시 胃에서 갈라져 횡격막을 관통·상행하여 心中에 주행한다.
15) 足太陰之別.
16) 넓적다리.
17) 足陽明胃經.
18) 別支.
19) 넓적다리.
20) 심장.

분포한다.

《靈樞 · 經脉》篇：“足少陰之脉……從腎上貫肝膈, 入肺中……, 其支者, 從
肺出絡心.”

9. 手太陽小腸經

上肢를 沿하여 상행하고, 肩胛을 돌아 鎖骨上窩[21]에서 흉부로 들어가 심장에 분포한
다.

《靈樞 · 經脉》篇：“小腸手太陽之脉……繞肩胛[22], 交肩上[23], 入缺盆, 絡心.”

10. 手太陽小腸經 別絡

肩關節 後下方의 本經에서 分出하고, 하행하여 腋部에 이르러 흉부로 들어가 심장에
분포한다.

《靈樞 · 經別》篇：“手太陽之正, 指地[24], 別于肩解[25], 入腋走心.”

11. 足太陽膀胱經 別絡

膝膕窩의 足太陽膀胱經에서 分出하고, 상행하여 항문에서 腹腔에 들어가고, 膀胱 ·
腎에 분포하고 脊柱를 순행하여 심장에 분포한다.

《靈樞 · 經別》篇：“足太陽之正, 別[26]入于膕中, ……循膂[27]當心入散.”

---

21) supraclavicular fossa.
22) 臑俞 · 天宗等穴處.
23) 秉風 · 曲垣等穴處.
24) 手部에서 시작하여 頭部에 이르면 地氣가 상승했다가 하강하는 것처럼 곧바로 下行하는 것을 말한다.
25) 肩關節. 《太素 · 卷八 · 經脉》 “肩臂二骨相接之處, 名爲肩解.”, 《類經 · 經絡類 · 人始生先成精脉循通血氣行》
　　 “肩後骨縫曰 肩解, 卽肩貞穴也.”
26) 別支.
27) 광배근(latissimus dorsi M.).

12. 手厥陰心包經

胸中에서 起始하며, 心包에서 모이고, 分支는 심장에 분포한다.

《靈樞 · 經脉》篇：“心主[28] 手厥陰心包絡之脉, 起于胸中, 出屬心包絡.”

《靈樞 · 邪客》篇：“心主之脉……内絡于心脉[29].”

13. 手厥陰心包經 絡脉

本經의 內關穴에서 分出하고, 本經을 沿하여 상행하고, 흉부로 들어가 心包와 心系에 분포한다.

《靈樞 · 經脉》篇：“手心主之別, 名曰內關……繫于心包, 絡心系.”

14. 足少陽膽經 別絡

本經 대퇴 外側處에서 起始하며, 本經을 沿하여 복부로 들어가 肝膽에 분포하고, 횡격막 위로 올라가 심장을 통과한다.

《靈樞 · 經別》篇：“足少陽之正……循胸裏屬膽散之, 上肝貫心[30].”

15. 足厥陰肝經 別絡

足背에서 起始하며, 本經을 沿해 상행하여 陰毛處에 이르며, 足少陰 別絡과 병행하여 복부로 들어가 肝膽에 분포하고, 상행하여 심장에 들어간다.

---

28) 심장의 神은 오장육부를 主宰하므로 ‘心主’라고 한다. 《靈樞 · 邪客》篇 “心者, 五藏六府之大主也(심장은 오장육부의 주인이다.).”

29) 心肺兩經. 《靈樞經》에서는 ‘心肺’를 ‘心脉’으로 표현했다.

30) 문맥상 이는 ‘散之肝, 上貫心.’으로 교정돼야 할 것이다.

《靈樞 · 經別》篇 : "足厥陰之正, 別跗上, 上至毛際, 合于少陽[31], 與別[32]俱行."

16. 任脉

그 分支는 小腹 내부에서 直上하여 肚臍를 관통하고, 위로 올라가 심장을 관통한다.

《素問 · 骨空論》: "督脉者, 起于少腹[33], 以下骨[34]中央……其少腹直上者, 貫[35]齊[36]中央, 上貫心[37]."

17. 胞脉[38]

심장에서 起始하며, 횡격막을 뚫고 아래로 내려가 胞中에 분포한다.

《素問 · 評熱病論》: "胞脉[39]者屬心, 而絡于胞中.[40]"

❧

상술한 것을 종합하면 심장에 분포하는 경락은 經脉 7개, 絡脉 세 개, 別絡 7개가 있으며 모두 17개 경락선이다. 이것으로 심장과 肝 · 脾 · 肺 · 腎 · 膽 · 胃 · 膀胱 · 小腸 · 心包 등의 臟腑 사이에 직접적인 통로를 구성한다. 三焦經 및 絡脉은 上焦區 내부에서도 심장과의 연계를 나타낸다.

---

31) 足少陽膽經의 別支.

32) 別絡, 別支.

33) '男子精室, 女子胞宮.'으로서, 任 · 衝 · 督脉은 모두 胞中에서 起始한다. 이는 腎下에 속하며, 中極의 裏部에 속한다.

34) 曲骨. 이를 '橫骨'이라 하기도 한다.

35) 穿行.

36) 臍部.

37) 心臟. 高世栻曰 : "胞脉主衝任之血, 月事不來者, 乃胞脉閉也. 中焦取汁, 奉心化赤, 血歸胞中, 故胞脉者, 屬心而絡于胞中."

38) 胞脉은 雜脉十一絡의 11개 絡脉 중 하나로서, 胞宮과 연결된 脉絡이다. 이를 '胞絡'이라고도 한다.

39) 胞脉主衝任之血. 따라서 無月經은 이내 胞脉이 閉한 것이다.

40) 胞脉은 위로는 심장에 통하고, 아래로는 胞宮에 絡한다.

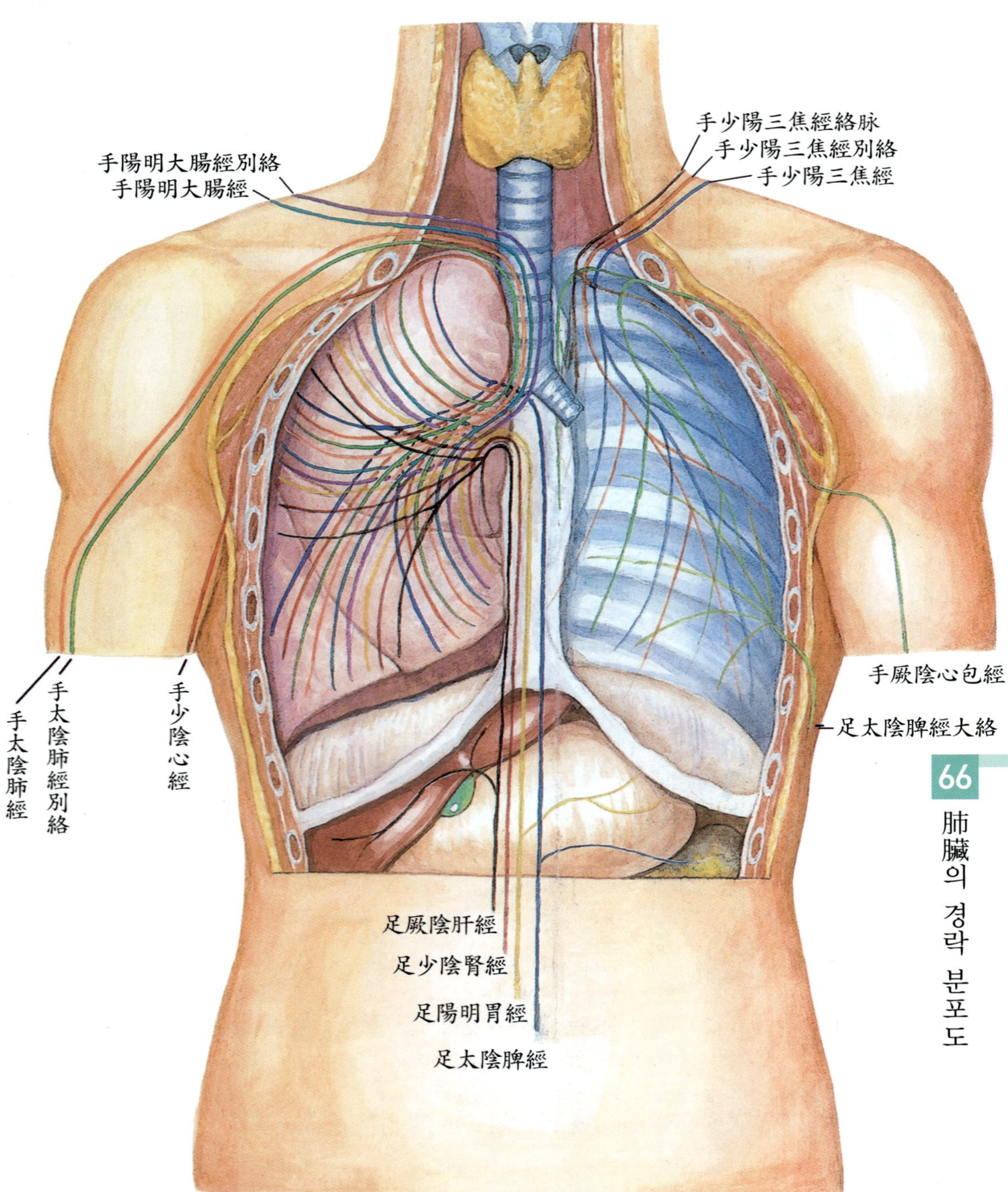

手陽明大腸經別絡
手陽明大腸經
手少陽三焦經絡脉
手少陽三焦經別絡
手少陽三焦經
手太陰肺經
手太陰肺經別絡
手少陰心經
手厥陰心包經
足太陰脾經大絡
足厥陰肝經
足少陰腎經
足陽明胃經
足太陰脾經
66
肺臟의 경락 분포도

肺臟의 경락 분포도

1. 手太陰肺經

肺에 분포하는 主經이며, 中焦에서 起始하는데, 상행하여 胃의 賁門을 거쳐, 횡격막을 관통하여, 肺에 분포하며, 폐에서 分支하여 심장에 분포한다.

《靈樞·經脉》篇：“肺手太陰之脉……上膈屬肺.”

《足臂十一脉灸經》篇：“臂泰(太)陰溫(脉)：循筋上兼(廉), 以奏(湊)[41]臑內, 出夜(腋)內兼(廉), 之心.”

2. 手太陰肺經 別絡

겨드랑이 앞쪽의 手太陰肺經에서 分出하고, 상행하여 흉부로 들어가며, 폐에 분포한다.

《靈樞·經別》篇：“手太陰之正, 別入淵腋少陰之前, 入走肺.”

3. 足厥陰肝經

엄지발가락 발톱 후방 毛叢에서 起始하며, 상행하여 생식기의 陰毛 중에 이르고, 小腹에 들어가 肝과 膽에 분포하며, 肝에서 分支하고, 횡격막을 관통하여 肺에 上注한다.

《靈樞·經脉》篇：“肝厥陰之脉, 起于大指叢毛之際, 上循足跗上廉, 去內踝一寸, 上踝八寸, 交出太陰之後, 上膕內廉, 循陰股入毛中, 過陰器, 抵小腹, 挾胃, 屬肝絡膽, 上貫膈, 布[42]脇肋, 循喉嚨之後, 上入頏顙, 連目系, 上出額, 與督脉會于巓. 其支者, 從目系下頰裏, 環脣內. 其支者, 復從肝別貫膈, 上注肺.”

---

41) ‘奏(湊), 至也.’

42) 散布.

4. 足陽明胃經

胃에서 大絡이 나오고, 상행하여 횡격막을 관통해 폐에 분포한다.

《素問·平人氣象論》: "胃之大絡, 名曰虛里[43), 貫[44)鬲絡肺."

5. 足少陰腎經

腎에서 分支하고, 간장과 횡경막을 위쪽으로 관통하고, 폐에 분포하며, 그 分支는 폐에서 分出하여 심장에 분포한다.

《靈樞·經脉》篇: "腎足少陰之脉, 起于小指[45)之下, 斜走足心, 出于然谷之下, 循內踝之後, 別入跟中, 以上踹內, ……, 貫脊屬腎絡膀胱. 其直者, 從腎上貫肝膈, 入肺中……. 其支者, 從肺出絡心, 注胸中."

《素問·病能論》: "少陰脉[46), 貫腎[47)絡肺[48)."

6. 手陽明大腸經

上肢를 따라 올라가 頸椎에 이르고, 鎖骨上窩[49)를 거쳐 흉부로 들어가 폐에 분포한다.

《靈樞·經脉》篇: "大腸手陽明之脉, 起于大指次指之端, 循指上廉, 出合谷兩骨之間, 上入兩筋之中, 循臂上廉, 入肘外廉, 上臑外前廉, 上肩, 出髃骨之前廉, 上出于柱骨之會上, 下入缺盆, 絡肺."

---

43) 좌측 乳房 밑 心尖部에 박동이 느껴지는 곳으로, 虛里는 宗氣와 十二經脉의 氣가 모이는 곳이기 때문에 虛里의 박동상태는 胃氣와 氣血의 변화를 직접 반영한다.
44) 貫通.
45) 足第五趾.
46) 足少陰腎經脉.
47) 腎臟.
48) 足少陰腎經脉은 신장을 관통해 肺에 이어진다.
49) supraclavicular fossa.

7. 手陽明大腸經 別絡

肩髃處에서 手陽明經이 分出하고, 頸椎處에서 胸腔에 들어가 폐에 분포한다.

《靈樞 · 經別》篇 : "手陽明之正, 從手循膺乳, 別于肩髃, 入柱骨, 下走大腸, 屬于肺."

8. 手少陰心經

心系에서 分支가 나와, 폐의 上部를 통과하여 겨드랑이 아래로 淺出한다.

《靈樞 · 經脉》篇 : "心手少陰之脉……復從心系却上肺, 下出腋下."

9. 手厥陰心包經

胸中에서 起始하며, 폐와 연계된다.

《靈樞 · 經脉》篇 : "心主手厥陰之脉……, 起于胸中, 出屬心包絡."

10. 足太陰脾經

서혜부에서 복부로 들어가고, 상행하여 胸 · 心 · 肺에 분포한다.

《鍼灸甲乙經 · 卷之三》 : "府舍[50], 在腹結下三寸, 足太陰 · 陰維 · 厥陰之會. 此脉[51]上下入腹絡胸, 結心肺."

⁂

상술한 것을 종합하면 肺臟에 분포하는 경락은 經脉 8개, 別絡 두 개로 모두 10개 경락선이 肺와 心 · 肝 · 脾 · 腎 · 心包 · 胃 · 大腸 등 臟腑 사이에 직접적인 통로를 구성한다. 이외에 手少陽三焦經 · 絡脉 · 別絡과 足太陰脾經의 大絡은 모두 胸中에 散布하고 肺臟과도 연결이 된다.

---

50) 足太陰脾經의 郄穴, 三陰經과 手足陽明經이 상호 연락한다.

51) 足太陰脾經脉.

手太陽小腸經
手少陽三焦經
足太陰脾經大絡
足陽明胃經
足陽明胃經別絡
足厥陰肝經
任脉
足太陰脾經絡脉
足太陰脾經
足太陰脾經別絡

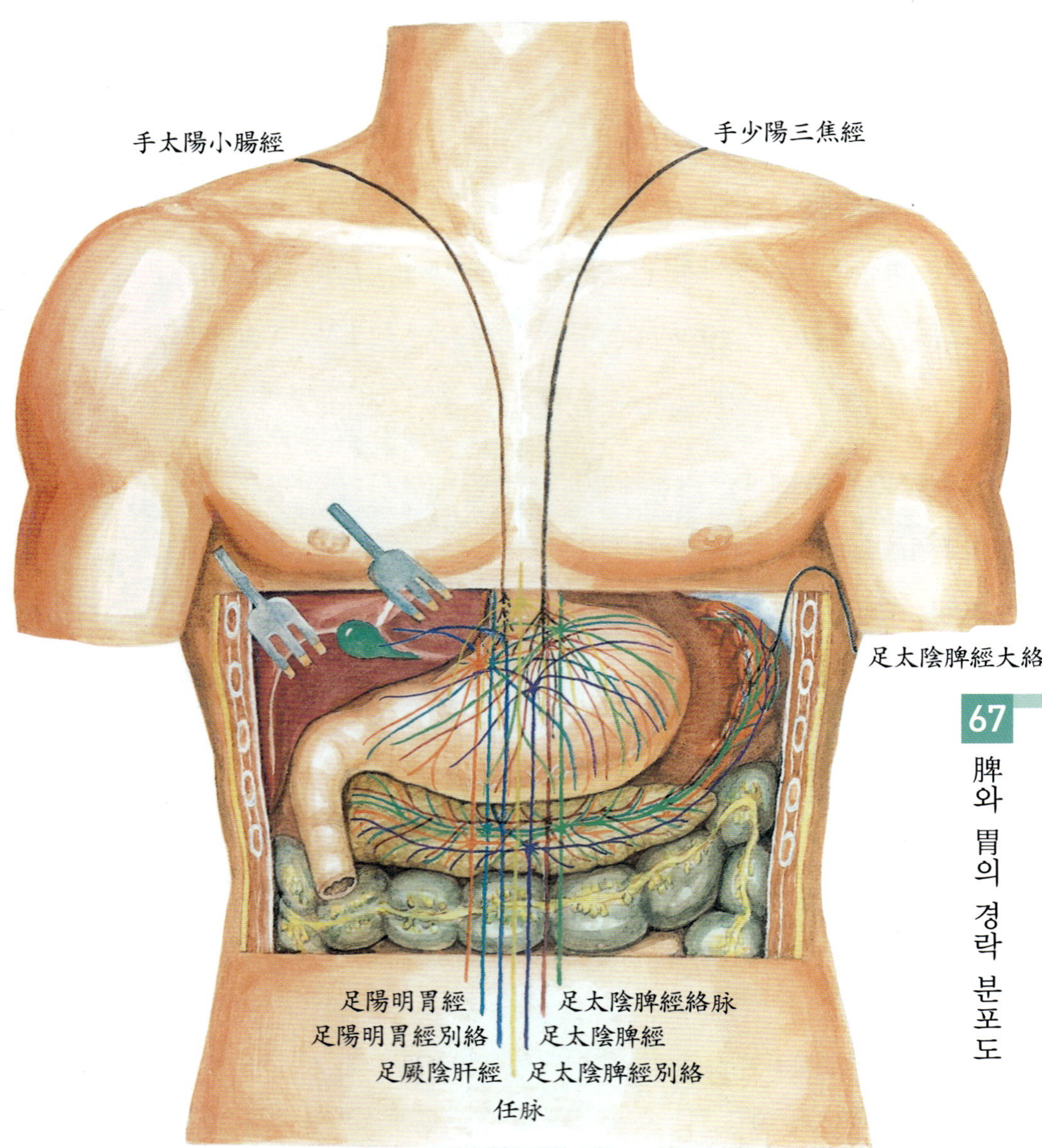

脾와 胃의 경락 분포도

脾와 胃의 경락 분포도

1. 足太陰脾經

脾臟에 분포하는 主經이다. 엄지발가락 끝 內側面에서 起始하며, 상행하여 대퇴 內前側에 沿해 복부로 들어가 脾와 胃에 분포하고, 分支를 내어 심장과 폐에 분포한다.

《靈樞·經脉》篇 : "脾足太陰之脉, 起于大指[52]之端[53], ……內[54]循脛骨後交[55]出厥陰[56]之前, 上膝股內前廉入腹, 屬脾絡胃……. 其支者, 復從胃別上膈, 注[57]心中."

《鍼灸甲乙經·卷之三》: "府舍[58], 在腹結下三寸, 足太陰·陰維·厥陰之會, 此脉[59]上下入腹絡胸[60], 結于心肺."

2. 足太陰脾經 絡脉

足太陰脾經의 公孫穴處에서 分出하여, 足太陰脾經을 沿해 복부로 들어가 胃·腸에 분포한다.

《靈樞·經脉》篇 : "足太陰之別, 名曰公孫, 去本節之後一寸, 別走陽明, 其別者, 入絡腸胃."

3. 足太陰脾經 大絡

脾에 연결되며, 胸脇內外壁에 분포한다.

---

52) 大趾.
53) 隱白穴. 足陽明胃經의 經氣를 이어받는다.
54) 腨部의 內側.
55) 交叉.
56) 足厥陰肝經.
57) 注行.
58) '府'는 '聚藏之所也', '舍'는 '居室也'.
59) 足太陰脾經脉.
60) 肝脾에 絡한다.

《靈樞·經脉》篇："脾之大絡……布[61]胸脇."

4. 足太陰脾經 別絡

足太陰脾經에서 分出하고, 대퇴 前面에서 足陽明胃經의 別絡과 병행하여 복부로 들어가 脾胃에 분포하며, 상행하여 심장에 분포한다.

《靈樞·經別》篇："足太陰之正, 上至脾, 合于陽明, 與別俱行."(足陽明胃經의 別絡을 참조)

5. 足陽明胃經

鼻骨 兩旁에서 起始하며, 하행하여 鎖骨上窩[62]를 거쳐 흉부로 들어가며, 횡격막을 관통하여 胃·脾에 분포하고, 횡격막 위로 올라가 폐에 분포한다.

《靈樞·經脉》篇："胃足陽明之脉, 起于鼻之交頞中, 旁納太陽之脉, 下循鼻外, 入上齒中, 還出挾口, 環脣, 下交承漿, 却循頤後下廉, 出大迎, 循頰車, 上耳前, 過客主人, 循髮際至額顱. 其支者, 從大迎前下人迎, 循喉嚨入缺盆, 下膈屬胃絡脾."

胃의 大絡 : 胃에서 나와 상행하여 횡격막을 貫通하고 폐에 분포한다.

《素問·平人氣象論》："胃之大絡, 名曰虛里, 貫膈絡肺."

6. 足陽明胃經 別絡

대퇴 상방 ⅓處의 足陽明胃經에서 分出하고, 상행하여 복부로 들어가 胃와 脾에서 분포하고, 횡격막을 뚫고 올라가 심장에 분포한다.

《靈樞·經別》篇："足陽明之正, 上至髀, 入于腹裏, 屬胃散之脾, 上通于心."

---

61) 散布.
62) supraclavicular fossa.

7. 足厥陰肝經

엄지발가락에서 起始하며, 대퇴 內前側을 沿하여 상행해 陰毛處에 이르고, 생식기를 돌아 복부 속으로 들어가고, 胃에 연계되며 肝膽에 분포한다.

《靈樞·經脉》篇 "足厥陰之脉, 起于大指叢毛之際, 上循足跗上廉, 去內踝一寸, 上內踝八寸, 交出太陰之後, 上膕內廉, 循陰股入毛中, 過陰器, 抵小腹, 挾胃屬肝絡膽."

8. 手太陽小腸經

새끼손가락 끝에서 起始하며, 尺骨 外側緣을 沿하여 상행하고, 肩關節 後面에 이르며, 肩胛部를 감싸고돌아 肩[어깨] 위를 순행하며, 앞을 향하여 鎖骨上窩[63]에 들어가 심장에 絡하고, 횡격막을 뚫고 내려가 胃에 연결되며, 小腸에 분포한다.

《靈樞·經脉》篇 : "小腸手太陽之脉……入缺盆, 絡心, 循咽下膈, 抵胃屬小腸."

9. 任脉 絡脉

흉골 검상돌기(xiphoid process)의 任脉에서 分出하여, 上腹의 胃脘區에 분포한다.

《靈樞·經脉》: "任脉之別, 下鳩尾散于腹."

⁂

이상에서 서술한 9개의 經絡線 중 脾臟에 분포하는 경락은 經脉 세 개, 別絡 및 絡脉 네 개가 있어 脾와 心·肺·胃·腸 등 臟腑 사이에 직접적인 관계통로를 구성한다. 胃에 분포하는 경락에는 經脉 5개, 絡脉 및 別絡 세 개가 있어 胃와 心·脾·肺·肝·小腸 등 臟腑 사이에 직접적인 통로를 구성한다. 이외에 手少陽三焦經의 中焦部는 胃에 분포하고 胃와도 연계가 있다.

---

63) supraclavicular fossa.

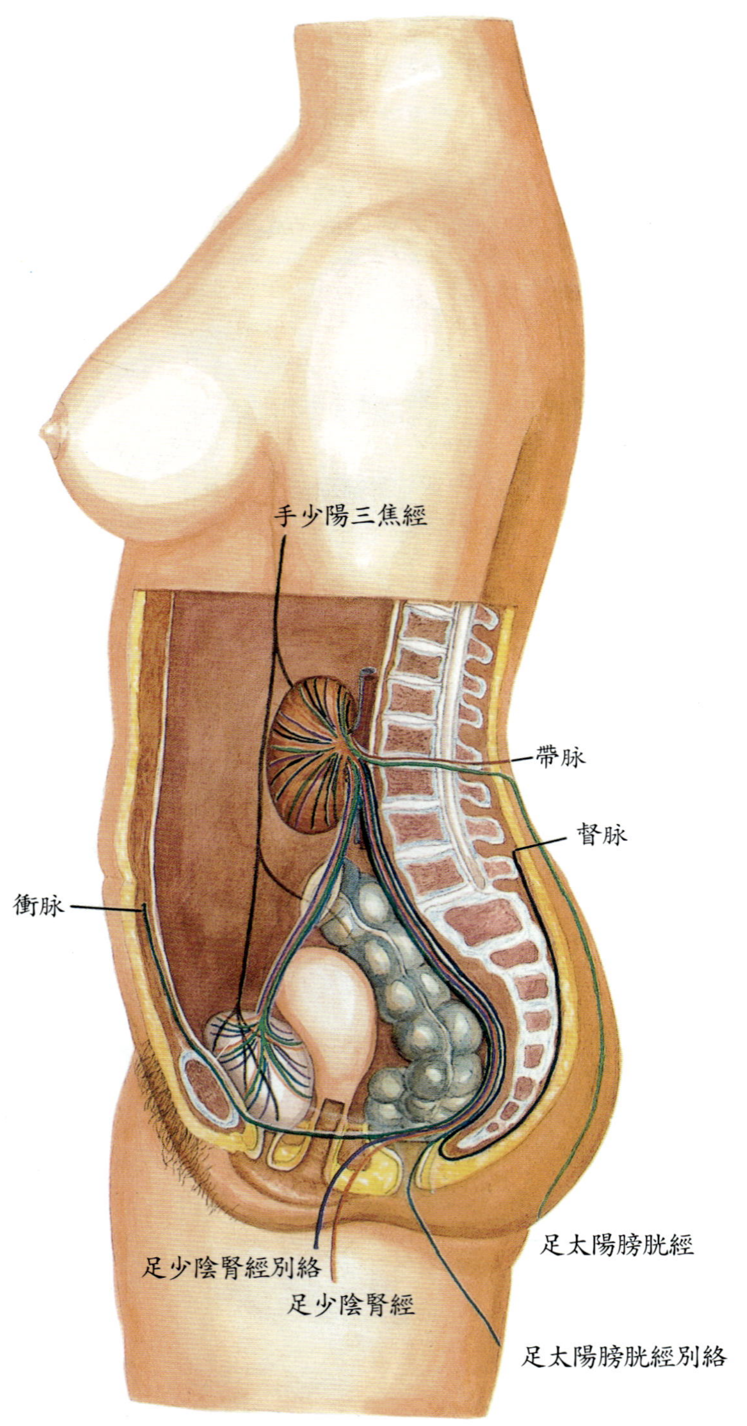

手少陽三焦經
帶脉
督脉
衝脉
足少陰腎經別絡
足少陰腎經
足太陽膀胱經
足太陽膀胱經別絡

腎과 膀胱의 경락 분포도

1. 足少陰腎經

신장에 분포하는 主經이며, 下肢에서 상행하여 서혜부 내측에 이르고, 복부에 들어가 신장과 방광에 분포하며, 신장에서 위로 肝·횡격막을 관통하여 폐에 들어가며, 分支하여 심장에 도달하고, 胸中에 흘러들어가 手厥陰心包經과 交會한다.

《靈樞·經脉》篇：“腎足少陰之脉, 起小指[64]之下, 斜走足心, 出于然谷之下, 循內踝之後, 別入跟中, 以上踹內, 出膕內廉, 上股內後廉, 貫脊屬腎, 絡膀胱. 其直者, 從腎上貫肝膈, 入肺中, 循喉嚨, 挾舌本. 其支者, 從肺出絡心, 注胸中.”

《靈樞·營氣》篇：“……從腎注心, 散[65]于胸中, 循心主[66]脉出腋下[67].”

2. 足少陰腎經 別絡

膝膕部의 足少陰腎經에서 起始하며, 腎經을 沿하여 상행하고, 복부로 들어가 신장에 분포한다.

《靈樞·經別》篇：“足少陰之正, 至膕中, 別走太陽而合, 上至腎.”

3. 足太陽膀胱經

방광에 분포하는 主經이다. 眼內角에서 起始하며, 상행하여 頭部 後方을 돌고, 하행하여 背部를 沿해 腰部에 이르러 복부 안으로 들어가 신장과 방광에 분포한다.

《靈樞·經脉》篇：“膀胱足太陽之脉, 起于目內眦, 上額交巓. 其支者, 從巓

---

[64] 小趾.

[65] 外散.

[66] 手厥陰心包經.

[67] 天池·天泉 等 經穴.

至耳上角. 其直者, 從巓入絡腦, 還出別下項, 循肩髆内, 挾脊抵腰中, 入循
膂, 絡腎屬膀胱."

4. 足太陽膀胱經 別絡

膝膕窩[오금]의 足太陽膀胱經에서 起始하며, 상행하여 항문에서 복부로 들어가 방광
과 신장에 분포하고, 또한 脊柱 양옆을 沿하여 상행해 심장에 분포한다.

《靈樞·經別》篇 : "足太陽之正, 別入于膕中[68], 其一道[69]下尻五寸[70], 別入
于肛, 屬膀胱, 散之腎, 循膂當心入散."

5. 督脈

小腹 아래 曲骨(←橫骨) 중앙에서 起始하며, 뒤로 순행하여 外生殖器와 肛門을 거쳐
복부로 들어가, 척추를 沿하여 상행해 신장에 분포한다.

《素問·骨空論》: "督脈者, 起于少腹, 以下骨[71]中央, 女子入繫[72]廷孔[73], 其
孔溺孔之端也[74]. 其絡[75]循[76]陰器, 合篡間[77], 繞篡後, 別[78]繞臀至少陰與巨
陽[79], 中絡者, 合[80]少陰. 上股内後廉, 貫脊屬腎."

---

68) 委中穴.
69) '一道'란 正經에서 갈라진 또 하나의 支脈을 말한다.
70) 承扶穴.
71) 橫骨.
72) 陰脣 연합처와 尿道의 중간.
73) 溺孔.
74) 溺孔의 尖端. 王冰 註 : "孔, 則窈漏也. 窈漏之中, 其上有溺孔焉."
75) 絡脈.
76) 沿着하여 순행한다.
77) 前陰과 後陰 사이. 즉, 會陰部를 가리킨다.
78) 別絡.
79) 足少陰經脈과 足太陽經脈의 經脈. 이는 '少陰上股乃之後廉, 貫脊屬腎者是也.'이다.
80) 相合. 足少陰腎經이 足太陽膀胱經과 속에서 이어지는 곳에 이르러 股部 내측의 後緣으로 상행하던 足少陰
   腎經과 합쳐졌다가…….

6. 衝脉

足少陰腎經의 大絡과 신장에서 起始하며, 하행하여 氣街에서 體表로 淺出한다.

《靈樞·動輸》篇 : "衝脉者, 十二經之海[81]也, 與少陰之大絡[82]起于腎, 下出于氣街[83]."

7. 帶脉

신장에 분포하는 足少陰腎經의 別絡과 서로 銜接[연결]한다. 足少陰腎經의 別絡은 제2요추에서 나와 帶脉으로 歸屬한다.

《靈樞·經別》篇 : "足少陰之正, 至膕中, 別走太陽而合, 上至腎, 當十四椎出屬帶脉."

⁂

이상에서 서술한 7개의 경락선 중에서 신장에 분포하는 경락은 經脉 5개, 別絡 두 개가 있으며 신장과 心·肺·心包·膀胱·生殖器官 등 臟腑 사이에 직접적인 통로를 구성한다. 膀胱에 분포하는 경락은 經脉 두 개, 別絡 한 개가 있으며 방광과 心·腎 사이에 직접적인 연결통로를 구성한다. 手少陽三焦經의 下焦는 신장과 방광에 분포하며, 督脉의 絡脉은 尾骨 하방 督脉에서 分出하여 신장과도 연계한다.

---

81) '十二經의 精血之海.'

82) 足少陰腎經의 大絡穴과 함께.

83) 足陽明胃經의 氣衝穴.

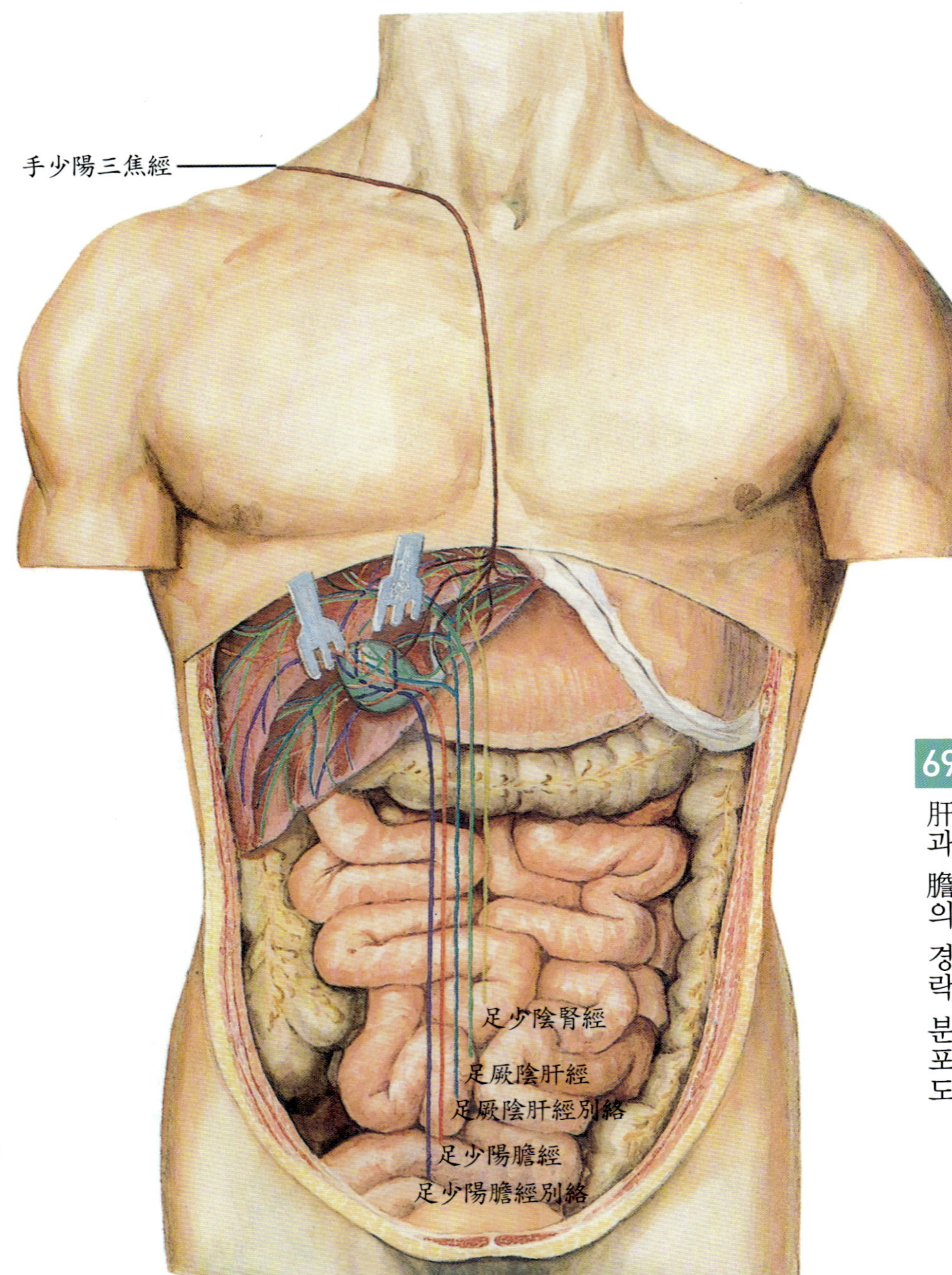

69

肝과 膽의 경락 분포도

肝과 膽의 경락 분포도

1. 足厥陰肝經

간장에 분포하는 主經이다. 엄지발가락 발톱 후방 叢毛處에서 起始하며, 상행하여 下肢 내측을 沿하고, 陰毛處에 들어가 생식기를 빙 돌아 小腹에 들어가고, 胃에 연계되며 간장과 膽에 분포한다. 肝에서 分支하여 횡격막을 관통해 肺中으로 들어간다(手太陰肺經과 交會함).

《靈樞·經脉》篇 : "肝足厥陰之脉, 起于大指[84]叢毛之際, 上循足跗上廉, 去內踝一寸, 上踝八寸, 交出太陰之後. 上膕内廉, 循股陰, 入毛中, 過陰器, 抵小腹, 挾胃, 屬肝, 絡膽……復從肝別貫膈, 上注肺."

2. 足厥陰肝經 別絡

足背의 足厥陰肝經에서 分出하여, 위를 향해 本經을 沿하여 外陰部에 도달하고, 足少陰膽經의 別絡과 會合하여 병행해 복부로 들어가 간장과 담낭에 분포하며, 횡격막을 뚫고 올라가 심장을 관통한다.

《靈樞·經別》篇 : "足厥陰之正, 別跗上, 上至毛際, 合于少陽, 與別俱行." (足少陽膽經 別絡을 참고)

---

84) 大趾.

3. 足少陽膽經

膽에 분포하는 主經이며, 外眼角에서 起始하며, 하행하여 鎖骨上窩[85]에 이르러 흉부로 들어가고, 횡격막을 뚫고 내려가 담낭과 간장에 분포한다.

《靈樞·經脉》篇：“膽足少陽之脉, 起于目銳眦[86], 上抵頭角[87], 下耳後, 循頸行手少陽之前, 至肩上, 却交出手少陽之後, 入缺盆. 其支者, 從耳後入耳中, 出走耳前, 至目銳眦後. 其支者, 別銳眦, 下大迎, 合于手少陽, 抵于䪼, 下加頰車, 下頸, 合缺盆. 以下胸中, 貫膈, 絡肝, 屬膽.”

4. 足少陽膽經 別絡

대퇴 바깥쪽의 足少陽膽經에서 나와, 대퇴 前側을 돌아 陰毛處에 들어가 足厥陰肝經과 서로 銜接[연결]하고, 그 主幹線은 상행하여 季脇에 이르러 복부로 들어가 담낭과 간장에 분포하며, 심장을 관통한다.

《靈樞·經別》篇：“足少陽之正, 繞髀入毛際合于厥陰, 別者入季脇之間, 循胸裏, 屬膽散之, 上肝貫心.”

5. 足少陰腎經

足少趾 下面에서 起始하며, 상행하여 대퇴 內側을 따라 순행해 外生殖器에 이르며, 복부 속으로 들어가 신장과 방광에 분포하고, 다시 상행하여 간장을 관통하며, 횡격막을 뚫고 올라가 肺에 분포하고, 脉氣는 胸中으로 들어간다.

《靈樞·經脉》篇：“腎足少陰之脉, 起于小指之下, 斜走足心, 出于然谷之下, 循内踝之後, 別入跟中, 以上腨内, 出膕内廉, 上股内後廉, 貫脊屬腎, 絡膀胱. 其直者, 從腎上貫肝, 入肺中……其支者, 從肺絡心, 注胸中.”

이상에서 서술한 5개의 경락선 중 간장에 분포하는 경락에는 經脉 두 개, 別絡 두 개가 있으며 간장과 膽·肺·心·胃·心包 등 臟腑 사이에 직접적인 통로를 구성한다. 담낭에 분포하는 경락은 經脉 두 개, 別絡 두 개가 있어 담낭과 肝·心 사이에 직접적인 통로를 구성한다. 이외에 手少陽三焦經의 中焦 부분도 肝·담낭에 분포할 수 있다.

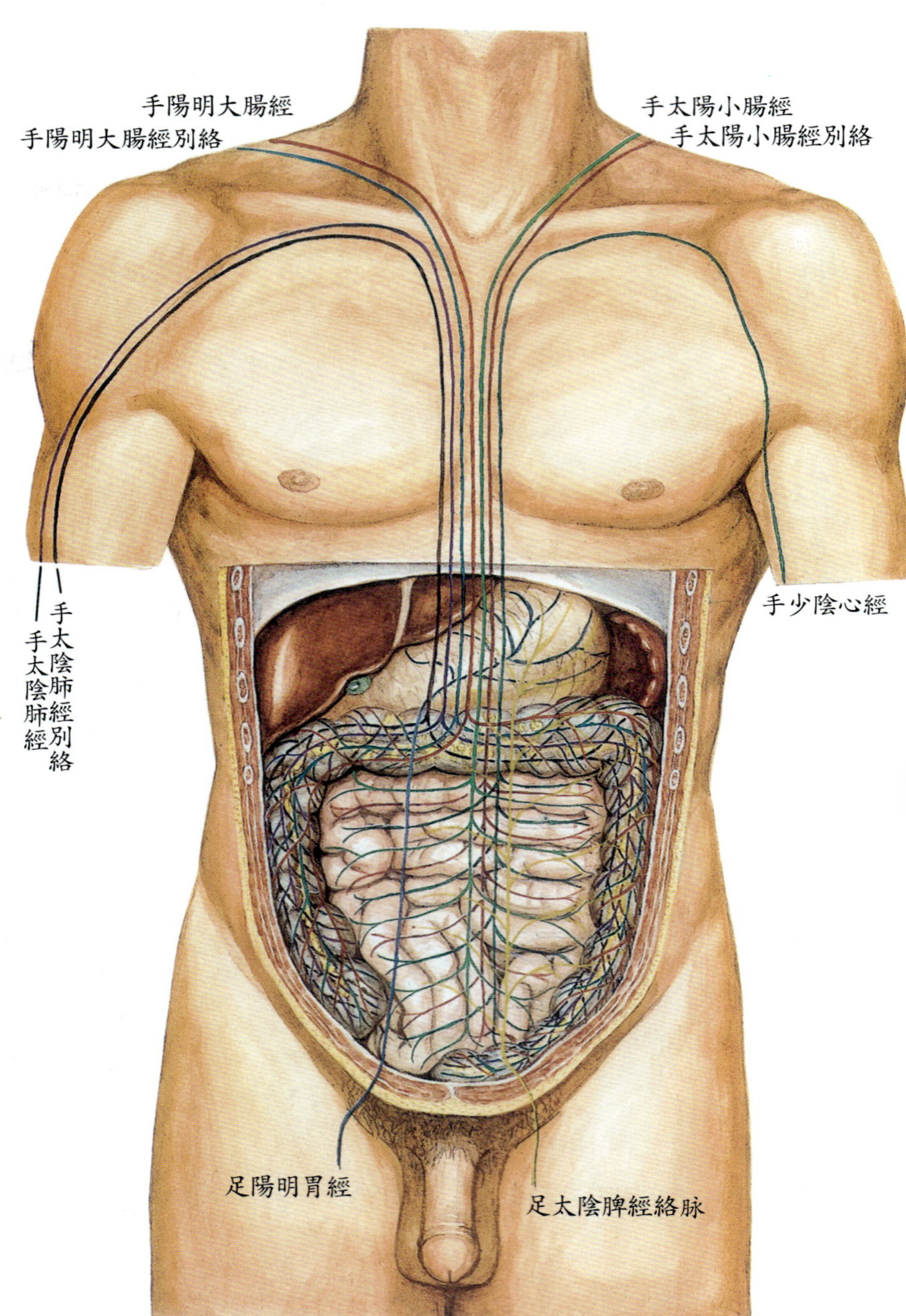

70

大腸과 小腸의 경락 분포도

大腸과 小腸의 경락 분포도

1. 手陽明大腸經

大腸에 분포하는 主經이며, 食指 요골측 끝에서 起始한다. 상행하여 上肢 바깥쪽 前緣을 沿하고, 肩關節을 거쳐 頸椎 棘突起(spinous process)處에 이르며, 다시 前下行하여 鎖骨上窩處에 하행하여 흉부로 들어가 肺에 분포하고, 아래를 향하여 횡격막을 관통하여 대장에 분포한다.

《靈樞·經脉》篇：“大腸手陽明之脉, 起于大指次指之端, 循指上廉, 出合谷兩骨之間, 上入兩筋之中, 循臂上廉, 入肘外廉, 上臑外廉, 上肩髃骨之前廉, 上出于柱骨之會上, 下入缺盆, 絡肺, 下膈, 屬大腸.”

2. 手陽明大腸經 別絡

肩髃穴處에서 手陽明大腸經이 分出하고, 頸椎處에서 胸腔에 들어가 폐에 분포하며, 하행하여 횡격막을 관통하고 대장에 분포한다.

《靈樞·經別》篇：“手陽明之正, 從手循膺乳, 別于肩髃, 入柱骨, 下走大腸, 屬于肺.”

3. 手太陰肺經

中焦에서 起始하며, 하행하여 대장에서 분포하고, 상행하여 胃의 賁門을 거쳐 횡격막을 관통하여 폐에 분포하며, 分支는 심장에 분포한다.

《靈樞·經脉》篇：“肺手太陽之脉, 起于中焦, 下絡大腸, 還循胃口, 上膈屬肺.”

4. 手太陰肺經 別絡

겨드랑이 앞의 手太陰肺經에서 分出하고, 상행하여 흉부로 들어가 폐에 분포하며, 하행하여 횡격막을 관통하고 대장에 분포한다.

《靈樞·經別》篇：“手太陰之正, 別入淵腋少陰之前[88], 入走肺散之大腸.”

5. 手太陽小腸經

소장에 분포하는 主經이다. 새끼손가락 척골측 끝에서 起始하며, 상행하여 上肢 척골측을 沿하고, 肩關節 後面에 이르며, 肩胛部를 돌아 肩[어깨] 위에서 앞을 향하여 순행하고, 鎖骨上窩에 들어가 심장에 분포하고, 횡격막을 뚫고 내려가 胃에 이르며, 소장에 분포한다.

《靈樞·經脉》篇：“小腸手太陽之脉, 起于小指之端, 循手外側上腕, 出踝中, 直上循臂骨下廉, 出肘內側兩筋之間, 上循臑外後廉, 出肩解, 繞肩胛, 交肩上, 入缺盆, 絡心, 循咽下膈, 抵胃, 屬小腸.”

6. 手太陽小腸經 別絡

肩關節 후방에서 手太陽小腸經의 分支가 나와, 하행하여 腋窩處에서 흉부에 들어가 심장에 분포하며, 하행하여 소장에 분포한다.

《靈樞·經別》篇 “手太陽之正, 指地[89], 別于肩解, 入腋走心, 繫小腸也.”

7. 手少陰心經

心中에서 起始하며, 아래를 향해 횡격막을 관통하고 小腸에 분포한다. 심장에서 分支를 내어 폐에 이른다.

---

88) 手少陰心經의 前方.
89) 手部에서 시작하여 頭部에 이르면 地氣가 상승했다가 下降하는 것처럼 곧바로 下行하는 것을 표현.

《靈樞·經脉》篇 ：“心手少陰之脉，起于心中，出屬心系，下膈絡小腸…….
復從心系却上肺.”

8. 足太陽脾經 絡脉

脾經의 公孫穴에서 起始하며, 상행해 下肢 내측을 沿하여 서혜부에서 복부로 들어가
大小腸과 胃에 분포한다.

《靈樞·經脉》篇 ：“足太陰之別，名曰公孫，去本節之後一寸，別走陽明. 其
別者，入絡腸胃.”

❧❧

이상에서 서술한 8개의 경락선 중에서 대장에 분포하는 경락은 經脉 두 개, 絡脉 및
別絡 세 개가 있으며 대장과 폐와 脾胃臟腑 사이에 직접적인 통로를 구성한다. 소장에
분포하는 경락에는 經脉 두 개, 別絡 및 絡脉 각 한 개가 있으며 대장과 심장과 脾胃臟
腑 사이에 직접적인 통로를 구성한다. 이외에 足陽明胃經은 手太陽小腸經·手陽明大腸
經 등과 경락노선에서도 직접적인 연계가 있다.

《靈樞·邪氣藏府病形》篇 ：“胃合于三里，大腸合入于巨虛上廉[90]，小腸合入
于巨虛下廉[91].”

---

90) ‘六腑下合穴’을 말한다.
91) ‘六腑下合穴’을 말한다.

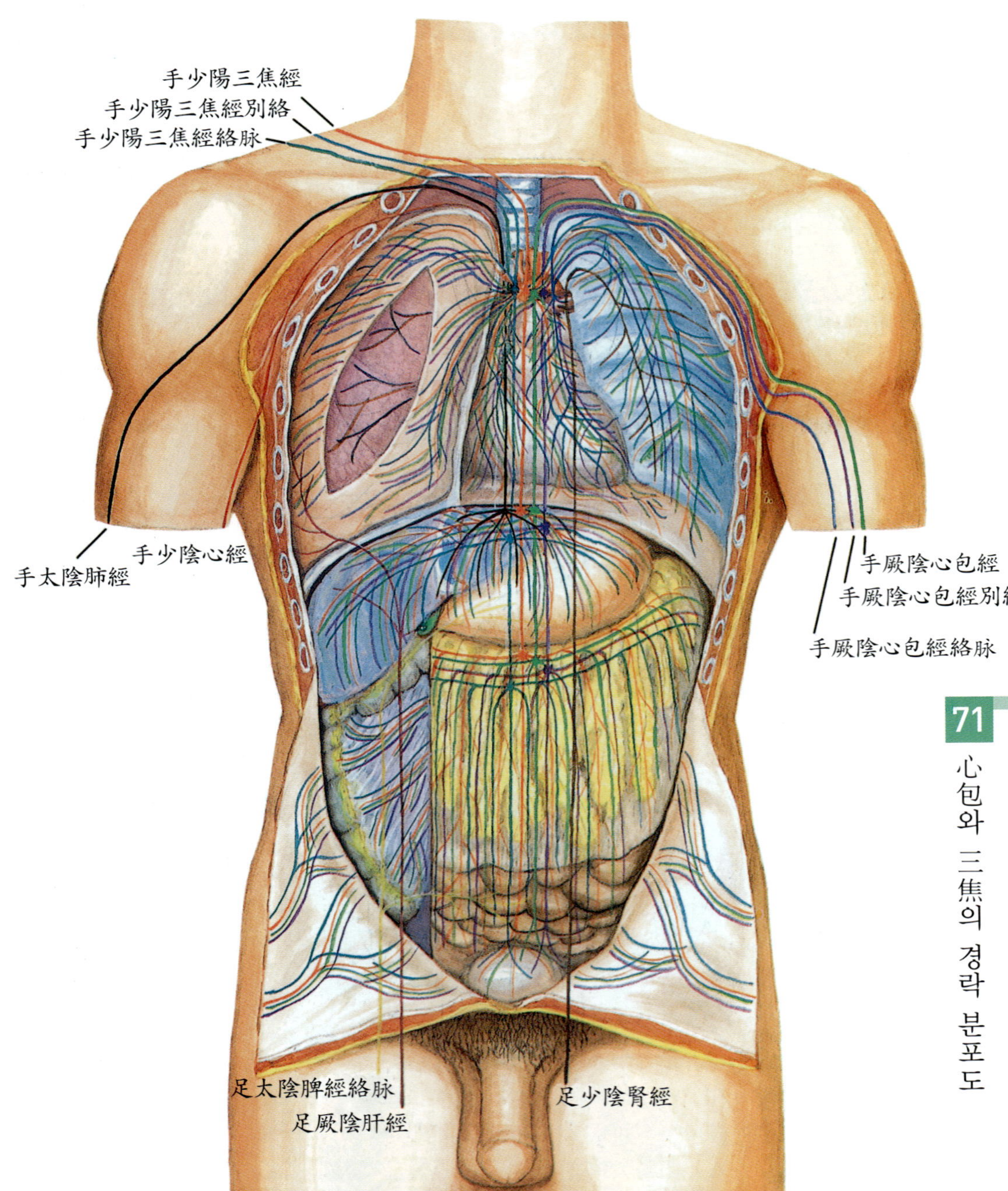

71

心包와 三焦의 경락 분포도

心包와 三焦의 경락 분포도

1. 手少陽三焦經

三焦(上·中·下焦)에 분포하는 主經으로, 약손가락 척골측 끝에서 起始하며, 上肢 바깥쪽을 沿하여 肩部 後面에 이르고, 앞으로 순행하며 肩[어깨]을 돌아 鎖骨上窩[92]에 들어가며, 흉부로 들어가 心包와 上焦에 분포하고, 하행하여 횡격막을 관통해 中焦와 下焦에 분포한다.

《靈樞·經脈》篇：“三焦手少陽之脉, 起于小指次指之端, 上出兩指之間, 循手表腕[93], 出臂外兩骨之間, 上貫肘, 循臑外上肩, 而交出足少陽之後, 入缺盆, 布[94]膻中, 散絡心包, 下膈循屬三焦.”

2. 手少陽三焦經 絡脉

三焦經의 外關穴에서 起始하며, 手少陽三焦經을 沿하여 상행하고, 鎖骨上窩에 들어가 胸中과 心包에 분포한다.

《靈樞·經脉》篇：“手少陽之別, 名曰外關, 去腕二寸, 外繞肩, 注胸中, 合心主[95].”

3. 手少陽三焦經 別絡

어깨 뒤편 手少陽三焦經에서 分出하고, 앞으로 순행하여 어깨를 돌아 鎖骨上窩에 들어가고, 하행하여 三焦에 분포한다.

---

92) supraclavicular fossa.
93) 手背[손등]의 腕關節.
94) 散布.
95) 手厥陰三焦經.

《靈樞·經別》篇：“手少陽之正, 指天, 別于巔[96], 入缺盆, 下走三焦, 散于胸中.”

4. 手厥陰心包經

心包에 분포하는 主經이다. 胸中에서 起始하며, 心包·心·肺 및 上焦에 분포하고, 횡격막을 뚫고 내려가 中焦와 下焦에 분포한다.

《靈樞·經脉》篇：“心主手厥陰之脉, 起于胸中, 出屬心包絡, 下膈歷絡三焦.”
《靈樞·邪客》篇：“心主之脉……上入胸中, 内絡于心脉.”

5. 手厥陰心包經 絡脉

手厥陰心包經의 内關穴에서 起始하며, 手厥陰心包經을 따라 흉부로 들어가 心包와 심장의 큰 혈관을 구성하는 '心系'에 분포한다.

《靈樞·經脉》篇：“手心主之別, 名曰内關, 去腕二寸, 出于兩筋之間, 循經以上, 繫于心包, 絡心系.”

6. 手厥陰心包經 別絡

겨드랑이 밑의 手厥陰心包經에서 分出하며, 手厥陰心包經을 따라 올라가 흉부로 들어가 三焦에 분포한다.

《靈樞·經別》篇：“手心主之正, 別下淵腋三寸, 入胸中, 別屬三焦.”

7. 足少陰腎經

足少陰腎經의 支脉은 肺에서 分出하며 심장에 분포하는데, 脉氣가 胸中으로 흘러들어가 手厥陰心包經과 交會한다.

---

96) 정수리.

《靈樞·經脉》篇："腎足少陰之脉……. 其支者, 從肺出絡心, 注胸中."

《靈樞·營氣》篇："足少陰上行注腎, 從腎注心, 外散于胸中, 循心主脉出腋下."

8. 手太陰肺經

肺經은 中焦에서 起始한다.

《靈樞·經脉》篇："肺手太陰之脉, 起于中焦."

9. 手少陰心經

心系에서 출발하는데, 心系는 心包에 연결되므로 手少陰心經은 직접 心包와 서로 이어진다.

《靈樞·經脉》篇："手少陰之脉, 起于心中, 出屬心系."

10. 足厥陰肝經

足大趾에서 起始하며, 下肢 내측을 沿하여 상행해 복부 속으로 들어가고, 상행하여 胃를 거쳐 肝과 담낭에 분포하며, 상행하여 횡격막을 貫通하고, 脇肋區에 분포하며, 이 구역은 胸膜을 포함하는데, 三焦組織에 속한다.

《靈樞·經脉》篇："肝足厥陰之脉……過陰器, 抵小腹, 挾胃屬肝絡膽, 上貫膈布脇肋."

⁕⁕⁕

이상에서 서술한 10개의 경락선 중에 三焦에 분포하는 것은 經脉 네 개, 別絡 두 개가 있으며 三焦와 心包에 직접적인 연결통로를 구성하고, 手少陽三焦經의 분포는 비교적 광범위하여 胸과 腹腔 내부의 각 臟府와도 모두 일정한 연계가 있다. 心包에 분포하는 경락은 經脉 네 개, 絡脉 두 개가 있다. 心包는 足少陰腎經의 분포를 통하여 직접 肺와 연계가 발생된다.

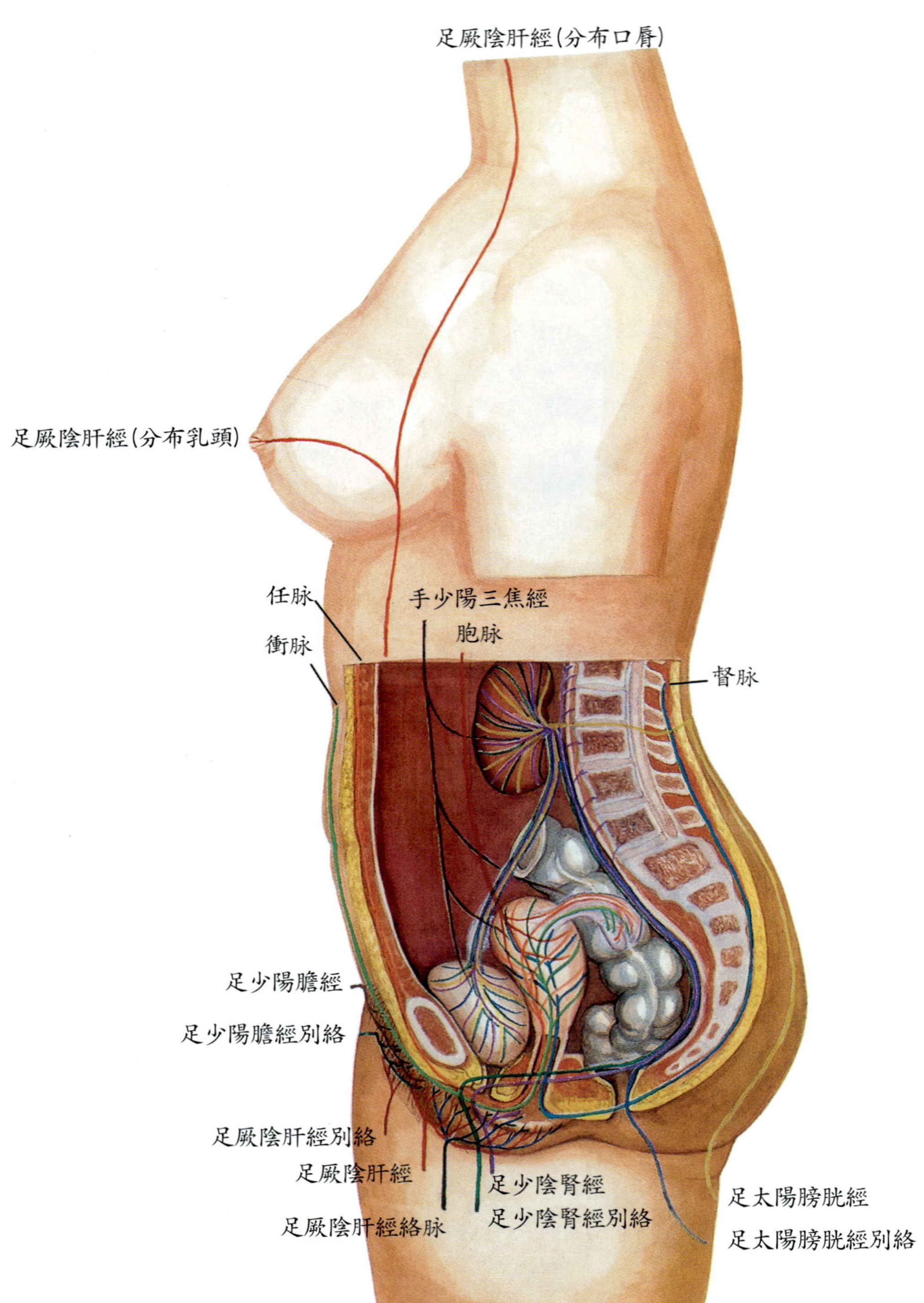

足厥陰肝經(分布口脣)
足厥陰肝經(分布乳頭)
任脉
衝脉
手少陽三焦經
胞脉
督脉
足少陽膽經
足少陽膽經別絡
足厥陰肝經別絡
足厥陰肝經
足厥陰肝經絡脉
足少陰腎經
足少陰腎經別絡
足太陽膀胱經
足太陽膀胱經別絡

內外生殖器의 경락 분포도

1. 任脉

胞中(여자의 자궁·난소와 남자의 고환을 포함)에서 起始하며, 會陰部를 나와서 陰毛부위(外生殖器를 포함) 위로 올라간다.

《靈樞·五音五味》篇 : "衝脉·任脉皆起于胞中."

《素問·骨空論》 : "任脉者, 起于中極之下[97], 以上毛際[98]."

2. 衝脉

任脉과 같이 '胞中'에서 起始한다.

3. 督脉

小腹內의 生殖器에서 起始하며, 女子는 질구(viginal orifice)로 나오고, 男子는 음경을 순행하여 外生殖器에 분포한다.

《素問·骨空論》 : "督脉者, 起于少腹, 以下骨[99]中央, 女子入繫廷孔[100], 其孔溺孔之端也, 其絡循陰器……其男子循莖下至篡與女子等."

4. 足厥陰肝經

엄지발가락 발톱 後緣 叢毛處에서 起始하며, 膝關節을 거쳐 대퇴 내측을 沿하여 상행

---

97) 會陰穴處.

98) 曲骨穴處.

99) 橫骨穴處.

100) 여성 요도의 끝.

해 陰毛處에 이르며, 外生殖器에 분포한다.

《靈樞・經脉》篇：“肝足厥陰之脉, 起于大指[101]叢毛之際, 上循足跗上廉, 去
內踝一寸, 上踝八寸, 交出太陰之後, 上膕內廉, 循股陰, 入毛中, 過陰器, 抵
小腹.”

5. 足厥陰肝經 絡脉

足厥陰肝經의 蠡溝穴에서 起始하며, 第1分支는 足少陽膽經과 합하고, 第2分支는 下
肢 내측을 따라 상행하여 고환과 음경에 분포하며, 여자는 外生殖器에 분포한다.

《靈樞・經脉》篇：“足厥陰之別, 名曰蠡溝, 去內踝五寸, 別走少陽, 其別者,
經脛上睾丸, 結于莖.”

6. 足少陰膽經

하행하여 胸腹을 거쳐 서혜부의 氣街處에서 뚫고 나와 陰毛處에 분포한다. 대퇴 바깥
쪽 髖關節[102]處에서 橫行한다.

《靈樞・經脉》篇：“膽足少陽之脉……循脇裏, 出氣街, 繞毛際.”

7. 足少陽膽經 別絡

대퇴 바깥쪽 足少陽膽經에서 起始한다. 膽經을 따라 위쪽으로 비스듬히 순행하여 陰
毛處와 外生殖器에 분포하며, 또한 足厥陰肝經과 會合한다.

《靈樞・經別》篇：“足少陽之正, 繞髀入毛際, 合于厥陰[103].”

---

101) 大趾.
102) ‘髂骨・恥骨・坐骨’ 의 통칭. 속칭 ‘胯骨’ 이라고도 한다.
103) 足厥陰肝經.

8. 胞脉

심장에서 나와, 하행하여 자궁에 분포한다.

《素問 · 評熱病論》: "胞脉者, 屬心而絡于胞中."

9. 足少陰腎經

대퇴 내측에서 腹部 속으로 들어가고, 脊柱를 沿하여 신장과 방광에 분포한다.

《靈樞 · 經脈》篇: "腎足少陰之脉, …… 上股内後廉, 貫脊屬腎, 絡膀胱."

10. 足太陽膀胱經

背部에서 하행하여 腰部에 이르고, 그 分支가 腹部 内部로 들어가 방광과 신장에 분포한다.

《靈樞 · 經脈》篇: "膀胱足太陽之脉, …… 其直者, 從巔入絡腦, 還出別下項, 循肩膊内, 挾脊抵腰, 入循膂, 絡腎屬膀胱."

이상에서 内外生殖器에 분포하는 경락에는 經脉 7개, 絡脉 두 개, 別絡 한 개로 모두 10개의 경락선이 있다. 그중 督脉 · 任脉 · 衝脉 · 胞脉 및 足厥陰肝經과 그 別絡은 内外生殖器官에 분포하는 주요 경락이다. 《鍼灸甲乙經 · 五臟六腑官第四》: "《素問》曰 : 腎在竅爲耳[104], 然則腎氣上通于耳, 下通于陰也[105]."에 근거하면 신장에 분포하는 足少陰腎經과 足太陽膀胱經은 内外生殖器와 일정한 연계가 있음을 알 수 있다. 手少陽三焦經 · 足少陰腎經의 別絡 · 足太陽膀胱經의 別絡 · 足厥陰肝經의 別絡은 그 분포부위가 内外生殖器와도 일정한 연계가 있다.

---

104) 이는 《素問 · 陰陽應象大論》에 근거한다.
105) 《素問 · 金匱眞言論》 "北方黑色, 入通于腎, 開竅于二陰."

부록 : 內臟의 경락 분포와 辨證

한의학의 진단과 치료는 주로 辨證論治이다. 辨證의 방법은 기본적으로 望·聞·問·切의 四診에 근거하여 얻은 病症資料이며, 臟腑·八綱·五行·경락·氣血 등 이론의 상호관계와 그 변화과정을 종합적으로 분석하여 진단과 치료의 방법을 찾는다.

陰陽은 인체를 相互制約하는 두 가지 다른 기능이고, 五行은 臟腑기능 사이에 상호관계되는 변화과정이며, 경락은 이런 상호관계와 기능변화의 조정시스템이고, 氣血은 경락의 운행을 따라 기능을 발휘하는 물질이다. 이것들은 모두 辨證論治 과정 중 필수불가결한 요소이며 어느 한 요소가 빠진다면 辨證의 이론은 불완전해진다. 만약 경락의 통로가 없다면 이런 辨證理論은 기초가 없는 사상누각이 되며 각 臟器는 고립된 것이 되고 五行의 相生相克하는 변화는 生克작용을 전달해주는 물질기초를 잃게 되며 인체의 氣도 운행할 길이 없이 범람하는 氣로 변한다.

구체적인 辨證 중에서도 해석할 수 없는 문제가 나오는데, 예를 들면 土生金·金克木은 어떻게 相生하고 相克하는 것인가? 둘 사이는 어떤 경로를 통하여 生克관계가 발생하는가? 心腎이 相交한다고 하는데, 심장은 胸腔에 있으며, 신장은 腹腔에 있는데, 둘은 어떤 연계를 통하여 相交하는가? 陽升陰降은 또한 어떤 경로를 통하여 升降하는가?

이와 같은 문제들은 경락통로가 아니면 해석하기 어렵다.

肺臟·脾臟 病態와 그 分布經絡을 예로 든다면 肺의 분포는 經脉 8개, 別絡 두 개로 모두 10개의 경락이 肺臟과 직접 연계가 있다. 肺가 氣를 주관하고, 肺氣의 변화는 이하 臟器經絡의 영향을 받아 증후(symptom)가 발생한다.

첫째, 穀氣는 脾胃二經이 肺에 분포하는 경락을 통하여 穀氣를 肺에 운반하며, 肺가 호흡하여 얻은 氣와 化合하여[106] 宗氣가 되므로 "脾爲生氣之源"이란 말이 있다. 만약 脾가 運化失常하면 水濕이 凝聚하여 변화해 痰飮이 될 수 있다. 脾胃虛는 肺氣不足에 영향을 줄 수 있다.

둘째, 신장은 納氣한다. 신장은 肺에 분포하는 腎經통로를 통하여 肺氣를 攝納하는

---

106) 일종의 '同化作用 과정'에 속한다.

데, 만약 신장이 納氣[107]하지 못하면 肺에 吸氣困難의 증상이 발생한다. 신장이 納氣하지 못하는 것은 腎虛인데 아울러 肺氣虛이다. 만약 肺氣虛하면 또한 腎氣衰弱을 야기하며 그 사이의 상호영향은 모두 肺에 분포하는 腎經 통로를 통한 것이다.

셋째, '肺主肅降'이다. 肺氣는 宜淸宜降한다. 肺氣가 하강하는 통로는 세 개가 있다.

1 肺經을 통하여 大腸에 분포하는 經脉이 大腸에 하강한다.

2 腎經을 통하여 肺에 분포하는 經脉이 신장에 내려간다(腎納氣).

3 三焦經脉(肺經은 中焦에서 起始)을 통하여 下焦에 肅降한다. 만약 肺氣가 淸肅下降을 잃게 되면 해수·氣喘·흉민·변비·尿黃 등의 증상이 발생한다.

4 肝經이 肝臟으로부터 횡격막을 뚫고 올라가 肺에 흘러 들어가는데 肝氣가 亢盛하면 肺氣의 하강에 영향을 주어 肺氣가 上逆하게 되어 氣喘·해수 등의 증상이 발생한다.

5 만약 肺氣가 上逆하면 上逆한 氣가 肺에서 심장으로 분포하는 肺經을 통해 심장에 전달되어 痰中帶血·潮熱盜汗·手足心發熱·午後顴紅 등의 肺陰虛 증상이 발생한다.

상술한 肺氣의 失常과 症候의 발병 등은 모두 肺에 분포하는 경락을 통하여 작용을 일으키는 것이다. 脾臟에는 經脉 세 개, 別絡과 絡脉 네 개 등 모두 7개의 경락선이 분포한다. 脾가 心·肺·胃腸 등 臟腑를 연결시켜 준다. 脾의 運化가 失常하면 脾經을 통하여 胃에 분포하는 經脉이 胃에 영향을 주어 胃가 소화시킬 수 없고 식사량도 감소한다.

脾經 絡脉은 大腸·小腸에 분포하는데 이로 인해 또한 腹滿·腹脹과 便溏 등이 발생한다. 脾經과 別絡이 심장에 분포하므로 만약 運化된 氣가 심장으로 운반되지 못하면 血虛氣乏의 증상이 나타난다. 脾의 運化失常은 또한 水液代謝의 장애를 나타낼 수 있어 大小腸에 저류하고 下焦에 쌓여 腹水가 발생한다. 脾胃를 통하여 肺에 분포하는 經脉이 肺에 영향을 주어 水濕凝聚해 痰飮이 발생한다. 脾經이 外邪의 침범을 받을 때 脾經이 舌[혀]에 분포하기 때문에 舌强[108]이 발생한다. 脾經이 胃에 분포하므로 胃痛·吐食·腹脹·噯氣[트림]가 발생한다. 脾經의 絡脉은 大小腸에 분포하므로 腸絞痛[109]이 발생한

---

107) 《千金要方·膽腑脉證第一》에 의하면 "肺는 숨을 내쉬는 것을 주관하고, 腎을 들이쉰 숨을 받아들이는 것을 주관한다."고 했다. 또한 '補腎納氣'의 준말이다.

108) stiff tongue.

109) intestinal colic.

다. 심각할 때는 전체 경락통로에 영향을 주어 경락에 따른 동통·大趾運動障碍 등이
발생한다. 각 內臟에 분포하는 경락은 모두 그 基本臟腑의 생리·병리와 밀접한 관계가
있으며 辨證論治理論에 있어 주도적인 작용을 한다.

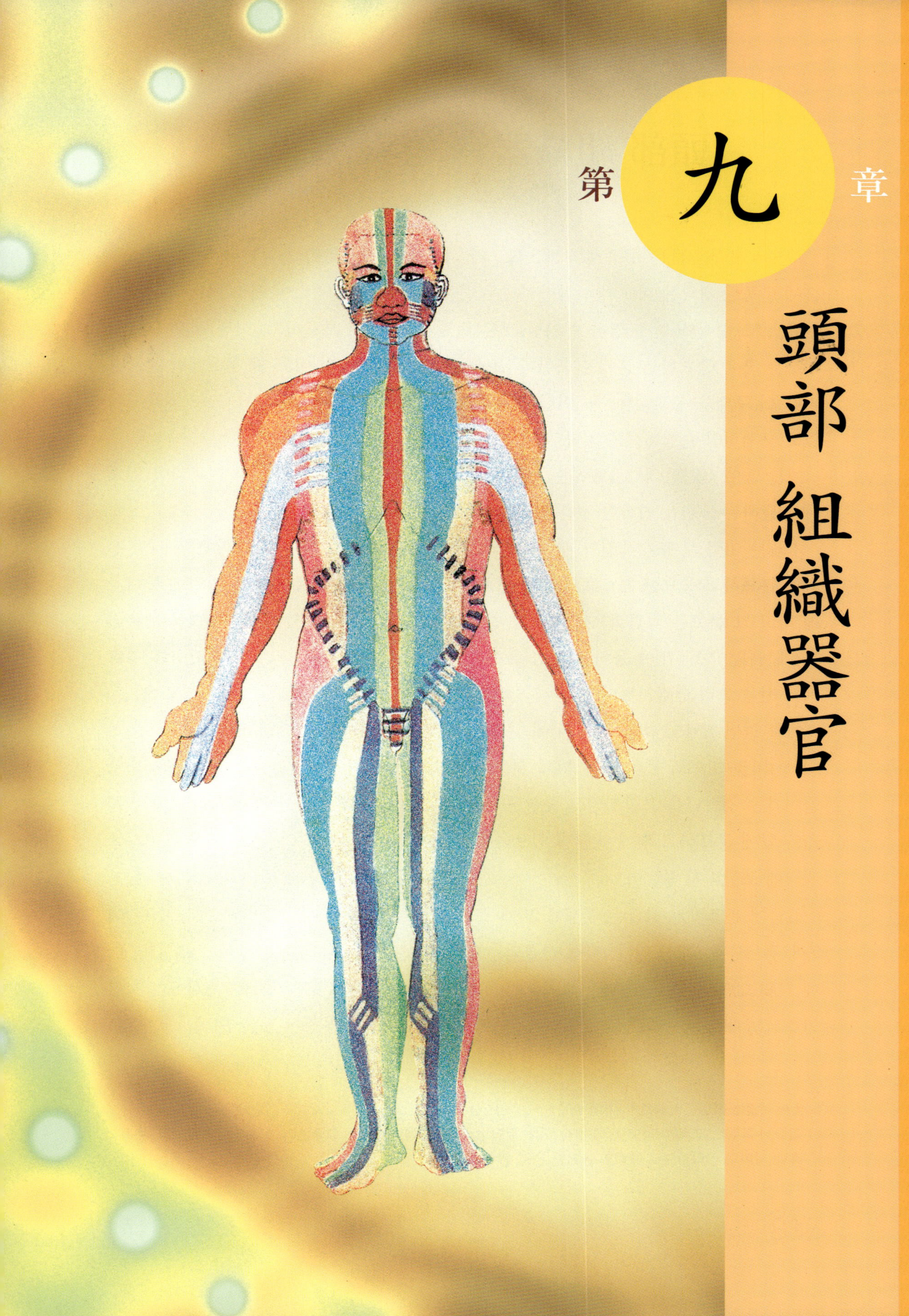

第　九　章
頭部 組織器官

頭部 組織器官 경락 분포도

　頭部의 組織器官은 주로 眼·耳·鼻·舌·口·喉·腦組織을 포함한다. 이런 組織器官에 분포된 경락은 비교적 복잡하며 心包經을 제외한 모든 경락이 여러 器官에 분포하는데, 분포형식 또한 다양하여 어떤 것은 직접 器官 내에 분포하고, 어떤 것은 器官의 일부분 혹은 중요한 부분에 분포한다. 또한 어떤 것은 器官의 어느 한 구역에만 분포하거나 이 구역을 통과하며, 또 어떤 것은 어떤 器官에 속하거나 통과한다고만 기록되어 있고 구체적인 순행노선은 없다.

　예를 들어 《靈樞·脉度》篇에는 "腎氣通于耳, 腎和則耳能聞五音矣."라 기록되어 있으나 통달하는 노선을 기록한 것은 없다.

　本圖는 이런 문제를 해결할 때 주로 각 경락의 病態를 참고하여 무릇 器官區 內의 경락에 분포하고 중요한 器官病이 있는 경우는 모두 해당 器官에 분포하는 경락에 들어가게 하고 그 분포는 직접적으로 器官과 연결시켰다. 단, 부분적인 위치는 구별을 했는데 足少陰腎經이 耳[귀]에 통하는 것과 유사한 문제에 대하여 해당 經의 가장 가까운 경로에서 선을 그려 연결시켰다.

　예를 들면 足少陰腎經은 舌[혀]에 분포하며 舌本[1]部에서 耳管(auditory tube)[2]을 거쳐 耳中[귓속]으로 들어간다. 뇌에 분포하는 경락은 직접 頭蓋腔(cranial cavity)으로 들어가는 경락만을 포함시키고 증상을 근거로 하지 않는데 예를 들어 足少陽膽經은 頭蓋骨 밖에 분포하고 뇌에 病態가 있으나 頭蓋腔에 들어가지 않기 때문에 뇌에 분포하는 경락에 포함되지 않는다.

　五官에 분포하는 경락은 喉部에 20개, 眼睛에 16개, 舌에 8개, 口[입]에 7개, 耳[귀]에 7개, 鼻[코]에 7개가 있다. 직접 연결되는 臟腑는 喉舌에 六臟三腑, 眼睛에 二臟五腑, 口에 二臟二腑, 耳에 一臟六腑, 鼻에 一臟四腑가 있다. 뇌에 분포의 경락은 6개이며 직접 연결되는 臟腑는 一臟二腑가 있다. 이외에, 당연히 지적해야 하는 것은 《靈樞·大惑論》

---

[1] 舌根. 《證治準繩》 "舌本者乃舌根蔕也."

[2] 이를 中耳管·耳咽管이라고도 하는데, 이는 길이 4㎝ 정도이며, 일부는 軟骨性이고 일부는 骨性이다. 中耳와 鼻腔 사이의 연락관으로 鼓室의 通氣를 위한 管이다.

에 기록된 "五臟六腑之精[3]氣, 皆注[4]于目"으로 사실 눈에 직접 통하는 것은 7개 臟腑 뿐이며 기타 內臟經絡은 눈에 통하지 않고 그 表裏經에 의해 대신할 가능성이 있다.

五官은 內臟과 밀접한 관계가 있으며, 五臟이 외부 세계와 연결되는 門戶이며, 《素問 · 金匱眞言論》에서는 "心開竅于舌, 肺開竅于鼻, 肝開竅于目, 脾開竅于口, 腎開竅于耳."라 했다. 五官의 기능은 內臟에 근원을 두며, '目得肝氣而能視五色', '舌得心氣而能知五味', '耳得腎氣而能聞五音', '鼻得肺氣能嗅及呼吸', '口得脾氣而能納水穀'으로 五官은 접수한 이런 신호를 다시 內臟에 전달하고 內臟은 경락을 통해 유기체의 陰陽平衡을 조정하며 外界의 변화에 적응하고 인체의 정상적인 생존조건을 유지한다. 內臟과 五官 사이에는 상술한 생리관계가 존재하는데 한쪽에 병이 있을 때 다른 한쪽도 반드시 영향을 받게 되며 또한 질병의 증상이 나타난다.

예를 들어 心熱로 心火氣가 남을 때는 舌質이 붉은색으로 변하고, 心虛로 인해 心氣가 부족하면 舌에 운동장애가 발생하여 말을 못하게 된다. 肝火가 상승할 때는 眼睛에 紅腫疼痛이 발생하고, 혈액이 간장을 영양하지 못하여 肝氣가 눈을 영양할 수 없으면 目花目眩 · 兩眼乾燥 · 夜盲이 발생하고 심각하면 양쪽 눈을 失明하게 된다. 肺가 風寒을 맞으면 鼻塞流涕가 발생한다. 胃氣가 虛하면 木聲을 듣고 놀란다. 肝氣가 虛하면 불을 보는 것을 싫어한다. 광견병으로 心氣虛하면 물을 보고 놀란다. 어린 짐승고기의 좋은 맛을 탐하여 과식하면 脾臟이 상하게 된다.

五官의 기능은 비교적 복잡하고 每 器官의 기능은 主要 臟腑로부터 經氣를 공급받는 것이지만 모든 기관에 여러 臟器經氣의 배합이 있는데 많으면 7개 臟腑이며 적어도 세개 臟腑가 있어 五官이 반영하는 內臟疾病도 단일한 臟腑가 아니며 여러 內臟疾病을 반영한다. 그러므로 舌質 · 舌苔의 변화에서 內臟의 질병을 판단할 수 있고, 眼睛의 다른 부위 색깔 변화로 內臟疾患을 알 수 있다. 이런 진단지표는 분포한 五官의 경락을 통하여 나타나는 것이고 더 나아가 五官經絡의 분포를 파악하면 五官의 생리 · 병리를 더 깊이 이해할 수 있으며 질병의 진단과 치료에 유리하다.

뇌의 기능은 한의학 이론 중에 정확하게 논술되고 있는데, 그것은 '心'의 기능 안에

---

3) 精에는 '① 眼睛이 가지고 있는 辨別작용, ② 五臟六腑의 精'의 2가지 개념이 있다. 張景岳曰 : "爲之精, 爲精明之用也.", 楊上善曰 : "五臟六腑精液及藏附之氣, 淸者上升注目, 以爲目之精也."
4) '注'는 '上注'의 의미. '上輸而涯聚于目.'

포함되며, 이는 五臟六腑의 精氣가 모이는 곳이고, 사람의 精神이 소재하는 곳이므로 奇恒之腑[5]라고 稱한다.

《素問·五藏別論》：“腦……名曰奇恒之腑”

《素問·五藏生成》篇：“諸髓[6]者皆屬于腦”

《靈樞·大惑論》：“五臟六腑之精氣, 皆上注于目而爲之精, ……而與脉幷爲系, 上屬于腦, ……其入深, 則隨眼系以入于腦, ……目者心使也, 心者神之舍也.”라 했다.

이것을 보면 目[눈]에 통하는 경락은 모두 뇌에 통하며, 뇌에 분포하는 경락은 많게는 18개에 달한다. 여기에서 관심을 끄는 것은 뇌가 ‘心者神之舍也’라는 것으로 정신활동의 총본부이며 五臟六腑의 경락이 뇌에 통한다는 것이다. 그러나 문헌기록의 한계로 인하여 圖解에는 이런 뜻을 표현할 수 없다.

---

5) 《素問·五藏別論》篇에 나오는 것으로, 五臟六腑가 아닌 몸의 臟器인 腦·髓·骨·脉·女子胞 등을 총칭하는 말. 이들은 六腑의 기능(←藏而不瀉)과 차이가 있고 그 형태가 六腑와 유사(←外堅裏空)하면서도 구별되므로 이와 같이 命名된다.

6) 周身血氣凝聚之精髓也. 腦爲髓海.

眼睛部의 경락 분포도

1. 足厥陰肝經

간장과 담낭에 분포하며, 식도를 따라 순행하여 咽喉[목구멍] 후방을 거쳐 상행해 眼球 후방의 目系에 連接한다.

《靈樞 · 經脉》篇 : "肝足厥陰之脉……屬肝絡膽, 上貫膈, 布脇肋, 循喉嚨之後, 上入頏顙, 連目系."

2. 足厥陰肝經 別絡

足背의 本經에서 分出하여 대퇴 내측을 따라 순행하고, 外陰部에 도달하여 足少陽膽經의 別絡과 합병하며, 상행하여 眼球 후방에 분포한다.

《靈樞 · 經別》篇 : "足厥陰之正……上至毛際合少陽, 與別俱行."

3. 手少陰心經

心中에서 起始하며, 咽喉 양측을 따라 순행하고, 上顎[위턱]을 관통하여 眼球 후방의 目系에 분포한다.

《靈樞 · 經脉》篇 : "心手少陰之脉, 起于心中. ……其支者, 從心系上挾咽, 繫目系."

4. 手少陰心經 絡脉

本經의 通里穴에서 起始하며, 心中에 분포하고, 상행하여 舌根과 眼球 후방의 目系에 분포한다.

《靈樞 · 經脉》篇 : "手少陰之別, 名曰通里, ……入于心中, 繫舌本, 屬目系."

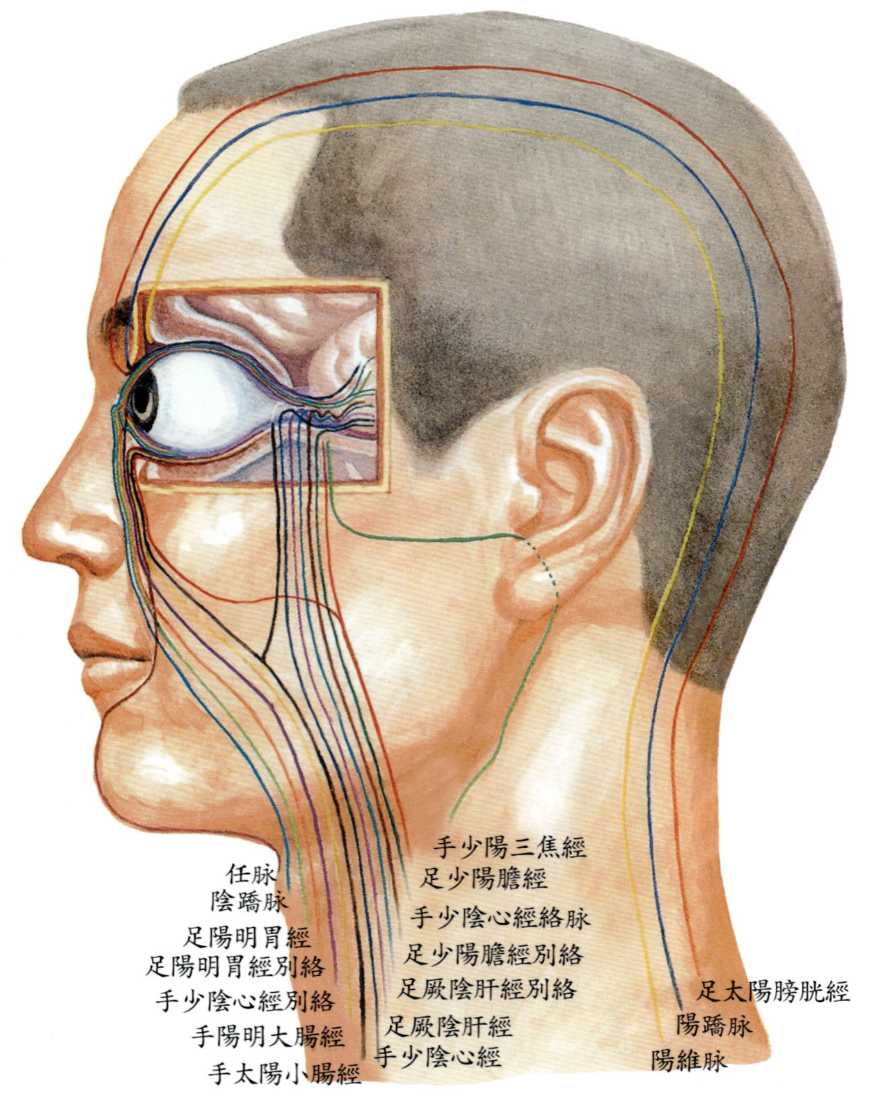
任脉
陰蹻脉
足陽明胃經
足陽明胃經別絡
手少陰心經別絡
手陽明大腸經
手太陽小腸經
手少陽三焦經
足少陽膽經
手少陰心經絡脉
足少陽膽經別絡
足厥陰肝經別絡
足厥陰肝經
手少陰心經
足太陽膀胱經
陽蹻脉
陽維脉

73
眼睛部의 경락 분포도

5. 手少陰心經 別絡

겨드랑이 아래의 手少陰心經에서 起始하며, 상행하여 咽喉를 거쳐 面部에 나와 眼內角에 이른다.

《靈樞 · 經別》篇 : "手少陰之正, ……屬于心, 上走喉嚨, 出于面, 合目內眦[7]."

6. 足少陽膽經

外眼角에서 시작하고, 分支하여 眼窩 하방에서 분포한다.

《靈樞 · 經脉》篇 : "膽少陽之脉, 起目銳眦, 別銳眦下大迎, 合于手少陽[8], 抵于䪼."

7. 足少陽膽經 別絡

대퇴 바깥쪽 本經에서 分出하여 복부로 들어가 담낭과 간장에 분포하고, 상행하여 안면에 나와 眼外角에 이르며, 足少陽膽經과 결합하고, 眼球 후방의 目系에 들어간다.

《靈樞 · 經別》篇 : "足少陽之正, ……出頤頷中, 散于面, 系目系."

8. 足陽明胃經

鼻[코]의 양옆에서 시작하여, 상행해 眼內角에 이르며, 眼系를 따라 들어가 뇌에 絡한다.

《靈樞 · 動輸》篇 : "循眼系, 入絡腦."

---

7) 手太陽經의 支脉과 內眼角에서 만난다. 이는 陰陽表裏相配의 제4合이다.

8) 手少陽經脉.

9. 足陽明胃經 別絡

대퇴 前面의 本經에서 分出하고, 本經을 따라 순행하여 복부로 들어가며, 횡격막을 뚫고 올라가 咽을 순행하고, 口[입]에서 나와 眼球 後方의 目系에 들어간다.

《靈樞·經別》篇：“足陽明之正, ……上循咽, 出于口, 上頞䪼[9], 還繫目系.”

10. 陽蹻脉

外踝 하방 足太陽膀胱經의 申脉穴에서 分出하고, 體幹[몸통]의 측면을 따라 상행하며, 口旁[10]을 거쳐 內眼角에 이른다.

《靈樞·寒熱病》篇：“足太陽有通項入于腦者, 正屬目本, 名曰眼系, ……在項中兩筋間入腦, 乃別陰蹻陽蹻, 陰陽相交, ……交于目銳眦.”

11. 陰蹻脉

內踝 하방 足少陰腎經의 然谷穴에서 分出하고, 상행하여 복부로 들어가며, 胸內를 순행하여 鎖骨上窩[11]로 나오고, 頸部 側面을 거쳐 下頜[아래턱]에 이르며, 鼻旁을 거쳐 眼內角에 이른다.

《靈樞·脉度》篇：“陰蹻脉者, 少陰之別[12], 上循胸裏[13], 入缺盆, 上出人迎之前, 入頄, 屬目內眦[14].”

---

9) '頞'은 鼻根을 가리키고, '䪼'은 鼻頭를 가리킨다.

10) 口角.

11) supraclavicular fossa.

12) 陰蹻脉은 足少陰腎經의 別脉이다.

13) 胸腹 內部. 沿着腹部, 上入胸內.

14) 眼內角의 睛明穴.

12. 任脉

會陰部에서 起始하며, 腹胸部 중앙선을 순행하여 상행하여 인후에 이르며, 下頜을 거쳐 眼窩 하부에 이르러 眼中에 들어간다.

《素問·骨空論》：“任脉者[15], 起于中極之下[16], ……上關元, 至咽喉, 上頤, 循面入目[17].”

13. 手太陽小腸經

鎖骨上窩에서 分支하여, 頸側을 따라 순행해 面頰을 올라가 外眼角에 이르고, 또한 分支하여 眼內角에 분포한다.

《靈樞·經脉》篇：“小腸手太陽之脉, ……其支者, 從缺盆循頸, 上頰, 至目銳眦, 其支者, 抵鼻至目內眦.”

14. 手少陽三焦經

鎖骨上窩에서 나와, 耳後를 거쳐 分支하여 耳中에 들어가며, 耳前에서 나와 眼外角에 이른다.

《靈樞·經脉》篇：“三焦手少陽之脉. ……其支者, 從耳後入耳中, 出走耳前, 過客主人, 前交頰, 至目銳眦.”

15. 足太陽膀胱經

眼內角에서 출발한다.[18]

---

15) ‘諸陰之會’. 胞胎를 주관하므로 ‘生氣之源’ 이라고 한다.

16) 會陰穴處.

17) 眼下部 중앙.

18) 참고로 東垣에 의하면 “刺太陽·陽明出血, 則目愈明. 蓋此經多血少氣, 故目翳與赤痛從內眦起者, 刺睛明·攢竹, 以宣泄太陽之熱. 然睛明刺一分半, 攢竹刺一分三分, 爲適淺深之宜. 今醫家刺攢竹, 臥鍼直抵睛明, 不補不瀉, 而又久留鍼, 非古人意也.”라고 했다.

《靈樞 · 經脉》篇：“膀胱足太陽之脉, 起于目內眦.”

상술한 眼睛에 분포하는 경락은 經脉 9개, 絡脉 및 別絡 5개, 陽蹻脉과 陰蹻脉 두 개로 모두 15개의 經絡線이며, 眼睛과 肝 · 心 · 腎 · 膽 · 胃 · 小腸 · 三焦 · 腦 사이에 직접 연결 경로를 구성한다. 陽維脉은 眉[이마][19]에 분포하며, 手陽明大腸經은 鼻[코] 양측에 분포하여 眼睛과 연계가 있다.

---

19) 前額眉弓(frontal superciliary arch).

咽·喉·舌部의 경락 분포도

1. 手少陰心經

식도와 咽 양측을 상행한다.

《靈樞·經脉》: "心手少陰之脉, ……上挾咽."

2. 手少陰心經 絡脉

本經을 따라 올라가 喉部를 지나 舌[혀]에 분포한다.

《靈樞·經脉》: "手少陰之別[20], ……繫舌本."

3. 手少陰心經 別絡

겨드랑이 아래의 本經에서 分出하고, 상행하여 흉부로 들어가 심장에 분포한다. 심장에서 상행하여 咽喉[목구멍]을 지나간다.

《靈樞·經別》篇: "手少陰之正, ……上走喉嚨出于面."

4. 足太陰脾經

인후로 올라가 舌에 분포한다.

《靈樞·經脉》: "脾足太陰之脉, ……挾咽連舌本[21], 散舌下."

---

20) 絡脉.
21) 舌根.

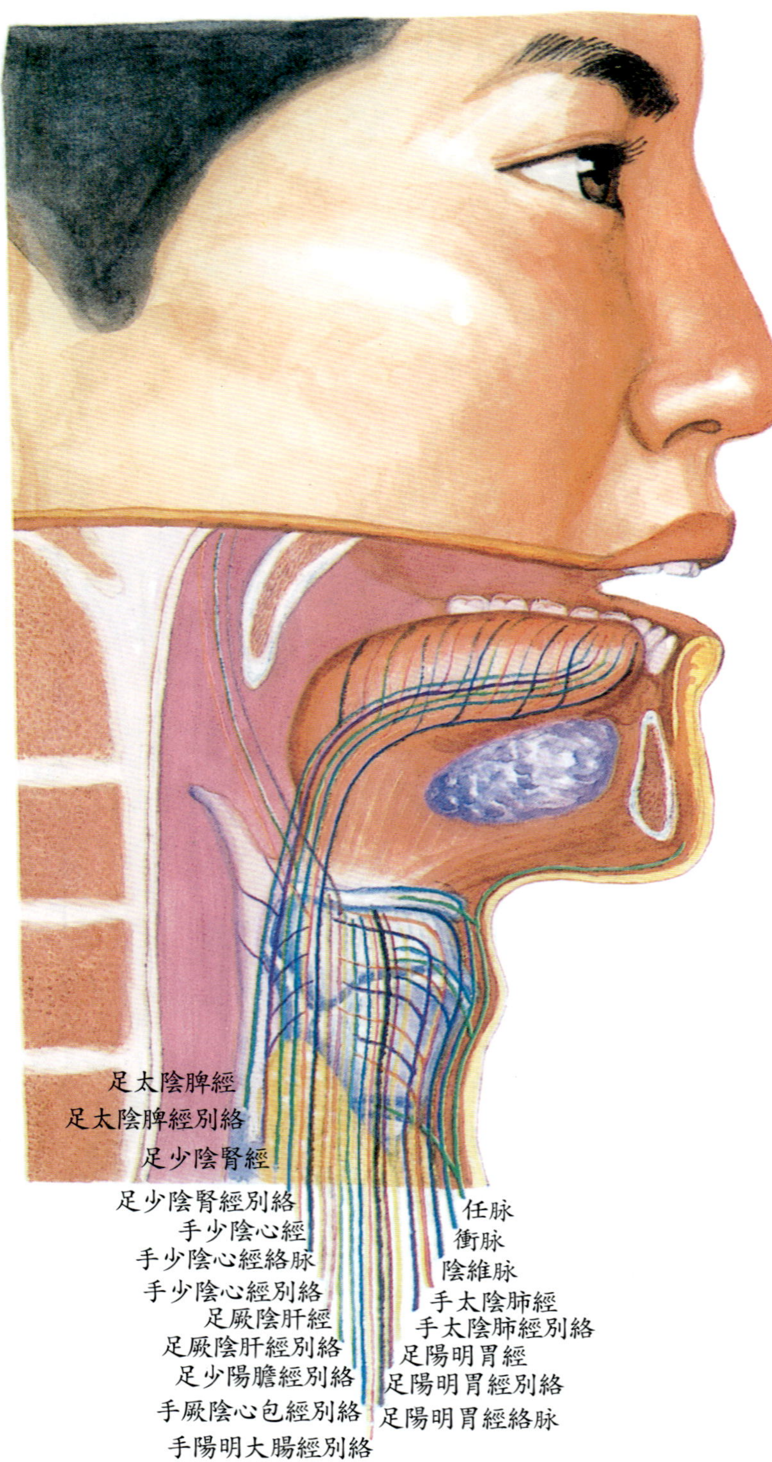

足太陰脾經
足太陰脾經別絡
足少陰腎經
足少陰腎經別絡
手少陰心經
手少陰心經絡脉
手少陰心經別絡
足厥陰肝經
足厥陰肝經別絡
足少陽膽經別絡
手厥陰心包經別絡
手陽明大腸經別絡
任脉
衝脉
陰維脉
手太陰肺經
手太陰肺經別絡
足陽明胃經
足陽明胃經別絡
足陽明胃經絡脉

5. 足太陰脾經 別絡

本經에서 分出하고, 복부로 들어가 脾胃에 분포하며, 食道 양측을 따라 상행하여 咽과 舌中에 분포한다.

《靈樞·經別》篇：“足太陰之正, ……合于陽明[22], 與別俱行, 上結于咽, 貫舌中[23].”

6. 足少陰腎經

상행하여 咽喉에 이르고, 舌[혀]에 분포한다.

《靈樞·經脉》：“腎足少陰之脉, ……循喉嚨, 挾舌本[24].”

7. 足少陰腎經 別絡

膝膕部 本經에서 分出하고, 本經을 따라 상행하여 복부로 들어가 신장에 분포하며, 脊柱·肺氣管 양측을 따라 순행하여 舌에 분포한다.

《靈樞·經別》篇：“足少陰之正, ……上至腎, ……直者繫舌本[25].”

8. 手厥陰心包經 別絡

겨드랑이 아래의 本經에서 分出하고, 흉부로 들어가 氣管(trachea)을 따라 순행하여 咽喉에 이른다.

《靈樞·經別》篇：“手心主之脉, ……入胸中, 別[26]屬三焦[27], 出循喉嚨.”

---

22) 足陽明胃經.
23) 舌本.
24) 舌根部.
25) 舌根.
26) 別支.
27) 三焦腑.

9. 手太陰肺經

肺에 분포하고, 氣管(trachea) 양측을 따라 순행하여 인후에 분포한다.

《靈樞 · 經脉》篇：“肺手太陰之脉, ……上膈[28]屬肺, 從肺系[29]橫出腋下[30].”

10. 手太陰肺經 別絡

겨드랑이 앞의 本經에서 分出하여, 本經을 따라 순행해 흉부로 들어가 肺에 분포하며, 상행하여 咽喉에 이른다.

《靈樞 · 經別》篇：“手太陰之正, ……入走肺, ……循喉嚨.”

11. 足陽明胃經

하행하여 咽喉를 따라 순행한다.

《靈樞 · 經脉》篇：“胃足陽明之脉, ……循喉嚨入缺盆[31].”

12. 足陽明胃經 絡脉

本經의 豊隆穴에서 分出하고, 本經을 따라 상행하여 咽喉에 분포한다.

《靈樞 · 經脉》篇：“足陽明之別, ……其別[32]者, 循脛骨外廉, 上絡頭項[33], 合諸經之氣, 下絡喉嚨.”

---

28) 횡격막. 이는 앞으로는 鳩尾穴處, 뒤로는 제11椎處에 부착되어 있으며, 아래에 있는 濁氣가 心肺에 上熏하지 못하도록 遮斷한다.

29) 폐와 連接하는 氣管 · 인후 등 폐에 연계된 주변 조직.

30) 腋下는 中府之旁.

31) 缺盆穴處.

32) 別支.

33) 頭項部.

13. 足陽明胃經 別絡

本經을 따라 올라가 腹部에 들어가 脾胃에 분포하고, 위로 올라가 심장에 통하며, 심장에서 올라가 咽部에 이른다.

《靈樞·經別》篇：“足陽明之正, ……上循咽出于口.”

14. 足厥陰肝經

횡격막을 뚫고 올라가, 咽喉를 따라 咽에 들어간다.

《靈樞·經脉》篇：“肝足厥陰之脉, ……循喉嚨之後[34], 上入頏顙.”

15. 手陽明大腸經 別絡

本經 肩髃穴에서 分出하여, 脊柱 양측에서 胸部로 들어가고, 肺에서 다시 위로 올라가 氣管(trachea)·咽喉를 따라 나온다.

《靈樞·經別》篇：“手陽明之正, ……屬于肺, 上循喉嚨, 出缺盆[35].”

16. 足少陽膽經 別絡

대퇴 바깥쪽 本經에서 分出하고, 本經을 따라 상행하며, 식도를 거쳐 咽 양옆을 상행하여 안면부에 분포한다.

《靈樞·經別》篇：“足少陽之正, ……循胸裏屬膽散之, 上肝, 貫心, 以上挾咽, 出頤頜中, 散于面.”

---

34) 後方.

35) 缺盆穴.

17. 足厥陰肝經 別絡

足背 本經에서 分出하고, 本經을 따라 상행하고, 足少陽膽經의 別絡과 병행하여 咽
양옆을 경유한다.

《靈樞·經別》篇：“足厥陰之正, ……合于少陽[36], 與別[37]俱行.”

18. 任脉

胸腹 정중선을 순행하고 상행하여 咽喉에 이른다.

《素問·骨空論》：“任脉者, 起中極之下[38], 以毛上際, 循腹裏, 上關元, 至咽
喉, 上頣, 循面入目.”

19. 衝脉

胞中에서 起始하며, 복부 정중선 양측을 따라 올라가 胸部에 이르고, 任脉과 咽喉에
서 交會한다.

《靈樞·五音五味》篇：“衝脉任脉皆起于胞中, ……其浮而外者[39], 循腹右上
行, 會于咽喉, 別[40]而絡脣[41].”

20. 陰維脉

足少陰腎經의 築賓穴[42]에서 갈라져, 위로 咽喉와 舌根에 도달한다.

---

36) 足少陽膽經의 別支.
37) 別支.
38) 元·滑壽의 《難經本義》(卷上, p.34)에서는 ‘中極之下’를 ‘曲骨穴’로 지적했다.
39) 體表로 순행하는 경락을 말한다.
40) 別支.
41) 脣口.
42) 陰維脉의 郄穴.

《鍼灸甲乙經 · 卷之三頸凡十七穴第十二》："廉泉[43]……陰維 · 任脉之會."

이상에서 咽 · 喉 · 舌部에 분포하는 경락은 經脉 9개, 絡脉 및 別絡이 11개로 모두 20개의 經絡線이다. 그중 舌[혀]에 분포하는 經絡線은 6개가 있으며, 咽喉에 분포하는 것은 13개이다.[44]

---

43) 一名 '本池'라고도 한다.

44) 本書 저자는 咽喉에 분포하는 경락선을 13개라고 지적하고 있으나 편역자가 생각하기에 이는 誤謬라고 여겨진다.

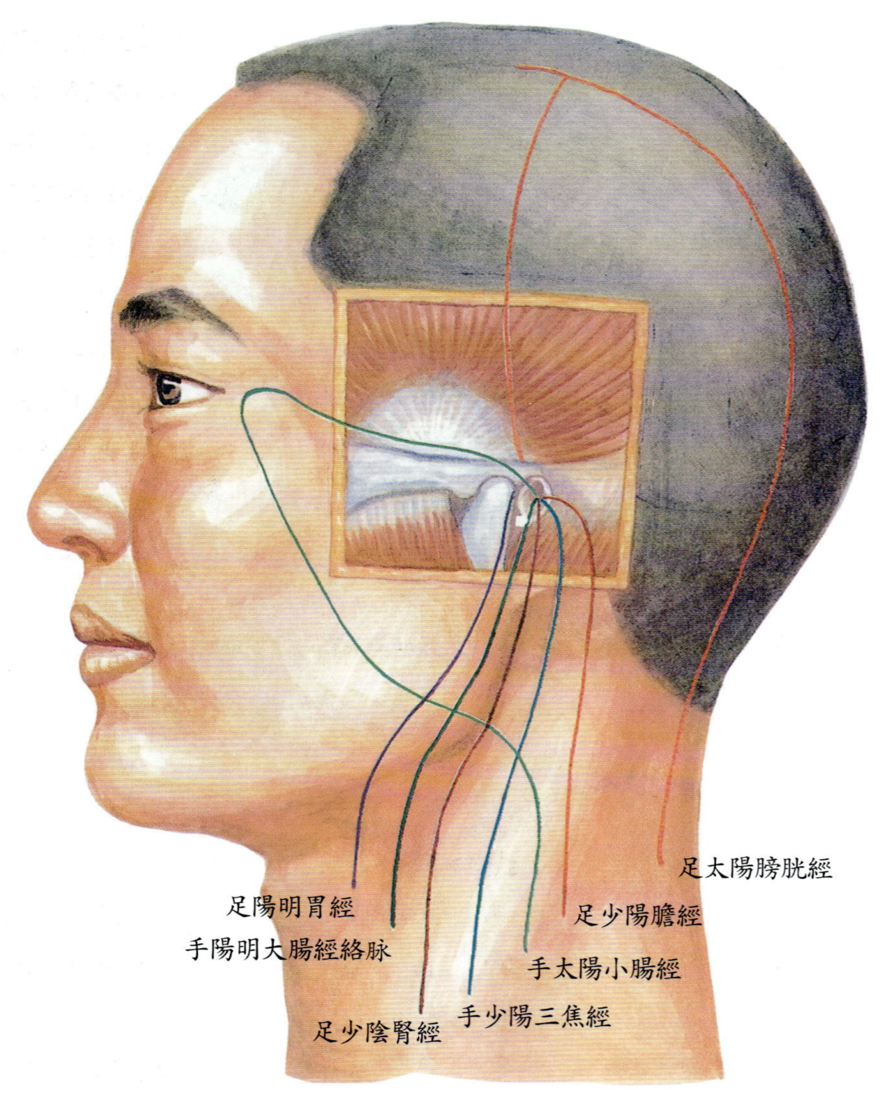

足陽明胃經
手陽明大腸經絡脉
足少陰腎經
手少陽三焦經
手太陽小腸經
足少陽膽經
足太陽膀胱經

耳部의 경락 분포도

1. 足太陽膀胱經

兩眼 內角[45]에서 起始하며, 상행하여 頭頂(vertex)에 이르러 左右 양측에서 分支가 교차하고, 그 分支는 頭頂에서 耳上角部에 이른다.

《靈樞·經脉》篇：“膀胱足太陽之脉, 起于目內眦, 上額交[46]巔[47]. 其支者, 從巔至耳上角.”

2. 手太陽小腸經

鎖骨上窩[48]에서 分支하여, 頸部 側面을 따라 상행하고, 下頜[아래턱]을 거쳐 안면부에 상행해 外眼角에 이르며, 다시 위쪽을 향해 耳[귀] 앞에 순행하고, 耳中에 들어간다.

《靈樞·經脉》篇：“小腸手太陽之脉, 起于小指之端[49], 循手外側上腕[50], 出髃[51]中, 直上循臂骨[52]下廉, 出肘內側兩筋之間, 上循臑外後廉, 出肩解[53], 繞肩胛[54], 交肩上[55], 入缺盆絡心, 循咽下膈, 抵胃屬小腸. 其支者, 從缺盆循頸, 上頰至目銳眦, 却入耳中.”

---

45) 目內眦의 晴明穴處.

46) 交會.

47) 百會穴處.

48) supraclavicular fossa.

49) 少澤穴處.

50) 前谷·後谿·完骨穴處.

51) 尺骨 경상돌기.

52) 上臂의 尺骨.

53) 肩貞穴處.

54) 臑俞·天宗穴處.

55) 秉風·曲垣穴處.

3. 足少陽膽經

眼外角에서 起始하며, 위를 향해 頭角[56]에 비스듬히 순행하여 이르고, 다시 뒤를 향해 구부러져 耳[귀] 뒤쪽으로 하행하며, 分支는 耳[귀] 뒤에서 귓속으로 들어가고, 귀 앞으로 나와 外眼角에 이른다.

《靈樞·經脉》篇：“膽足少陽之脉, 起于目銳眦, 上抵頭角, 下耳後, 循頸, 循[57]手少陽之前, 至肩上, 却交出手少陽之後, 入缺盆. 其支者, 從耳後入耳中出走耳前, 至目銳眦.”

4. 手少陽三焦經

그 分支는 膻中에서 鎖骨上窩[58]를 나와, 項部로 올라가 耳[귀] 뒤에 이르며, 다시 곧바로 올라가 耳上角으로 나온다. 耳[귀] 뒤에서 한 개의 分支가 귓속으로 들어가고, 귀 앞으로 나온다.

《靈樞·經脉》篇：“三焦手少陽之脉……. 其支者, 從膻中上出缺盆, 上項繫耳後, 直上出耳上角……. 其支者, 從耳後入耳中, 出走耳前.”

5. 足陽明胃經

下頜의 大迎穴에서 分支하고, 下頜角[59]을 거쳐 상행하여 耳 앞에 이른다.

《靈樞·經脉》篇：“胃足陽明之脉, 起于鼻之交頞[60]中, 旁納太陽之脉, 下循鼻外[61], 入上齒中[62], 還出挾口, 環脣, 下交承漿, 却循頤[63]後下廉, 出大迎,

---

56) 額角.

57) 循行.

58) supraclavicular fossa.

59) angle of mandible.

60) 鼻莖[콧잔등].

61) 承泣·四白穴處.

62) 巨骨穴處.

63) 口角後, 下頜部.

循頰車, 上耳前[64]."

6. 手陽明大腸經 絡脉

手陽明大腸經의 偏歷穴에서 起始하며, 상행하여 下頜處에 이르고, 그 分支는 귓속으로 들어간다.

《靈樞 · 經脉》篇 : "手陽明之別……上曲頰, 偏齒[65], 其別者入耳."

7. 足少陰腎經

舌根部 양측에서 咽部로 상행하고, 耳咽管(auditory tube)[66]을 따라 순행하여 耳 내부에 분포한다.

《靈樞 · 經脉》篇 : "其直者[67], 從腎上貫肝膈, 入肺中, 循喉嚨, 挾舌本."
《靈樞 · 脉度》篇 : "腎氣通于耳, 腎和則耳能聞五音矣."
《素問 · 陰陽應象大論》 : "在臟爲腎……在竅爲耳."

⁂

상술한 耳에 분포하는 경락은 經脉 6개, 絡脉 한 개로 모두 7개의 경락선이며, 耳部가 腎 · 膀胱 · 胃 · 小腸 · 大腸 · 膽 · 三焦 등의 臟腑와 상호 연계되도록 한다.

---

64) 上關穴處.

65) 齒根에 偏絡한다.

66) 이를 中耳管 · 耳咽管이라고도 하는데, 이는 길이 4㎝ 정도로, 일부는 軟骨性이며 일부는 骨性이다. 中耳와 鼻腔 사이의 연락관으로 鼓室의 通氣를 위한 管이다.

67) 直行의 經脉.

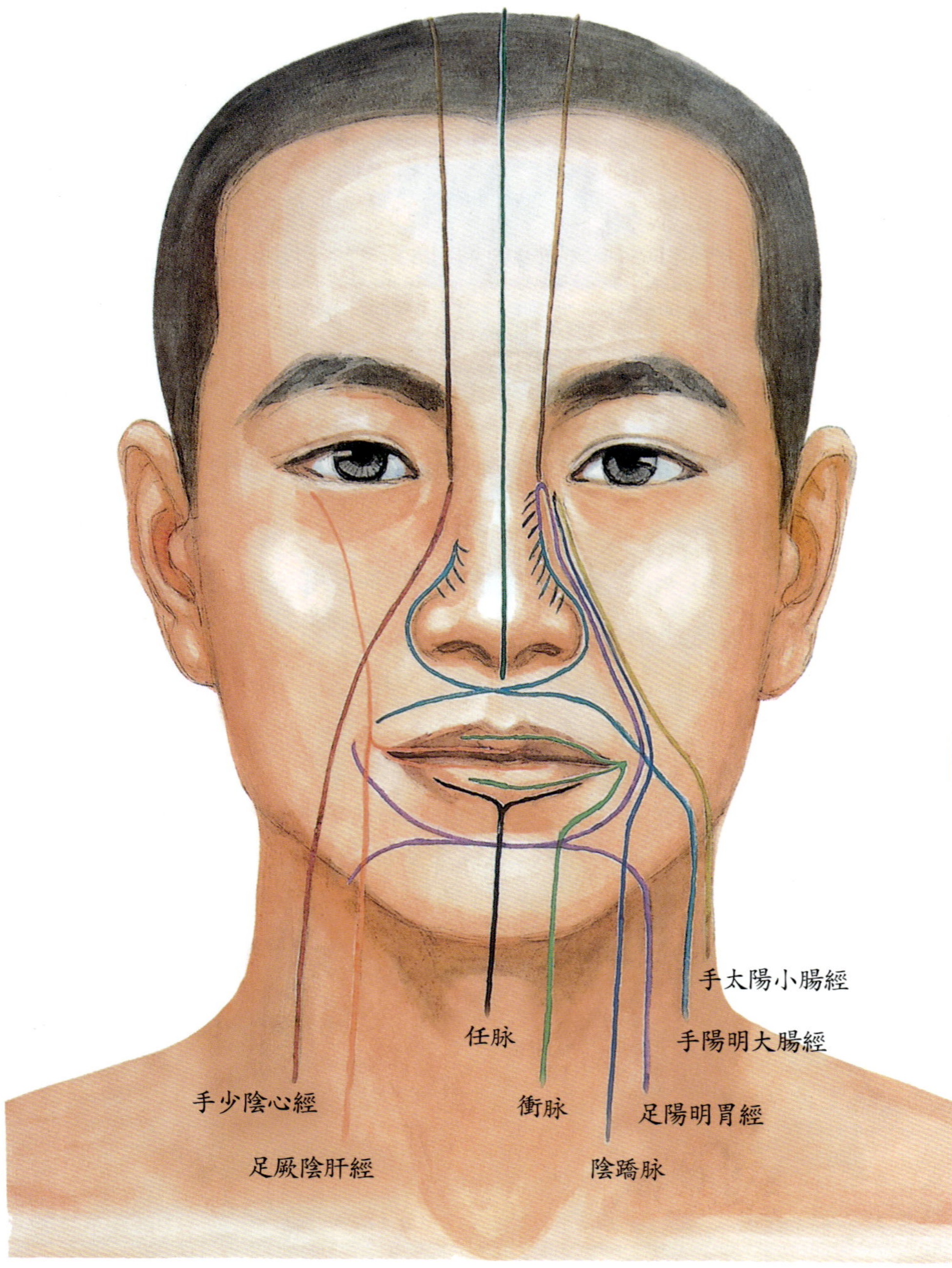

76

鼻部와 口區의 경락 분포도

鼻部와 口區의 경락 분포도

1. 手陽明大腸經

鎖骨上窩[68]에서 分支하여 상행하고, 頸部 側面을 따라 순행하여 下頷[아래턱]에 다다르며, 分支하여 下齒[아랫니] 속에 들어가고, 그 主支는 鼻中溝處[69]에서 좌우로 교차하여 반대측의 鼻翼[70]에 이르고, 상행하여 足陽明胃經과 서로 銜接[연결]한다.

《靈樞·經脉》篇：“大腸手陽明之脉……. 其支者, 從缺盆上頸貫頰[71], 入下齒中, 還出挾口, 交人中, 左之右, 右之左, 上挾鼻孔.”

2. 足陽明胃經

鼻骨 양측에서 起始하며, 상행하여 眼內角에 이르고, 足太陽膀胱經과 交通하며, 鼻[코]의 바깥쪽을 따라 하행하여, 分支는 上齒[윗니]에 분포하고, 口脣을 돌아 承漿穴에서 交會한다.

《靈樞·經脉》篇：“胃足陽明之脉, 起于鼻之交頞[72]中, 旁納太陽[73]之脉, 下循鼻外[74], 入上齒中, 還出挾口, 環脣, 下交承漿.”

3. 足太陽膀胱經

鼻根部 內眼角에서 나온다.

---

68) supraclavicular fossa.

69) 人中穴處.

70) 迎香穴處.

71) 面旁의 총칭.

72) 鼻莖·山根, 睛明穴處.

73) 足太陽膀胱經.

74) 承泣·四白·巨髎穴處.

《靈樞·經脉》篇：“膀胱足太陽之脉, 起于目内眦[75]．”

4. 手太陽小腸經

鎖骨上窩에서 分支는 頸部를 따라 상행하여 面頰에 이르고, 다시 分支는 상행하여 鼻根部와 内眼角에 이른다.

《靈樞·經脉》篇：“小腸手太陽之脉……. 其支者, 從缺盆循頸上頰, 至目銳眦, 却入耳中[76]. 其支者, 別頰上頗抵鼻, 至目内眦.”

5. 督脉

脊柱를 따라 상행해 風府穴을 거쳐 頭頂(vertex)에 올라가고, 이마를 아래로 순행하여 鼻柱에 이르며 上脣[윗입술]에서 맞는다.

《鍼灸甲乙經·卷之三面凡三十九穴第十》：“素髎[77], 在鼻柱上端, 督脉氣所發. 水溝, 在鼻柱下人中[78], 督脉·手足陽明之會.”

6. 陰蹻脉

然谷穴에서 起始한 후에, 상행하여 복부로 들어가고, 흉부 내부를 순행하여 鎖骨上窩에서 나오며, 頸部 側面을 거쳐 下頷에 이르고, 鼻旁을 거쳐 内眼角에 이른다.

《靈樞·脉度》篇：“蹻脉者, 少陰之別[79], 起于然谷之後[80], 上内踝之上, 直上

---

75) 目内眦의 晴明穴處.

76) 聽宮穴處.

77) ‘鼻莖也’. 一名 ‘面王’이라고도 한다.

78) 孫思邈의 ‘十三鬼穴’ 중 하나.

79) 足少陰經의 別支.

80) ‘然骨之後’란 然骨의 後方의 발뒤꿈치에 있는 照海穴을 말한다. 陰蹻脉의 起始穴.

循陰股⁸¹⁾, 入陰⁸²⁾, 上循胸裏入缺盆, 上出人迎之前, 入頄⁸³⁾, 屬目內眦⁸⁴⁾, 合于太陽⁸⁵⁾陽蹻."

7. 手少陰心經 別絡

겨드랑이 아래의 手少陰心經에서 起始하며, 手少陰心經을 따라 순행하여 흉부로 들어가 심장에 분포하고, 상행하여 氣管(trachea) 양측을 따라 순행해 안면에서 나오고, 비스듬히 순행하여 鼻旁을 거쳐 위쪽을 향해 內眼角에 이른다.

《靈樞·經別》篇："手少陰之正, 別⁸⁶⁾入于淵腋⁸⁷⁾兩筋之間, 屬于心⁸⁸⁾, 上走喉嚨, 出于面⁸⁹⁾, 合⁹⁰⁾目內眦, 此爲四合也."

8. 衝脉

胞中에서 起始하며, 腹胸 정중선 양측을 따라 곧바로 올라가 咽喉[목구멍]에서 만나며, 分支는 口脣에 분포한다.

《靈樞·五音五味》篇："衝脉任脉皆起于胞中, 上循脊裏⁹¹⁾, 爲經絡之海⁹²⁾, 其浮而外者⁹³⁾, 循腹右⁹⁴⁾上行, 會于咽喉, 別而絡脣口."

---

81) 대퇴 內側.

82) 進入腹內前陰.

83) 鼻旁.

84) 睛明穴處.

85) 足太陽經脉.

86) 別支.

87) 足少陽膽經의 경혈, 腋窩橫紋中央 直下 3寸(제5늑간에 해당).

88) 심장.

89) 顔面部.

90) 手太陽小腸經의 別支와 合한다.

91) 脊柱裏面. 楊上善은 "脊裏, 謂不行皮肉中也."라 했다.

92) 十二經脉, 奇經八脉, 十五絡脉, 皮部의 여러 脉은 모두 衝·任 兩脉의 氣血에 의지하므로 '經絡之海'라 했다.

93) 體表로 순행하는 경락을 말한다.

94) '右' 字는 誤字이다.

9. 任脉

胞中에서 起始하며, 腹胸 정중선을 따라 곧바로 올라가, 咽喉 · 下頜을 거쳐 口脣에 분포한다(衝脉을 참고).

10. 足厥陰肝經

眼球 후방에서 두 개의 分支를 分出한다. 第1分支는 상행하여 前額[이마]에서 나오고, 頭頂(vertex)에서 督脉과 만나 뇌에 들어간다. 第2分支는 眼球 후방에서 아래를 향해 上頜骨을 관통하며, 아래를 향해 비스듬히 순행하여 口脣에 분포한다.

《靈樞 · 經脉》篇 : "肝足厥陰之脉……上貫膈, 布脇肋, 循喉嚨之後, 上入頏顙[95], 連目系, 上出額, 與督脉會于巔. 其支者, 從目系下頰裏, 環脣內."

이상에서 鼻部와 口區에 분포하는 經絡線은 모두 10개이며, 그 중 鼻部에 분포하는 경락은 7개이고 口區에 분포하는 경락도 역시 7개이다.

---

95) 喉嚨上孔.

腦의 경락 분포도

1. 督脉

生殖器 내부에서 起始하며, 회음부에서 나와 脊柱 背面을 따라 순행하여 상행해 風府穴에 이르며, 頭蓋腔에 들어가 뇌에 분포한다. 위로 頭頂(vertex)에 이르고, 또한 分支하여 두개골 내부에 들어가 뇌에 분포한다.

《素問·骨空論》: "督脉[96]者, 起于少腹, 以下骨[97]中央[98], 女子入繫廷孔[99], 其孔溺孔之端也. 其絡[100]循陰器[101], 合纂[102]間[103], 繞纂後, 別[104]繞臀, 至少陰[105]與巨陽[106]中, 絡[107]者合少陰[108], 上股內後廉, 貫脊屬腎. 與太陽[109]起于目內眦, 上額交巓上, 入絡腦."

《難經·二十八難》篇: "起于下極之俞, 幷于脊裏[110], 上至風府, 入屬于腦."[111]

2. 足太陽膀胱經

內眼角에서 起始하며, 이마로 올라가 頭頂(vertex)에서 交會하고, 頭頂에서 두개골에

96) 張洁古曰 "陽脉之都綱."

97) 橫骨(←恥骨).

98) 尻下大骨中, 下入骨空中.

99) 여성 요도의 끝(←女子溺孔之端). 즉, 尿口의 外口. 張志聰은 "廷孔, 陰戶也."라 했다.

100) 督脉絡.

101) 性器.

102) 음은 '督'이다.

103) 纂間은 前陰과 後陰 사이, 즉 會陰部를 말한다.

104) '別絡'을 말한다.

105) 足少陰腎經.

106) 足太陽膀胱經.

107) 絡脉.

108) 足少陰腎經.

109) 足太陽膀胱經.

110) 脊柱裏面. 楊上善은 "脊裏, 謂不行皮肉中也."라 했다.

111) 會陰에서 시작하여 長强穴을 지나 脊中을 순행하여 大椎에 이르렀다가 瘂門穴에 들어간다. 일부 자료에서는 風府穴로 되어 있기도 하다.

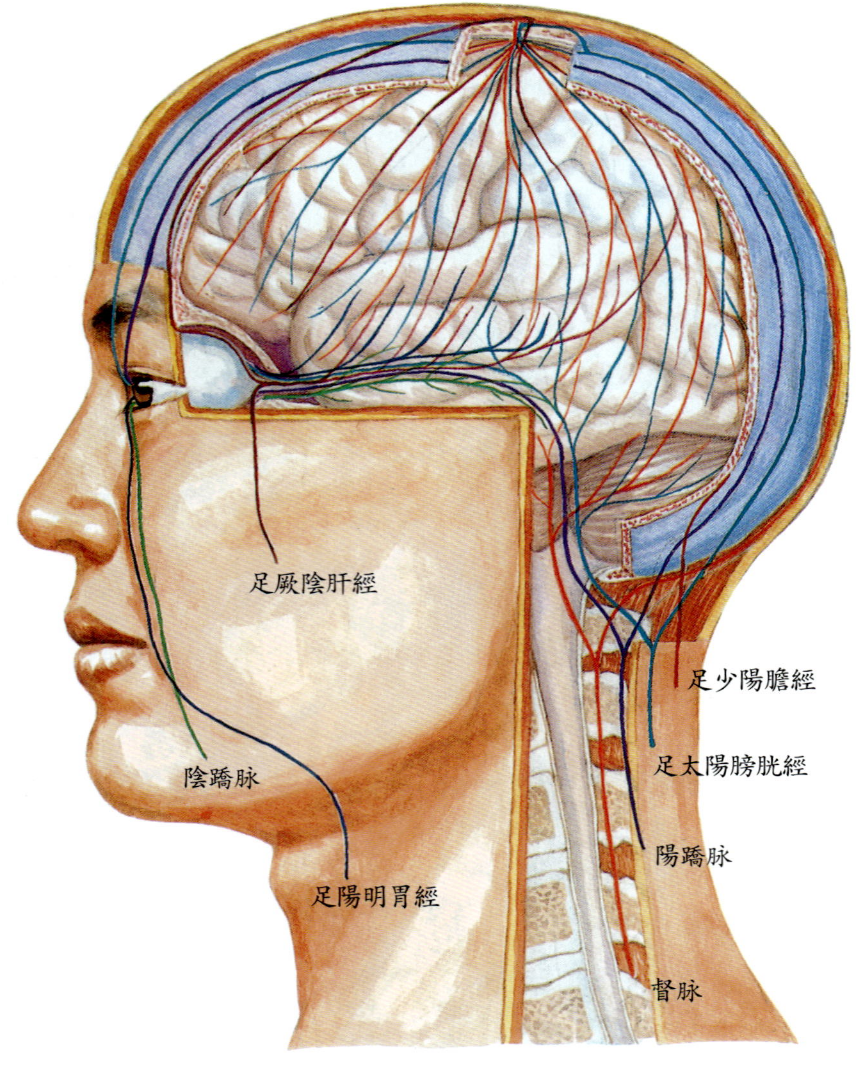

足厥陰肝經
陰蹻脉
足陽明胃經
足少陽膽經
足太陽膀胱經
陽蹻脉
督脉

77
腦의 경락 분포도

들어가 뇌에 분포하며, 天柱穴에서 分支하여 뇌에 들어간다.

《靈樞·經脉》篇 : "膀胱足太陽之脉, 起于目内眥, 上額交巓. 其支者, 從巓
至耳上角. 其直者, 從巓入絡腦."

《靈樞·寒熱病》篇 : "足太陽有通項入于腦者."

3. 足厥陰肝經

肝·膽에 분포하고, 횡격막을 뚫고 올라가 식도를 따라 순행하여 인후 후방을 거쳐
篩骨區(ethmoidal bone zone)를 貫通하고, 眼球 후방을 連接하여 두개골 내부의 조직
인 '目系'에 들어가고, 다시 위로 향하여 올라가 額部[이마 부위]에 이르러 督脉과 巓頂
(vertex)에서 만나 뇌에 들어간다.

《靈樞·經脉》篇 : "足厥陰之脉, 起于大指叢毛之際, 上循足跗上廉[112], 去内
踝一寸[113], 上踝八寸交出太陰[114]之後, 上膕内廉[115], 循股陰[116]入毛中, 過陰
器[117], 抵小腹[118], 挾胃屬肝絡膽[119], 上貫膈, 布脇肋, 循喉嚨之後, 上入頏
顙[120], 連目系, 上出額, 與督脉會于巓."

《素問·骨空論》 : "交巓頂, 入絡腦."

4. 陽蹻脉

足外踝 하방 足太陽膀胱經의 申脉穴에서 分出하여, 體幹[몸통]의 側面에서 상행하여
髮際에 들어가, 風池處에서 뇌에 들어간다.

---

112) 行間·太衝穴處.

113) 中封穴處.

114) 足太陰脾經.

115) 膝關·曲泉穴處.

116) 陰包·五里·陰廉穴處. 올라가서 足太陰脾經의 衝門·府舍와 交會한다.

117) 任脉의 曲骨穴과 交會한다.

118) 任脉의 中極·關元穴處와 交會하고, 章門穴處를 돌아 期門穴處에 이른다. 참고로, 《鍼灸甲乙經》에 의하면
　　　章門穴은 "足厥陰·少陽之會."라고 했다.

119) 足少陽膽經의 日月穴處.

120) 喉嚨上孔, 名頏顙.

《靈樞·寒熱病》篇 ：“足太陽有通項入于腦者, 正[121]屬目本[122], 名曰眼系[123], 頭目苦痛, 取之在項中兩筋間[124], 入腦乃別[125]陰蹻陽蹻, 陰陽相交……交于目銳眦[126].”

《難經·二十八難》：“陽蹻脉者, 起于跟中[127], 循外踝[128]上行, 入風池.”

5. 陰蹻脉

足內踝 하방 足少陰腎經의 然骨穴에서 分出하여, 足少陰腎經을 따라 순행해 복부로 들어가, 胸內를 순행하여 鎖骨上窩에서 나와 상행해 內眼角에 이르며, 足太陽膀胱經·陽蹻脉과 相會하고, 또한 眼窩 내부에서 뇌에 들어가 足太陽膀胱經이 項部를 통과하여 뇌에 들어가는 絡脉과 相合하여 뇌에 분포한다.

《靈樞·脉度》篇 ：“陰蹻脉者, 少陰之別[129]……屬目內眦, 合于太陽[130]·陽蹻.”

《靈樞·寒熱病》篇 ：“足太陽有通項入于腦者, 正屬目本, 名曰眼系, 頭目苦痛, 取之在項中兩筋間, 入腦乃別陰蹻·陽蹻.”

6. 足陽明胃經

承漿穴에서 左右側 두 經脉이 교차한 후, 口旁에서 상행하여 眼睛에 들어가고, 目系를 따라 순행하여 두개골에 들어가 뇌에 網絡한다.

---

121) 직접 連屬.

122) 眼根部.

123) 目系(눈과 뇌의 연계).

124) 玉枕穴處.

125) 別道而行.

126) 目內眦의 睛明穴處.

127) 足太陽經脉의 申脈穴.

128) 中封穴.

129) 足少陰腎經의 別脉.

130) 足太陽膀胱經.

《靈樞·寒熱病》篇：“足陽明[131]有挾鼻入于面者[132]，名曰懸顱[133]，屬口對入，繫目本.”

《靈樞·動輸》篇：“胃[134]氣上注肺，其悍氣上衝頭者，循咽上走空竅[135]，循眼系，入絡腦.”

✿

註解：“循目系，入絡腦”의 ‘絡’은 細脉으로 즉, 足陽明胃經 分支의 絡脉이다.

이상에서 뇌에 분포하는 經脉은 모두 6개이다. 足少陽膽經은 頭蓋部에 분포하는 구역이 비교적 넓어 頭蓋部 면적의 ⅜를 차지하며, 비록 직접 뇌에 분포한다는 기록은 없으나 실제로는 뇌에 상당한 작용을 한다.

✿

註解：十二經脉은 모두 뇌에 분포한다.《靈樞·大惑論》：“五臟六腑之精氣……上屬于腦……隨眼系以入于腦.” 예를 들어, 눈에 분포하는 경락은 모두 뇌에 통하며 모두 16개의 경락이 있는데, 다만 肺와 大腸 表裏經은 아직 뇌와 관련하여 분포하는 노선 기록을 찾지 못했다.

---

131) 足陽明胃經.

132) 別支.

133) 足少陽膽經의 懸顱穴과 絡한다.

134) 水穀之海.

135) 七竅를 말한다.

부록 : 頭部 組織器官 經絡症候

頭部의 主要器官은 모두 경락을 통하여 일정한 內臟과 연계가 있다. 器官기능은 內臟經絡氣血의 공급에 의존하며, 각 器官症候의 발생은 대부분 內臟疾病 혹은 기관에 분포하는 경락에 (邪氣가) 침범함으로써 발생한다.

1. 腦部 經絡증후

- 督脉 : 脉氣가 하강하지 못할 때 성인은 癲病이 되고 소아는 癲癇이 된다.
- 足太陽膀胱經 : 實熱할 때에는 癲狂하고, 經氣가 失常할 때는 頭頂部에 통증이 있다.
- 足厥陰肝經 : 肝陽上亢할 때에는 頭痛眩暈, 煩燥, 中風不語의 증상이 나타난다.
- 陽蹻脉 : 實熱할 때에는 不眠하고, 脉氣가 不暢하면 癲癇한다.
- 陰蹻脉 : 氣虛할 때에는 嗜眠한다. 脉氣가 不暢하면 癲癇한다.
- 足陽明胃經 : 實熱熾盛할 때는 癲狂한다.
- 足少陽膽經 : 實證일 때에는 煩燥不安하고, 氣虛할 때에는 不眠・驚悲疑慮한다.

2. 眼睛 經絡증후

- 足厥陰肝經 : 肝氣虛할 때는 視物不明하고 夜盲이 있다. 肝火上炎할 때에는 目赤하고 眼痛이 있다.
- 手少陰心經 : 氣血失常하면 眼睛發黃한다. 心火가 경락을 따라 上炎할 때는 目赤한다.
- 足少陽膽經 : 經氣가 不暢할 때는 眼外角痛이 있고, 經氣가 부족할 때는 眼花하며, 肝火가 膽經을 따라 눈으로 올라가면 眼紅이 발생한다.
- 足陽明胃經 : 胃熱上逆하면 內眼角腫痛하고, 氣寒하면 눈을 감을 수 없고, 氣熱하면 눈을 뜰 수 없다.

●手太陽小腸經 : 氣虛할 때는 目黃이 발생한다.

●手少陽三焦經 : 經氣가 不暢하면 外眼角痛한다.

●足太陽膀胱經 : 外邪가 本經에 침입하면 目黃하고 눈물을 흘리며 眼球[눈알]가 빠질 것 같은 통증이 있다.

●陽蹻脉 : 陰氣虛하면 目瞑하고 目痛은 內眥에서 시작한다.

3. 咽喉舌部 經絡증후

●手少陰心經 : 本經은 外邪의 침범을 받을 때 喉乾口渴, 咽喉腫痛이 발생한다. 氣血失常할 때 말을 할 수 없다.

●足太陽脾經 : 本經이 外邪의 침범을 받을 때 舌强[136]이 발생하고 本經 臟器에 병이 발생할 때 舌根痛이 생긴다.

●足少陰腎經 : 腎陰虛할 때는 口內熱하고 舌下乾하며, 本經氣가 上逆하면 喉部腫痛하며, 腎陽虛할 때는 舌體가 肥大하게 된다.

●手太陰肺經 : 本經이 外邪의 침범을 받으면 喉腫咳嗽가 발생한다.

●足陽明胃經 : 胃熱氣逆하면 咽喉腫痛이 발생하고 上齒痛이 있다. 經氣失常하면 失音이 발생한다.

●手陽明大腸經 : 本經이 外邪의 침범을 받으면 呑咽困難, 咽喉腫痛이 발생한다. 實症은 下齒痛이 발생한다.

●任脉 : 脉氣가 上逆하면 咽喉腫痛이 발생한다.

●手太陽小腸經 : 本經이 外邪의 침범을 받을 때 咽喉腫痛이 발생한다.

●足少陽膽經 : 本經이 外邪의 침범을 받을 때 下頜腫이 발생하고, 實熱하면 口苦한다.

●足厥陰肝經 : 實熱일 때는 口苦하고 咽喉乾燥가 생긴다.

---

136) stiff tongue.

4. 耳部 經絡증후

- 手太陽小腸經 : 經氣가 失常하면 耳聾이 발생한다.
- 足少陽膽經 : 實熱症은 耳聾이 발생하고 귀에서 노란 물[膿]이 나오며, 肝火가 膽經을 따라 耳[귀]로 올라가면 耳鳴이 발생한다.
- 手少陽三焦經 : 經氣가 失常하면 耳聾이 발생한다.
- 手陽明大腸經 : 實症일 때는 耳聾이 발생한다.
- 足少陰腎經 : 腎臟은 耳에서 開竅[137]하므로 腎氣가 虛할 때 그 經氣는 경락을 통하여 耳에 운반이 안 되어 耳聾이 발생한다.

5. 鼻部 經絡증후

- 手陽明大腸經 : 本經이 外邪의 침범을 받으면 鼻流清涕하고, 火熱鬱盛하면 鼻衄하고, 經氣가 失常하면 嗅覺遲鈍 혹은 消失된다.
- 足陽明胃經 : 本經이 外邪의 침범을 받으면 鼻流清涕하며, 胃熱이 上逆하면 鼻衄이 발생한다.
- 足太陽膀胱經 : 本經이 外邪의 침범을 받으면 鼻流清涕가 발생하며, 經氣가 不暢하면 鼻衄이 발생한다.
- 督脉 : 脉氣가 任脉에 들어가지 못할 때는 鼻衄이 발생한다.

6. 口區 經絡증후

- 足陽明胃經 : 胃實熱하면 口乾生乾瘡·上齒腫痛이 발생하고, 胃經이 風邪의 침범을 당하면 口角歪斜가 발생한다.
- 手陽明大腸經 : 本經이 外邪의 침범을 받으면 齒痛이 발생하며, 經脉氣實의 경우에는 齲齒가 발생하고 齒牙冷寒해진다.
- 足厥陰肝經 : 肝經은 風邪를 感受할 때는 口角에 抽動痙攣이 발생하고, 肝氣盛하면

---

137) '腎開竅于耳'.

口脣이 紅絳한다.

- ●衝脉 : 氣上逆하면 口脣絳紫·痲木한다.

- ●任脉 : 氣盛하면 脣紅美色하고, 氣衰하면 口脣에 血色이 없다.

- ●督脉 : 脉氣가 任脉에 들어가지 못할 때 上脣腫脹한다.

✽✽

　이상은 頭部 각 器官의 경락증후이다. 某 器官의 경락에 증후가 발생하면 경락의 기타 증후도 동시에 발병되므로 그 경락증후에 근거하여 辨證論治를 진행할 수 있다.

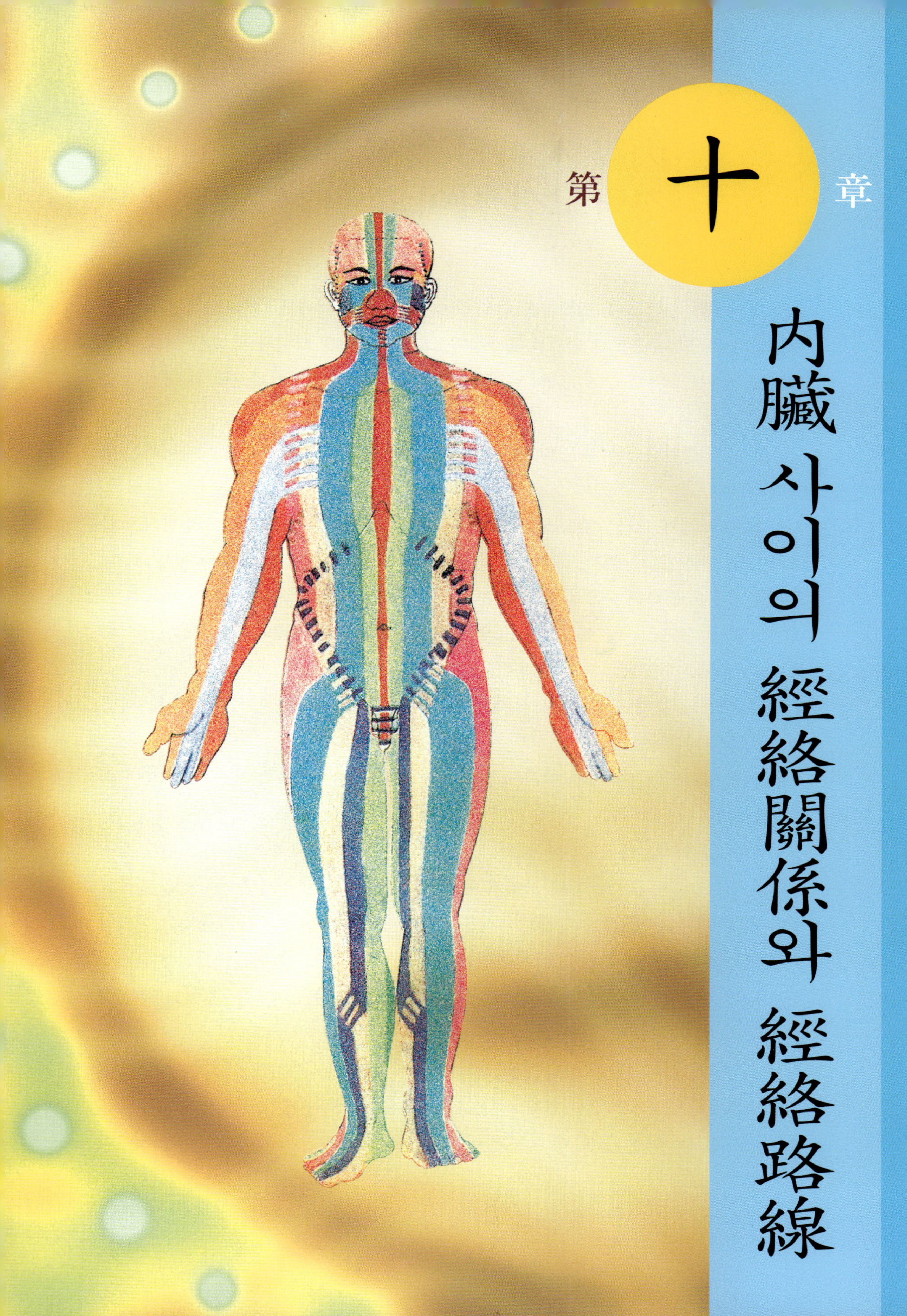

第　十　章

内臟 사이의 經絡關係와 經絡路線

內臟 사이의 경락관계와
경락노선 사이의 관계도

이 장의 圖解는 어느 한 臟器를 단위로 하여 경락노선을 나타낸 것으로, 적지 않은 경락노선과 內臟經絡 분포의 연계를 설명한다. 그러나 각각의 경락과 각 內臟 사이의 전체적인 연계는 나타낼 수 없으며, 일목요연하게 경락 전체의 관계를 관찰할 방법이 없다.

인체 47개 경락선 사이와 五臟六腑 사이의 연계를 두 장의 圖解 위에 나타내기는 쉽지 않다.

저자는 100장에 가까운 圖解를 시험 제작하여 마침내 1975년에 노선도의 방식을 운용하여 十二經絡을 주체로 三段의 곡선으로 하여 머리를 위에 두고 胸腹을 아래에 두며 手足을 중간으로 하고 陰陽을 나누어 三段六組表裏相對의 圖形을 구성하여 비교적 성공적으로 十二經脉 · 十二經別 · 十五絡脉 · 五臟六腑의 總關係圖와 十二經脉 · 十二經別 · 十五絡脉 · 奇經八脉 노선 總關係圖를 그렸다.

이 두 장은 47개의 주요 경락노선이 인체 전체에 분포하는 상황과 상호 간 連接分布하는 구조를 나타냈다.

圖解 중에는 또한 기타 圖解에서 표현하기 어려운 많은 내용을 표현했는데 한의학의 이론을 보완하고 정비하는 의미가 있다.

1 圖解 77에서는 경락노선이 胸腹 내부에서 臟과 腑 사이에 한 개의 상호연계 경락노선이 있는 게 아니라 臟과 腑 사이에 여러 개의 경락노선이 연계한다는 것을 일목요연하게 보여주는데, 臟은 인체에서의 작용이 腑보다 중요함을 설명하며 이것은 한의학 이론에서 臟이 기초가 되는 것과 부합된다. 臟이 本이며 腑가 輔이고 臟腑는 表裏相配하고 臟이 주체가 된다. 陰陽五行의 기능도 臟과 臟 사이에서 진행되는 것이고 臟과 臟 사이의 相助 · 相和 · 相互制約 등은 모두 臟과 臟 사이에 분포하는 이런 경락에 의하여 완성되는 것이다.

2 소화계통 경락의 특수한 연계노선은 圖解 중에서 아주 쉽게 消化系統 경락이 분포하는 사각형으로 표현되었는데 이 사각형은 脾 · 胃 · 大腸 · 小腸으로 이루어진 것이며

消化臟腑 사이의 상호관계를 설명한다. 사각형틀 上部의 胃와 脾는 각각 分支하며 동시에 心ㆍ肺 두 臟과 관계가 발생하여 이것은 後天之氣의 형성을 완전하게 설명한다.

③ 心主之官[1]이 경락 분포에서 실현되고 本 圖解에 표현되어 주의를 끄는 것은 수많은 경락이 심장에 분포하며 圖解에서 심장을 핵심으로 하는 경락분포의 센터(center)를 형성하고 있다는 점이다. 이는 한의학 이론에서 심장의 중요성을 보여 준다.

④ 圖解 78 중에서는 47개 노선에 대한 전체 분포 사이의 관계를 알 수 있으며 특히 주목할 것은 陽經 사이의 노선연계인데 모든 陽經은 직렬연결이거나 혹은 병렬연결로 함께 하여 陽經氣血의 순행을 강화하며 이것은 人體衛氣晝行에 필요한 구조형식이다.

⑤ 陽經總會는 足太陽經 主幹線에 있는데, 經絡銜接點은 12개 處가 있어(本 圖解에는 경락의 相交와 會穴處는 포함하지 않음) 어떤 陽經(督脉 포함)하고도 직접 연계가 발생한다. 張仲景은 足太陽의 經絡關係網을 발견하지 못했기 때문에 단지 太陽證만 변별할 수 있었고 그 이치는 변별하지 못했는데 經絡路線關係圖는 太陽病의 변화를 전부 해석할 수 있다.

⑥ 圖解 중에서 주목할 것은 陰經의 別絡에 의해 구성된 '六合'이 表裏陰陽經을 함께 병렬로 연결하고 12개[2]를 6개로 변환하여 六經辨證의 기초가 되었다는 것이다. 다른 한 작용은 表裏經氣가 2經의 銜接處를 통하지 않고 직접 通達하는 것이다. 또한 하나의 특수한 규칙은 바로 順經氣 순행의 陰經 別絡과 陽經의 銜接[연결]은 단 한 곳이 있으나, 逆經氣 순행의 陰經 別絡과 陽經의 銜接은 두 곳이 있다는 것이다. 陽經 別絡은 陰經 別絡과 같은 그런 특징은 없으나 그 자체의 규칙이 있어 下肢 陽經 別絡은 모두 分支가 있고, 上肢 陽經 別絡은 分支가 없다. 이런 규칙은 분명 다른 작용이 있으나 아직 이론적인 근거는 밝혀지지 않았다.

⑦ 圖解 중에는 또한 특수한 현상이 있는데 手少陽經과 手厥陰經의 絡脉은 모두 그 表裏經과 相通하는 노선이 없으며 歷代의 기록에도 모두 명확한 해석이 없어 이 2개의 經에 실질적인 臟腑가 없는 것은 분명 의미가 있는 것이다. 현재 적지 않은 교재에 설명을 첨가하지 않은 채 이 노선을 덧붙여서 아마도 후세 사람들에게 오해가 있을까 두렵다. 이것 이외에 약간의 내용이 있는데 陰蹻脉과 足太陽, 手少陽과 足太陽, 手少陽과 足

---

1) 이는 '君主之官'을 말하는 것 같다. 心爲一身之君主,《素問ㆍ靈蘭秘傳論》"心者, 君主之官也."에 근거한다.

2) 十二經絡.

陽明, 手陽明과 手太陽의 관계, 足少陰·帶脉·督脉·足太陽 사이의 관계, 手少陽과 心·肺·腎·膀胱의 관계 등은 아직 더 연구가 필요하다.

두 장의 路線圖에서 경락은 상당히 복잡한 조직시스템이며 연구할 만한 과학적인 규칙이 있고, 그 이론적 가치는 단순한 十二經·十二別絡, 十五絡脉·奇經八脉圖와 그 문자 설명보다 훨씬 뛰어남을 보여준다.

十二經脉·十二別絡·十五絡脉과 五臟六腑 總연계노선도

本 圖解는 각 內臟經絡分布圖의 기초 위에서 그린 것이다. 그것은 十二經脉·十二別絡·十五絡脉(任脉·督脉의 絡脉은 포함하지 않음) 등의 36개 경락 主幹線이 十二臟腑에 분포하는 것을 포함한다. 圖解 중에서 붉은 선은 陽經·陽絡이며, 푸른 선은 陰經·陰絡이다. 臟腑·經絡·陰陽의 表裏관계는 6개 조로 나누어지며, 매 조는 각각 붉은색과 푸른색 2개의 사각형이 있고, 붉은 사각형은 腑이며, 푸른 사각형은 臟으로, 사각형 한쪽의 굵은 線은 本 臟腑의 主經이며, 主經 위의 分支는 本經의 絡脉과 別絡이다.

圖解 중에서 ← 부호는 이 臟器에 분포하는 경락 혹은 經絡銜接處를 표시한다. ○ 부호는 경락이 나오는 부위를 나타낸다. ● 부호는 銜接點 혹은 分支處이다. 굵은 붉은색 銜接處는 頭部이며, 붉은색과 푸른색의 銜接處는 手와 足이고, 푸른 선 銜接處는 胸腹腔內이다. 本 圖解는 경락 및 內臟과 內臟 사이 경락통로의 全貌를 보여주며 주요 내용은 아래와 같다.

1. 臟腑의 사각형 안으로 통하는 노선

그중 각 內臟의 경락 분포수 및 그 臟器와 기타 內臟經絡의 연계 개수를 알 수 있으며, 또한 臟腑 사이의 생리작용 위치를 나타내는데 예를 들면 화살표(←)가 밀집된 심장의 사각형에는 18개의 經絡線이 분포하고 1개는 심장에서 小腸으로 분포하는 것으로 모두 19개의 經絡線이며, 이런 經絡線과 연계가 있는 臟腑는 11개이며 경락 분포와 연계하는 臟腑가 가장 많은 臟器로 '君主之官'의 작용을 나타낸다.

폐의 사각형에는 10개의 經絡線이 분포하고 3개는 肺에서 大腸과 심장에 분포하며 모두 13개의 經絡線이 있고 이런 經絡線과 연계가 있는 臟腑는 9개이며 경락의 분포와 관련된 臟腑가 비교적 많은 臟器는 심장이며 '相傅之官'의 작용을 나타낸다. 경락 분포와 연계하는 臟腑가 가장 적은 것은 담낭과 방광으로, 담낭은 겨우 7개의 經絡線과 서로 相通하고 3개의 臟腑와 연계하며, 膀胱은 6개의 經絡線만이 서로 相通하고 3개의 臟

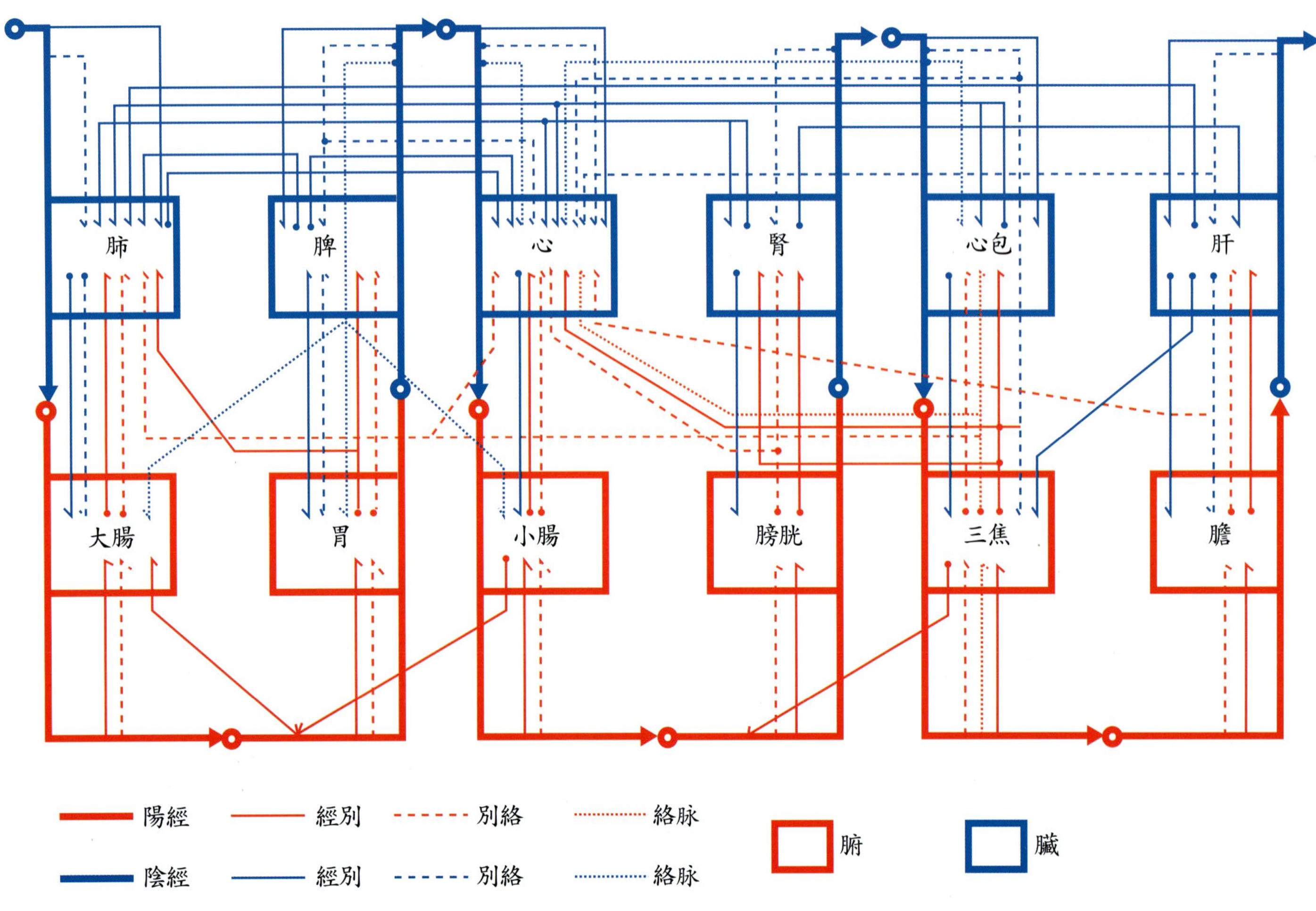

肺
脾
心
腎
心包
肝
大腸
胃
小腸
膀胱
三焦
膽
陽經
經別
別絡
絡脉
陰經
經別
別絡
絡脉
腑
臟

腑와 연계한다.

2. 각각의 陰臟陽腑 사이의 경락연계노선

陰臟 사이를 연계하는 路線은 모두 14개이며 그중 經脉은 6개, 絡脉은 6개, 十五絡脉
은 2개로 每 노선은 최소 2개, 최대 3개의 臟器와 연계하고 陰臟 연계는 하나의 전체를
형성한다.

陽腑 사이에는 상호 연계하는 노선이 없는데 이는 陽腑 사이에 직접적인 경락연계가
발생되지 않음을 설명한다.

3. 陰陽臟腑 사이의 경락연계노선

臟과 腑를 연계하는 경락은 모두 14개이며, 그중 經脉은 7개, 別絡은 4개, 絡脉은 3개
이며 대부분 表裏經의 陽腑와 연계가 발생하며 少數만이 表裏관계 이외의 陽腑와 연계
가 있다.

腑와 臟를 연계하는 경락은 모두 21개이며 그중 經脉은 9개, 別絡은 10개, 經脉은 2
개이다. 腑와 臟를 연계하는 노선은 表裏관계의 臟器와 연계가 있는 것 외에 7개의 노
선이 表裏관계 이외의 臟器에 분포하며 그중 5개 腑의 경락은 심장에 통하고 2개 腑의
경락은 肺臟에 통한다. 臟이 腑에 통하는 노선은 주로 經脉이며 그 다음은 別絡이다. 그
리고 腑가 臟에 통하는 노선은 別絡의 數가 經脉보다 많다. 腑가 臟에 통하는 노선은 臟
이 腑로 통하는 노선보다 7개가 많으며 臟腑 사이에 서로 통달하는 노선은 평형을 이루
지 않는다.

4. 消化臟腑 사이의 경락연계

圖解 중에 足太陰脾經絡脉 · 手太陽小腸經의 分支 · 手陽明大腸經의 分支 · 足陽明胃
經에 의해 구성된 큰 사각형이 있는데 그것은 消化臟腑를 경락노선연계에 의한 하나의
체계로 구성하여 消化臟腑(脾 · 胃 · 大腸 · 小腸) 사이의 기능관계를 설명하며 이것은

경락노선분포에 있어 특수한 분포형식의 일종이다.

5. 十五絡脉의 臟腑 사이의 연계

十五絡脉 중 11개의 絡脉이 內臟에 분포하지 않으며 4개 絡脉만이 內臟에 분포하고 그중 陰絡이 3개를 차지하는데 絡脉의 주요 작용은 內臟 사이의 연계에 있지 않으며 경락 사이의 연계임을 설명한다(圖解 78 참조).

6. 十二別絡의 臟腑 사이의 연계작용

十二別絡 노선은 本經 內臟에 분포하며 대부분 別絡은 表裏經의 臟腑에 분포하고, 또한 일부 別絡은 表裏관계 이외의 內臟과 연계가 있는데 別絡은 內臟을 연계하는 주요 통로의 하나임을 설명한다. 圖解 78에서는 또한 別絡도 경락 사이 관계의 주요 노선임을 설명했다. 十二別絡은 경락과 內臟 및 경락 사이의 연계에서 중요한 작용을 일으킨다.

十二經脉·十二別絡·十五絡脉·
奇經八脉 總연계노선도

本圖는 十二經脉·十二別絡·十五絡脉·奇經八脉 등 47개 경락노선의 總연계圖이다. 本圖는 경락의 交會點을 포함하지 않는다. 圖解 중에서 붉은 선은 陽經·陽絡이며, 푸른 선은 陰經·陰絡이다. 圖解 중에서 ○ 부호는 接受 부위를 표시하며, ← 부호는 도달하고 서로 接連하는 위치이며, ● 부호는 分支 부위를 표시한다. 굵은 붉은 선 銜接處는 頭部이며, 붉은색과 푸른색의 銜接處는 手[팔]과 足[다리]이며, 푸른 선 銜接處는 胸腹腔內이다.

이 圖解는 內臟과 기타 器官으로 통하는 노선, 內臟과 기타 부위에 분포하는 노선을 표시하지 않았고 非經銜接點으로 표시했다. 노선의 중첩을 줄이기 위해 腹內와 체표에 있는 2개 노선의 경락을 1개 노선으로 표시했다.

任脉과 督脉은 순환노선의 형식으로 陰陽經絡 사이에 분포한다. 督脉은 陽經·陽絡 범위 안에 그렸고 그 絡脉은 足太陽膀胱經 區域內에 표시하고, 任脉은 陰經·陰絡 범위 안에 그렸으며 그 絡脉은 足太陰脾經 구역 내에 표시했다. 蹻脉과 維脉의 연계범위는 《鍼灸甲乙經》 중에 蹻脉·維脉이 분포하는 穴位에 근거하여 그린 것이다. 衝脉은 陰經이며 起止處는 모두 任脉과 相連하므로 任脉과 병행하여 陰經·陰絡에서 순행한다. 帶脉은 下肢 각 脉과 일정한 연계가 있으며 實線은 下肢經絡과 관련된 부분이며 ← 부호는 十四椎 起止處이다. 本 圖解는 47개 경락노선 사이 연계의 全貌를 나타내며, 그 주요 내용의 설명은 아래와 같다.

1. 陰陽經絡表裏 사이의 연계

陰陽表裏經의 銜接[연결]은 모두 手·足 위에 있으며, 陽經과 陽經의 銜接은 모두 頭部에 있고, 陰經과 陰經의 銜接處는 모두 內臟에 있으며, 이들 세 곳은 모두 十二經의 주요 銜接處이고, 여기에서 (하루에) 50번의 氣血循環[3]을 한다.

---

[3] 하루(24시간)에 50회를 순환하며, 순행속도는 1초에 2~4cm이다.

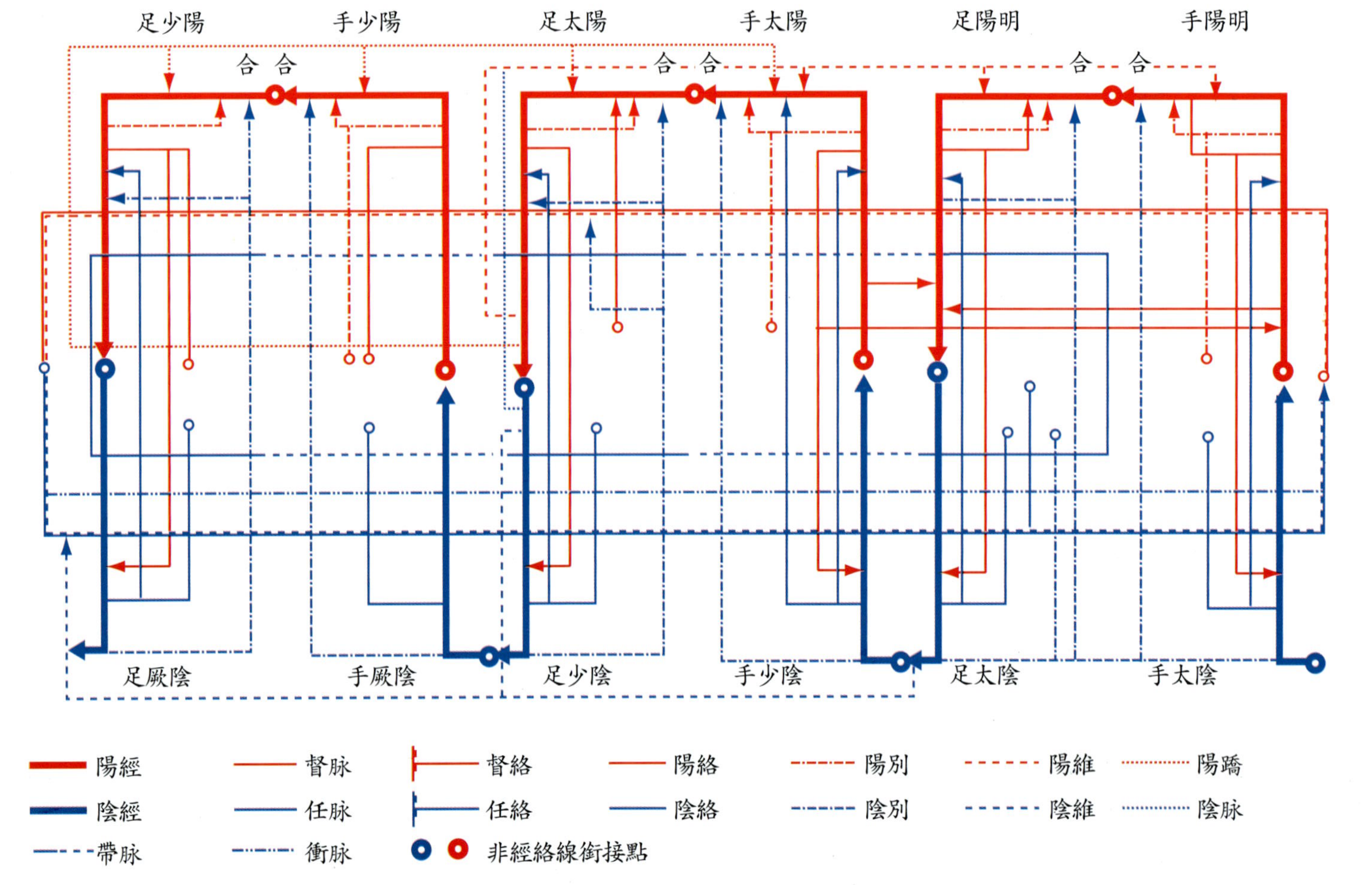
足少陽
手少陽
足太陽
手太陽
足陽明
手陽明
合 合
合 合
合 合
足厥陰
手厥陰
足少陰
手少陰
足太陰
手太陰
陽經
督脉
督絡
陽絡
陽別
陽維
陽蹻
陰經
任脉
任絡
陰絡
陰別
陰維
陰蹻
帶脉
衝脉
非經絡線銜接點

十五絡脉은 대부분 2개의 分支가 나온다. 第1分支는 表裏經과 서로 銜接하여 陰陽表裏經 連接[4]에 중요한 보조노선이 된다. 手少陽三焦經과 手厥陰心包經의 絡脉은 第1分支가 없으며 제각기 表裏經과 서로 연결되지 않는다. 第2分支는 기타 부위와 연결이 된다. 足太陽膀胱經은 第2分支가 없다.

十二別絡은 足厥陰肝經의 別絡이 足部에서 分出하는 것을 제외하고는 모두 肘膝關節 이상의 本經에서 分出한다. 陰陽 別絡의 분포방식은 다른데 陰經의 別絡은 肢體에서 分出하여 頭部에서 表裏經과 서로 連接하고 이런 連接은 '合'이라 稱한다. 6개 陰經 別絡의 連接은 '六合'이라 稱하는데, 表裏陰陽 두 經의 병렬노선 혹은 순환노선을 형성함으로써 6개 陰陽經의 單元(單一한 根源. Unit)을 구성했다. 그중 3개 陰經의 別絡은 2번 表裏經과 서로 銜接하는데 圖解가 규칙적으로 나타난다. 1單元마다 1개가 나타나며 이런 분포의 기능은 아직 알 수 없다. 陽經의 別絡은 肢體 위에서 本經으로부터 分支하여 나오고 頭部에서는 또한 本經과 相接하여 本經의 병렬노선이 되며 表裏經과는 연계가 없다.

2. 陰陽經 각자 사이의 연계

陰經 사이의 연계에는 手太陰肺經과 足厥陰肝經·足太陰脾經과 手少陰心經·足少陰腎經과 手厥陰心包經의 銜接이 있다. 陰維脉은 陰經에서 연계작용을 일으키며 足少陰腎經에서 起始하고 足太陰脾經·足厥陰肝經·任脉에서 만난다. 陽經 사이의 연계는 手陽明大腸經과 足陽明胃經, 手太陽小腸經과 足太陽膀胱經, 手太陽小腸經과 足少陽膽經 사이에 銜接이 있다. 연계가 발생하는 경락선에는 陽蹻·陽維 두 脉이 있으며, 足太陽膀胱經에서 나온 후 각자 4개 經과 연계가 발생한다. 또한 手少陽三焦經의 分支는 足太陽膀胱經과 연계하고, 手太陽小腸經의 分支는 足陽明胃經과 연계하며, 그 別絡은 手陽明大腸經과 서로 연계하고, 手陽明大腸經의 分支는 足陽明胃經 등과 연계한다. 陽經 사이의 연계노선은 陰經 사이의 연계노선보다 5개가 많다.

---

4) nexus.

3. 經과 絡 사이의 노선연계

경락에 있어 經과 經, 絡과 經의 연계만이 있고 絡과 絡의 연계에 대한 기술은 없다.

4. 督脉 · 帶脉 · 足少陰腎經 別絡의 연계

圖解 중에서 足太陽膀胱經 區域 內의 帶脉에는 두 개의 화살표(←)가 있는데 이곳은 十四椎處이며, 足少陰腎經의 別絡은 이곳에서 꿰뚫고 나와 帶脉으로 들어가게 되고 督脉과 연계된다.

圖解 78 · 79는 陰陽 두 종류 경락에 대한 각각의 분포가 陰經 · 陰絡은 五臟과 五臟 사이의 연계에 집중되고, 陽經 · 陽絡은 六腑經脉 사이의 연계에 집중된다는 것을 보여준다.

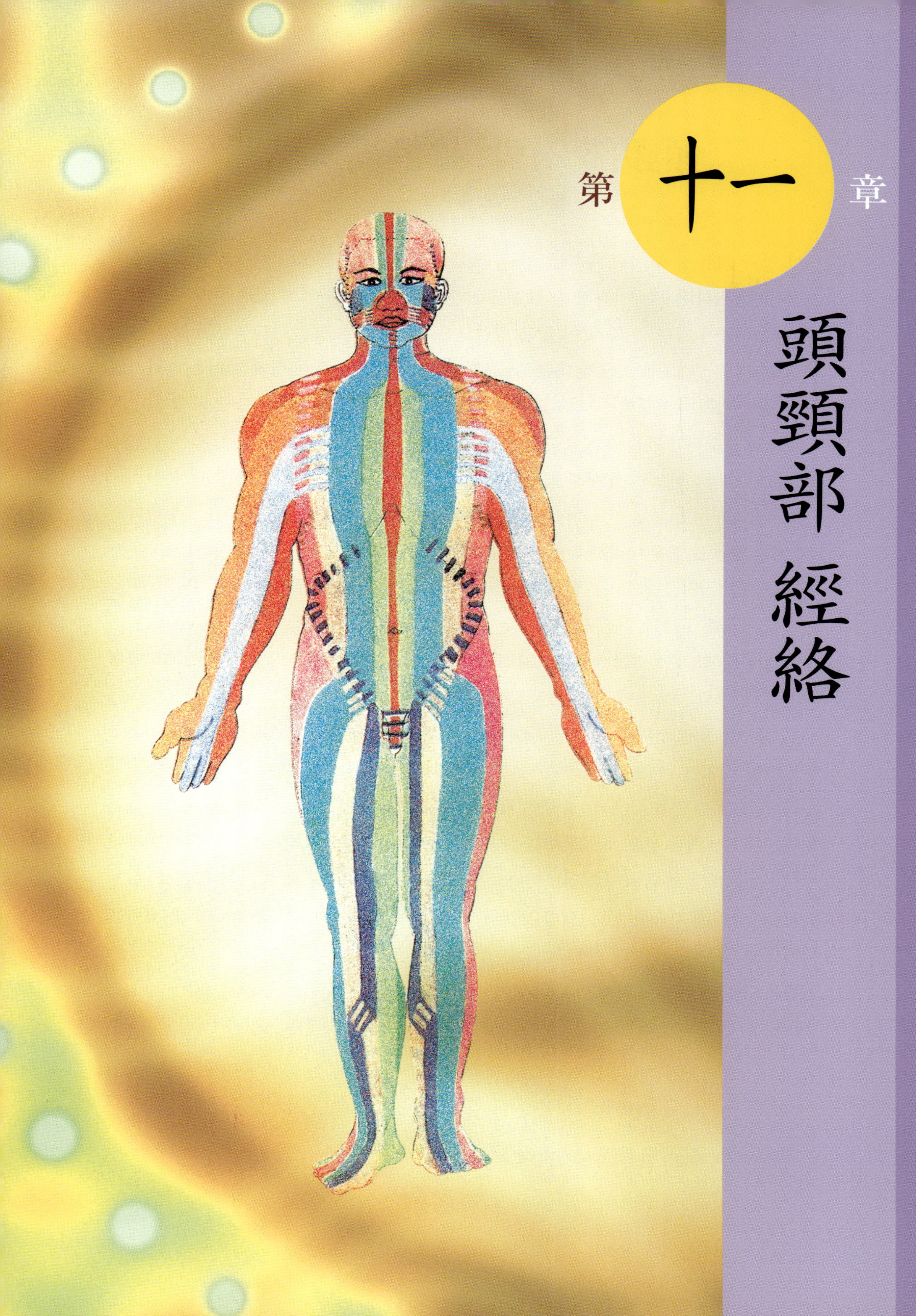

第 十一 章
頭頸部 經絡

頭頸部 경락 總분포노선도

　이 장의 圖解 중에 이미 頭部經穴圖와 頭部五官經絡圖가 있으나 頭頸部 경락의 총분포 상황을 나타내기는 어려웠다. 頭頸部는 인체경락 분포가 가장 집중된 부위로서 총 32개의 경락이 있다. 이와 같이 많은 경락노선을 頭形圖에 전부 나타낸다는 것은 매우 어렵다. 각종 방법으로 頭形經絡總분포도를 그려본 적이 있으나 결과는 더욱 혼란스럽고 이해가 쉽지 않았으며, 노선도의 방식을 이용해야만 일목요연하게 頭頸部 경락이 전체적으로 분포된 全貌를 이해할 수 있었다.

　頭頸部 經絡노선도는 세 부분으로 나눈다.

　①頭蓋骨部는 面部에 머리카락이 난 부분과 頸部 뒤의 頭蓋骨 下緣까지를 포함한다.

　②顏面部는 面部에 머리카락이 난 이외의 부분을 포함한다.[1]

　③頸部는 頸部 앞쪽으로는 쇄골에서 下頜[아래턱]까지, 頸部 뒤쪽[2]으로는 肩[어깨] 높이에서 頭蓋骨 下緣까지를 포함한다.[3]

　경락의 순행노선은 기본적으로 古代書籍에 기록된 경락순행부위에 따라 相應位置를 圖解 중에 그렸으며 경락의 循行終點은 대부분 경락의 원래 停止위치를 따랐는데, 예를 들면 督脉은 頸椎를 따라 상행하고 頭頂(vertex) 정중앙을 거쳐 前額[앞이마]에 이르고 안면부에 들어가 하행하여 안면부의 중앙인 鼻[코]에 상당하는 위치 쪽이 終止點이다. 그러나 또한 일부 노선은 그 순행이 頭部의 最高위치에 있으며 그 終止는 循行最高點 위에 있는데, 예를 들면 足陽明胃經은 鎖骨에서 상행하여 下頜을 거쳐 眼區에 이르며 (이 구역은 해당 經의 終止點임), 이마로 올라가 頭蓋區 神庭穴에 이르러 정지한다. 노선도를 그릴 때 가능한 한 노선의 交叉를 피하고 圖面의 정확성을 추구하며 그 의미를 나타내는 데 치중했기 때문에 本 圖解 경락노선에는 그 分支를 표시하지 않았고 全體 圖面은 단지 경락 분포의 대략적인 의미만을 나타낸다.

　頭頸에 분포하는 경락은 十二經脉·十二別絡·十五絡脉·奇經八脉을 포함한다. 上

---

1) 洗顏하는 얼굴 부분을 생각하면 된다.

2) 項部.

3) 한의학에서 목 부분은 頸部와 項部로 구분할 수 있다.

述한 47개 경락 중에서 32개는 頭頸에 분포하며, 그중 陽經·陽脉은 16개인데, 대부분 淺層과 頭部의 각 器官에 분포하며, 각자 소속 穴位가 있다. 陰經·陰絡도 16개인데 대부분 深層과 頭部의 각 器官에 분포하며, 모두 소속 穴位가 없다. 또한 15개는 頭에 분포하지 않는 脉絡으로, 대부분은 絡脉이며, 足太陽絡脉·足陽明絡脉·足少陽絡脉·足厥陰絡脉·足太陰絡脉·足少陰絡脉·手少陽絡脉·手太陰絡脉·手太陽絡脉과 別絡·手厥陰經과 絡脉·任脉의 絡脉·帶脉·脾의 大絡이다.

頭頸에 분포하는 경락 중에 陰陽經은 각각 ½로 陰經이 16개, 陽經이 16개이며 陰陽經의 분포는 같다. 현재 일부 서적에서는 대다수가 '諸陽會于頭'의 기록을 인용하지만 '諸陰會于頭'의 이론은 언급하지 않는다. 사실 陰陽經이 머리에서 만난다는 것은 古代 文獻에도 일찍이 기록이 있는데《靈樞·大惑論》에서는 "五臟六腑之精氣, 皆上注于目而 爲之精[4], ……而與脉幷爲系, 上屬于腦, ……其[5]入深, 則隨眼系以入于腦."라 했다.

《素問·金匱眞言論》에서 五臟은 모두 五官에서 開竅하여 五官의 기능에 대한 근원은 五臟의 氣에 있으며 "目得肝氣而能觀五色, 耳得腎氣而聞五音, 舌得心氣而知五味" 등은 모두 '諸陰會于頭'의 중요성을 설명한다.

陽氣所會 혹은 陰氣所聚를 판단하는 것은 주로 경락의 분포에 의해 결정된다. 경락이 도달하는 곳에는 반드시 臟腑陰陽의 氣가 있는데, 경락이 존재하지 않는다면 어떻게 五臟六腑 陰陽의 氣가 순행한다고 말할 수 있겠는가? 이미 (頭部는) 五臟의 경맥이 모이는 곳인데, 어째서 諸陽之會만을 언급했는가? 옛사람들은 일찍이 "頭爲人之首, 陰陽所聚 也."라 했다.

---

4) 精明.

5) 邪氣.

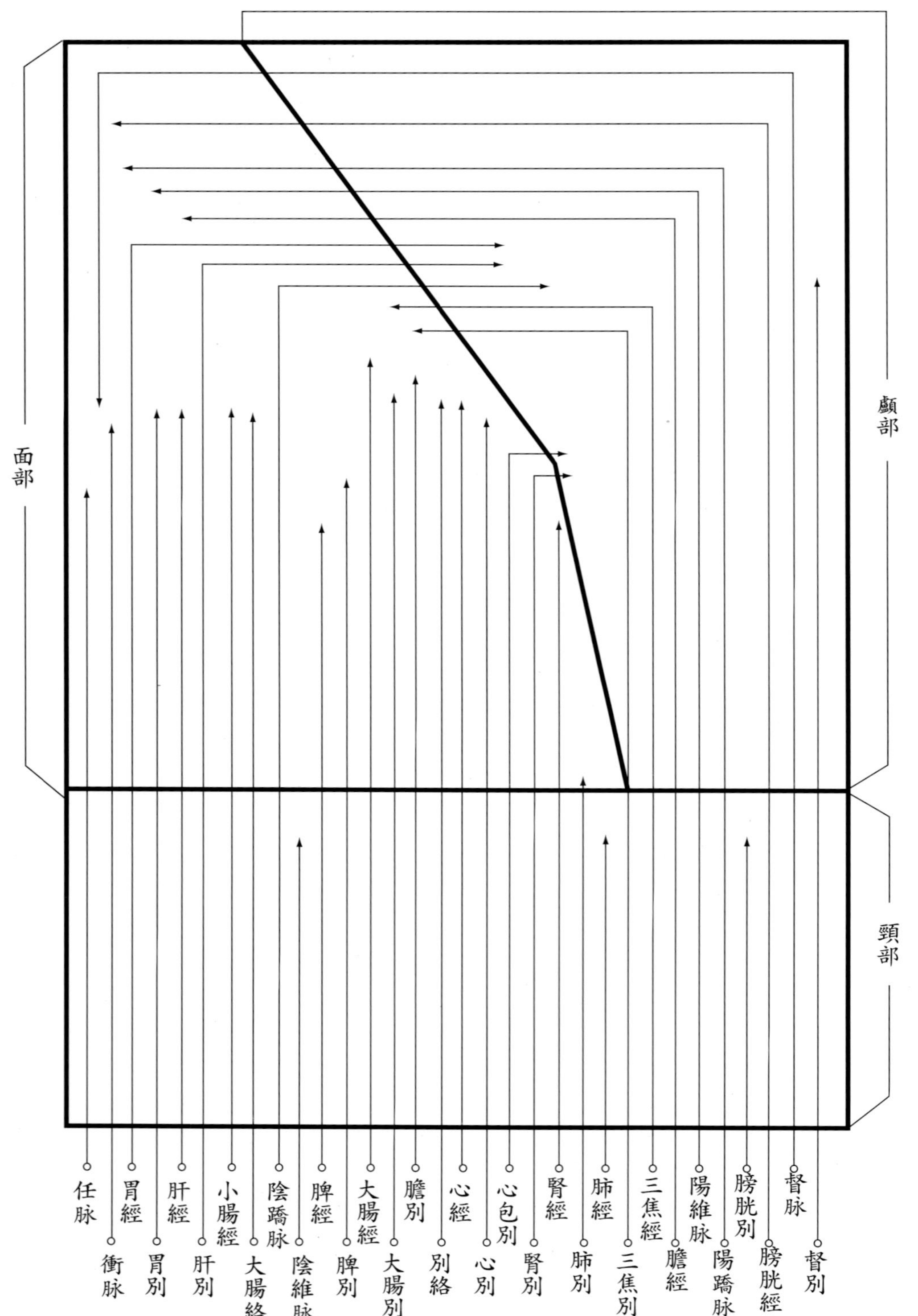

面部
顱部
頸部
80
頭頸部 경락노선 總 분포도
任脉
衝脉
胃經
胃別
肝經
肝別
小腸經
肝別
陰蹻脉
大腸絡
脾經
陰維脉
大腸經
脾別
膽別
大腸別
心經
別絡
心包別
心別
腎經
腎別
肺經
肺別
三焦經
三焦別
陽維脉
膽經
膀胱別
陽蹻脉
督脉
膀胱經
督別

頭頸部 경락노선 總분포도

1. 陽經 · 陽絡 부분

(1) 足太陽膀胱經 : 後頭 · 頭頂 · 前額 · 目內眦 · 頭蓋에 분포한다.

(2) 足太陽膀胱經의 別絡 : 後頭下方의 項部에 분포한다.

(3) 足少陽膽經 : 頭蓋兩側 · 面頰區 · 耳中 · 眼球後方에 분포한다.

(4) 足少陽膽經의 別絡 : 面部 · 顴區 · 眼球後方에 분포한다.

(5) 手少陽三焦經 : 耳後 · 耳上 · 耳前 · 耳中 · 面部顴骨弓 · 目外眦에 분포한다.

(6) 手少陽三焦經의 別絡 : 耳後 · 耳上 · 頭部兩側에 분포한다.

(7) 足陽明胃經 : 面部 · 前額 · 鼻側 · 上齒 · 眼睛 · 頭蓋에 분포한다.

(8) 足陽明胃經의 別絡 : 面部 · 上齒 · 眼睛 · 前額에 분포한다.

(9) 手陽明大腸經 : 下頜 · 下齒 · 鼻兩側에 분포한다.

(10) 手陽明大腸經의 別絡 : 下齒 · 耳中에 분포한다.

(11) 手太陽小腸經 : 面部 · 耳中 · 眼睛에 분포한다.

(12) 手太陽小腸經의 絡脉 : 下齒 · 耳中에 분포한다.

(13) 督脉 : 後頭 · 頭頂 · 前額 · 鼻上에 분포한다.

(14) 督脉의 絡脉 : 後頭區에 분포한다.

(15) 陽蹻脉 : 後頭 · 頭蓋 · 頭部兩側 · 前額 · 面部에 분포한다.

(16) 陽維脉 : 後頭 · 頭頂 · 前額에 분포한다.

2. 陰經 · 陰絡 부분

(1) 手太陰肺經 : 咽喉에 분포한다.

(2) 手太陰肺經의 別絡 : 頜下頸部에 분포한다.

(3) 足厥陰肝經 : 眼睛後方 · 面部 · 口脣 · 前額 · 頭頂 · 頭蓋에 분포한다.

(4) 足厥陰肝經의 別絡 : 眼睛後方에 분포한다.

(5) 足少陰腎經 : 咽喉 · 舌 · 耳에 분포한다.

(6) 足少陰腎經의 別絡 : 咽喉와 舌에 분포하며, 또한 後頭部에 도달한다.

(7) 手厥陰心包經의 別絡 : 喉·後頭部에 분포한다.

(8) 手少陰心經 : 眼睛의 後方에 분포한다.

(9) 手少陰心經의 別絡 : 喉·舌·目內眦에 분포한다.

(10) 手少陰心經의 絡脉 : 喉와 眼球後方에 분포한다.

(11) 足太陰脾經 : 喉와 舌에 분포한다.

(12) 足太陰脾經의 別絡 : 喉와 舌에 분포한다.

(13) 任脉 : 下頜·口脣에 분포하고 상행하여 眼睛에 이른다.

(14) 衝脉 : 口脣에 분포한다.

(15) 陰蹻脉 : 面部와 眼睛에 분포한다.

(16) 陰維脉 : 喉에 분포한다.

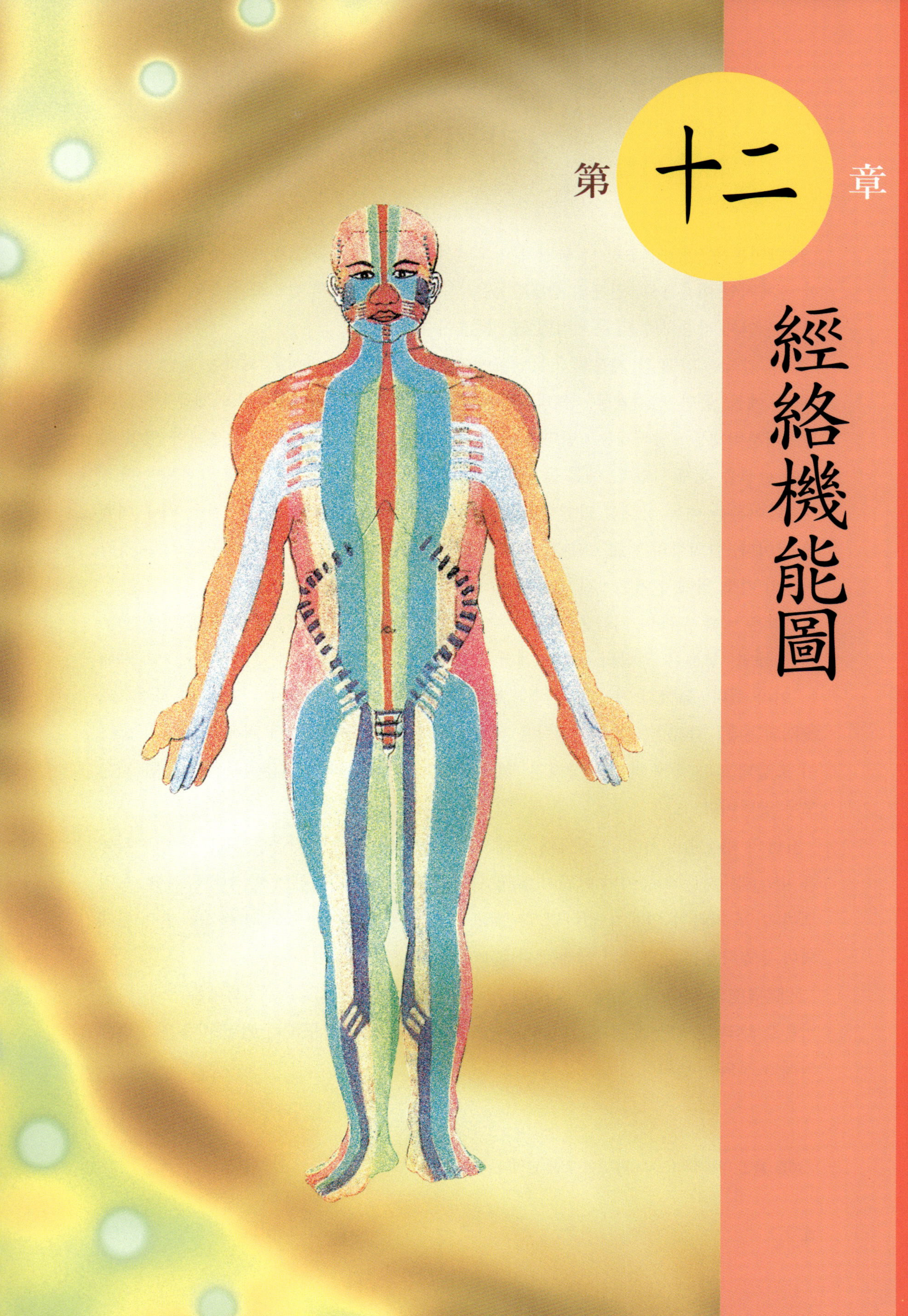

第 十二 章
經絡機能圖

경락기능圖

경락이론은 인간이 수천 년 동안 살아오면서 연구하여 이룩한 인체의 생명 존재에 대한 총체적인 이론으로, 인체의 생명활동은 모두 경락시스템의 협조로 완성되며, 경락의 기능은 인체 각종 기능의 총체적인 統一機能이다.

현대 의학은 인체 각 계통의 기능연구에 있어 경락이론이 형성된 시대를 훨씬 넘어섰는데, 예를 들면 신경계통 · 혈액순환계통 · 호흡계통 · 비뇨계통 · 소화계통 · 代謝계통 · 내분비계통 · 생식계통 · 면역기능 등이고, 그에 대한 종합적인 기능연구에 있어 최근에 관심을 갖게 되었다. 예를 들면 최전선과학(frontier medicine)[1]의 발전 등이다.

경락이론은 비록 상당히 막연한 이론이지만 그것은 종합적인 기능의 기초 위에 세워진 것이다. 한의학의 氣血 · 臟腑 · 陰陽 · 五行 · 氣化 · 五運六氣 등의 이론은 모두 경락이론의 기초 위에서 이루어진 것이다.

경락은 비록 某種의 기능을 대신할 수 없으나 그것은 이런 기능의 總和를 반영한다. 예를 들면, 氣血은 경락의 에너지에서 전달되는 것으로 "經絡者, 行氣血", "氣行則血行"이라 했다. 臟腑의 기능은 경락을 통해 조정되며 臟腑의 기능은 '氣化'의 과정으로 總稱되는데, "經絡者, 調虛實(경락은 허실을 조절한다)."은 경락에 의해 臟腑氣의 함량이 조절되고 그것에 의해 정상적인 '氣化'의 수준이 유지되며, 氣過盛 · 氣過弱한 것은 모두 질병이다.

五行의 相生相克 作用은 경락에 의해 실현되는 것으로 生克작용은 臟腑 사이의 기능을 相互制約하는 기능이며 반드시 臟腑 사이의 경락연계를 통해야 마침내 달성할 수 있으며 만약 경락의 연계가 없다면 각 臟腑 사이에는 相生相克 機能의 傳達經路가 없게 되어 生克작용은 존재하지 않게 된다(臟腑 사이의 經絡關係圖를 참조).

陰陽機能의 비율 또한 경락을 통해 평형을 이루며, 인체의 각종 기능에는 모두 다른 비율로 陰과 陽 기능이 존재하며 비율이 실조되면 질병이 발생하며 이런 비율은 경락에 의해 조정되는 것이다.

---

1) 예를 들면 대체의학(CAM)과 같은 것을 말한다.

"陽之與陰也, 異名同類, 上下相會, 經絡之相貫, 如環無端."[2](《靈樞‧邪氣藏府病形》篇) 氣化過程은 반드시 경락을 통하여 완성되며 인체가 섭취하는 영양‧수분‧산소 등이 인체의 에너지로 변하고 배설물의 배설과 같은 일련의 과정은 각 臟腑가 협조하여 완성되는 것이며 이런 협조작용은 반드시 臟腑 사이의 경락에 의해 완성되는 것이다(臟腑經絡關係圖를 참조).

五運六氣는 경락을 통하여 비로소 인체에 영향을 미치며 五運六氣는 인체 外部의 대자연의 변화[3]이며 인체에 대하여 중요한 영향을 끼치는데 반드시 인체 表面에 분포하는 孫絡을 통해야 작용을 일으킬 수 있다.

"夫邪之客于形也, 必先舍于皮毛, 留而不去, 入舍于孫絡, 留而不去, 入舍于絡脉, 留而不去, 入舍于經脉, 內連五臟."[4](《素問‧繆刺論》) 한의학의 전체적인 사상에는 방금 말한 고급신경활동의 뇌가 포함되며, 뇌를 '奇恒之府'라 稱하는데, 十二經은 모두 뇌로 통한다.

《靈樞‧大惑論》에서는 "五臟六腑之精氣, 皆上注于目而爲之精……而與脉并爲系[5], 上屬于腦, 後出于項中, 故邪[6]中于項……目者心之使也, 心[7]者神之舍也.[8]"라 하여 五臟六腑의 精은 위로 뇌에 속하고, '經脉者行氣血'인데, 이런 精氣는 반드시 經脉에 의해 전달되어야 비로소 뇌가 정상적으로 기능을 발휘한다.

뇌는 '神'의 舍이며 '舍'는 神이 머무는 곳[居]이다. '神'은 즉 高級神經[9]活動機能이다. 그러나 한의학에서는 또한 高級神經活動의 기능을 臟器에 歸屬하는데 예를 들어 '肺藏魄'‧'肝藏魂'‧'脾藏意'‧'腎藏志'가 있다. '魂'‧'魄'‧'意'‧'志'와 같은 高級神經活動이 이런 臟器들에 근원하며 뇌가 이런 臟器의 經氣에서 이탈하면 思惟기능

---

2) 陽은 陰과 명칭만 다르지 같은 종류이며, 上下에서 서로 만나면서 경락이 서로 관통하여 고리처럼 끝이 없다.
3) 五運六氣는 인체에 영향을 미치는 환경이라고 생각할 수 있다.
4) 대저 邪氣가 形體에 침입하여 머무름에 반드시 먼저 皮毛에 깃들고, (皮毛에서) 머물러 떠나가지 않으면 孫脉에 깃들고, (孫脉에서) 머물러 떠나가지 않으면 絡脉에 들어가 깃들고, (絡脉에서) 머물러 떠나가지 않으면 經脉에 들어가 깃들며, 안으로 五臟에 이어진다.
5) 目系.
6) 邪氣.
7) 여기에서 말한 '心'은 腦를 말한다. 일체의 정신의식 활동은 심장에서 發源한다. 즉, 眼睛視物의 활동능력은 心神의 지배를 받는다.
8) 眼睛의 視覺활동은 心主藏神하므로 心의 지배를 받는다.
9) 腦中樞神經系統.

을 잃게 된다고 생각하였다.

예를 들어 《說文》[10]에서는 ‘肝藏魂’, ‘魂’, ‘陽氣也’를 意識이라고 생각했다. 만약 간장이 손상을 받으면 간장이 인체에서 발휘하는 기능을 잃게 되며 외부의 요소가 변화하지 않은 상황에서 뇌에 비록 손상이 없더라도 사람은 昏迷無魂하게 된다. ‘肺藏魄’에서 耳目聰明이 魄이며, 만약 肺氣가 손상되어 肺의 기능이 파괴되면 외적인 조건이 가해지지 않아 뇌에 비록 손상이 없어도 귀는 그 소리를 듣지 못하게 되고 눈은 사물을 잘 알아보지 못한다. ‘脾[11]藏意’에서 ‘意’는 생각으로, 脾氣가 손상되어 췌장(pancrease)이 기능을 전부 상실하면 體外의 요소가 가해지지 않아 비록 뇌에 손상이 없더라도 그 意는 상실한다. ‘腎[12]藏志’에서 ‘志’는 일정한 방향성을 지닌 사유이다(한의학의 腎은 부신을 포함함).

腎氣가 손상을 당하여 腎機能을 전부 상실하면 외적인 요소가 가해지지 않아 뇌에 손상이 없더라도 志가 보존될 수 없게 된다. 이런 모든 작용은 모두 경락계통을 통하여 반영되어 나온 것이며, 그렇지 않다면 各臟은 단지 藏하기만 하고 배설하지 않는[13] 그 기능을 발휘할 수 없게 된다.

이상은 다만 경락기능의 기본개념으로 복잡한 경락기능을 圖解에 나타낸다는 것은 매우 어렵다. 개괄적인 이해를 돕기 위하여 각 圖解에서 그 기능을 설명하는 것 이외에 本 圖解는 단지 經絡傳達物質 · 經絡代替循環 · 循環 중의 밸브작용 · 人體生命週期經氣變化 · 五臟經氣의 調整關係 · 五官經絡機能 · 邪氣始病經路 등 제한된 圖解를 만들어 참고용으로 제공한다.

---

10) 《說文解字》. 東漢의 許愼이 지은 字解書로서, 六書에 대하여 상세하게 풀이한 책.
11) 한의학에서의 脾는 胰臟이다.
12) 한의학의 腎은 副腎을 포함한다.
13) 臟의 생리적 특성인 ‘藏不出’이다.

人體正氣圖

'正氣'는 인체의 생명에너지이며, 氣가 있으면 생존할 수 있고 氣가 없으면 사망한다. 소위 '正氣'는 '邪氣'와 상대가 되는 말이다. '正氣'는 아주 광범위한 내용을 포함하며, 인체가 가지고 있는 기능적 物質基礎變化는 모두 '正氣'의 범위에 속한다. '正氣'의 명칭은 아주 많으며, 각종 氣의 생산과 작용도 서로 다르나 대체로 아래 몇 가지로 분류할 수 있다.

분류 1 : 體外에서 오는 '正氣'

'天氣'는 肺에 의해 흡수된 공기 중의 산소, 피부에 의해 흡수된 광선(자외선·적외선 등), 입과 피부가 받아들인 열에너지[14], 우주의 인체에 대한 유익한 작용 등을 포함한다.

'地氣'는 음식 중의 영양성분과 수분, 모든 인체에 유익한 미량원소와 地磁氣 등을 포함하며, 소위 '水穀之氣'라고 한다.

天地의 氣는 인체가 생존하면서 반드시 의존해야 하는 氣로 후천적 생활의 氣의 근원이다.

분류 2 : 인체 중의 '正氣'

'元氣'는 태아(embryo)에서 가장 먼저 형성되는 것으로, 부모에게서 오며, 임신 과정에서 점차 강해지는 氣로, 後天의 氣와 조합되며 氣化의 동력이 된다.

'精氣[15]'는 인체의 精華로운 氣이다. 각종 氣의 精華로운 부분은 모두 '精氣'라 말할 수 있으나, '精氣'가 주로 가리키는 것은 출산능력의 氣이다[16].

---

14) thermal energy.
15) 생명활동을 유지하는 데 필요한 精微로운 물질과 그 기능을 말한다.
16) 男女의 精과 그 기능을 말한다.

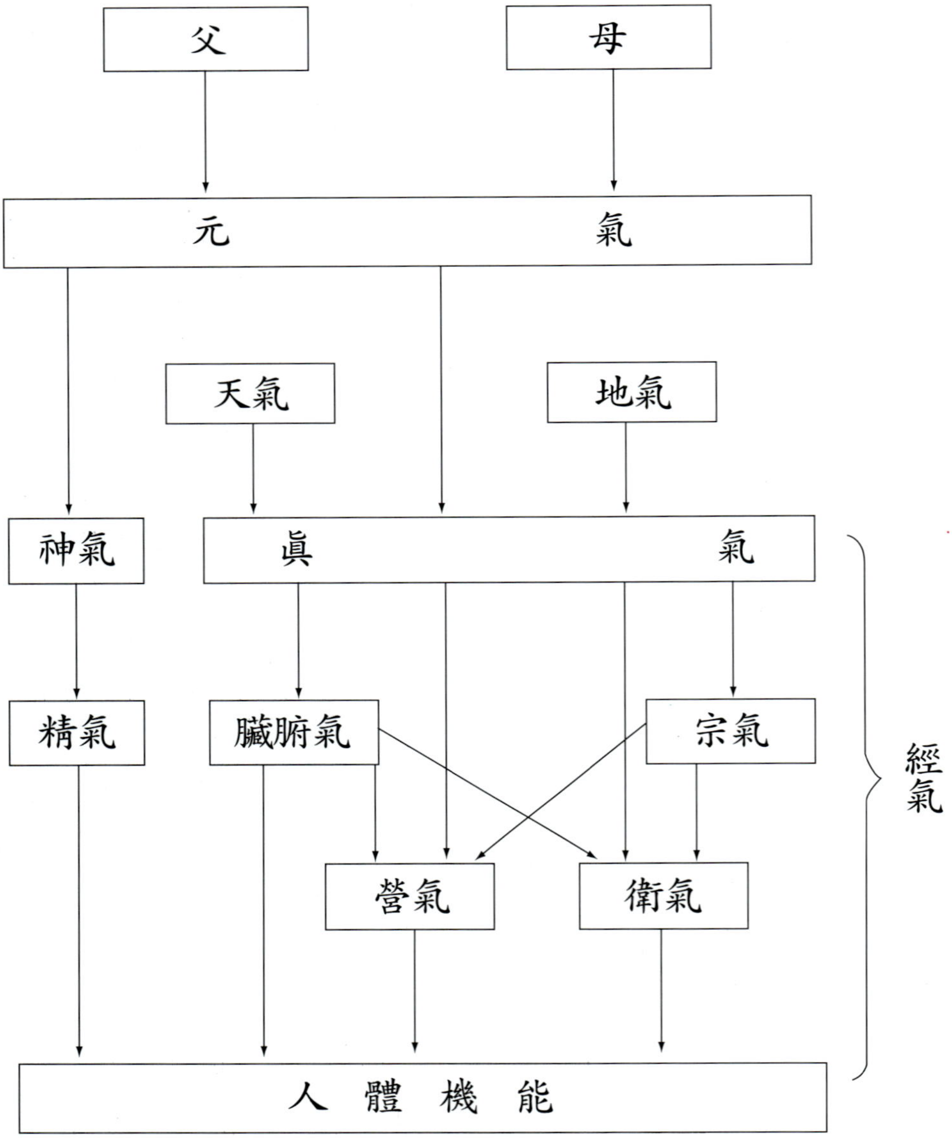

81 人體正氣圖

'**神氣**'는 先天의 氣와 각 臟腑의 氣의 精華로 구성된 것으로 정신상태를 나타내는 氣이다. 예를 들면, 《素問·宣明五氣》篇에서 "心藏神, 肺藏魄, 肝藏魂, 脾藏意, 腎藏志" 등이라 한 것은 모두 神氣에 속하는 것이다.

'**眞氣**'는 인체 생명에 正常 生存하는 것으로 '天氣'·'地氣'·'元氣' 세 가지가 화합하여 이루어진 것이며, 신체의 각종 기능 활동을 제공하는 氣이다. '眞氣'는 人體後天 機能活動의 氣에 대한 總稱이며, 그것은 宗氣·營氣·衛氣 등을 포함한다.

'**宗氣**'는 '天氣'·'地氣'·'元氣' 세 가지 氣가 조합하여 된 氣이며, '宗氣'는 胸中에 존재하고, '其宮爲膻中'으로, 그 자체는 경락을 따라 순행하지 않으며, '宗氣積于胸中, 博而不行' 하여 宗氣의 주요 작용은 氣血循行을 추진하며 경락순환의 氣에 참가하는데, 예를 들면 '營氣'와 '衛氣'는 모두 '宗氣'의 추진력에 의해 순환을 진행하는 것이다.

'**營氣**'는 眞氣가 변하여 된 영양성분을 포함하고 經脈의 안에서 순행하며 經氣循環에서 중요한 氣이다. 그것은 매일 체내를 50번 순환하고, 전신에 영양을 공급한다.

'**衛氣**'는 眞氣가 변하여 된 것으로 방어능력을 갖춘 氣이다. 주간에는 陽經 중에서 순행하고, 야간에는 陰經의 안에서 순행하며, 밤낮으로 인체를 지키며, 外邪의 침입을 막는다. 이외에 또한 溫養臟腑·溫潤肌膚 등의 기능이 있다.

'**臟腑之氣**'는 각 臟腑에서 출발하며, 각자의 경락과 表裏經絡에서 순행하며, 本經과 表裏經 소관구역의 조직과 器官에 제공하고, 해당 臟器 경락의 분포를 沿하여 氣를 관련 장기에 운반하고 협동하여 氣化作用을 진행한다.

'**血**'은 바로 인체 중의 혈액이며, 眞氣에서 변하여 이루어진 것으로, 血脈 내에서 순행한다. 血의 운행은 氣에 의해 추진되는데, 예를 들면 '氣爲血之帥, 氣行則血行'이라 하여, 血과 氣는 두 가지 물질인데, 血은 有形이며, 氣는 '無'形으로, 血은 다만 氣의 작용 아래에서만 작용을 일으킬 수 있다.

앞에서 언급한 氣는 모두 경락에서 활동하며, 總稱하여 '經氣'라고 한다. 이런 氣는 모두 인체 기능활동의 氣이기 때문에 인체 '正氣'라고 總稱하며, 곧 인체생활의 氣이다 (圖解 **81** 참조).

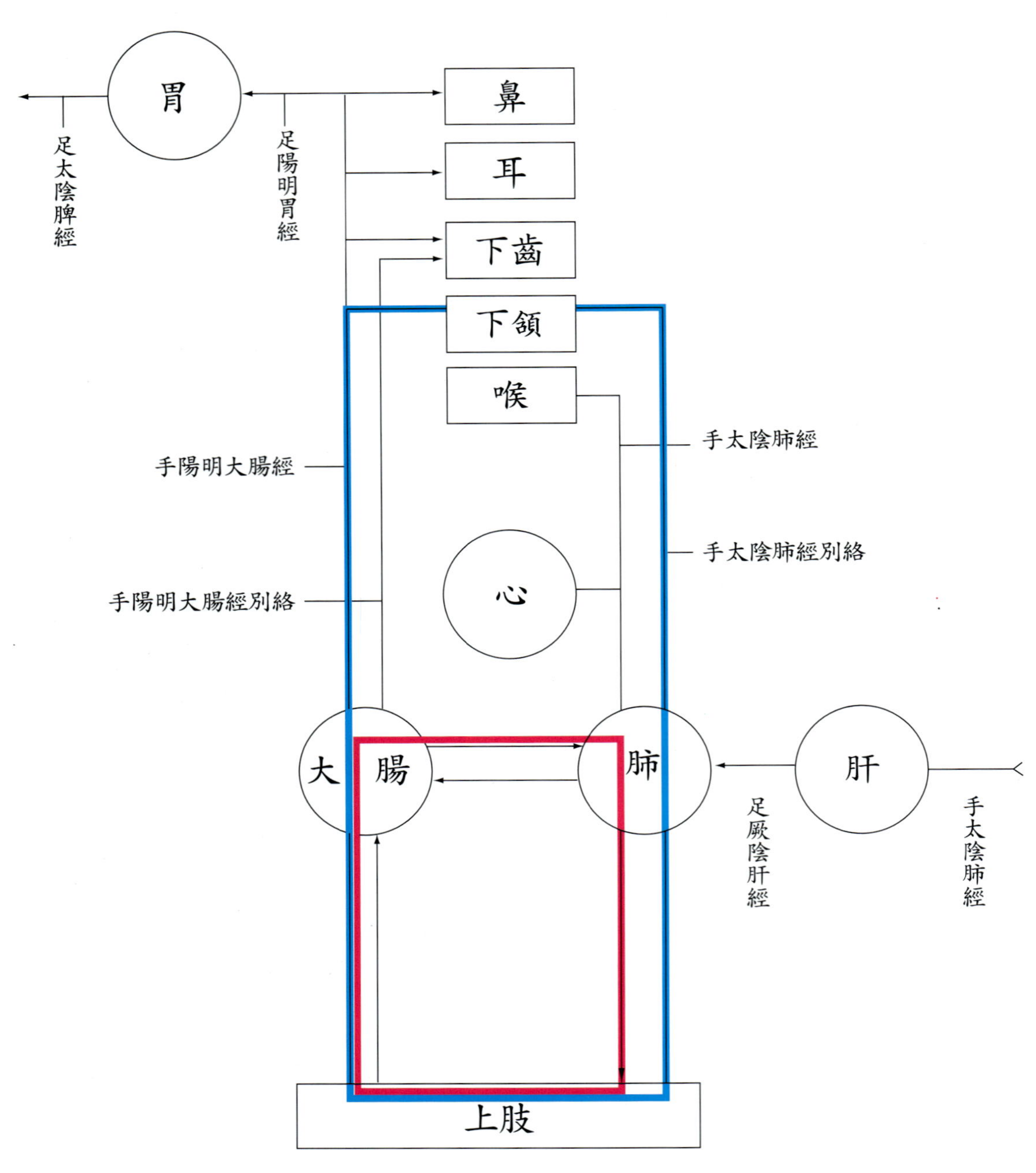

82 肺와 大腸 經氣 循環圖

428

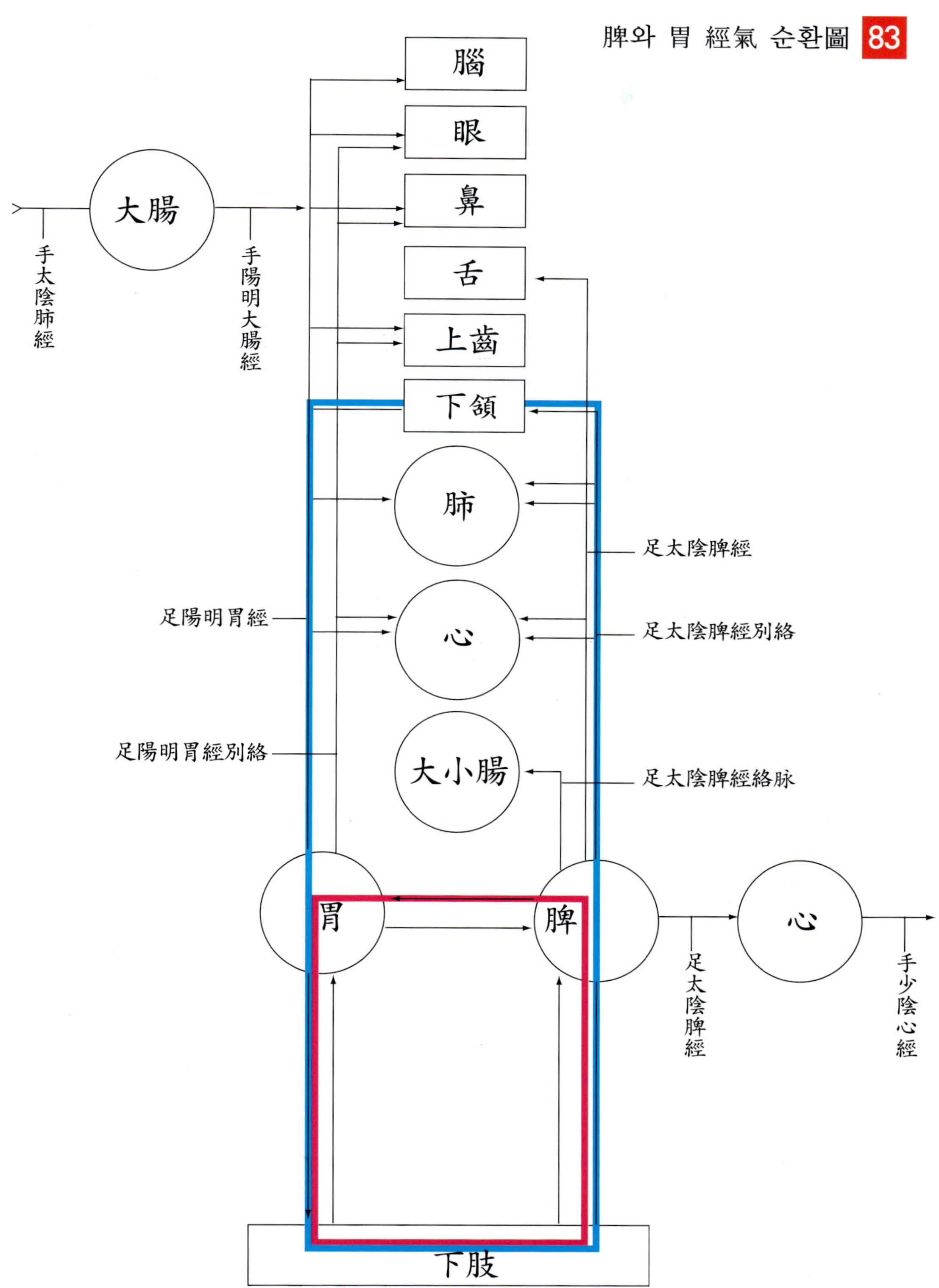
腦
眼
鼻
舌
上齒
下頜
肺
心
大小腸
胃
脾
心
下肢
大腸
手太陰肺經
手陽明大腸經
足陽明胃經
足陽明胃經別絡
足太陰脾經
足太陰脾經別絡
足太陰脾經絡脉
足太陰脾經
手少陰心經

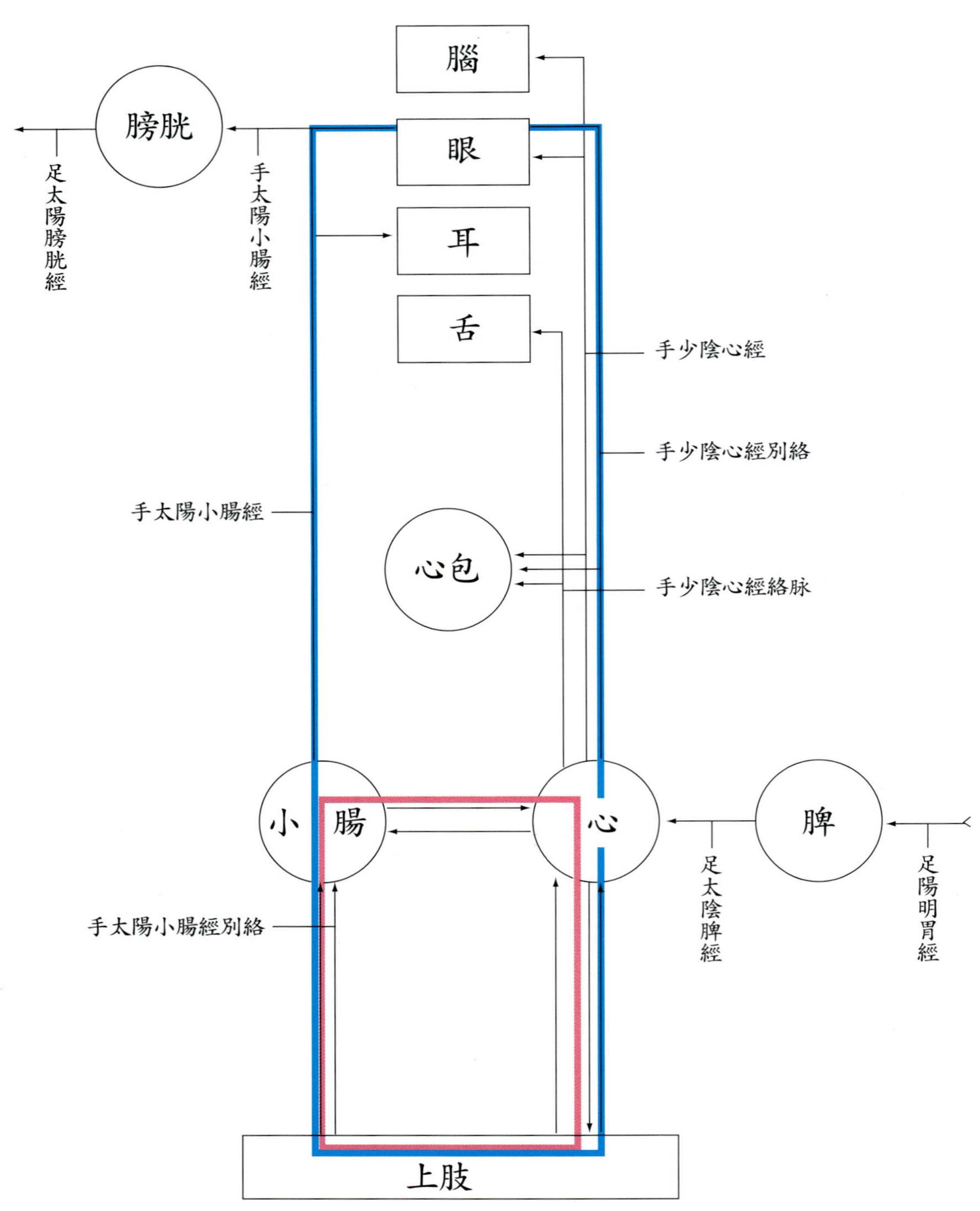

84 心과 小腸 經氣 循環圖

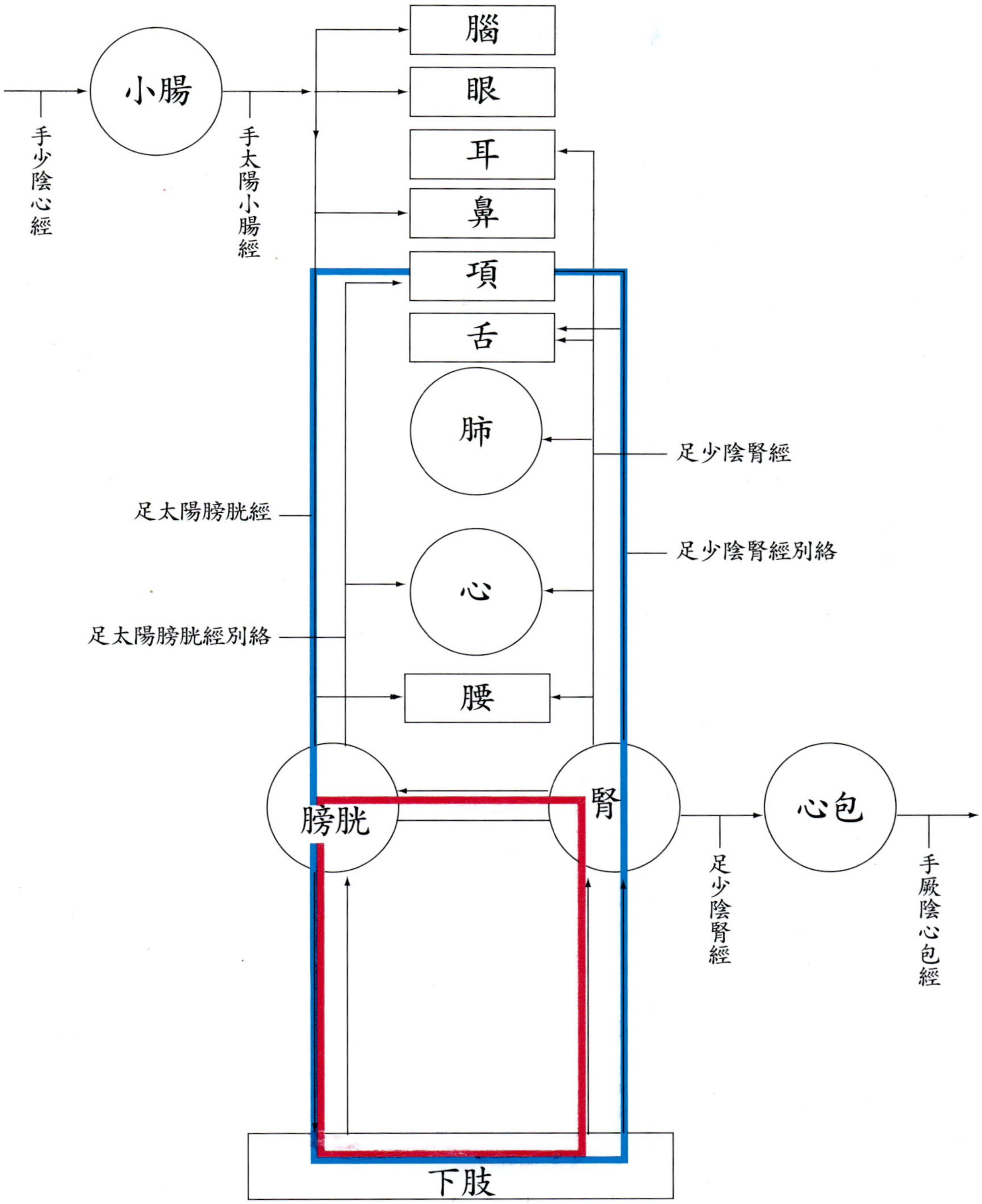

小腸
手少陰心經
手太陽小腸經
腦
眼
耳
鼻
項
舌
肺
心
腰
足少陰腎經
足少陰腎經別絡
足太陽膀胱經
足太陽膀胱經別絡
膀胱
腎
心包
足少陰腎經
手厥陰心包經
下肢

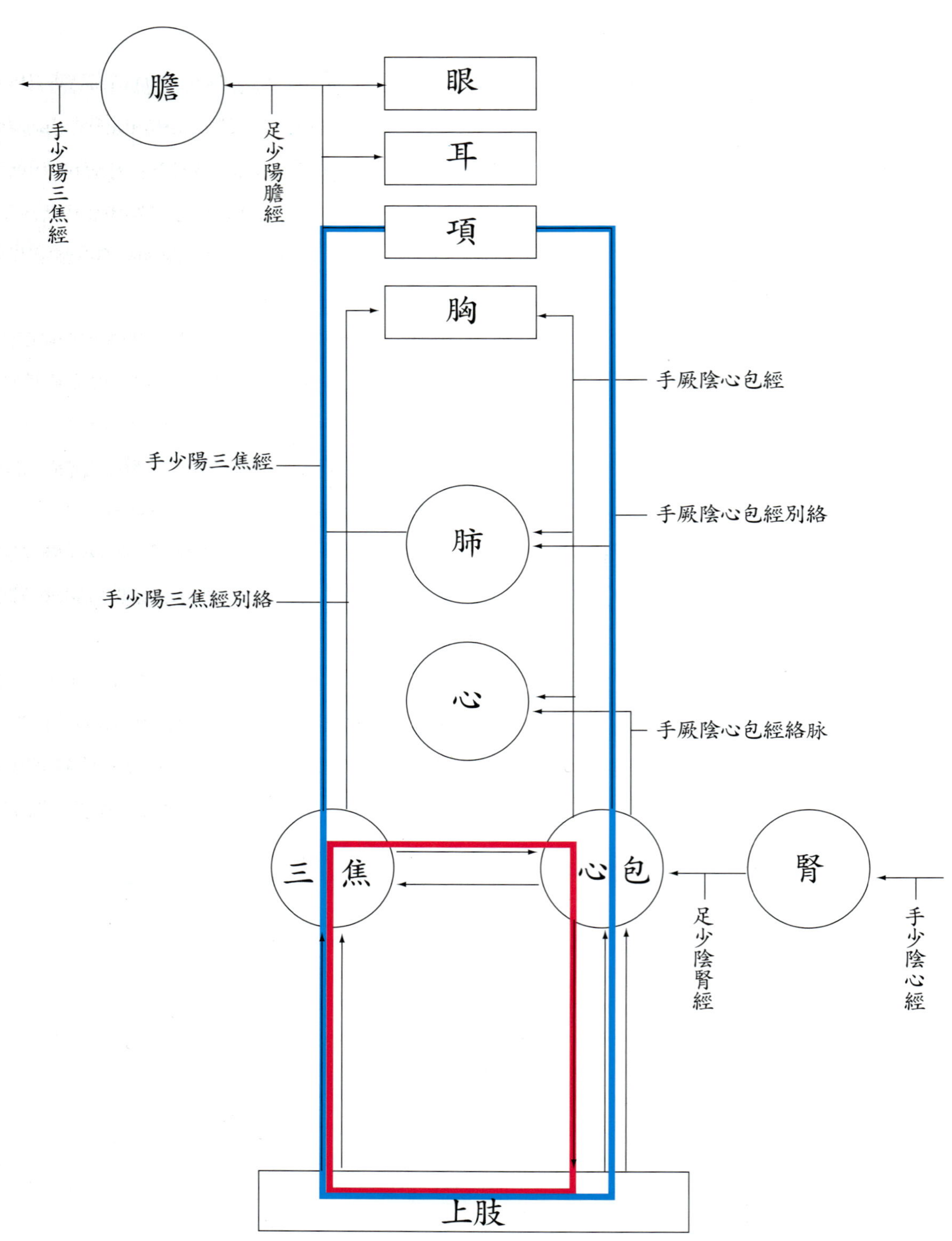

86 心包와 三焦 經氣 循環圖

432

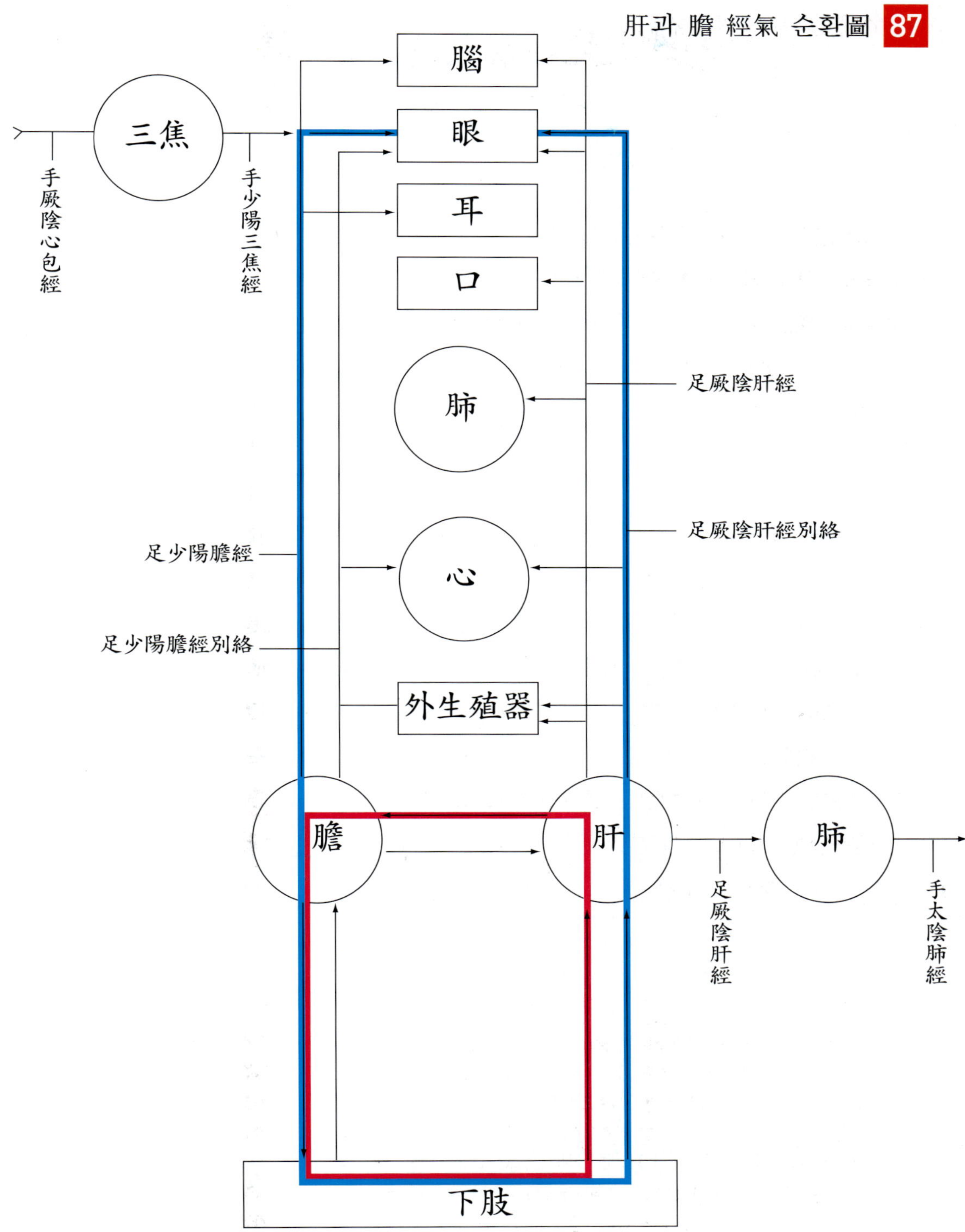
三焦
手厥陰心包經
手少陽三焦經
腦
眼
耳
口
肺
心
外生殖器
足厥陰肝經
足厥陰肝經別絡
足少陽膽經
足少陽膽經別絡
膽
肝
肺
足厥陰肝經
手太陰肺經
下肢

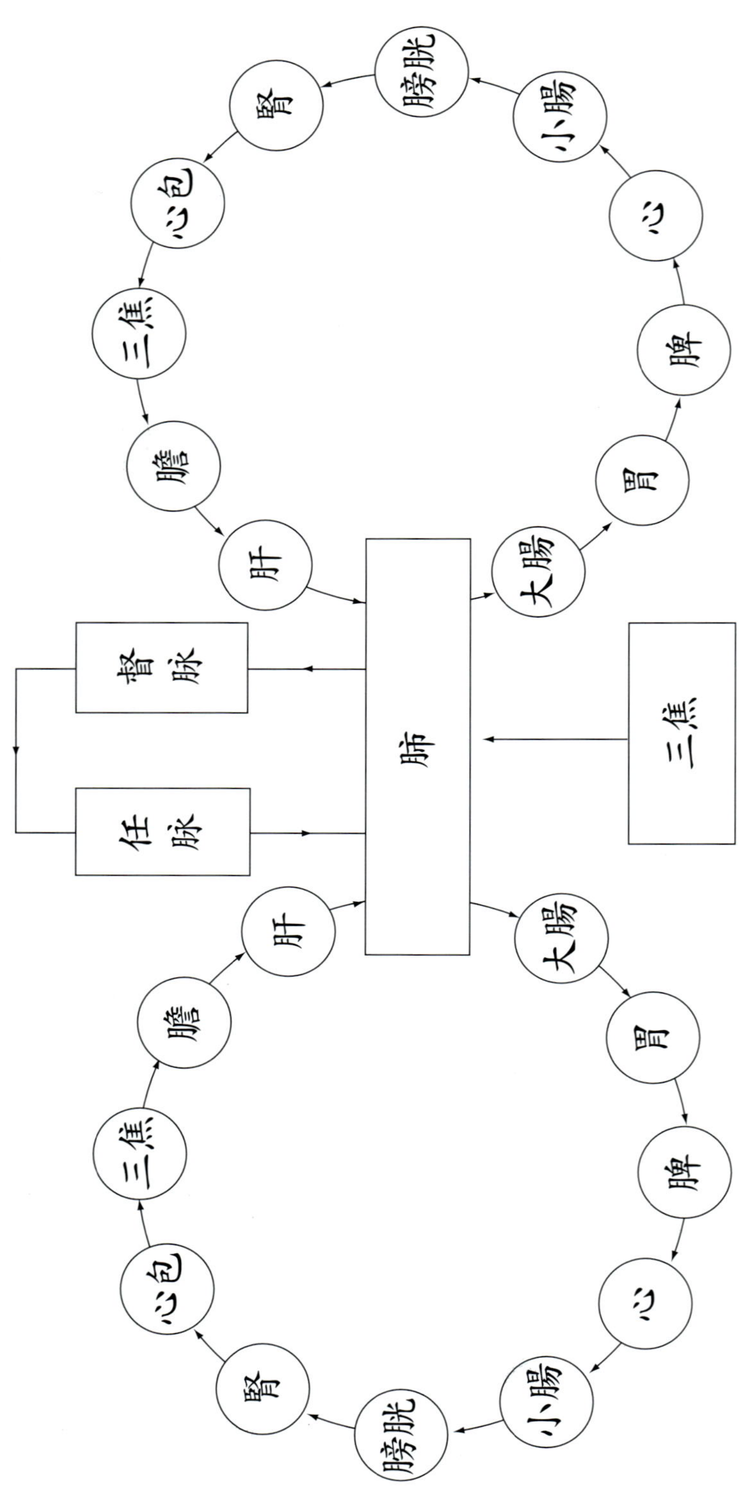

膀胱
腎
小腸
心包
心
三焦
脾
膽
胃
肝
大腸
督脈
肺
三焦
任脈
肝
大腸
膽
胃
三焦
脾
心包
心
腎
小腸
膀胱

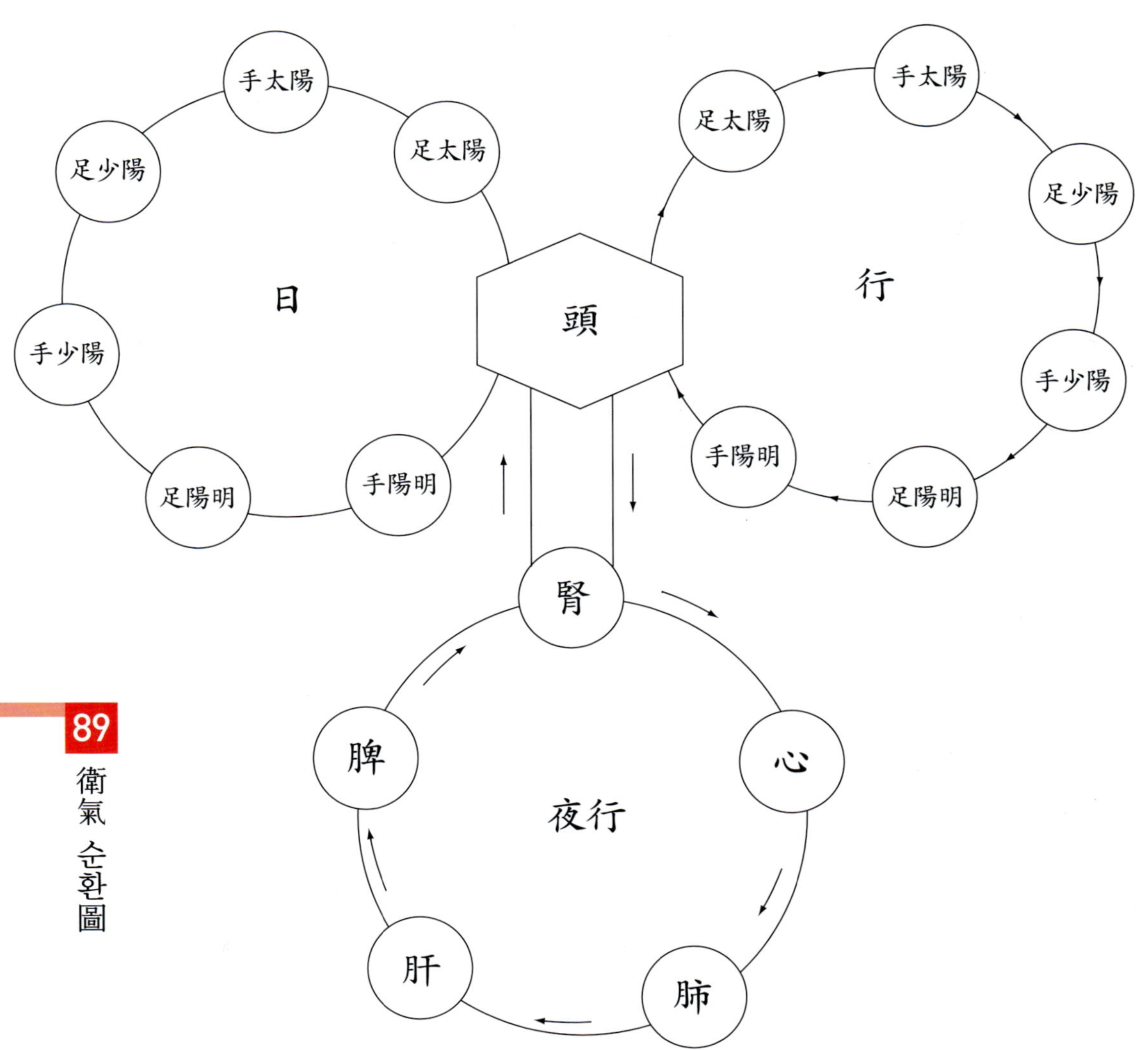

89
衛氣 순환圖

經絡氣의 순환圖

경락은 氣의 순행경로이며, 모든 氣는 다 경락에 귀속하고, 인체 중의 正氣는 宗氣를 제외하고는 모두 경락 중에서 순행하며, 그 순행방식에는 3종류가 있다.

첫째는, 臟腑氣의 순행이다. 五臟六腑의 氣는 本 臟腑에서 출발한 후에, 本經을 沿하여 本經이 분포하는 구역에 유주하며, 本經이 관할하는 區域組織器官에 공급한다. 臟腑氣는 表裏經에 의해 소순환을 구성하고, 陰에서 陽·陽에서 陰으로 순환하며, 이런 소순환은 경락순행에서 '六合'이라 稱한다. 또한 경락의 분포를 통하여 기타 臟腑와 경락에 유주하며, 氣化의 협조작용을 일으킨다.

1 手太陰肺經은 手陽明大腸經과 表裏經의 순환을 구성한다. 肺氣는 經脉에 의해 직접 大腸에 도달하며, 그 氣는 또한 手太陰肺經을 순행하고 食指 및 손목 후방의 列缺·偏歷[17]穴 두 개의 絡脉에서 手陽明大腸經에 들어가 大腸에 이르며, 大腸氣는 經脉에 의해 肺에 傳入하고 순환을 구성한다. 手太陰肺經의 別絡은 頸側에서 手陽明大腸經과 相接하고, 또한 手部에서 頭部에 이르는 순환노선을 구성하며 이런 순환에서 또한 심장에 분포한다.

'肺主肅降'은 肺氣의 기능은 반드시 淸肅下降의 상황에서 비로소 그 정상적인 기능활동을 유지할 수 있으며, 만일 肺氣가 肅降되지 못하면 喘逆(喘證을 말함)·해수 혹은 변비 등의 증상이 나타난다. '大腸主傳導, 變化出焉'은 小腸에서 소화흡수 후에 대장에 보내진 물질에서 나머지의 수분과 영양분을 흡수하고 다시 體外로 배출하는데, 만일 大腸氣가 쉽게 傳導하지 못하면 熱咳·痰燥 등의 증상이 나타난다. 두 經氣의 순환은 바로 肺와 大腸의 氣의 정상적인 肅降과 傳導를 유지한다. 두 經氣는 또한 대순환을 接受한 氣를 참여하고, 手太陰肺經에서 足厥陰肝經으로 전달하는 氣를 接受하여, 手陽明大腸經에 전달하고, 다시 足陽明胃經에 전달하며, 대순환의 氣는 肺氣·大腸氣에서 전체와 협조작용을 일으킨다(圖解 82 참조).

2 足太陰脾經은 足陽明胃經과 表裏經 순환을 구성한다. 脾氣는 經脉에 의해 직접 胃腑에 도달하고, 胃氣는 經脉에 의해 脾臟에 직접 도달하며, 그 氣는 또한 足陽明胃經을

---

17) 手陽明大腸經의 絡穴.

436

순행하고 足大趾와 豊隆穴·公孫穴의 두 개 絡脉에서 足太陰脾經에 전달되어 脾臟에 이르며 순환노선을 구성한다. 足太陰脾經의 別絡은 眼內角에서 足陽明胃經과 相接하고, 또한 足部에서 頭部에 이르는 순환노선을 구성하며 이 노선에서 심장과 폐장에 분포한다.

脾[18]의 기능인 '主運化'는, 즉 음식물을 소화시키는 기능이며, 주로 소화액(digestive juice)을 가리킨다. 胃의 기능은 '主受納', '主腐熟', '主降濁'으로, 음식물을 받아들여 흡수하고 운반하는 것이다. 脾胃의 氣가 서로 합쳐져야 비로소 정상적으로 소화과정을 완성할 수 있다. 두 經氣는 또한 대순환을 接受한 氣에 참여하여, 足陽明胃經에서 手陽明大腸經이 전달하는 氣를 接受하고 足太陰脾經에 전달한 후, 다시 手少陰心經에 전달한다. 대순환의 氣는 脾氣·胃氣에서 전체와 기능의 협조작용을 일으킨다(圖解 83 참조).

③ 手少陰心經과 手太陽小腸經은 表裏經 순환을 구성한다. 心氣는 經脉에 의해 소장에 직접 도달하고 그 氣는 또한 手少陰心經을 순행하며 手小指 및 支正穴·通里穴 두 개의 絡脉에서 手太陽小腸經에 傳入하고 小腸에 이르며 小腸氣는 心에 전달되어 순환노선을 구성한다. 手少陰心經의 別絡은 後側에서 手太陽小腸經과 相接하고 또한 手部에서 頭部에 이르는 순환노선을 구성하며 이 노선은 기타 臟腑에는 분포하지 않는다.

心의 기능은 뇌와 心臟을 포함하며 여기에서는 '心主血', '心主一身之血脉'의 血液循環系統기능을 가리킨다. 小腸의 기능은 '受盛', '化物出焉'이며 그 의미는 음식의 영양을 흡수하는 기능을 의미한다. 두 氣가 相合해야 비로소 영양분을 흡수하여 혈액으로 전신에 전달한다. 두 經氣는 또한 手少陰心經은 足太陰脾經에서 전해진 氣를 接受하고 手太陽小腸經에 전달하며 다시 足太陽膀胱經에 전달하여 大循環의 氣는 心氣·小腸氣에서 전체와 협조작용을 일으킨다(圖解 84 참조).

④ 足少陰腎經은 足太陽膀胱經과 表裏經 순환을 구성한다. 腎氣는 經脉에 의해 膀胱에 직접 도달하고 膀胱氣도 經脉에 의해 腎에 직접 도달한다. 그 氣는 또한 足太陽膀胱經을 순행하여 足小趾와 大鐘穴·飛揚穴 두 絡脉에서 足少陰腎經에 전달되어 순환을 이룬다. 足少陰腎經의 別絡은 頸에 분포하고 足太陽膀胱經과 相接하며, 또한 足部에서 頭部로 가는 순환노선을 구성하는데 이 순환에서 또한 심장과 肺에 분포한다.

---

18) 한의학에서 가리키는 것은 췌장(pancrease)이다.

腎의 기능 중에는 '主水'·泌尿作用이 있다. 膀胱은 '主藏津液'하며 蓄尿作用이 있다. 腎氣가 방광에 이르러서야 마침내 방광에 氣化[19]·소변배설의 기능이 있게 된다. 두 經氣의 순환이 정상적인 소변배설을 유지한다. 두 經氣는 또한 대순환을 接受한 氣를 참여하고 足少陰腎經에서 手厥陰心包經이 전달한 氣를 接受하여 足太陽膀胱經에 전달하고 다시 手少陽三焦經에 전달하며 대순환의 氣는 腎氣·膀胱氣에서 전체와 협조작용을 일으킨다(圖解 **85** 참조).

5 手厥陰心包經은 手少陽三焦經과 表裏經 순환을 구성한다. 心包氣는 經脉에 의해 三焦에 직접 도달하고 그 氣는 手厥陰心包經을 순행하며 無名指에서 手少陽三焦經에 전달하여 三焦腑에 이르고 三焦氣는 經脉에 의해 心包에 전달하는 순환노선을 구성한다. 手厥陰心包經의 別絡은 頸側에서 手少陽三焦經과 相接하고 또한 手部에서 頭部에 이르는 순환노선을 구성하며 이 순환에서 또한 肺에 분포한다.

三焦腑의 기능 중에는 '決瀆(the organ in charge of water circulation)'으로 인체의 水分을 조정하는 작용이 있다. 心包는 여기에서 심장기능의 血液循環作用 부분을 대표한다. 두 經氣의 순환은 인체 중의 체액평형(fluid balance)을 조정한다. 두 개 經氣는 또한 대순환을 接受한 氣에 참여하고 心包經은 足少陰心經에서 전달된 氣를 接受하여 手少陽三焦經에 전달하며 또한 足少陽膽經에 전달하는데 대순환의 氣는 心包氣·三焦氣에서 전체와 협조작용을 일으킨다(圖解 **86** 참조).

6 足厥陰肝經은 足少陽膽經과 表裏經 순환을 구성한다. 肝氣는 經脉에서 膽腑에 직접 도달하고 膽氣 또한 經脉에서 직접 肝臟에 도달하므로 그 氣는 또한 足少陽膽經을 순행하고 足大趾와 光明穴·蠡溝穴 두 絡脉에서 足厥陰肝經에 전달하고 肝에 이르는 순환노선을 구성한다. 足厥陰肝經의 別絡은 眼外角에서 足少陽膽經과 相接하고, 또한 足과 頭의 순환노선을 구성하며 이 순환 중에서 또한 심장과 肺에 분포한다.

肝臟의 기능은 비교적 많은데 그중에는 '藏血'의 작용이 있으며 이는 血液營養成分을 제조하고 조정하는 작용이다. 膽은 '決斷·中正'의 기능이 있으며, 그 의미는 정상기능이 偏重되지 않게 조정하는 작용이다. 두 經氣가 相合하여 인체의 정상적 생존에 필요한 물질을 제공한다. 두 經氣는 또한 대순환을 接受한 氣에 참여하고 足厥陰肝經에 전

---

19) 氣의 운행변화. 인체 각 臟腑器官의 생리활동을 말한다. 그중에서도 三焦의 輸液輸布 및 腎·膀胱의 기능에 많이 사용하고 있다. 《素問·靈蘭秘典論》"膀胱者, 州都之官, 津液藏焉."

438

달하며 다시 手太陰肺經에 전달하고 대순환의 氣는 肝氣·膽氣에서 전체와 협조작용을 일으킨다(圖解 87 참조).

둘째는, 營氣의 대순환이다. 營氣는 脾胃中焦에서 발생하여, 手太陰肺經에 진입하고, 폐와 大腸에 들어가 手太陰肺經에 순행하여 拇指에 이르고, 食指와 絡脈에서 手陽明大腸經에 들어가 大腸經에서 상행하여 鼻骨의 바깥쪽에 이르러 足陽明胃經과 胃에 들어간다. 胃經에서 하행하여 足部에 이르고, 足大趾와 絡脈은 足太陰脾經과 脾에 들어간다. 脾經에서 상행하여 心中에 이르고 手少陰心經에 들어간다. 心經에서 하행하며, 手小指의 絡脈에서 手太陽小腸經과 小腸에 들어간다. 小腸經에서 상행하여 眼睛 內角에 이르고, 膀胱經과 膀胱에 들어간다. 膀胱經에서 하행하여, 足小趾의 絡脈에서 足少陰腎經과 신장에 들어간다. 腎經에서 상행하여 心과 心包에 이르며, 手厥陰心包經에 들어간다. 心包經에서 하행하여, 無名指에 이르고, 手少陽三焦經과 三焦에 들어간다. 三焦經에서 상행하여 眼睛의 外角과 耳內에 이르고, 足少陽膽經과 膽에 들어간다. 膽經에서 하행하여, 大趾 外側과 絡脈에서 足厥陰肝經과 간장에 들어간다. 肝經에서 상행하여 手太陰肺經과 肺에 들어간다. 肺經에서 위로 咽喉를 순행하고, 鼻에서 나오며, 督脈과 뇌에 들어간다. 督脈에서 하행하고, 會陰部에서 任脈과 生殖器官에 들어간다. 任脈에서 상행하여 胸骨柄 상방에 이르고, 胸中에서 肺에 들어가 한번 순환한 것이 된다. 이것은 營氣가 經脈에서 순환하는 노선이며(《靈樞·營氣》篇), 하루(24시간)에 50회를 순환하고 순행속도는 1초에 2~4cm이다(圖解 88 참조).

營氣循環은 五臟六腑·腦·生殖器官을 거치며 그 주요 기능은 다음과 같다.

① 각 臟器器官에서 필요한 에너지를 운반하고 조정한다.

② 각 臟器 사이의 기능에 협조한다.

③ 각 臟器는 營氣를 다시 本 經脈이 분포하는 器官·근육·피부 등 조직에 운반한다 (圖解 88 참조).

셋째는, 衛氣循環이다. 衛氣와 營氣는 동일한 근원에서 나오며, 《靈樞·營衛生會》 "淸者爲營, 濁者爲衛.", 衛氣는 날쌔고[20] 흐름이 빠르므로 도달하지 않는 곳이 없다. 《靈樞·衛氣行》: "衛氣之行, 一日一夜五十周于身, 晝日行陽二十五周, 夜行陰二十五周.", 衛氣의 순행노선은 아침 卯時(즉 오전 5~7시) 밤잠에서 처음 깨어 눈을 뜨면 陽

---

20) 이런 상태에 대하여 한의학에서는 '慓悍' 이라는 단어로서 표현하는 경우가 많다.

氣가 眼角으로부터 足太陽膀胱經을 순행하여 頭[머리]로 상행하고 頸·背部를 하행하여 새끼발가락의 끝에 이르며 그 氣는 眼內角에 되돌아오고 手太陽小腸經에 들어가며 (小腸經은 여기에 분포함), 小腸經을 순행하고 하행하여 새끼손가락의 끝에 이르며 그 氣는 眼外角으로 되돌아 나와 足少陽膽經에 들어가고(膽經은 여기에 분포함), 膽經을 순행하고 하행하여 足4·5趾의 사이에 이르며, 그 氣는 되돌아와 眼外角에 이르고, 手少陽三焦經에 들어가며(三焦經은 여기에 분포함), 三焦經을 순행하고 하행하여 약지의 끝에 이르며, 그 氣는 되돌아와 耳前에 이르고, 足陽明胃經에 들어가며(胃經은 여기에 분포함), 胃經을 순행하고 하행하여 足背에 이르고 발의 5개 발가락을 향하여 散布하며, 그 氣는 되돌아와 下頜[아래턱]에 이르고, 手陽明大腸經에 들어가며(大腸經은 여기에 분포함), 大腸經을 순행하고 하행하여 食指·大指에 이르고, 그 氣는 되돌아와 鼻 양측을 거쳐 眼內角에 상행하며(膀胱經은 여기에 분포함), 또한 足太陽膀胱經에 轉入하는데, 이것이 한바퀴이다. 하루에 25회를 주행하고, 酉時(즉 오전 오후 5~7시)에는 눈을 감고 수면에 들어가면 衛氣가 陽에서 陰으로 轉入하고, 衛氣가 眼內角에서 足太陽膀胱經을 순행하고 하행하여 足小趾에 이르며, 여기에서 表裏經인 足少陰腎經에 들어가고, 足底 중심을 거쳐 循經하고 상행하여 신장에 들어가며, 신장에서 심장에 들어가(腎經은 肺에서 나와 심장에 絡함), 심장에서 肺에 들어가고(肺經은 腋內廉의 심장에서 나와), 肺에서 간장에 들어가며(肝經은 다시 간장에서 횡격막에 分支하고, 위로는 肺에 들어감), 간장에서 脾에 들어가고(←足太陰厥陰之會), 脾에서 또한 신장에 되돌아오는데, 이것이 한바퀴이다. 야간에도 25회 돈다. 卯時에 衛氣는 足少陰腎經에서 다시 足太陽膀胱經에 傳하여 이르고, 晝夜로 순행을 멈추지 않는다.

　衛氣는 주간에는 臟腑의 밖에서 순행하고, 전신을 순환하며, 그 기능은 이렇다.

　① 인체의 外部에 대한 방어력을 강화하여 邪氣의 침범을 막는다.

　② 근육을 溫潤하고 관절을 매끄럽게 하며 운동에너지를 증강한다.

　③ 야간에는 臟腑에서 순행하며, 內臟을 溫養하여, 內臟의 生化機能을 증강하고, 또한 陽氣를 陰氣로 전환시켜 養神蓄精하는데, 만약 衛氣가 야간에 陰分으로 들어갈 수 없으면 사람이 쉽게 잠을 이룰 수 없다(圖解 **89** 참조).

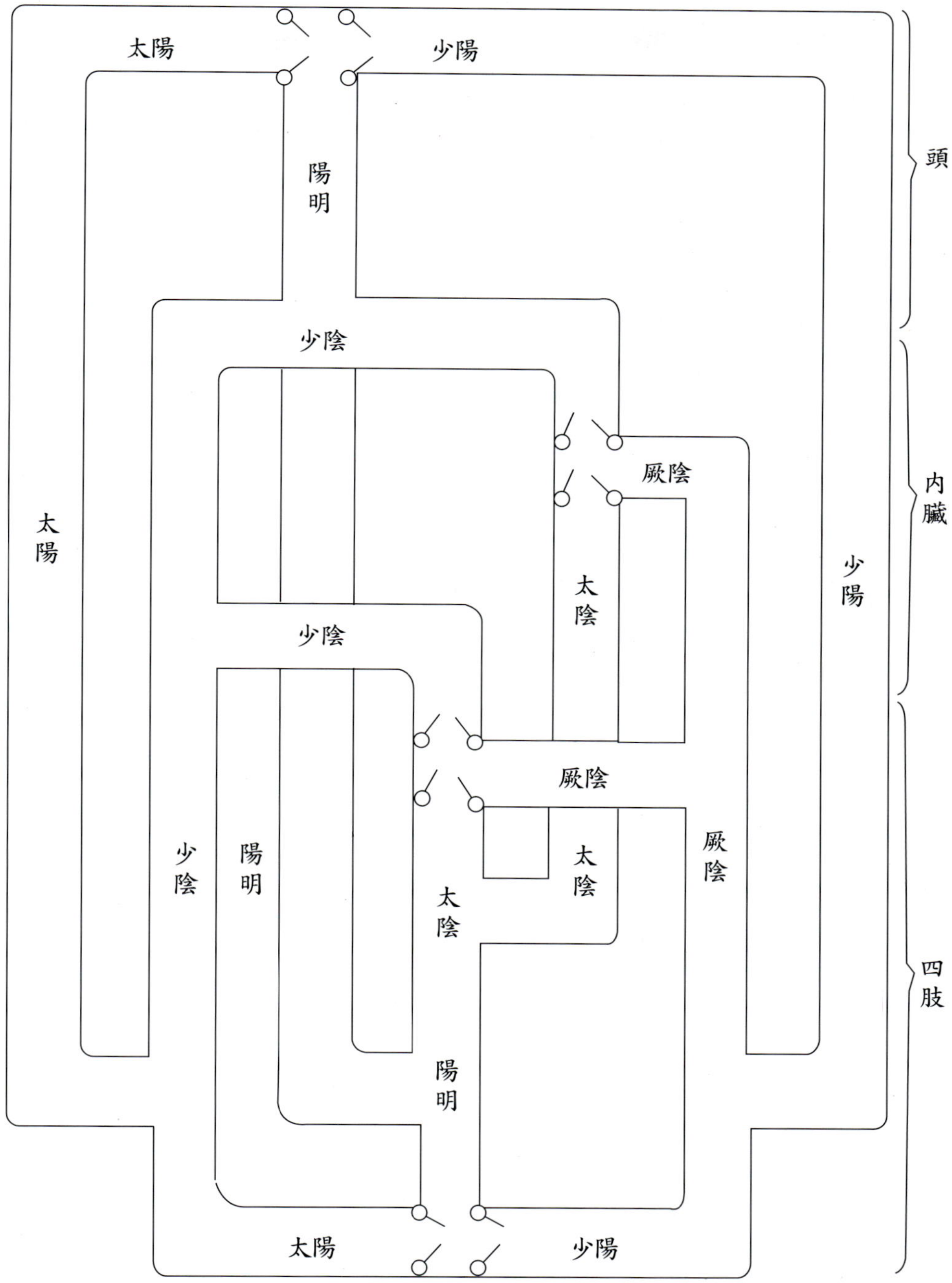

90

경락순환 중의 根·節의 밸브제어작용圖

경락순환 중의 根·節의 밸브제어작용圖

경락의 根과 節은 마치 두 개의 밸브조절장치와 같은데, 根은 每 經線體表路程의 말단에 장치하고 그 위치는 上下肢에 있다. 節은 每 經線路程에서 氣血이 모이는 곳에 장치하고 그 위치는 陽經은 頭部에 있으며 陰經은 胸腹部에 있다. 根과 節은 때때로 열고 닫는 밸브와 같은데 경락 안의 氣 운행을 제어한다.

밸브는 陰陽經 2종류로 구분된다. 陰經 밸브는 太陽이 開를 주관하고, 陽明이 關을 주관하며, 少陽은 開關 사이의 중심[21]이다. 陽經 밸브는 太陰이 開를 주관하고, 厥陰이 關을 주관하며, 少陰은 開關의 중심[22]이다.

陰陽經 2종류의 밸브작용은 **1** 同屬三經 氣血의 운행량을 조정하고, **2** 陰陽屬性의 정도를 조정하는 데 각 經의 屬性에 당연히 있어야 할 太陽·少陽·陽明·太陰·少陰·厥陰 등 알맞은 정도를 유지한다. **3** 氣血의 정상운행을 보장하여 氣血이 倒流(거꾸로 흐름)·錯流(잘못 흐름)·流失하지 않게 한다. **4** 外邪의 침입을 예방하는데 예를 들어 外邪를 만나면 (밸브를) 닫아 外邪가 經에 들어오지 못하게 한다. 만약 밸브가 고장 나서 닫아야 할 때 合[23]하지 못하고 열어야 할 때 通[24]하지 못하면 각종 질병이 발생한다.

《靈樞·根結》篇에서는 "折關敗樞, 開闔而走, 陰陽大失, 不可復取(五臟六腑의 關門이 실조되고 開·闔·樞 기능이 실조되어 陰陽이 크게 실조되면 精氣가 다시 모여들지 않는다)."라 했다[25]. 만약 밸브가 그 작용을 잃게 되면 陰陽經의 氣는 곧바로 큰 혼란을 일으키며 심각한 손상을 당하여 방어작용을 잃게 되고 不治의 危症이 발생한다.

---

21) 開闔樞의 개념에서 樞에 해당된다.

22) 開闔樞의 개념에서 樞에 해당된다.

23) '闔'의 의미.

24) '開'의 의미.

25) 三陰三陽 각 경맥에는 모두 開·闔·樞의 기능이 있다.

生命週期에 따른 經絡氣血變化圖

1. 태아발육과정

《靈樞·天年》篇의 기록에 의하면 인체는 태아발육과정 중에 우선 陰陽 두 氣가 相合(즉, 受精過程)한 후 得生(태아를 형성)하고, 태아는 발육에서 먼저 生血(즉, 먼저 經脉을 형성)하고, 經脉의 형성과정에서 母體의 營氣·衛氣를 받으며 氣血이 서로 통한 이후에 점차 발육하여 사람의 형체를 이루고 활동의 능력이 생기며 魂魄이 건전하게 될 때 사람이 된다.

《靈樞·天年》篇 "人之始生[26]……以母爲基, 以父爲楯[27], ……得神[28]者生也. 血氣已和, 榮衛已通, 五臟已成, 神氣舍心[29], 魂魄畢具, 乃成爲人(사람이 태어날 때는 …… 氣血이 조화롭고 榮衛의 운행이 원활하며 五臟이 모두 형성된 후 神氣가 심장에 머무르고 魂魄이 갖춰져야 비로소 사람이 된다)."

여기에서는 營衛氣血의 작용을 특히 강조했다. 營衛氣血은 경락운행에 의존하는 것이며 태아에게 가장 먼저 형성되는 조직이 경락이고 경락의 출현이 있어야 營衛氣血로 하여금 작용을 발휘하게 하므로 경락은 태아발육을 촉진하는 주요 부분임을 설명한다.

2. 후천적 생장과정

사람이 출생하면 맨 처음 폐호흡하여 산소를 흡입하고 이어서 입으로 음식을 먹어 眞氣를 생성하고 처음으로 자신의 營氣·衛氣의 경락순환을 형성하며 자연계에서 생장을 시작한다. 출생 후에 경락시스템은 이미 초보적인 순환을 형성했으나 완전한 것이 아니고 어떤 경락은 또한 아직 발달하지 않았으며, 특히 어떤 臟腑의 經과 氣는 점차 형성되

---

26) 인간의 생명이 開始될 때.

27) '以母爲基, 以父爲楯.'은 人間胚胎의 형성이 모두 父精·母血 兩性이 결합하여 형성된다는 것을 表現한 것이다.

28) 守神氣. 여기에서 '神'이란 '생명활동의 神氣'이다.

29) 神氣舍藏于心.

生命周期에 따른 經絡氣血變化圖
不同年齡的經絡氣血變化
生長期
頂盛期
衰弱期
衰敗期
8세
16세
24세
32세
40세
48세
56세
64세
72세
80세
88세
96세

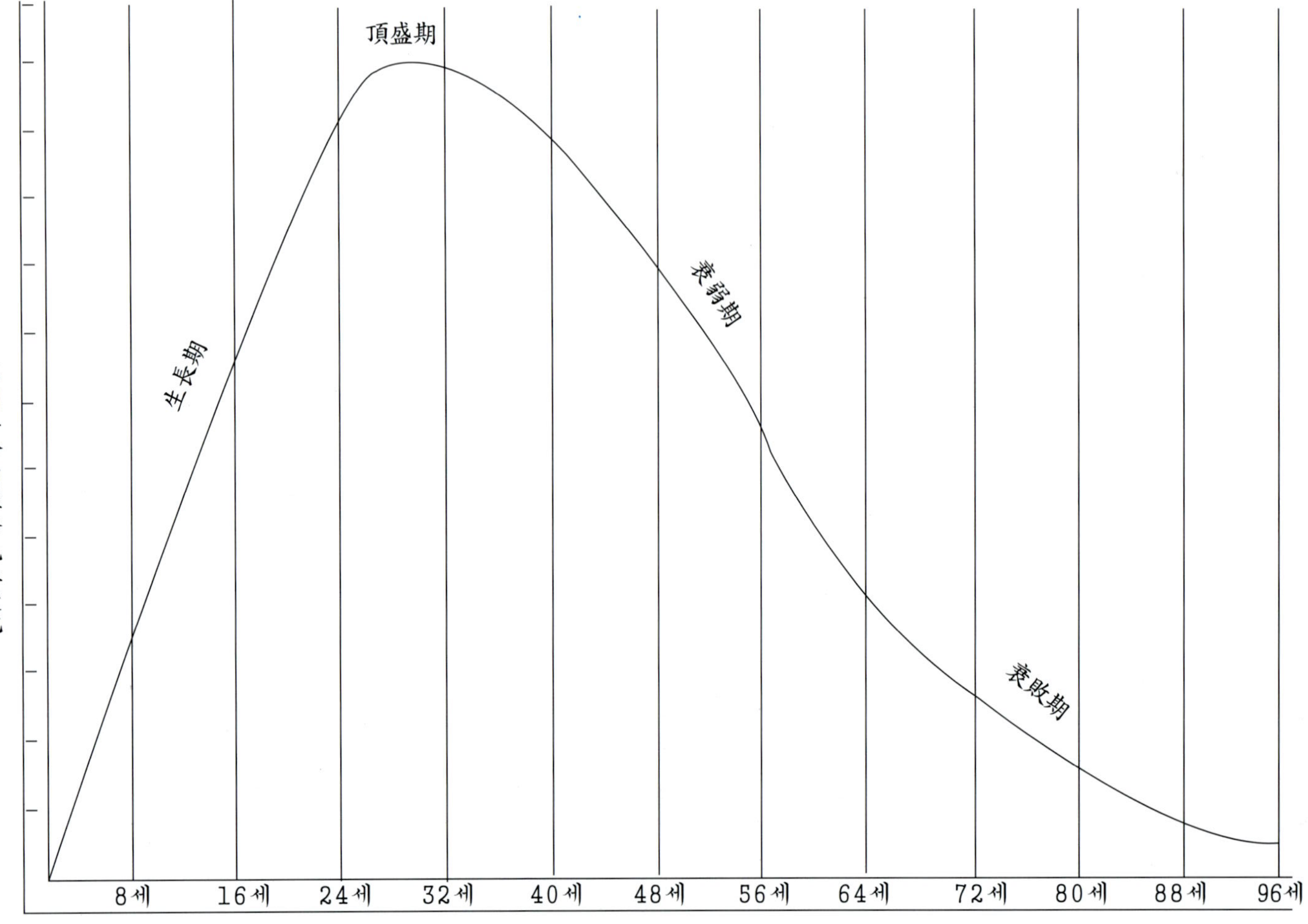

91

444

는 과정에 있으므로 사람의 성숙은 일정한 시간의 발육과정이 필요하며 臟器의 經과 氣가 强盛하게 발전하고 경락이 완전히 통달한 후에 사람은 비로소 성숙의 단계에 들어간다.

예를 들면, 《素問·上古天眞論》에는 "七歲女子-腎氣發[30], 齒更[31]·髮長[32], 二七而天癸至, 任脉通[33], 太衝脉盛[34], 月事以時下, 故有子[35]. 三七腎氣平均[36], 故眞牙生而長極[37]." 이는 衝任脉이 14세 쯤 성장했을 때 마침내 잘 통하게 되며, 腎經의 腎氣는 21세에 마침내 완전한 단계로 발달한다는 것을 설명한다.

3. 인체의 노쇠과정

성숙한 후의 사람에게 있어 그 노쇠 정도와 노쇠과정도 경락에 의해 결정되며 氣의 운반능력과 각종 氣와 血의 旺盛過程에 있어서 경락의 不暢과 氣血의 衰敗는 年老의 상징이다.

예를 들어 《素問·上古天眞論》篇 "六七三陽脉衰于上, 面皆焦, 髮始白(42세가 되면 머리끝까지 가는 三陽經脉이 上部에서 쇠약해지면 얼굴이 憔悴해지면서 머리카락이 희어지기 시작한다). 七七任脉虛, 太衝脉衰少[38], 天癸竭, 地道不通, 故形無子(49세가 되면 任脉이 공허해지고 太衝經脉의 氣血이 쇠퇴하여 天癸가 고갈되고 월경이 통하지 않으며 형체가 노쇠해져 생식능력이 없어진다)."

---

30) 腎氣가 비로소 盛하다.

31) 이를 갈다.

32) 頭髮이 자라기 시작하다.

33) 14세 때 任脉은 비로소 완전하게 통달한다.

34) 衝脉·任脉 두 脉이 上通하다.

35) 任脉이 全通한 이후에 월경이 있어 임신·출산할 수 있다.

36) 腎氣는 이미 충분하다.

37) 21세에 치아는 모두 충분히 자란다.

38) 血氣不盛.

《靈樞·壽夭剛柔》篇에서는 "血氣經絡勝形則壽, 不勝則夭."

《靈樞·本藏》篇에도 인체에 있어 경락이 通利하면 五臟六腑에 邪僻[39]의 병이 없으며 "百年不衰"한다는 기록이 있어 經絡氣血이 인체생리에서 일으키는 작용을 總結했다.

---

39) 병을 일으키는 邪氣와 정상이 아닌 상태를 總稱하는 말. 邪는 邪氣라는 뜻이며, 僻은 후미지고 치우쳐 있다는 뜻으로 인체의 정상적이지 못한 상태를 말한다. 《素問·六節藏象論》 "五治不分, 邪僻内生, 工不能禁也(여러 가지 치료방법이 제대로 이루어지지 않으면 邪僻이 몸 안에서부터 생기며 아무리 치료를 잘하는 의사라고 할지라도 이를 막을 방법이 없다)."

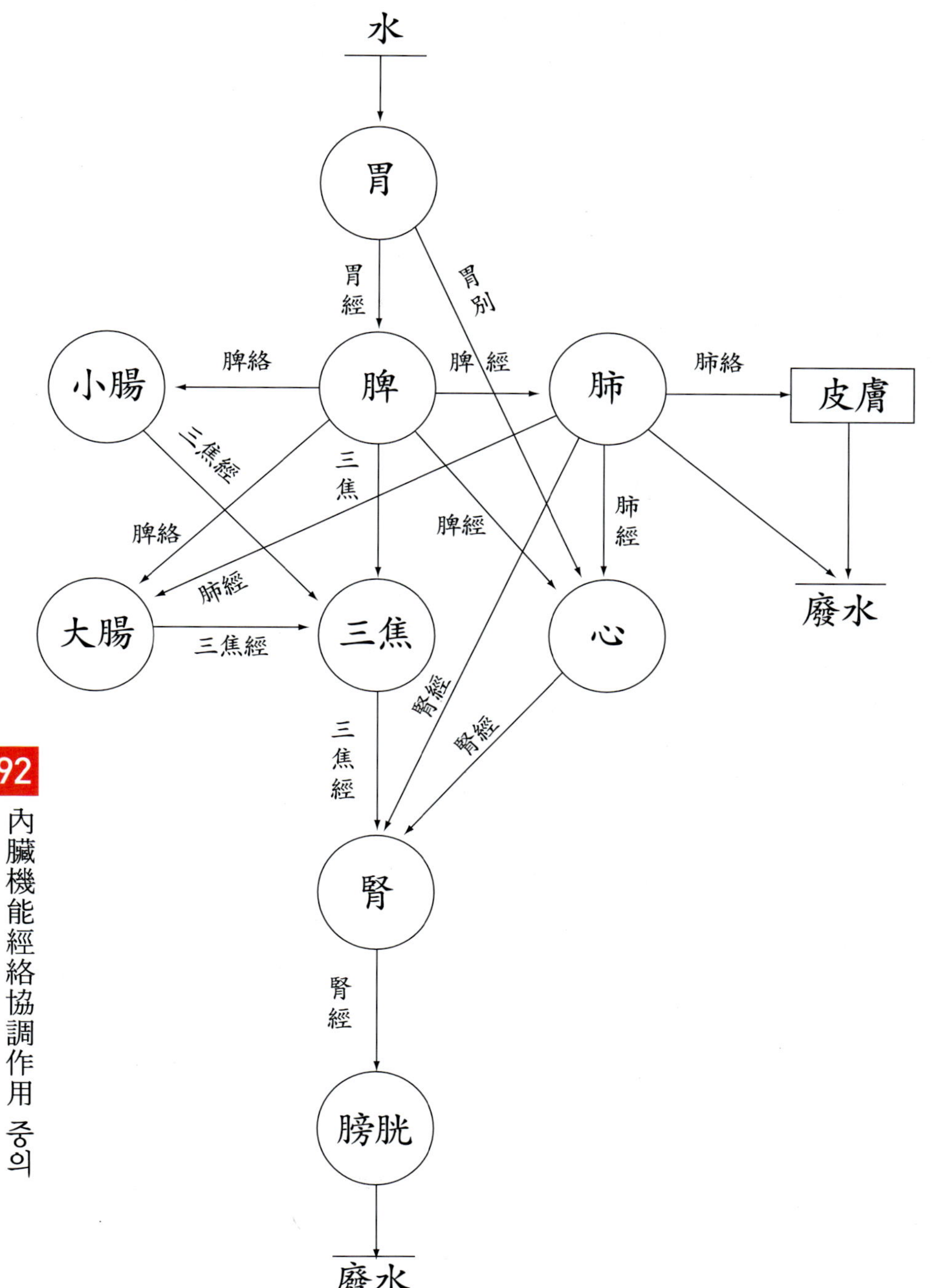

92

內臟機能經絡協調作用　중의

人體水分代謝圖

內臟機能經絡協調作用 중의
人體水分代謝圖

　五臟六腑의 기능은 각각 다르나 어느 한 기능을 완성할 때 臟器는 반드시 서로서로 공동으로 협조해야 한다. 예를 들어 水分의 흡수와 배설의 경우 물이 입으로 들어가는 것부터 물을 체외로 배설하기까지 일련의 과정은 한 개의 臟器에 의해 완성되는 것이 아니라 매우 많은 臟器의 공동작용을 통하여 되는 것이다.

　《素問 · 經脉別論》："飮入于胃, 游溢精氣[40], 上輸于脾, 脾氣散精, 上歸于肺, 通調水道, 下輸膀胱."[41]

　《素問 · 痿論》："肺主一身皮毛."

　《類經》十一卷 氣味類[42]："穀食之氣, 從呼而出."

　《素問 · 上古天眞論》："腎者主水."

　《素問 · 靈蘭秘典論》："小腸者, 受盛之官, 化物出焉."

　《醫學入門》臟腑條分 註："自胃之下口, 傳入于小腸上口, ……分別淸濁, 水液入膀胱."

　《黃帝內經太素 · 臟腑氣液》："小腸大腸爲洩, 膀胱不約爲遺溺, 下焦溢爲水."[43]

　《素問 · 靈蘭秘典論》："三焦者, 決瀆之官, 水道[44]出焉."이라 했다. 胃 · 脾 · 肺 · 小腸 · 大腸 · 三焦 · 腎 · 膀胱 등 8개 臟腑의 협조에 의하며 그중에 단지 한 개 臟器의 氣化機能[45]이 失常되도 수분의 배출에 영향을 주며 이런 器官의 협조기능은 경락에 의해 완성된다(圖解 92 참조).

---

40) 음식물로부터 얻어진 水穀精氣가 散布됨을 나타낸다.

41) 水飮이 胃로 들어가면 水穀의 精微로운 기운은 넘쳐흘러 脾에 옮겨 올라가고, 脾氣는 胃腑의 精微로운 기운을 흩어지게 하면 위로는 肺에 들어가 天氣가 하강하며 아래로는 방광으로 옮긴다.

42) '二. 五穀五味其走其宜其禁'에 나온다. "天地之氣, 從吸而入. 穀食之氣, 從呼而出."

43) 六腑之氣所變의 病症.

44) 決瀆은 水道를 소통한다는 뜻. '決'이란 通한다는 의미. '水道'란 水分代謝의 기능을 말한다.

45) 氣의 운행변화. 인체 각 臟腑器官의 생리활동을 말한다. 그중에서도 三焦의 輸液輸布 및 腎 · 膀胱의 기능에 많이 사용하고 있다. 《素問 · 靈蘭秘典論》"膀胱者, 州都之官, 津液藏焉."

경락의 內臟기능에 대한 조절작용圖

　內臟기능의 조절은 주로 臟器 사이에 분포하는 경락을 통하여 여러 물질을 운반하는 것이며[46], 이들 여러 물질 사이에서 어떤 것은 상호 결합하여 더 많은 기능이 나오고 어떤 경우에는 결합 후에 中和作用을 하여 기능을 약화시킨다. 이렇게 다른 결과를 낳는 결합과정은 어느 한 臟器의 기능이 지나치게 왕성할 때 경락은 기타 臟器에 억제작용이 있는 물질을 해당 臟에 보내어 그 기능을 약화시킬 수 있다. 반대로 만약 어느 한 臟器의 기능이 쇠약하면 경락은 기타 臟器에서 이 臟器기능을 강화하는 물질을 운반하여 그 臟器의 기능을 제고한다.

　이런 물질의 공통점은 모두 陰陽이며 특징은 바로 五行이고 물질의 總稱은 氣이다. 경락은 이런 물질을 이용하여 內臟기능조절을 진행하는 것으로, 예를 들어 심장과 신장의 기능관계에서 심장의 기능은 火의 성질이고 신장의 기능은 水의 성질인데, 이런 종류의 성질은 五行에서 가장 활발하고 불안정한 물질로 그 활발한 성질을 안정시키기 위해 둘 사이에는 제약작용이 존재하며 심장과 신장 사이의 경락통로를 통하여 腎陰을 심장에 上濟하고 心陰의 비율을 증가시켜 心火를 일정한 정도에 제한하며 또한 心陽을 신장에 하강하여 腎陰을 도와주고 水火相濟[47]하게 하는데 만약 경락이 失調하면 '心腎不交[48]'의 病症이 발생한다.

---

46) 인체의 기능은 陰·陽 두 가지로 분류할 수 있는데, 陰은 靜이며 液으로 動을 靜으로 轉化하는 것, 체온을 낮추는 것 등 대체로 分泌를 陰이라 稱하며 이와 반대인 것을 陽이라 稱하기 때문에 陰陽의 변화에는 모두 일정한 물질기초가 있다. 五行은 한의학이론의 대명사이며 추론하는 것이 아니고 물질기초가 있다. 예를 들면 心腎相交의 五行理論에서, 心은 두 가지 의미가 있는데 하나는 腦組織의 기능이고 또 하나는 心血循環機能으로 心腎相交理論 중에서 상술한 기능의 내용을 포함하며 많은 기능에서 腎上腺과 腦垂體機能 사이의 관계를 반영한다. 이런 관계는 한의학에서 五行相生·相克·相勝·相侮로 표현한다. 그렇기 때문에 한의학에서 陰陽五行 등의 기능은 모두 물질의 내용을 포함하고 있으며 경락은 바로 이런 다른 작용의 물질을 조절하여 인체기능 조절작용을 진행하는 것이다.

47) 水와 火의 相生相剋 관계에 따라 心火와 腎水 또는 心陽과 腎陰은 서로 돕고 제약하면서 생리적 기능을 유지한다는 것을 이르는 말. '心腎相交'와 같은 뜻.

48) 心陽과 腎陰의 생리적 관계에 장애가 생긴 것. 腎陰이 부족해지거나 心火가 몹시 왕성해져서 둘 사이의 정상적인 협조관계에 장애가 생긴 것을 말한다. 心陽과 腎陰은 서로 도우면서 제약하고 서로 오르내리면서 생리적인 평형상태를 유지하는데 어느 하나가 부족해지거나 왕성해지는 心腎不交의 주요 증상으로는 가슴이 답답하고 두근거리는 것과 수면장애·遺精 등을 들 수 있다. '水火不濟'와 같은 뜻으로 사용된다.

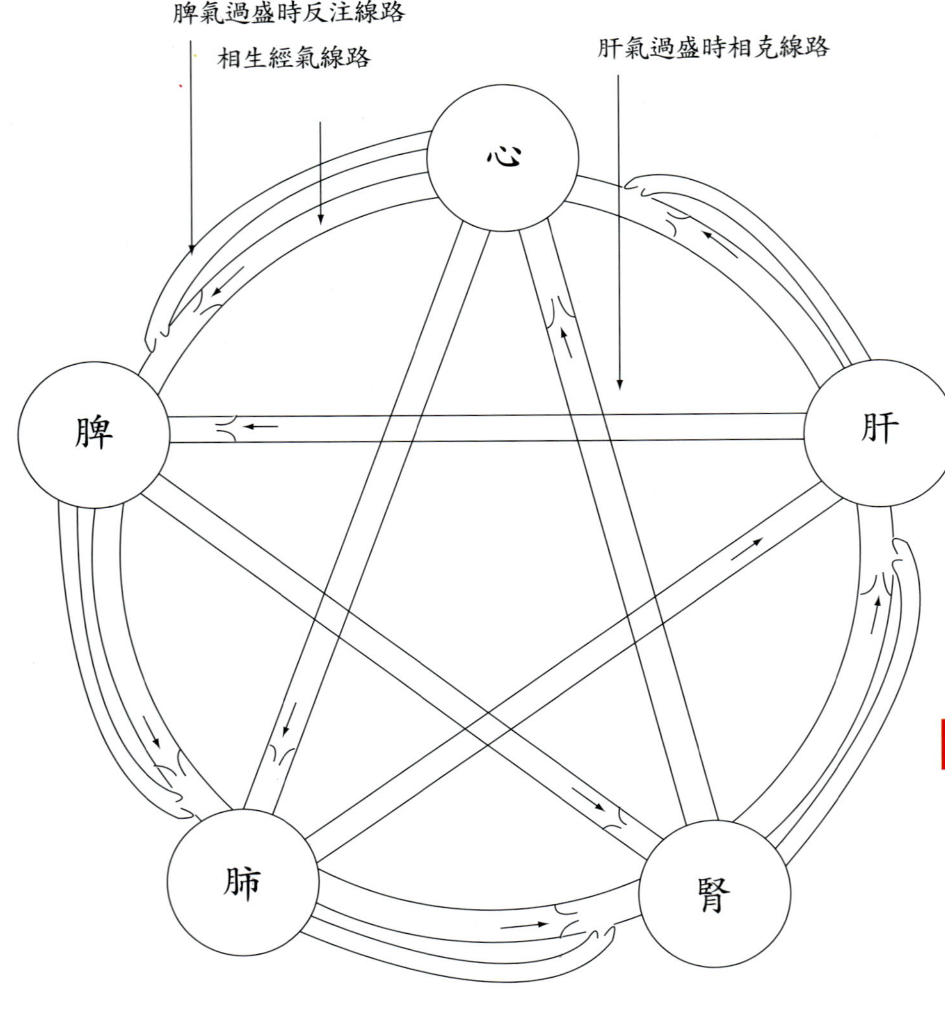

93
경락의 內臟기능에 대한 조절작용圖

또한 肺臟기능은 金이며 脾臟기능은 土인데 이것은 비교적 안정된 두 가지 물질이며 둘 사이에는 制約關係가 존재하지 않는다. 다만 脾臟의 기능이 肺臟의 기능을 강화하며, 혹자는 肺臟의 기능부분은 脾臟의 기능에서 온 것이라 말하는데 즉 土生金으로 脾胃는 각각 경락이 있어 직접 肺臟에 분포하기 때문에 경락을 통하여 脾胃가 얻은 穀氣를 肺臟에 운반하면 肺臟은 비로소 정상적인 기능 활동을 한다. 예를 들어 脾虛하면 肺臟의 기능도 약화하여 燥熱多痰 등의 병증이 발생하므로 경락이 內臟기능 활동에서 결정적인 작용을 하고 있음을 알 수 있다.

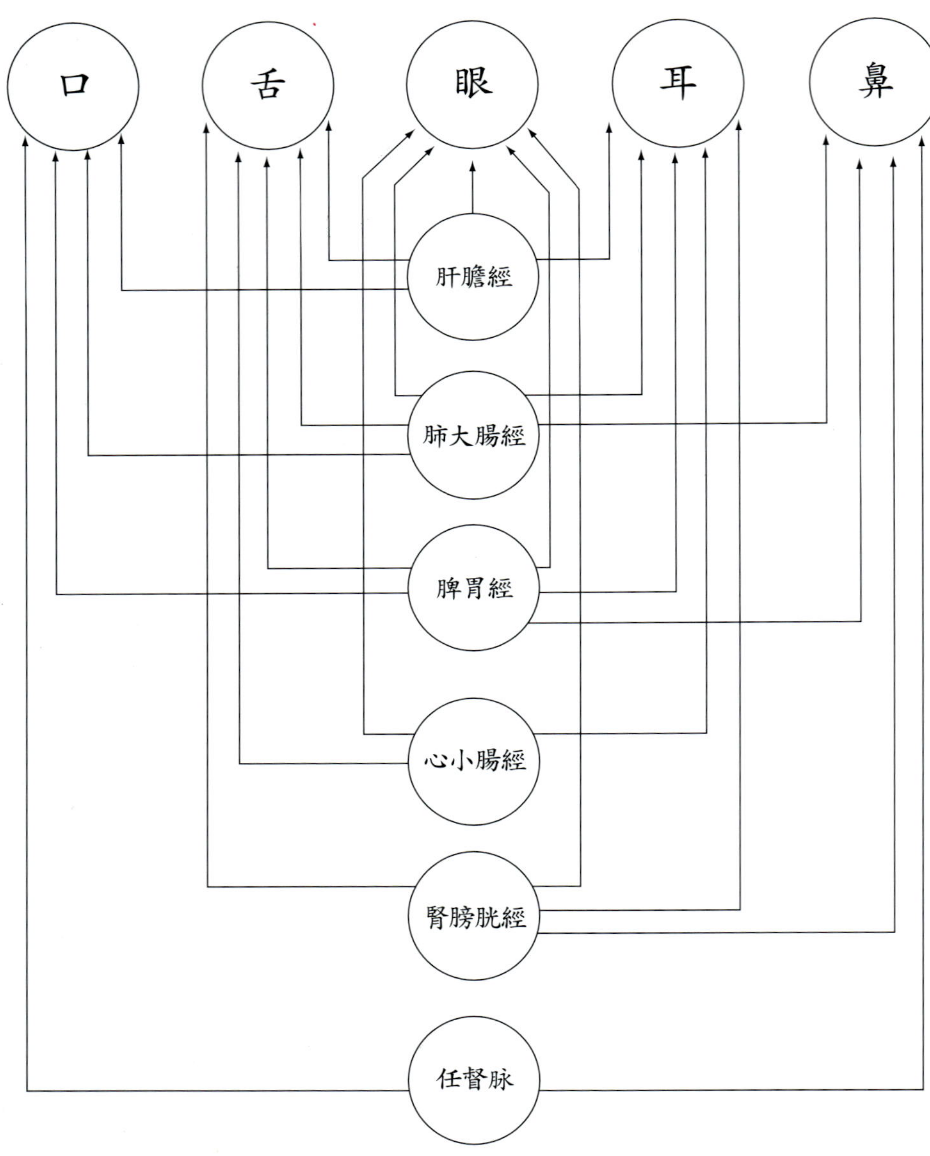

口
舌
眼
耳
鼻
肝膽經
肺大腸經
脾胃經
心小腸經
腎膀胱經
任督脉

94
五官기능 經絡圖

五官기능 經絡圖

    五官기능의 근원은 경락 대순환 중의 氣가 아니라 각 內臟의 氣에서 직접 공급된 것으로, 예를 들어 '肺氣通于鼻, 氣和則鼻能知香臭.(《靈樞·脉度》)' 라는 것이다. 만약 肺氣가 不和하면 공급실조로 嗅覺이 둔해진다.

    '心氣通于舌, 心氣和則舌能知五味.' 로 미각기능은 심장의 氣에서 오는 것으로 心氣가 失調하면 心躁意亂하고 음식을 먹어도 그 맛을 알지 못한다.

    '肝氣通于目, 肝氣和目能辨五色.' 으로 肝氣가 失調하면 색깔을 분별할 수 없거나 시각이 명확하지 않게 된다.

    '脾氣通于口, 脾氣和則口能知五穀.' 으로 脾氣가 失調하면 음식을 먹을 때 향기롭고 달콤한 느낌이 없다.

    '腎氣通于耳, 腎氣和則耳能聞五音矣.' 으로 腎氣가 失調하면 耳聾이 발생한다.

    이처럼 감각기관의 기능은 모두 內臟의 氣에서 오는 것이며, 각 臟器의 경락은 모두 五官에 통하므로 臟器가 不調하면 內臟에 분포하는 五官의 경락이 방해를 받거나 그 經氣가 쇠퇴하면 五官기능에 失常이 일어나게 된다. 五官기능은 소속臟器에서 공급된 것 이외에 기타 臟腑氣의 자양이 필요하기 때문에 모든 知覺器官에는 여러 개의 경락이 분포한다.

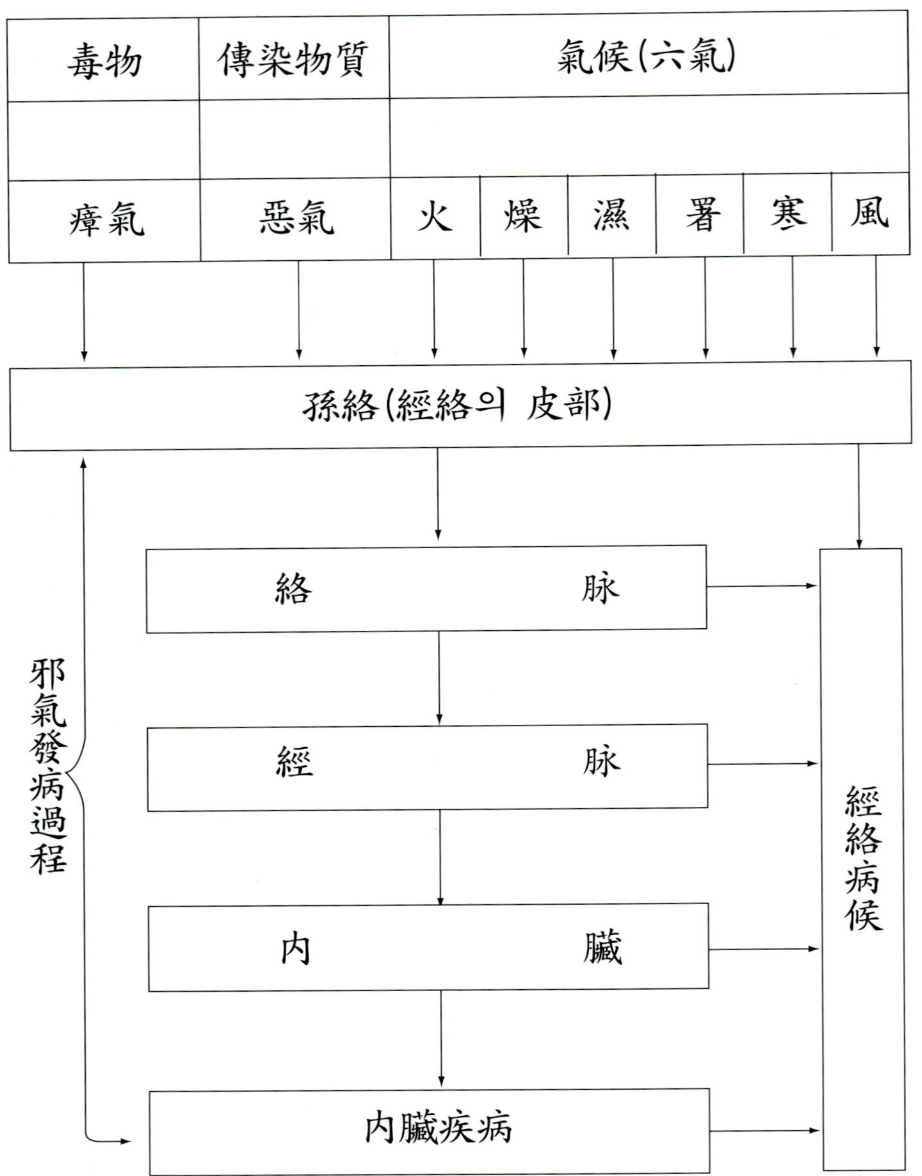

毒物
傳染物質
氣候(六氣)
瘴氣
惡氣
火
燥
濕
署
寒
風
孫絡(經絡의 皮部)
絡　　脉
經　　脉
內　　臟
內臟疾病
邪氣發病過程
經絡病候

邪氣始病圖

인체에는 '正氣' 이외에 때로 邪氣[49]가 존재하는데, 곧 인체에 있지 않아야 할 氣이다. '邪氣'는 風氣·寒氣·暑氣·濕氣·燥氣·火氣를 포함한다. 자연계에서는 또한 '六氣'라고 칭하는데, '六氣'는 四時의 氣이며 기후와 밀접한 관계가 있다. '六氣' 이외에 '癘氣[50]'와 '惡氣'가 있는데 이 2종류의 氣는 자연 중의 毒氣와 전염병의 전염물질이다.

'邪氣'는 발병의 氣이며 때때로 경락 중에서 활동하는데, 경락은 '邪氣'가 인체에 침범하는 門戶이며 또한 '邪氣'가 인체 각 臟器組織을 손상시키는 경로이다. 예를 들면, 《素問·繆刺論》에 "夫邪之客于形也, 必先舍于皮毛, 留而不去, 入舍于孫脉, 留而不去, 入舍于絡脉, 留而不去, 入舍于經脉, 內連五臟, 散于腸胃, 陰陽俱感, 五臟乃傷.[51]"이라는 기록이 있다.

발병요소가 體外에서 인체로 진입할 때 가장 먼저 침입하는 것은 피부이며, 만약 인체의 經絡衛氣가 허약하면 피부가 外邪를 방어할 수 없어 경락의 말초부위인 孫絡에 침입하는데 이때에 만약 解表祛邪하지 않으면 病邪가 바로 경락을 따라 들어가 絡脉 및 經脉을 통하여 內臟에 침입해 臟腑에 질병이 발생한다.

外邪가 인체에 침입하는 부위에 따라 그 증상도 다르다.

예를 들어 溫熱의 邪氣(warm and heat pathogen)가 孫絡에 침입하면 發熱怕冷, 無汗 혹은 少汗, 口渴이 생긴다.

絡脉에 침입하면 頭痛이 발생하고 舌苔薄白, 脉浮數한다.

經脉에 침입하면 發熱하게 되어 怕冷하지 않으나 小便黃, 口渴, 汗多, 脉洪數한다. 만약 邪熱이 肺에 침입하면 肺氣가 영향을 받아 앞에서 말한 증상 이외에 胸中煩悶, 肺氣不暢, 咳嗽, 缺盆痛 등의 증상이 있다. 더 나아가 胃經을 沿하여 肺에 분포하는 大絡이

---

49) 不正之氣.

50) miasm. '癘毒'이라 하기도 한다.

51) 대저 邪氣가 形體에 침입하여 머무름에 반드시 먼저 皮毛에 깃들고, (皮毛에서) 머물러 떠나가지 않으면 孫脉에 깃들며, (孫脉에서) 머물러 떠나가지 않으면 絡脉에 들어가 깃들고, (絡脉에서) 머물러 떠나가지 않으면 經脉에 들어가 깃들며, 안으로 五臟에 이어지고 腸胃에 흩어져 陰陽이 모두 感觸되면 五臟이 이내 傷한다.

胃에 침입하면 口苦, 협통, 惡心, 변비, 腹脹痛, 舌苔黃焦, 脉沈實한다. 매우 빠르게 胃
經에서 脾에 분포하는 경락이 脾에 침입하면 身重肢倦, 惡心拒食, 舌苔膩, 脉緩하는 氣
血兩虛症이 발생한다. 더 진행되면 腎 등에 영향을 끼쳐 元氣를 손상시켜 사망하게 된
다.

  病邪가 某種 경락에 침범했는데 치료하지 않으면 반드시 某種 臟器에 침범하게 되고,
또한 某種 臟器에 분포하는 경락은 다른 경락과 臟器에 침입하며 침범을 확산시켜 여러
臟器의 질병을 야기할 수 있다. 病邪의 침입은 또한 外科疾病을 야기하는데, 《靈樞·癰
疽》에 "寒邪客于經絡之中, 則血泣[52], 血泣則不通, 不通則衛氣歸之不復返, 故痛腫, 寒氣
化爲熱, 熱勝則腐肉."[53]이라 했다. 화농성 질병도 病邪가 경락에 침입하기 때문이며, 外
邪가 인체에 침입하는 그 주요 원인은 인체의 저항력이 약해졌기 때문[54]으로 經絡調整
시스템 중 六合과 밸브의 고장은 衛氣를 실조시켜 病邪가 虛를 틈타고 들어가 인체에
질병을 일으킨다.

---

52) '泣'이란 '凝澁'과 동일한 의미이다. 즉 '血行不利(王冰 註)'를 말한다. 《素問·五藏生成》篇에서 "凝于脉者
爲泣."이라고 했다.
53) 癰腫의 형성·화농 및 악화과정에 관한 이 논술은 後代 한방외과학의 癰疽에 대한 病理機轉의 이론적 근거
가 된다.
54) 즉, 衛氣不固을 말한다.

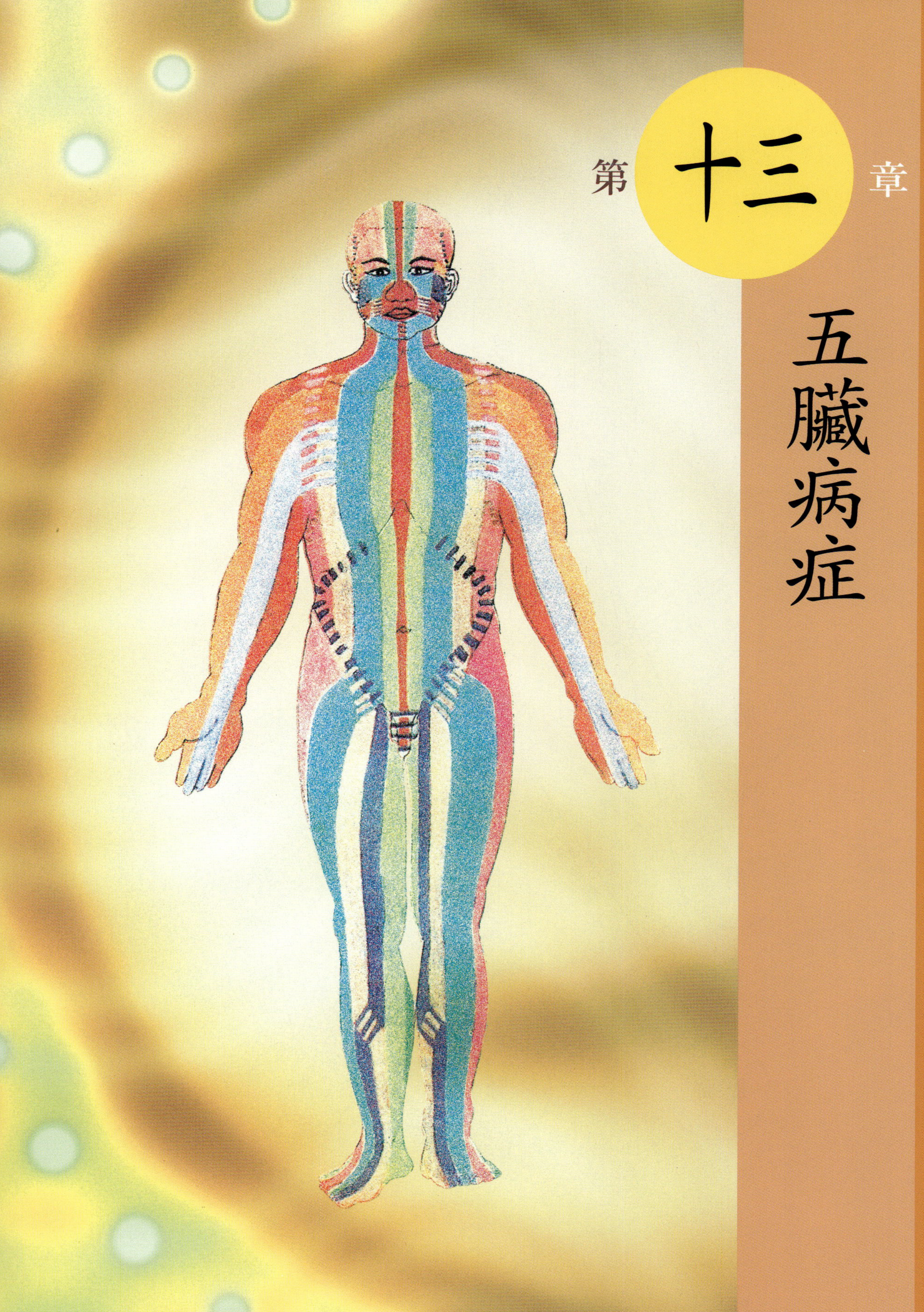

五臟病症

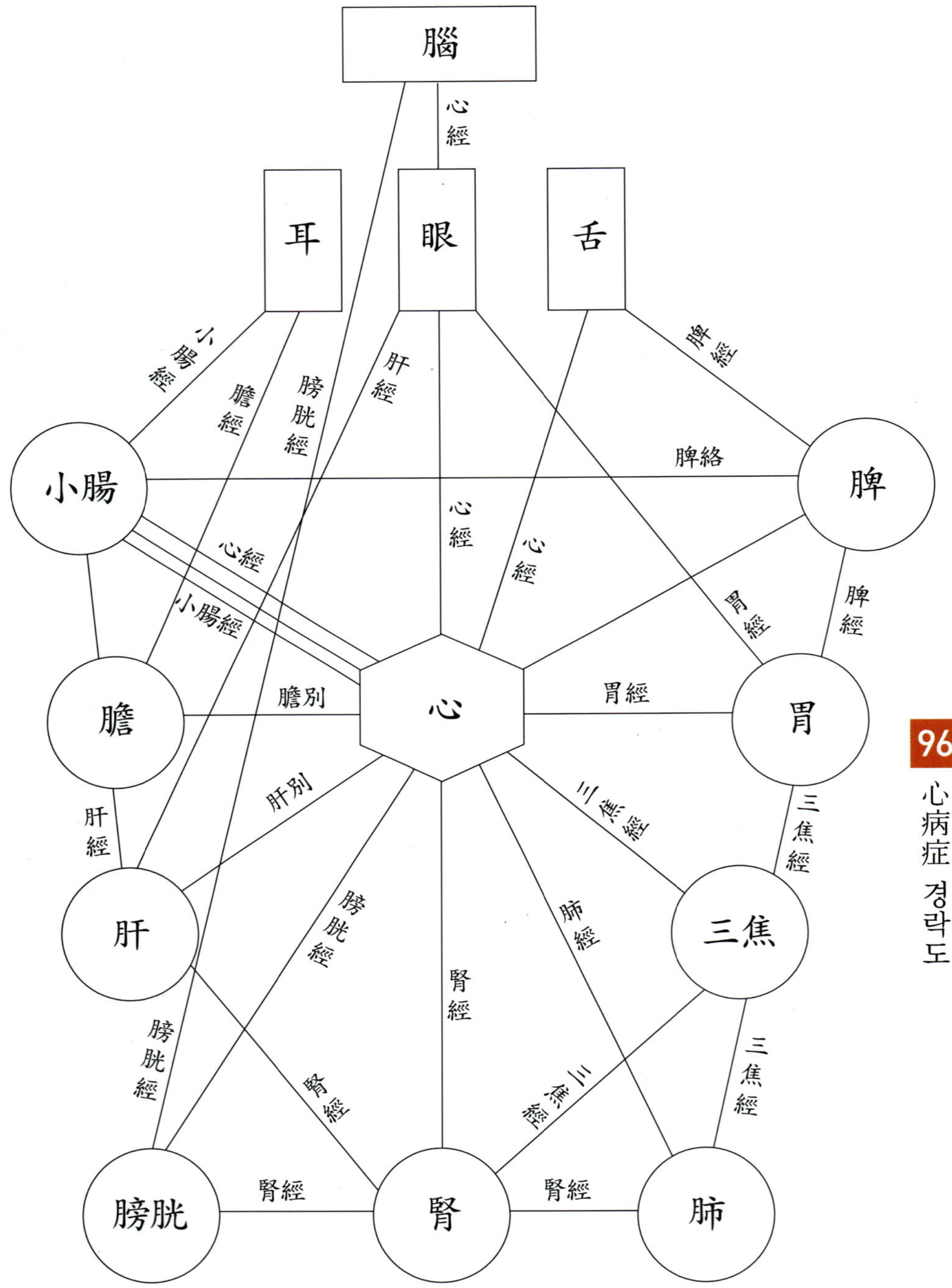

腦
心經
耳
眼
舌
小腸經
膽經
膀胱經
肝經
脾經
脾絡
小腸
脾
心經
心經
心經
胃經
脾經
心經
小腸經
膽別
心
胃經
胃
肝別
三焦經
三焦經
肝經
肝
膀胱經
腎經
肺經
三焦
膀胱經
腎經
腎經
三焦經
膀胱
腎經
腎
腎經
肺

心病症 경락도

心은 血脉을 주관하므로, 血氣에 異常이 생기면 心悸 · 氣短 · 胸悶 등의 증상이 나타난다.

心은 神明을 주관하므로, 정신에 異常이 생기면 불면 · 건망 · 怔忡 · 癲狂 등의 증상과 精神이 흐리멍덩해지고[1] 橫說竪說 등의 증세가 나타난다.

心은 汗液을 주관하고, '血汗同源' 이므로, 心氣 · 心血이 虛한 경우에는 盜汗 · 自汗, 心陽欲絶한 경우에는 大汗淋漓 등의 증상이 나타난다.

心은 舌에 開竅하므로 心血이 虛하면 舌淡白해지고, 心火上炎하면 혀가 붉은색을 띠거나 혹은 혀에 糜爛疼痛이 일어난다. 또한 心血이 瘀阻한 경우에는 暗紫色 혹은 紫斑이 일어나고, 痰熱이 심장에 들어가면 혀가 굳어져 말이 막히는 등의 증상이 나타난다.

心은 小腸과 서로 表裏관계에 있으므로, 심장에서 소장으로 熱이 이동하면 口舌生瘡 · 糜爛疼痛 · 心中煩熱 · 小便短赤 · 尿血 · 尿痛 등의 증상이 나타난다.

經絡圖解

心悸는 심장병의 주요 증상 중 하나로, 이 병의 발생요인은 외부적 요인을 제외하면 주로 각 臟腑氣血과 밀접한 관계가 있다.

足厥陰肝經의 別絡은 심장에 분포되어 있기 때문에 크게 화를 내면 간을 傷하게 할 수가 있고, 화를 내면 氣가 逆하게 되므로 氣가 그 別絡을 따라 위쪽으로 거슬러 올라가 心神을 震動시켜 心悸를 유발하게 되는 것이다. 肝氣鬱結 혹은 肝經失血은 心悸를 유발할 수 있다.

足少陽膽經의 別絡은 심장에 분포되어 있으므로 膽氣가 虛하면 心悸가 발생한다.

足少陰腎經은 심장에 분포되어 있으므로 크게 두려우면 신장을 상하게 되고 恐하면 陰精이 손상받게 되어 陰이 下部에 虛하고 陽氣가 上部에 盛하게 되면 또한 心悸를 유

---

1) 精神不淸.

발할 수 있다. 신장이 納氣하지 않고 心氣가 하강하지 않거나 혹은 腎陰이 부족하고 心火가 亢旺하는 경우에도 心悸가 유발될 수 있다.

足太陰脾經은 심장에 분포되어 있으므로 脾失運化 · 氣血不足이면 심장의 氣血이 虛해져서 心悸가 유발된다.

手太陰肺經이 심장에 분포되어 있으므로 肺氣虛하면 항상 心氣虛가 나타나며 心悸가 유발된다.

이상은 虛症으로 그 증상에는 心氣虛 · 心陽虛 · 心血虛 등이 있으며, 心悸 이외에도 胸悶 · 心煩 · 氣短 · 自汗 · 盜汗 · 舌淡白 혹은 淡紅 혹은 舌質浮胖色暗 · 脉細弱 혹은 沈弱 등이 주로 나타난다. 心悸 · 氣短을 야기하는 것에는 水氣凌心[2]도 있다. 주로 肺濕犯上하여 肺氣가 안정을 잃고 水道조절에 이상이 생기면 心悸 이외에도 眩氣症, 心下逆滿 현상이 나타나며, 稀痰을 吐하고, 脉이 沈弦해진다.

實證에서도 心悸가 나타날 수 있는데, 예를 들면 心火上炎 같은 경우에는 心悸 이외에도 煩熱不寧 상태가 나타나서 手少陰心經이 舌에 분포되면 舌體에 糜爛疼痛이 유발되고, 手少陰心經이 小腸에 분포되어 그 熱이 小腸으로 하강하면 小便短赤 · 尿血 · 尿痛이 유발된다. 痰火內擾 역시 心悸를 유발할 수 있다.

정신증상은 心病의 두 번째 주요 증상으로, 대부분 實證이며, 세 가지 유형으로 구분할 수 있다.

첫째 유형은 淺眠 · 多夢 · 健忘 · 目眩耳鳴 · 遺精 · 早泄 · 潮熱盜汗 · 舌紅少苔 · 脉細數가 나타나는데 신장과 관련이 있다. 足少陰腎經은 생식기에 분포하고 상행하여 심장과 耳[귀]에 분포하며 心經은 目[눈]에 분포한다. 심장의 陽은 경락을 따라 신장까지 하강하여 腎陽을 溫養하고 신장의 陰은 경락을 따라 심장까지 상승하여 心陰을 涵養하게 되는데[3], 만약 이 경락들이 不暢하거나 혹은 臟器에 병이 있을 경우에는 이 기능에 영향을 끼쳐 상술한 心腎不交의 증상을 발생시킨다. 淺眠 · 건망 · 多夢 · 食少 · 便溏 · 腹脹 등은 脾氣와 관련된 증상이다. 足太陰脾經은 심장에 분포하고 心氣는 脾運化의 氣에 來源하므로, 脾虛하면 運化異常이 발생하며 心氣 또한 虛해져서 상술한 心脾兩虛의 증상을 야기한다.

---

2) 水氣가 心에 영향을 주어 病的 증상이 나타나는 것을 이르는 말.
3) 이를 '水火相濟' 혹은 '心腎相交'라고 한다.

둘째 유형은 癲狂症 · 胡言亂動 · 哭笑失常으로 대개 心火熾盛의 소치이다. 心經은 뇌에 분포하고, 足厥陰의 別絡을 따라 심장과 뇌에 분포하는데, 火性이 上炎하고 火는 絡을 따라 간장에 들어가며 肝木이 손상되어 肝火가 狂起하면 胡言亂動 · 哭笑失常이 나타나는 것이다. 心陰虛가 심각해졌을 때에도 虛火가 狂動하여 이러한 증상이 나타날 수 있다.

셋째 유형은 졸도 · 혼수 · 인사불성이며, 간혹 癲狂症을 유발하는데, 이 증상은 비장과 관련이 있다. 脾는 生痰之源이고 肺는 貯痰之器로 痰濁은 氣를 따라 升降한다. 足太陰脾經과 手太陰肺經은 모두 心에 분포하고 脾肺 이 두 經氣는 上逆한다. 만약 肝火가 受風하면 肝氣는 肝經의 別絡을 따라 上逆하고 三氣가 합쳐져서 痰濁이 氣를 따라 올라가게 되면 心眼에 痰이 가득해진다. 熱邪가 심장에 전달되어도 정신이상과 헛소리[4] 증상이 나타나며, 高熱煩躁 혹은 痙攣 · 發疹 · 口渴 · 舌紅降 · 苔黃 · 脉滑數 등의 증상까지 발생할 수 있다. 熱邪가 인체에 침입하게 되면 대개 肺經과 膀胱經에 침입하는데 手太陰肺經이 심장에 분포하고 足太陽膀胱經의 別絡이 심장에 분포되어 있으므로 경락을 따라 심장에 들어가기 쉽다. 心熱이 火旺해도 足厥陰肝經의 別絡을 따라 간장에 이르게 되고 경련을 惹起하며, 心經을 따라 舌[혀]에까지 올라오게 되면 口渴 · 舌紅降 등의 증상이 나타난다.

부록 : 小腸의 질병

小腸은 화합물을 수용하는데 그 기능에 異常이 생기면 脹滿 · 설사 등이 나타난다.

小腸은 분비물을 淸濁으로 구분하여, 淸한 것은 각 조직에 운반하고, 濁한 것은 膀胱에서 (수분이) 삼투되어 大腸으로 배출한다. 만약 기능에 異常이 생기면 급성장염 · 小便短少 혹은 不利 등의 증상이 나타난다.

---

4) 譫語.

　足太陰脾經의 絡脉은 小腸에 분포하므로, 脾氣運化의 異常은 小腸의 化合物에 영향을 끼쳐 脹滿·설사·小便少清 등을 유발한다. 手少陰心經은 小腸에 분포하고 心火가 왕성하여 小腸으로 하강하여도 小腸實熱 증상과 尿赤·尿血·尿痛 등의 증상이 나타날 수 있다. 小腸火 역시 心經을 따라 심장 및 舌[혀]에까지 상승하기 때문에 心煩熱·口舌生瘡이 발생한다. 心經氣가 不暢하거나 혹은 鬱積하게 되면 헤르니아(hernia)[5] 증상이 나타날 수 있다.

5) 脫腸.

肝病症 경락도

간장은 疏泄을 주관하므로 疏通 · 升發 · 條達 기능을 갖는다. 그 기능에 異常이 생기면 정신이 불안하며, 자주 놀라고 두려워하며, 혹은 쉽게 焦燥하고 자주 화내며, 氣滯血瘀한다. 심하면 출혈하고 脾가 健運하지 못하고 胃가 和降을 잃게 된다.

간장은 藏血을 주관하므로 혈액을 저장하고 조절하는 기능을 갖게 되는데, 그 기능에 이상이 생기면 嘔血 · 자궁출혈, 혹은 월경감소 · 무월경 등의 증상이 나타난다.

간장은 筋을 주관하므로 그 기능에 異常이 생기면 관절의 屈伸이 不利하고 (근육에) 경련 · 抽搐이 생긴다.

간장은 目에 開竅하는데 간장의 氣血이 부족하면 눈이 밝지 못하고 肝火가 上炎하면 目赤하게 된다.

간장은 담낭과 表裏관계에 있으므로 肝膽病 증상은 곧잘 동시에 나타나며 절대로 분리할 수 없다.

經絡圖解

足厥陰肝經은 外陰部에 분포하며 足太陰脾經 · 足少陰腎經 · 任脉 · 衝脉 등의 經脉과 서로 통하는데, 상행하여 肺胸 및 乳頭에 분포하고 咽喉를 상행하여 口 · 目 · 頭頂 · 腦 등의 부위에 이르며, 그의 別絡은 심장에 분포한다.

●**肝氣鬱結** : 곧 精神抑鬱이 나타나고, 한숨을 잘 쉬며, 胸脇 혹은 乳房이 脹痛하고 痛勢가 여기저기로 가며 咽堵 혹은 梅核氣가 되고, 舌苔薄白, 脉弦한다. 任脉 · 衝脉 · 足少陰腎經은 子宮에 분포하는데 肝氣鬱血하면 瘀血이 되고, 任脉 · 衝脉 · 腎經의 血氣가 不暢하게 되어 脾의 統血기능에 異常이 생기게 되므로 月經不調해진다.

●**肝血虛** : 面色이 無華하고, 舌淡, 脉細한다. 血虛는 養目을 불가능하게 하여 目乾澁하거나, 視力이 흐릿해지기도 하고 혹은 야맹증이 생긴다. 肝血虛일 때에는 任脉 · 衝脉 · 腎經 · 脾經이 血虧하여 月經量이 감소되거나 혹은 무월경이 된다.

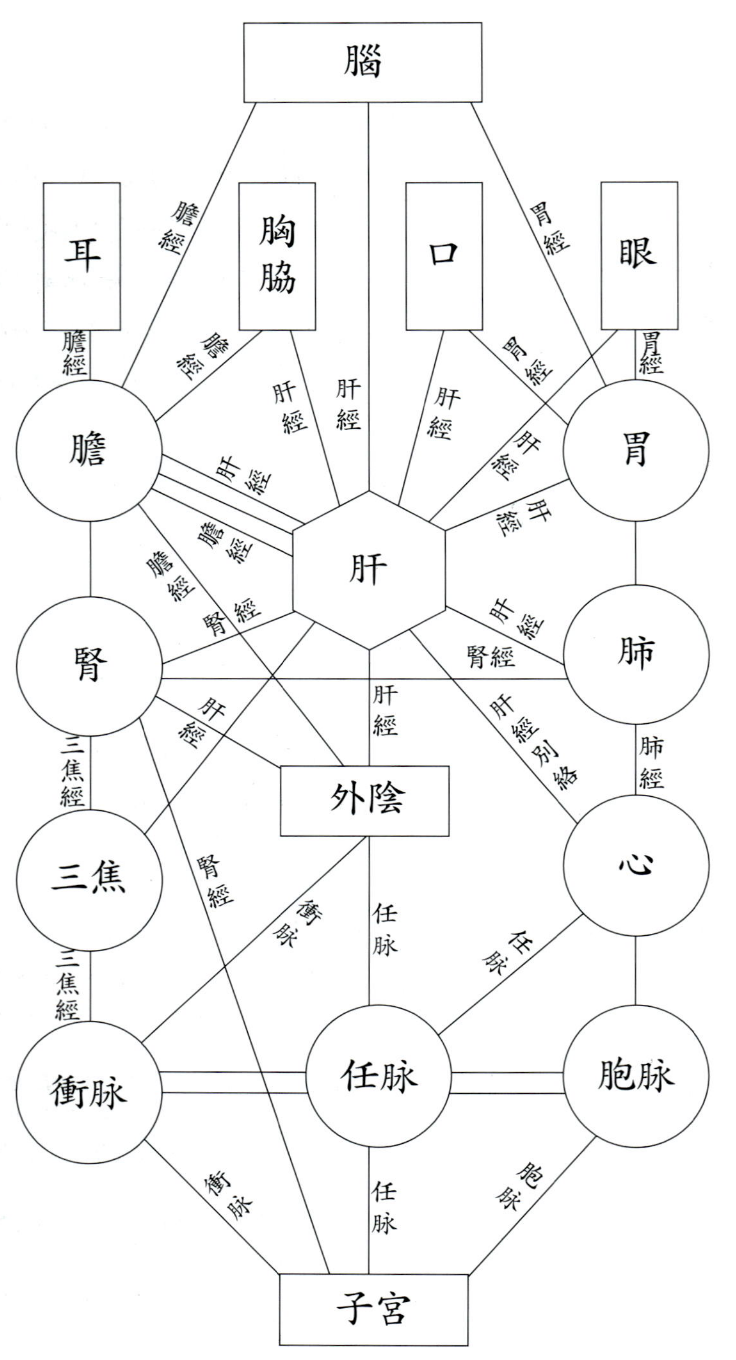

腦
耳
胸脇
口
眼
膽經
胃經
膽經
膽經
肝經
肝經
肝經
胃經
胃經
膽
胃
肝經
肝經
肝經
肝
膽經
膽經
肝經
腎經
肝經別絡
腎
肺
膽經
三焦經
肝經
腎經
肺經
外陰
三焦
心
三焦經
衝脉
任脉
肝經
任脉
衝脉
任脉
胞脉
衝脉
任脉
胞脉
子宮

●**肝陰虛** : 肝血虛 증상 이외에도 陰이 虛하면 火가 動하여 氣를 따라 陽으로 치우지게 되므로 肝經·心經을 沿하여 상승하면 顴紅·口乾·心煩·不眠 혹은 煩熱이 발생하고, 땀이 나면서 微熱이 생기고, 舌紅少苔와 함께 脉이 가늘고 弦數된다.

●**肝火上炎** : 肝火가 경락을 따라 上逆하여 胸脇에 이르고 兩脇은 灼痛·변비가 나타난다. 머리(頭)에 이르면 頭脹痛 혹은 양측의 跳痛[6]이 발생하고 眩暈·面紅·目赤·舌紅·苔黃·脉弦數가 된다. 足少陽膽經은 간장에 분포하여 상행하여 目과 耳에 분포하게 되면 耳鳴·耳聾이 발생한다. 足少陰腎經이 간장에 분포하면 腎이 陰虛하여 腎水가 涵木할 수 없고 肝陰도 虛하여 陰虛火旺되어 肝經·膽經을 따라 상승하게 되면 顴紅·頭眩·耳鳴·目乾·咽喉乾痛 등이 나타날 수 있다. 만일 虛火가 하강하여 腎經·任脉·衝脉에 영향을 끼치면 遺精·월경불순·대하 등의 증상이 나타날 수 있으며, 舌紅無苔·脉이 細數해진다. 肝經이 肺에 분포하므로 肝火가 왕성해지면 경락을 따라 肺를 침범할 수도 있기 때문에 胸脇刺痛·陳發性咳嗽하며, 심각해지면 喀血할 수도 있다.

●**肝風內動** : 熱極生風하면 高熱·舌紅 혹은 舌絳·脉弦數이 나타나게 된다. 그 風[7]은 肝經을 타고 올라가 心腦에 들어갈 수 있으며 또한 任脉이 督脉에 轉入하는 것에 영향을 주어 項强·角弓反張·肢體抽搐·情神昏迷가 발생한다.

●**肝陽化風** : 舌紅·脉弦細, 肝經을 타고 올라가 心肺와 腦에 도달하거나 혹은 胃經에 들어가면 갑자기 昏絕하며, 인사불성이 되고, 인후에 痰鳴이 있으며, 혀가 굳어져 말이 나오지 않고, 구안와사, 중풍·반신불수가 발생한다.

●**血虛生風** : 肝經이 血虛하면 經氣에 風을 동반하여 경락을 따라 心·眼·腦에까지 올라가 頭痛眩暈·視力模糊·졸도가 발생할 수 있고, 심하면 手足抽搐·顔色蒼白·舌淡少苔·脉細弦 등이 발생한다.

●**肝經의 寒滯症** : 肝氣가 不暢하거나 瘀滯되면 肝經의 분포구역인 小腹腫脹과 고환까지 통증이 발생하거나 혹은 陰囊이 冷縮되고, 舌潤滑苔白, 脉沈弦 혹은 脉沈遲 등이 발생한다.

●**肝氣犯胃** : 肝經은 胃에 분포하므로 肝經의 氣가 盛하여 그 氣가 胃를 침범하게 되

---

6) 긴장성 두통 때에 나타나는 두통의 형태를 말한다.

7) 熱極生風.

면 肝氣鬱結의 증상 이외에도 焦燥易怒 · 胸脇竄痛 · 식욕부진 · 噯氣呃逆 · 嘈雜吞酸 · 胃脹痛이 나타나며, 胃에서 脾에 영향이 미치게 되면 설사 · 腹脹腸鳴을 동반하게 된다. 또한 衝脉 · 任脉에 영향을 미쳐 月經不調 · 舌苔薄黃 · 脉弦이 나타날 수 있다.

부록 : 膽病症

膽은 中精之府[8]로서, 膽汁을 저장하는데, 그 膽汁이 淸淨하므로 '中精之府'라고 한다.[9]

膽은 決斷을 주관하며[10], 膽의 성질은 剛直 · 호탕 · 과감한데, 그 氣가 虛하면 (쉽게) 놀라게 된다.[11]

足少陽膽經은 간장에 분포되어 있고, 상행하여 耳 · 目 · 頭에 분포하며, 그의 別絡은 심장에 분포한다. 膽氣虛는 膽의 주요 질병으로 心氣虛에 영향을 주어 쉽게 놀라고 두려워하며, 心神不寧하고 밤에 잠잘 때 불안해하는 증상이 있다. 또한 肝氣虛하게 되면 胸悶 · 頭暈 · 目眩 · 視力不清 · 舌苔白色 혹은 微黃色 · 脉弦細滑해진다. 肝膽의 濕熱은 膽經의 주요 병증으로 胸脇痞悶 · 脇痛 · 口苦咽乾 · 몸과 눈의 發黃, 小便의 黃赤色 등이 있다. 아울러 胃經을 따라 胃脾를 침범하면 腹脹 · 惡心 등의 증상이 있고, 舌紅苔黃膩, 脉弦數이 나타난다.

---

8) 精汁을 저장하며 또한 배설하는 기관으로 精汁의 저장과 배설을 통하여 음식물의 소화기능을 돕는다. 담즙은 간의 精氣로부터 化生되어 담에서 저장되므로 '中精之府'라고 한다. 《靈樞 · 本輸》篇 "膽者, 中精之府." 其中藏洁膽汁 · 精汁, 不同于胃腸等腑直接受納水穀傳導糟粕而言.

9) 王叔和의 《脉經》에서 "肝之餘氣, 泄于膽, 聚而成精."

10) 《素問 · 靈蘭秘典論》篇 "膽者, 中正之官, 決斷出焉."

11) 이는 한의학에서의 膽腑가 부분적으로 中樞신경의 기능과 有關함을 시사한다.

肺病症 경락도

　肺는 呼吸을 주관하므로, 기능에 異常이 생겨서 肺氣가 不暢하면 呼吸不利·해수·氣急(short breath)·喘促[12]·胸悶 등의 증상이 나타난다.

　肺는 宣發과 肅降을 주관하므로, 기능에 異常이 생기면 咳嗽喘息하고 平臥할 수 없으며 鼻塞하고 痰이 많아지며 胸脇이 꽉 막힌 듯하고 변비 등의 증상이 나타난다.

　肺는 水道의 疏通과 조절을 주관하므로, 津液의 운행은 肺氣에 의해 이루어지며 그 기능에 異常이 생기면 水液이 내부에서 엉겨 痰飮이 되어 해수·천식이 생기고 平臥할 수 없으며 소변량이 적어지고 浮腫하는 등의 증상이 나타난다.

　肺는 소리를 주관하고, 鼻에 開竅하므로 肺氣에 異常이 생기면 소리가 낮고 작아지며, 쉰 목소리가 나고 말소리가 나지 않는다. 肺가 邪氣를 받아들이게 되면 鼻塞·流涕·嗅覺異常·鼻淵·鼻衄 등의 증상이 발생한다.

　肺는 大腸과 서로 表裏관계에 있으므로 肺病은 大腸에도 영향을 끼치게 되어 변비 혹은 설사 등의 증상이 나타난다.

經絡圖解

　肺病의 주요 질병 : 첫째는 咳嗽이다. 咳嗽는 肺의 병증으로, 그 병은 外邪로 인한 것 이외에도 肺의 氣虛와 같은 기타 腸腑 기능과도 관련이 있다. 咳嗽無力해지며, 호흡도 짧아지는데, 움직이면 더욱 심해진다. 또한 痰液은 희멀게지고 몸은 피곤해지며 말하는 것도 힘들어서 말소리도 낮고 작으며, 自汗畏風·舌淡·苔薄白·脉虛弱 해지고, 대부분 脾氣가 虛하다.

　足太陰脾經이 肺에 분포하므로 脾氣가 虛해서 養肺할 수 없으면 肺氣도 반드시 虛해지기 때문에 痰이 희멀게지는 등의 증상이 나타나는 것이다. 肺陰虛는 乾咳無痰하거나 혹은 痰이 적고 끈적끈적해지며 혹은 痰中에 血絲가 섞이기도 하고 인후가 아프고 간지

---

12) '喘急·喘證'을 말한다.

耳
下齒
喉
鼻
眼
大腸絡
大腸絡
肺經
肝經
大腸
肺
肝
肺經
大腸經
肝經
脾經絡
脾胃經
腎經
肺經
腎經
肝經別絡
脾胃
腎
心
腎經
三焦經
三焦經
腎經
三焦
膀胱
三焦經
膀胱經別絡

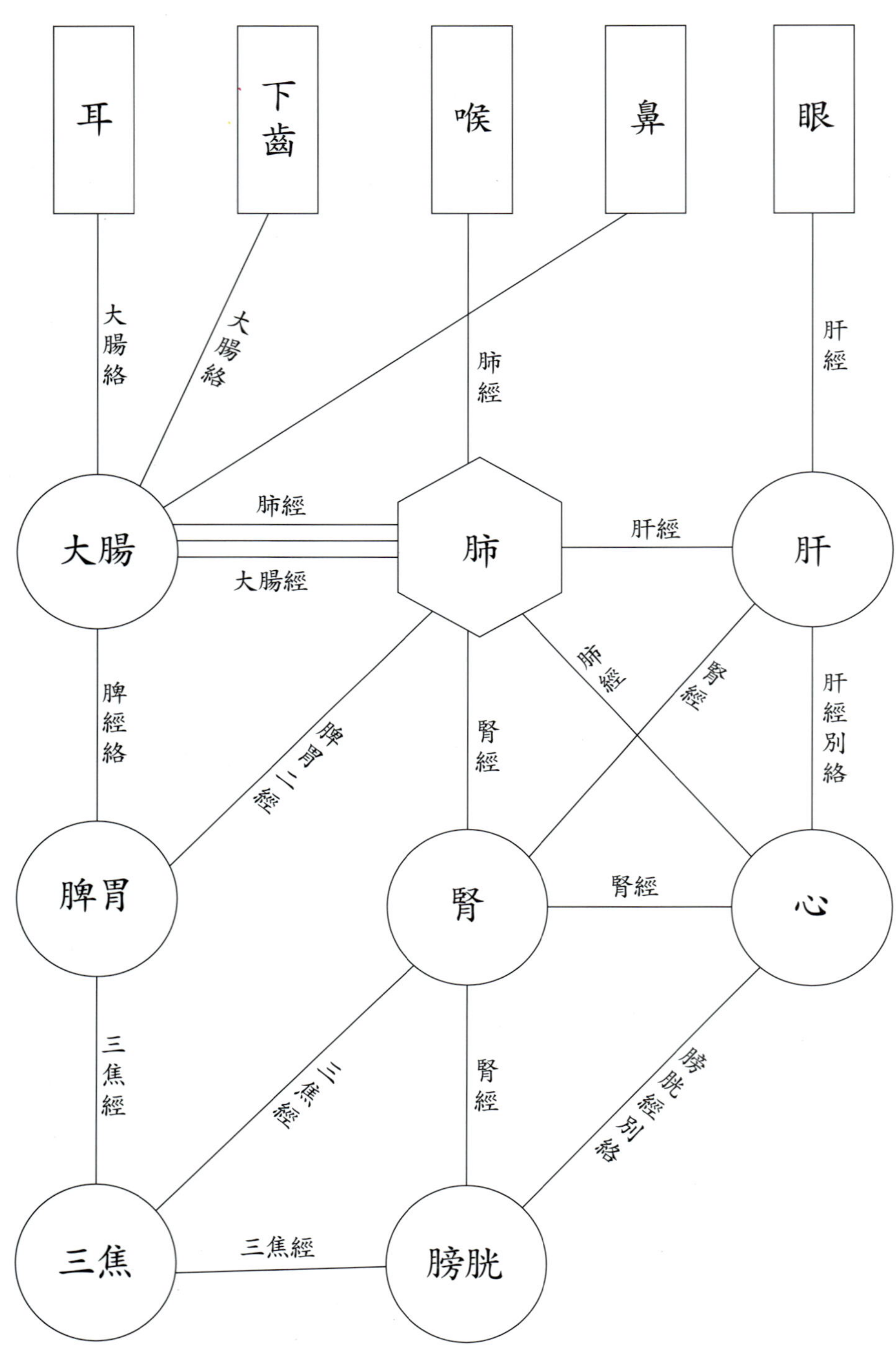

98 肺病症 경락도

러우며 입과 코가 乾燥해지고, 潮熱·盜汗·顴紅·舌紅少津·脉細數해지는데 이 증상들은 腎脾와 관련이 있다.

足少陰腎經이 肺에 분포하므로 脾腎이 陰虛하면 肺陰도 반드시 虛해지고 肺에 虛火가 생기게 되므로 입과 코가 乾燥해지며, 乾咳와 끈적끈적한 痰이 생기고 少津하며 腎陰虛로 인해서 야기되는 肺陰虛는 肺部의 질병 이외에도 腰膝酸軟과 骨蒸潮熱·盜汗·遺精·月經減少 등이 있다.

●**風寒束肺** : 惡寒과 發熱, 頭痛과 身痛·鼻塞流涕·咳嗽, 痰이 많고 묽으며, 苔白·脉浮 혹은 浮緊 등 증상은 肺症에 속한다.

●**風熱犯肺** : 發熱惡風이 나타나고 唾液[침]이 걸죽하며 痰의 색깔이 누렇고 呼吸이 急하며 인후가 빨갛게 부어서 아프고 渴症이 심하며, 舌紅苔黃하고 脉浮數한다.

●**邪熱乘肺** : 高熱이 내리지 않고, 咳嗽氣促 痰이 누렇게 걸죽하거나 혹은 피가 섞이며, 胸背에도 통증이 느껴지고 심한 渴症이 생기며 코에서 熱氣가 나오고 大便이 乾燥하며 小便은 붉고 脉滑數하다. 風熱과 邪熱이 肺를 침범하는 동시에 足太陽膀胱經과 足陽明胃經을 침범하고 더 나아가 三焦經과 脾經까지 영향을 끼치게 되므로, 경락의 衛氣가 失常하면 高熱이 내리지 않고, 咳嗽氣促, 痰이 걸죽하고 누렇거나 혹은 피가 섞이며, 심한 渴症에 코에서 熱氣를 내뿜게 되는 것이다. 이때에 폐의 水道通調 기능이 失常하면 大便이 乾燥하고 小便이 붉게 된다. 만약에 肝이 鬱熱을 받아들이게 되어 肝經의 別絡을 따라 肺를 침범하게 되면 陣發的인 咳嗽·咳血·頭眩目赤, 숨이 가쁘고 화를 잘 내게 되고 입이 쓰며[13] 입술이 乾燥해지고, 舌紅苔黃·脉弦數가 나타나게 된다. 만약熱이 지속되어 肺에 쌓이게 되었다면 痰熱이 肺를 막기 때문에 高熱과 口渴이 나고 咳嗽로 숨이 차며 퀴퀴한 비린내에 피까지 섞인 膿痰을 吐하고 胸脇에 悶痛을 느끼게 된다. 肺經은 心에 분포하므로 肺熱이 心을 傷하게 하면 咳血하고 心과 肝이 모두 傷하게 되면 吐血이 많다.

肺病의 둘째 주요 병증은 痰으로, 痰은 肺에서 나오지만 脾에서 생성하므로 "脾爲生痰之源, 肺爲貯痰之器."라고 말한다. 痰濁이 肺를 침범하면 咳嗽胸悶하고, 痰이 많으며, 氣促而喘·陽虛陰盛, 痰涎이 稀薄해지고, 火가 盛하면 痰이 끈적끈적해진다. 五臟의 陰

---

13) 口苦.

陽强弱은 모두 痰의 병증을 나타낸다. 肺熱이 경락을 따라 심장에 전해지면 痰 속에 血이 섞이고 痰의 病症은 매우 많으며 각 臟腑의 病症에서 볼 수 있다.

肺의 셋째 주요 병증은 喘으로, 實喘은 邪氣가 肺에 壅入하는 것으로 肺氣가 宣降失司하는데 이는 대부분 風寒·痰濁 등으로 인해 야기된 것으로 증상은 喘急胸悶과 함께 해수를 동반하고 痰은 희고 稀薄하며 泡沫을 띠고, 惡寒·頭痛을 수반하는데 이는 風寒症이다. 예를 들어 咳嗽에 痰이 많고 끈적거리며 喀吐가 순조롭지 못하고 胸中悶滿하며, 심하면 胸痛을 야기할 수 있고, 嘔惡과 변비를 수반하는데 이는 痰濁症이다. 手陽明大腸經과 手太陰肺經은 大腸과 심장에 분포하고 手少陽三焦經과 手厥陰心包經은 肺에 분포하며, 足太陰脾經과 足陽明胃經은 肺에 분포하고, 足少陰腎經은 肺에 분포하며, 足厥陰肝經은 肺에 분포한다.

肺部經絡은 五臟三腑에 직접 통하고 肺氣는 앞에서 언급한 臟腑에 宣通한다. 만약 각 臟腑로 宣通할 수 없게 되면 邪氣가 폐에 壅入하여 喘이 되고, 만일 그중 경락의 臟腑가 邪氣를 받았거나 경락이 막힌 경우에도 肺氣의 宣通의 통로를 막게 되므로 喘息이 발생한다. 그중 虛喘은 肺氣가 不降한 것이고 肺氣가 不降하면 喘이 된다.

肺는 肅降은 주관하므로 肺經이 大腸에 분포하고 大腸經·腎經·三焦經은 肺에 분포하며 肺氣는 이 4개 경락을 따라 大腸·腎·三焦에 하강하는데 그중에 신장이 중심이 되고 신장이 納氣[14]하지 않으면 喘이 되고, 肺가 通調를 상실하게 되면 부종·尿少·尿黃·咳喘 등의 병증이 발생한다.

부록 : 大腸病症

大腸은 傳導之府로, 그 기능에 異常이 생기면 변비·설사 등의 증상이 발생할 수 있다.

大腸은 魄門[15]을 관장하는데, 만약 熱이 大腸에 모여 魄門이 失司하게 되면 치질이 발생할 수 있으며, 氣虛不固하면 脫肛할 수 있다.

---

14) improving inspiration by invigorating the kidney-qi.

15) 소화기계통에서 중요한 7개의 부위인 七衝門 중의 하나로 '항문'을 말하며, 이에 대한 자세한 내용은 《難經·四十四難》에서 논하고 있다.

大腸은 肺와 表裏관계에 있으므로 肺病은 大腸에 영향을 끼칠 수 있다.

經絡圖解

手陽明大腸經은 大腸·肺·下齒[아랫니]·鼻에 분포해 있고, 그 絡脉은 耳[귀]에 분포한다. 手太陰肺經은 大腸에 분포하며, 足太陰脾經은 大腸에 분포한다. 足陽明胃經은 大腸經에 連接해 있다. 三焦經은 大腸에 분포해 있다. 大腸이 氣虛하면 오랫동안 설사와 이질 및 탈항이 발생하는데 이 증상은 대개 脾氣와 관계가 있으며 항상 脾虛體弱의 증상을 동반한다.

大腸 津液의 감소는 大便乾燥秘結 혹은 설사와 口乾·咽燥를 동반하는데, 이 증상은 肺氣와 관련이 있다. 왜냐하면 肺는 水道를 通調하는데 肺氣가 경락을 따라 大腸으로 하강할 수 없으면 津液不調를 야기한다.

大腸虛寒·便溏·腸鳴腹痛·手足冷·小便淸長 등의 증상은 肺脾와 유관하다. 大腸經은 아래 齒牙에 분포하며 大腸燥熱은 口臭·下齒腫痛·耳鳴 등의 증상이 나타날 수 있다.

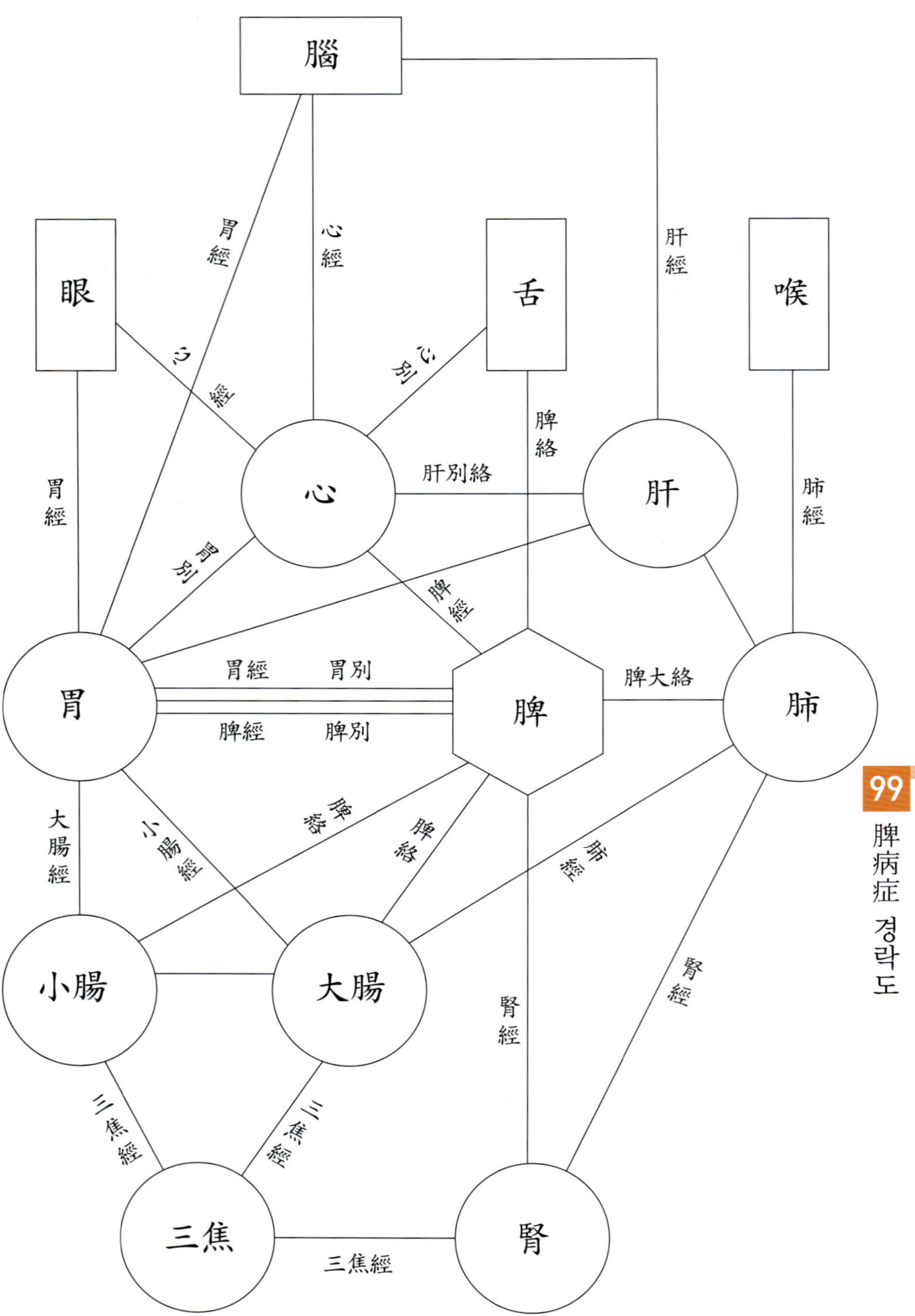

脾病症 경락도
99

472

脾病症 경락도

脾는 運化를 주관한다. 음식물이 胃에 들어가서 소화 · 흡수가 용이한 상태로 되면[16], 脾에서 運化하여 氣血로 轉化되어 전신에 영양을 공급한다. 이 밖에도 또한 水濕을 運化하는 기능도 가지고 있으므로, '胃에서 飮水하고 …… 脾에서 上輸하여 脾氣가 散精되면 肺에서 上歸해서 水道를 通調하게 하여 膀胱으로 下輸한다.' 라고 한다. 脾의 運化기능에 이상이 생기면 腹滿 · 腸鳴 · 殘瀉 · 소화불량 · 부종 · 淺眠 등의 증상이 발생한다.

脾는 中氣를 주관한다. 中氣가 虛하면 淸陽이 상승하지 못하고 濁陰이 하강하지 못하여 小便頻數 혹은 失禁하며, 脫肛 · 內臟下垂 등의 증상이 발생할 수 있다.

脾는 統血을 주관하므로 혈액에 대하여 통제작용을 한다. 脾가 虛하면 統攝 능력을 잃게 되어 혈액이 妄行하므로 便血 · 피하출혈 · 월경과다 · 崩漏 등이 발생할 수 있다.

脾는 근육을 주관하므로, 脾病이 생기면 근육이 消瘦하게 되고 肢體가 無力해지지만, 脾가 건강할 때에는 근육이 풍만하고 强壯해진다.

脾는 口에 開竅하므로 脾가 조화로우면 五穀의 맛을 알 수 있고, 脾가 虛하면 口淡無味해지며, 脾가 건강하면 입술이 붉고 潤氣가 나고, 脾가 虛할 때에는 蒼白하고 乾燥하다.

脾는 喜燥惡濕한다. 外濕 · 內濕을 막론하고 모두 脾를 손상하기 쉬우므로 脾가 虛해진다. 脾가 虛해지면 훨씬 外濕을 感受하기 쉽기 때문에 濕邪가 內部에서 생성하게 되어 脾는 濕困해지게 되므로 頭重 · 體沈 · 胃脘悶滿 · 便溏 등이 나타난다.

脾와 胃는 表裏관계에 있고 胃는 喜濕惡燥하므로 脾와 기능이 相反되지만 兩者가 협조하여 消化를 같이 주관하기 때문에 脾와 胃는 그 상관관계로 인해서 증상이 대부분 동시에 나타난다.

---

16) 이를 한의학에서는 '腐熟' 이라고 한다.

　脾病의 첫째 주요 병증은 식욕부진이다. 水穀이 胃에 들어가면 脾臟의 運化작용을 거쳐서 氣血로 轉化되어 전신을 濡養할 수 있는데, 식욕부진으로 음식량이 적으면 氣血이 부족해지고 氣血不足은 萬病을 발생시키므로 脾臟을 '後天之本'이라고 말한다. 足太陰脾經은 胃·心·肺·胸脇·舌에 분포해 있고, 그 絡脈은 小腸과 大腸에 분포해 있다. 足陽明胃經은 脾·心·肺·乳房·喉·上齒·口·鼻·眼에 분포한다. 手陽明大腸經은 胃經을 連接한다. 足太陽膀胱經은 脾經과 連接해 있다.

　경락 분포로 설명하자면 脾氣의 運化作用은 心氣와 肺氣의 기능에 의존하는데 心氣는 神을 주관하고, 血을 주관하며, 火이고, 肺는 '一身之氣'를 주관하므로 '(신체의) 氣라는 것은 모두 肺에 屬한다.'라 했고, 肺는 水道를 通調한다. 脾는 血·氣의 '運化之本'이 되며, 火는 음식의 소화를 도와주고, 神은 음식물의 소화를 輔佐할 수 있으니 水道를 通調하는 것은 運化에 유익하게 하는 것이다. 만약 脾氣가 虛하면 식욕부진·食後膨脹·噯氣吞酸·便溏이 나타나고 面色이 누레지며 정신이 피로해지고 四肢가 나른해지는데, 이것의 病因은 대부분 만성병으로 인하여 心肺의 氣血이 손상되고 神氣가 부진하며 체질이 허약하고 脾經의 氣血 손상으로 脾虛를 형성하게 된 것이다.

　脾陽이 虛하게 되면 脘腹의 隱痛과 脹滿, 喜按喜熱, 肢體倦怠가 발생하고, 음식량이 적어지며 음식물의 運化가 느려지거나 淸水[17]를 嘔吐하고, 脾의 활동이 건강하지 못하며 소화불량 혹은 浮腫이 생기고 舌淡, 苔白薄하며 脉沈細 혹은 沈弱해진다. 이 병은 대개 만성병이 心·腎·胃의 陽을 해쳤거나 寒性의 약물이 陽氣를 해친 것이 아직 회복되지 않았기 때문이다.

　脾經의 陽衰氣弱은 脾陽을 虛하게 한다. 만약 인체의 氣血이 왕성하고 水道가 通利하면 비록 生冷甘한 음식을 먹어도 병이 발생하지 않는다. 脾氣의 下陷은 또한 '中氣下陷'이라고도 하는데, 食少便溏·四肢無力·精神倦怠·形體消瘦·脘腹墮脹·위하수·腎下垂·자궁탈출·탈항·白帶淸稀·舌淡苔白·脉虛緩無力 등의 증상은 실제로 脾虛로 인한 것으로 脾의 運化기능이 감퇴되어 음식물이 氣血로 轉化되는 것이 어렵거나 혹은 장기간의 소화장애로 인하여 水穀之氣가 결핍되어 腎經·任脉·衝脉·肝經의 氣血不足을 초래하여 발생한 것이다.

---

17) 胃酸의 吞酸.

脾病의 둘째 주요 병증은 濕症이다. 예를 들면 부종 · 舌苔白粘膩 · 腹脹 · 설사 · 食欲減退 · 身重 · 咳吐痰涎 등이다. 脾病은 대개 濕症으로 虛 · 寒 · 實 · 熱症을 막론하고 모두 濕症이 나타나는데, 예를 들면 寒濕困脾 · 食少無味 · 脘腹脹滿 · 頭重 · 肢體疲倦 · 口淡粘膩 · 惡心嘔吐 · 便溏 · 腹內冷痛 · 부종 · 白帶過多 · 舌苔白粘膩 · 脉濡細 혹은 沈緩 등이다.

熱症의 濕熱內蘊은 脘脇痞悶 · 腹脹納緩 · 口苦厭油膩 · 惡心嘔吐 · 身重體乏 · 面目黃 · 舌苔黃膩 · 脉濡數 등이 있다. 또한 水濕이 內停하여 脾가 運濕하지 못하는 등의 증상이 나타난다.

濕症의 출현은 단순히 脾에만 한정되는 것이 아니라 脾의 運化異常을 제외하고도 脾經 · 胃經이 肺에 분포되어 있고 脾經의 絡脉이 大腸과 小腸에 분포되어 있으므로 肺의 水道 · 通調기능과 小腸의 분비물의 淸濁을 識別하는 기능에 異常이 생기더라도 脾의 運化異常을 초래하기 때문에 濕症의 증상이 나타날 수 있다.

脾에 濕이 있으면 또한 경락을 따라 肺를 침범할 수 있으므로 천식 · 痰稀白 · 胸脘滿悶 · 食少嘔吐 · 肢倦無力 · 舌苔微膩 · 脉滑 등의 증상이 나타날 수 있다.

脾와 胃는 서로 보완하고 돕는 관계로서 임상적으로도 절대 분리해서 생각할 수 없는 것이며, 脾胃기능의 不和는 각종의 증상을 야기시킨다.

부록 : 胃病症

胃는 水穀의 腐熟과 受納하는 일을 주관하는데, 그 기능에 異常이 생기면 식욕부진 · 소화불량 · 胃痛 등이 나타난다.

胃氣는 하행하는 것이 順기능으로서 小腸으로 濁分을 내려 보내는데, 만일 胃氣가 내려가지 않으면 胃脘脹滿 · 동통 · 惡心嘔吐가 발생한다.

胃는 濕潤한 것을 좋아하고 乾燥한 것을 싫어하므로, 지나치게 乾燥하면 熱로 변화하여 진액을 傷하게 하여 口渴 · 多食善饑한다.

足陽明胃經은 脾 · 肝 · 心 · 肺 · 上齒 · 目 · 前額에 분포하며, 胃와 유관한 臟器經絡으로는 足太陰脾經 및 絡脉 · 足厥陰肝經 · 手陽明大腸經 · 手太陽小腸經이 있다. 胃氣가 虛하면 胃脘脹滿 · 식욕부진 · 소화불량 · 噯氣嘈雜 · 胃腔隱痛 · 喜按 · 口淡無味 · 大便不實 · 舌淡苔少 · 脉虛弱 등이 나타난다.

胃陰虛하면 胃腔灼痛, 대부분 수면 후에 식욕부진 혹은 식욕감퇴가 나타나고, 또한 咽乾·心煩과 乾嘔와 딸꾹질·大便乾燥·舌紅少苔·脉細數도 동반한다. 胃寒은 胃脘冷痛이 나타나는데, 가벼우면 隱痛, 심하면 劇痛과 淸水를 嘔吐하고 뜨거운 음료수를 좋아하며, 熱을 만나면 증세가 가벼워지며 手足冷·舌苔白滑·脉沈遲 혹은 沈弦가 나타난다.

胃熱은 煩渴하여 多飮하게 되고 多食해도 배가 부르지 않으며, 口臭가 나고 잇몸이 부어 아프며(주로 上齒), 腐爛出血·변비·尿赤·舌紅·苔黃·脉滑數해진다. 胃實은 胃脘脹滿하면서 통증이 있고 拒按·呑酸·썩은 냄새를 噯氣·拒食·口臭·구토·便溏 혹은 秘結·舌苔厚膩·脉滑 등이 나타난다.

앞에서 언급한 증상은 모두 胃·脾·小腸·大腸의 증상으로 각각 나타난다. 脾胃증상으로 脾·胃·小腸·大腸 臟器의 相關性 및 經氣相通이라는 상관관계를 알아내기란 어렵지 않다.

腎病症 경락도

신장은 精氣를 저장하는데, 精氣가 부족하거나 약해지면 小兒發育不振 · 痴呆[18] · 四肢의 萎軟 및 無力 · 陽萎早泄 · 불임 · 월경불순이 나타난다.

신장은 納氣를 주관하므로, 그 기능에 異常이 생기면 呼多吸少 · 吸氣困難 등의 喘息症狀이 나타난다.

신장은 水液을 주관하므로, 氣化에 이상이 생기면 尿少 · 浮腫 혹은 癃閉[19] · 小便頻數 · 遺尿 · 失禁이 나타난다.

신장은 耳[귀]에서 開竅하고, 腎氣가 虛하면 耳鳴 · 聽力減退 · 耳聾이 나타난다.

신장은 骨髓를 주관하므로, 뇌에 통하고, 腎精의 부족은 腰膝無力 · 정신피로 · 頭昏 · 건망 · 思維遲鈍 · 骨軟 · 毛髮乾燥 등의 현상을 가져온다.

신장은 방광과 表裏관계에 있으므로, 膀胱의 氣化作用은 신장에 의해 좌우된다. 腎陽이 부족하게 되면 膀胱氣化에 異常이 생긴다.

신장은 先天의 原氣를 所藏하는 곳이고, 命門이 있는 곳이므로 生命之源이다. 腎氣가 부족하면 노인의 衰弱증상처럼 전신이 쇠약해진다.

經絡圖解

足少陰腎經은 腎 · 生殖系統 · 心 · 肺 · 肝 · 膀胱 · 舌 · 耳에 분포한다. 足太陽膀胱經은 腎 · 膀胱 · 心 · 腦 · 眼 · 耳에 분포한다. 足厥陰肝經은 肝 · 膽 · 心 · 肺 · 腎 · 乳頭 · 口 · 眼 · 腦에 분포한다. 任脉은 腎 · 生殖系統 · 心 · 口 · 眼에 분포하고, 督脉은 生殖系統 · 脊椎 · 腦에 분포하며, 衝脉은 腎 · 生殖系統 · 腦 · 口에 분포한다. 또한 胞脉은 心 · 腎 · 生殖系統에 분포하며, 足太陰脾經은 脾 · 胃 · 心 · 肺 · 舌 · 大腸 · 小腸 · 三會腎經에 분포한다.

---

18) dementia. 뇌의 器質的 장애에 의하여 후천적으로 일어나는 회복불능의 지능장애.
19) uroschesis.

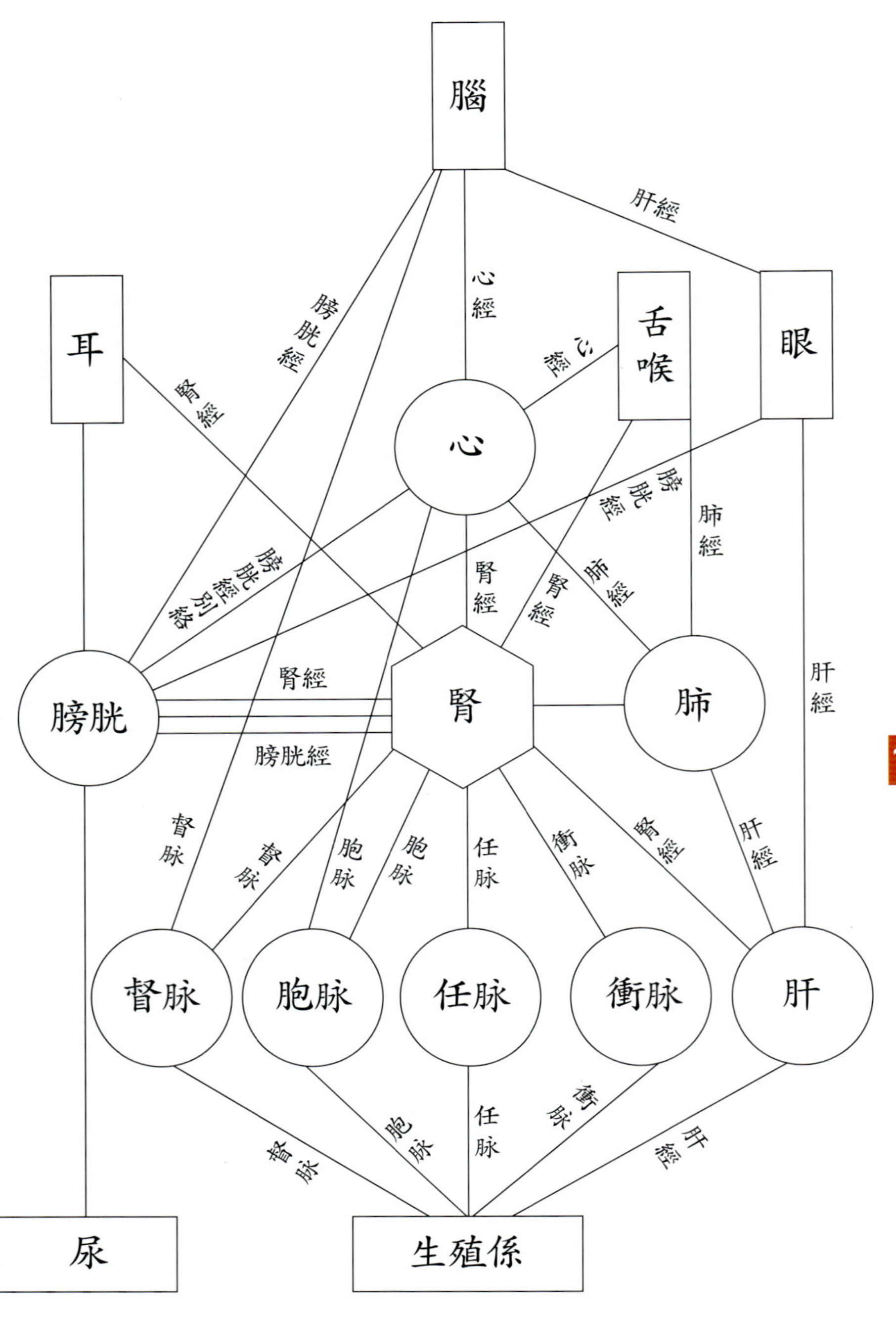

腦
耳
舌喉
眼
心
膀胱
腎
肺
督脉
胞脉
任脉
衝脉
肝
尿
生殖係
肝經
心經
膀胱經
腎經
包心
腎經
膀胱經別
膀胱經絡
腎經
膀胱經
肺經
肺經
腎經
腎經
肝經
督脉
胞脉
胞脉
胞脉
任脉
衝脉
腎經
肝經
肝經
督脉
胞脉
任脉
衝脉
肝經

100
腎病症 경락도

신장과 유관한 臟器에는 心·肺·肝·脾·膀胱·生殖系統·腦·耳·眼·口·舌·乳頭가 있다.

●**腎陽虛** : 의기소침[20]·形寒肢冷·陽萎早泄·舌淡苔白·脉沈遲無力 등이 발생한다. 경락을 따라 방광에 영향을 미치게 되면 氣化에 이상이 생겨서 尿頻淸長 혹은 尿少浮腫이 생기게 되고, 脾胃에 영향을 미치면 便溏이 나타나며, 任脉에 영향을 미치면 子宮冷으로 不姙된다.

●**腎氣不固** : 腰脊酸軟·청력감퇴·遺精·조루·面色淡白·舌淡苔薄·脉細弱해진다. 任衝脉에 영향을 미치면 白帶가 나타나고, 경락을 따라 방광에 영향을 미치면 氣化異常으로 多尿·遺尿·小便淋瀝 등이 나타난다.

●**腎不納氣** : 신체와 정신피로·畏寒·肢體冷·面虛腫·舌淡脉弱이 나타나고 心肺에 분포해 있는 經脉에 영향을 미치면 喘促·氣短·呼多吸少·心悸·汗出 등의 현상이 나타난다.

●**腎虛水乏** : 肺脾의 運化와 水道의 通調기능에 영향을 미치므로 전신부종이 발생하는데, 허리 아래 부분이 특히 심하다. 膝關節의 酸痛·形寒肢冷·腹部脹滿이 발생한다. 만일 水氣가 경락을 따라 心肺에까지 침범하게 되면 喘息痰稀·胸悶·心悸·舌質胖淡·苔白·脉沈細 등이 나타난다.

●**腎陰虧虛** : 身體衰弱·顔色憔悴·足跟痛·耳鳴·口乾咽痛·遺精·舌紅少苔·脉細 등이 나타난다. 만약 경락을 따라 督脉과 膀胱에 영향을 미치게 되면 頭暈眼花·불면·건망증에 시달리게 된다. 任脉·衝脉·肝經에 영향을 미치면 月經減少 현상이 나타난다.

●**腎陰虛火旺** : 腎陰虧虛症 이외에도 性慾亢進·遺精·舌紅少津·脉細數가 나타난다. 경락을 따라 심장에 영향을 미치면 五心煩熱·顴紅·脣赤·口乾咽燥·불면 등이 나타날 수 있다. 그리고 大腸과 小腸에 영향을 미치면 小便短赤·변비 등의 현상이 나타난다.

陽萎와 遺精은 비록 腎病에 속하지만 經脉이 서로 통하는 臟器와 관련이 있다. 예를

---

20) 精神萎靡.

들면, 心陰의 부족과 肝膽의 火盛은 모두 遺精을 발생시킬 수 있으며, 心血의 부족과 脾氣의 부족·肝經의 濕熱·肝鬱不達 등은 陽萎를 발생시킬 수 있다.

부록 : 膀胱疾病

膀胱은 化氣行水하고 소변을 저장·보존한다. 氣化기능에 이상이 생기면 尿頻·遺尿·요실금·癃閉[21]·小便淋瀝[22] 등이 발생한다.

膀胱의 氣化는 腎陽에 의해서 좌우되는데, 腎陽이 부족하면 膀胱의 氣化가 되지 않는다

經絡圖解

足太陽膀胱經은 腎·膀胱·心·腦에 분포하며, 足少陰腎經은 膀胱·腎·生殖器·心·肺·舌·耳에 분포한다. 手太陽小腸經은 小腸·心·耳·眼에 분포하고, 膀胱經과 서로 연결해 있다. 手少陽三焦經은 心包와 三焦·耳·眼 등에 분포하고, 膀胱經과 서로 통한다.

●**膀胱虛寒** : 尿頻·遺尿·尿失禁·淋瀝[23] 등이 발생하는데, 이 증상은 腎經의 陽氣虛와 관련이 있다.

●**膀胱濕熱** : 小便淋濁·尿痛·血尿 등이 발생하는데, 이 증상은 대개 小腸의 實熱이 膀胱으로 傳變한 소치이다.

---

21) uroschesis.

22) 소변보는 횟수는 많으나 소변량은 적으며 소변이 잘 나오지 않으면서 방울방울 떨어지는 症.

23) 소변보기가 어려워 방울방울 떨어지기만 하고 시원하게 나오지 않는 증상.

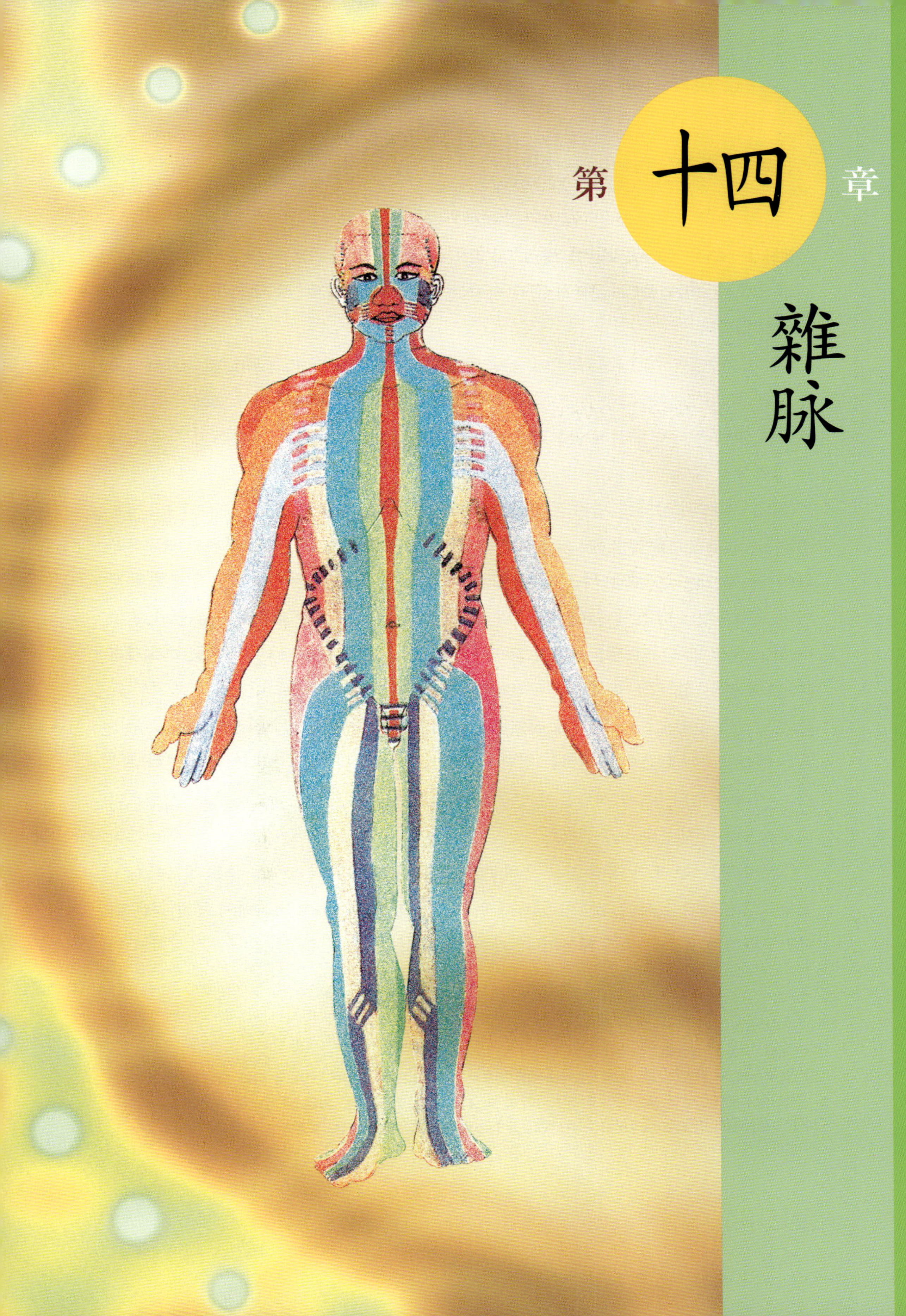

第 十四 章

雜脉

雜脉十一絡

雜脉十一絡은 《黃帝內經》에 명칭·定位(location)·絡脉病態과 아울러 治療意義가 실려 있으나, (이들을) 지금까지 후세 사람들에 의해 경락체계[1] 중의 11개 絡脉으로 귀속되지 않았다.

《黃帝內經》에 기록된 絡脉은 아주 많은데, 비교적 큰 絡脉은 十二別絡·十五絡脉·奇經八脉 등 35개이다. 그중 記述이 비교적 상세한 것은 十二別絡과 十五絡脉이다. 奇經八脉에 대한 기록은 前者의 둘보다 상세하지 못하며 특히 陰維脉·陽維脉의 기록은 더욱 명확하지 않다.

《素問·刺腰痛論》에는 단지 陰維脉의 존재에 대하여 "刺飛陽之脉[2], 在內踝上二寸[3], 少陰之前與陰維之會[4](비양맥 요통의 치료 시에는 內踝 상방 2寸 되는 부위의 飛陽脉을 鍼刺하는데 이는 足少陰脉의 전방과 陰維脉이 교회하는 築賓穴이다)."라고 記述했을 뿐이며 순행노선과 病態에 대한 그 밖의 기록은 보이지 않는다. 陽維脉은 病態와 定位(location)가 있으나 순행노선이 없으며 다만 "陽維脉令人腰痛, 痛上怫然腫, 刺陽維之脉, 脉與太陽合腨下間, 去地一尺所[5](양유맥에서 생긴 요통은 치료 시에 통증 부위의 經脉이 갑자기 부어오르는데, 치료 시에는 마땅히 陽維脉의 承山穴을 침자해야 하고 承山穴은 陽維脉과 太陽脉이 상합하는 장딴지 즉, 地面으로부터 一尺 정도 떨어진 곳이다)."라는 기록이 있다. 후세 사람들이 연구하여 고정된 위치를 부여했고 노선이 생겼으며 그것의 이론적 내용을 보충했다.

《黃帝內經》에는 또한 적지 않은 수의 陰維脉·陽維脉보다 더 상세한 絡脉과 陰維脉·陽維脉의 絡脉과 유사한 絡脉이 있으나 이런 絡脉을 경락체계에 포함하지 못한 것은 경락연구와 임상응용의 부족 때문이다. 이런 가치 있는 絡脉을 경락체계에 포함시키기 위

---

1) 경락시스템.
2) 《靈樞·經脉》 "足太陽之別, 名曰飛陽."
3) 《黃帝內經》의 原文에서는 內踝上五寸(←築賓穴)으로 되어 있으나, 王冰은 註에서 이를 復溜穴이라고 했다. 따라서 內踝上二寸이 옳은 것으로 생각되어 수정했다. 참고로 臣億 등은 內踝上五寸으로 주장했다.
4) 足少陰腎經의 築賓穴. 張景岳曰 : "在內踝上五寸, 少陰之前者, 卽陰維之會, 築賓穴也."
5) 承山穴.

하여 저자는 아래의 조건에 근거하여 선택했다.

첫째, 絡脉에 명칭이 있고 또한 비교적 상세한 絡脉의 노선분포와 소속臟器가 있는 것.

둘째, 絡脉에 명칭이 있고 絡脉의 定位와 그 病態, 치료조치가 있는 것. 이 둘 중 하나에 속하면 선택의 대상으로 삼았다. 일차적으로 11개의 絡脉을 확정했는데 다음과 같다.

①胞絡, ②胞脉, ③散脉, ④會陰脉, ⑤衡絡, ⑥解脉, ⑦會厭脉, ⑧昌陽脉, ⑨飛陽脉, ⑩肉裏脉, ⑪同陰脉. 이것들을 十一絡이라 總稱했다. 또한 (기타의) 몇몇의 絡脉이 있는데 상술한 조건을 불완전하게 구비하기 때문에 포함시키지 않았다.

雜脉은 분포형식에 규칙이 없고 또한 독립적인 경락체계[6]가 될 수가 없으나 진단과 치료에는 일정한 의의가 있는 11개의 絡脉이므로 雜脉十一絡[7]이라 명명한다.

一. 胞絡

胞絡은 胞[자궁]의 絡脉이며, 신장에 연계된다(즉, 足少陰腎經은 자궁에 분포하는 絡脉이다). 足少陰腎經이 舌[혀]에 분포하므로 胞絡에 병이 들면 말을 할 수 없게 된다. 胞絡이 단절하여 陽氣가 몸 내부에서 搖動하면 血尿가 나타난다.

[원문]

《素問 · 奇病論》: "胞絡[8]者, 繫于腎, 少陰之脉貫腎, 繫舌本, 故不能言."
《素問 · 痿論》: "悲哀太甚, 則胞絡[9]絶[10], 胞絡絶則陽氣[11]内動, 發則心下崩, 數溲血也[12]."

---

6) 경락시스템.

7) 《中國鍼灸經絡通鑑》(鄭良月 主編, 靑島出版社, 1996.)을 보면 上記의 雜脉 이외에도 督之絡脉 · 任之絡脉 · 俠脊之脉 · 繆脉 · 溜脉 · 伏衝之脉 · 配俞之脉 등이 있다. 참고로, 《陰陽十一脉灸經》에도 나오는 耳脉 또한 廣義의 雜脉에 속하며 또한 (편역자의 경험에) 임상적 효과가 높으므로 연구가 필요한 분야라고 생각한다.

8) 이에 대하여 吳崑은 "子宮 중에 갈라진 絡脉"이라 했고, 張介賓은 "衝 · 任脉의 絡脉"이라고 했다.

9) 心包絡을 말한다.

10) 悲哀太甚, 則心氣内傷, 故包絡絶. 包絡, 心包之絡也.

11) 心陽.

12) 陽氣乘機内裏搖動, 致使常常尿血.

[註解]

新校正 註：“楊上善[13]은 胞絡은 ‘心上胞絡[14]의 絡’이라 했다.”

張隱庵 註：“胞絡은 胞의 大絡, 즉 衝脉이며, 衝脉은 胞中에서 起始한다.”

胞絡과 胞脉에서 한 개는 신장에 연계하고, 한 개는 심장에 屬하며, 胞中에 絡한다. 둘은 하나의 脉이 아니므로 섞어서 論할 수 없다. 胞絡의 원문에는 심장 혹은 心包가 기록되어 있지 않다.

楊 註：心上胞絡의 絡이라고 말하는 것은 오류이다.

張 註：衝脉이라고 인식한 것은 적당하지 않다.

《素問·奇病論》에는 “繫于腎, 少陰之脉貫腎, 繫舌本, 故不能言.”이라 기록했다. 명확하게 이는 足少陰腎經이다.

《靈樞·經脉》篇：“腎足少陰之脉……從腎上貫肝膈, 入肺中, 循喉嚨, 挾舌本.”

足少陰腎經은 舌本에 挾하므로, 胞絡에 병이 들면 말을 할 수 없게 된다. 足少陰腎經은 肺에 분포하고 五臟은 肺熱로 인하여 葉焦하고 痿躄이 발병하며 悲哀가 심하면 胞絡이 絶하고 陽氣內動하면 心下崩[15]數·溲血, 溲血은 尿血이며 실은 腎經病症에 속한다.

二. 胞脉

胞脉은 심장에서 아래로 횡격막을 지나 子宮內(←胞中)에 絡한다. 胞脉이 上逆하면 肺(手太陰肺經은 심장에 분포)를 압박하여 心氣의 하강에 영향을 주어 월경을 하지 않는다.

[원문]

《素問·評熱病論》：“月事不來者, 胞脉閉也, 胞脉者, 屬心, 而絡于胞中, 令氣上迫肺, 心氣不得下通, 故月事不來也.”

---

13) 唐나라 때의 의학자로, 大業 연간(605~616)에 大醫待御를 지냈으며 名望이 높았다. 《黃帝內經太素》30권을 저술했는데 이는 《黃帝內經》註解로는 가장 빠른 것으로 후대 《黃帝內經》 연구에 큰 공헌을 했다.

14) 心包絡을 말한다.

15) 足少陰腎經은 상행하여 심장에 분포한다.

[註解]

王冰 註 : “……俱是少陰之脉也.”

적지 않은 註들은 王冰의 견해에 동의한다. 그 근거로 足少陰腎經은 신장에 속하고, 신장에서 위로 횡격막을 지나 肺에 들어가며 肺에서 나와 심장에 絡한다. 그러나 원문에서는 심장에 속하고 胞中에 絡하며 足少陰腎經 노선분포와 일치하지 않는다고 되어 있다.

胞脉은 심장에 속하고 신장에 속하지 않아 그 의미는 완전히 다르다.

十二經脉의 분포에 근거하면 이 脉은 당연히 手少陰心經에 속해야 한다. 手少陰心經은 “心中에서 起始하며 나와서 心系에 속하고 아래로 횡격막을 지나 小腸에 絡한다.”라고 했다. 당연히 아래로 횡격막을 지나 小腸에 絡하는 이 한 개의 分支는 胞中의 絡脉에 분포하거나 혹은 이 分支와 병행하여 아래로 횡격막을 통과하여 胞中의 絡脉에 분포한다. 心은 血脉을 주관하므로 心氣가 통하지 못하면 月經을 하지 않는다.

三. 散脉

散脉은 슬관절 이하 脛骨 내측의 足少陰腎經에서 分支하여 나오는 것으로, 束[다발] 모양으로 脛骨 바깥쪽에 산재해 분포한다. 이 脉에 병이 들면 腰痛發熱하고, 열이 심하면 陰虛하여 사람이 煩躁하게 되고 腰部 근육이 긴장하며, 심각할 때는 遺尿 혹은 小便 失禁 등이 있다. 이 脉에 침으로 치료할 수 있다.

[원문]

《素問 · 刺腰痛論》：“散脉[16]令人腰痛而熱[17], 熱甚生煩[18], 腰下如有橫木居其中[19], 甚則遺溲[20]. 刺散脉在膝前[21]骨肉分間, 絡外廉, 束脉爲三痏[22].”

---

16) 足太陰脾經의 別絡이다.

17) 發熱.

18) 煩亂不安.

19) 橫木梗塞.

20) 遺尿.

21) 內前.

22) 太陰經脉 바깥쪽에 있는 束脉(上巨虛 · 下巨虛)에 세 차례 실시한다.

王冰 註：“散脉, 足太陰之別也, 散行而上, 故以名焉. 其脉循股內入腹中, 與少陰少陽結于腰踝下骨空中. 故病則腰下如有橫木居其中, 甚乃遺溲也.”

張隱庵 註：“此論衝脉爲病, 而令人腰痛也. 衝脉者起于胞中, 上循脊[23]裏, 爲經絡之海[24], 其浮而外者[25], 循腹右[26]上行至胸中而散, 貫于皮膚, 滲于脉外, 故名散脉.”

散脉은 도대체 어느 經에서 起始하는가? 王冰의 註에 따르면 “散脉, 足太陰之別也, 散行而上, 故以名焉. 其脉循股內入腹.”이라 하여 ‘散行’은 넓은 면적의 ‘循股內’하여 腹中에 들어가는 것으로 이것은 원문의 散脉이 膝前骨肉分間에 있다는 것과 부합하지 않는다. ‘少陰少陽結于腰髁下骨空中’도 문제가 있는데 ‘腰髁’는 장골릉(iliac crest)이며 ‘下骨空中’은 양측 천골공(sacral foramina)이며 이 구역은 腹內側에서 足少陰腎經의 분포가 있으며 腹背側은 足太陽膀胱經의 분포가 있으나 足少陽膽經의 분포는 없고 足少陽膽經은 腹內에서도 足太陰脾經과 서로 결합하지 않으며 足太陰脾經은 腰의 노선에 결합하지 않는다.

張 註：“衝脉, 至胸中而散.”이므로 그것을 散脉이라 稱하는 것도 타당하지 못하다. 원문에서는 명백히 散脉은 “膝前骨肉分間에 있다.”라고 했고 胸에 분포한다고 하지 않았다. 散脉은 결코 衝脉이 아니며 또한 太陰脉도 아니다. 원문에는 “甚則尿溲”를 기록했는데 이 脉은 응당 足少陰腎經에서 分支한 絡脉이며 足少陰腎經이 腰와 脛內側에 분포하고 足少陰腎經病은 요통이 있고 심각할 때는 小便失禁과 尿頻 등의 증상이 있다.

散脉의 분포위치에 관하여 王冰은 “謂膝前內側也……是曰地機.”라고 註를 달았다.

《醫學綱目》註：“王冰謂之地機穴者非也, 卽云膝前骨肉分間, 絡外廉束脉, 當在足三里·陰陵泉二穴上骨上.”

張 註：“……出于巨墟上下廉, 故取膝前外廉者.”

종합해 보면 세 가지 이론이 있는데 첫째는 脛骨 내측의 地機穴이고, 둘째는 脛外의 足三里·陽陵泉穴이며, 셋째는 上下廉穴이다. 《素問·刺腰痛論》에 따르면 “刺散脉在膝前骨分肉間, 絡外廉, 束脉爲三痏.”라 했다. 여기서는 ‘膝前’·‘絡外廉’과 外廉은 脛骨 바깥쪽을 가리키는 것이다. 《靈樞·經脉》篇에서는 “足陽明之脉……下膝臏中, 下循脛外

---

23) 脊柱骨. 이는 피부·肌肉 속에서 순행하지 않음을 말한다.

24) 十二經脉, 奇經八脉, 十五絡脉, 皮部의 여러 脉은 모두 衝·任 兩脉의 氣血에 의지하므로 海라 했다.

25) 體表로 순행하는 경락을 말한다.

26) ‘右’字는 誤字이다.

廉. 足三里, 上下廉都在外廉.”이라 기록했다. ‘絡外廉’은 그 안에서 起始하며 밖에 絡한다는 함축적인 의미가 있다. 그러므로 散脉은 脛骨 내측 足少陰腎經이며 起始하여, 脛骨 外側區 足三里 · 上廉 등의 부위에 絡한다.

‘束脉’은 결코 散脉의 別名이 아니며 經脉의 형상이다. ‘束’ 字는 《說文》[27]에서 ‘束木芒也’라 하고, 《集韻》[28]에서는 ‘草木之束’이라 하여 여러 가닥이 묶인 모양을 의미하는데, 즉 散脉은 脛骨 내측 足少陰腎經에서 分支하여 束[다발] 모양을 하고 脛骨의 바깥쪽에 분포하므로 束脉이라 稱한다.

四. 會陰脉

會陰脉은 會陰區에 분포하는 絡脉으로, 督脉의 分支에 속하며, 督脉은 後陰에서 ‘巨陽(즉 太陽脉) 중에 이르고’, 督脉은 척추를 沿하여 상행하고 腎에 絡屬하며, 足太陽膀胱經은 등줄기를 따라 순환하다가 腎에 絡한다. 그러므로 會陰脉은 요통 · 多汗 · 淋漓를 일으키고 口乾喜飮 등의 증상이 있을 때 下肢 膝膕 하방 5寸處 足太陽膀胱經 분포구역에 충혈된 橫居血脉[29]이 나타나면 침자하여 출혈한다.

[원문]

---

27) 《說文解字》. 東漢의 許愼이 지은 字解書로서, 六書에 대하여 상세하게 풀이한 책.

28) 宋나라 丁度 等이 治平 4년에 撰했다. 全 十卷.

29) 일종의 ‘靑筋’이라고 할 수 있다. 즉, 해당 부위의 말초혈관이 충혈된 상태, 불규칙한 혈맥을 말한다.

30) 張志聰曰：“任脉起于至陰, 與督脉之會, 分布上行, 故曰會陰之脉.”

31) 물이 모여드는 모양을 形容했다.

32) 汗止.

33) 坐臥不安.

34) 이는 督脉을 말한다. 督脉은 전신의 陽氣를 총괄하는데, 督脉은 척추를 꿰뚫고 直上하므로 直陽이라고 한다.

35) 陽蹻脉을 말한다.

36) 足太陽膀胱經에서 ‘血郄’의 異名을 가진 委中穴을 말한다.

37) 申脉穴 상방과 委中穴 하방에서 5寸處가 되는 곳에 있는 承筋穴을 말한다.

38) 血絡充盈.

39) 血絡이 盛滿한 부위에 鍼刺하여 출혈시킨다.

王冰 註：“足太陽之中經也, 其脉循腰下會于後陰, 故曰會陰之脉.”

馬蒔 註：“會陰者, 本任脉經之穴名, 督脉由會陰而行于背. 則會陰之脉, 自腰下會陰後.”

張隱庵 註：“此論任脉爲病而令人腰痛也, 任脉起于會陰.”

新校正 註：“詳此直陽之脉[40], 卽會陰之脉.”

會陰脉에서 어떤 脉이 起始하는지는 원문에는 언급되지 않았다. 치료 위치는 直陽脉이다. 명칭으로 분석해 보면 直陽脉은 절대 會陰脉이 아니며 옛사람들은 陰陽을 섞어서 한 단어로 사용하지 않았을 것이다. 王冰은 直陽脉은 太陽經의 일부분이라고 생각했다. 왜냐하면 會陰의 뒤를 거쳐 郄部에 이르기 때문인데 그의 註解는 정확한 것이다. 會陰에 분포하는 脉은 《靈樞》 ‘十二經脉’·‘十二別絡’·‘十五絡脉’ 각 편에 기록이 되어 있는데 督脉·任脉·衝脉·肝經·肝經絡脉·腎經·腎經別絡·膽經·膽經別絡·膀胱經別絡 등이다. 會陰에서 하행하여 下肢 背面(←踹上郄下)을 거치는 足太陽膀胱經의 別絡밖에 없다. 足太陽膀胱經은 會陰의 뒤에 분포하고 그 別絡은 膝膕中에서 出上하여 肛門에 行入한다. 督脉은 “……絡陰器, 合篡間, 繞篡後, ……至少陰與巨陽中”이라는 것에서 ‘巨陽’은 즉 太陽脉으로서, 太陽脉은 여기에서 會陰 분포의 絡脉과 서로 連接한다.

會陰脉은 會陰區에 분포하는 督脉의 絡脉이며, 督脉은 足太陽膀胱經과 서로 連接하고, 足太陽膀胱經은 하행하여 대퇴 後面을 순행하고, 膝膕 하방 5寸處에 이른다. 會陰脉으로 인하여 腰痛이 있으면 直陽脉[41]에서 치료할 수 있다.

五. 衡絡

衡絡[42]은 대퇴 後面 바깥쪽에서 膝膕 상방 數寸(사람마다 차이가 있음)으로, 足太陽膀胱經에서 橫行하는 한 개의 分支인 작은 絡脉을 分出한다. 무거운 것을 들어 허리를 다칠 때 이 脉이 비교적 명확하며 이 脉에 鍼刺出血하여 치료할 수 있다.

---

40) 足太陽經에서 足少陽經 쪽으로 뻗쳐 있는 足太陽의 支脉을 말한다. 張志聰의 註釋에서는 ‘直陽之脉, 督脉也, 督脉總督一身之陽貫脊直上, 故曰直陽(직양의 맥은 독맥이다. 독맥은 一身의 陽을 모두 감독하여 直上하므로 직양이라고 한다).’ 이 맥의 기능이나 위치에 대한 것은 아직 뚜렷하게 밝혀지지 않고 있다.
41) 直陽脉은 太陽脉 內側線이다.
42) ‘帶脉橫絡于腰間, 故曰橫絡之脉.’

[원문]

《素問·刺腰痛論》:"衡絡之脉[43], 令人腰痛, 不可以俯仰, 仰則恐仆, 得之擧重傷腰, 衡絡絶, 惡血歸之. 刺之在郄陽[44]筋之間, 上郄數寸, 衡居, 爲二痏出血."

[註解]

王冰 註:"衡, 橫也, 謂太陽之外也, 絡自腰中橫入髀外後廉, 而下與與中經合于膕中者."

高士宗 註:"衡與橫同. 郄, 浮郄也. 陽, 會陽也. 帶脉橫膈于腰, 故曰橫絡之脉."

衡絡은 어느 經에서 起始하는가? 원문 기록에 따르면 衡絡은 郄陽[45] 상방 數寸에 橫居한다. 橫居處의 絡은 바로 衡絡이다. 高士宗은 "帶脉"이라 인식했으나 帶脉은 허리에 있고 이곳과 2尺 정도 차이가 나므로 帶脉은 아니다. 王冰은 "自腰中橫入髀外後廉"으로 인식했는데 이 노선은 直 혹은 斜로 稱해야지 橫이 아니며, "而下與中經合于膕中," 이 문장은 더욱 橫이 아니므로 橫 字와는 부합되지 않는다.

원문에 의하면 "……郄陽之筋間, 上郄數寸, 衡居."라 하여 이 脉은 당연히 膝膕 상방 數寸 대퇴 後偏 外側處에 있다. 대퇴 後面은 足太陽膀胱經의 분포구역이며, 衡絡은 足太陽膀胱經의 分支에 속해야 하고 郄上 數寸處에서 橫行한다.

六. 解脉

解脉은 두 개가 있는데, 足太陽膀胱經이 膝膕窩 중앙과 膝膕窩 바깥쪽에서 分支한 두 개의 작은 絡脉이다. 膝膕窩 바깥쪽 分支에 병이 있으면 腰痛引肩하고 사물이 또렷하게 보이지 않으며 때로 遺尿가 있는데, 膝膕窩 바깥쪽 한 개의 分支를 침자하여 출혈한다. 膝膕窩 중앙 한 개의 分支에 병이 있으면 허리가 부러지는 듯한 腰痛이 있고 심한 통증이 나타내는데 膝膕 중앙의 한 개의 分支를 침자하여 출혈한다.

---

43) 衡이란 橫을 말하며, 腰間을 橫絡하는 帶脈을 말한다.
44) 郄陽은 委陽穴을 말하며, 郄陽筋之間上郄數寸은 殷門穴을 말한다.
45) 足太陽膀胱經의 委陽穴을 말한다.

[원문]

《素問·刺腰痛論》:"解脉[46]令人腰痛, 痛引肩, 目䀮䀮然[47], 時遺溲. 刺解脉, 在膝筋肉間[48], 郄[49]外廉之橫脉出血[50], 血變[51]而止. 解脉令人腰痛如引帶, 常如折腰狀, 善恐[52]. 刺解脉在郄中結絡如黍米[53], 刺之血射, 以黑見赤血而已."

[註解]

王冰 註:"此太陽之經, 起于目內眦, 上額交巓, 上循肩髆, 挾脊抵腰中, 入循膂, 絡腎屬膀胱, 下入膕中, 故病斯候也. 又其支別者, 從髆內別下貫胛, 循髀外後廉, 而下合于膕中, 兩脉如繩之解股, 故名解脉也.", "此太陽中經之爲腰痛也."

張隱庵·高士宗 註:"解脉者, 散行橫解之絡脉也, 蓋經脉爲裏, 浮而橫者爲絡, 絡脉橫散于皮膚之間, 故名曰解脉."

解脉의 부위는 원문 기록에 의하면 "膝中"·"郄外廉"에 있고 "腰痛引肩, 目䀮䀮然, 時遺溲," "腰痛如引帶, 常如折腰狀" 등의 증후가 있다. 解脉은 실제로 足太陽膀胱經에 속하며 足太陽膀胱經은 膝膕中央과 膝膕外側 分支의 두 개 絡脉이다. 膀胱經은 신장과 腰[허리]에 분포하여 요통이 발생한다. 目內眦에 분포하므로 사물이 뚜렷하게 보이지 않는다. 十二經筋 중에서 足太陽膀胱經의 經筋은 肩[어깨]에 분포하므로 解脉에 병이 있으면 牽引肩痛한다.

---

46) 足太陽經脉의 目內眦에서 시작하여 상행해 額을 지나 정수리를 거치고 뇌로 絡하여 다시 項으로 하행하고 두 줄로 나뉘어 척추를 끼고 허리로 이어진다. 밧줄로 나누어진 것과 같으므로 解脉이라 한다.

47) 目不明.

48) 委中穴處.

49) 委中穴.

50) 膕中(←太陽之膕)에 血絡이 나타난다.

51) 혈액의 색이 紫黑色에서 선홍색으로 변하는 것을 말한다.

52) 太陽과 少陰은 서로 表裏이므로, 太陽有病 時에는 少陰에 반드시 영향이 있으므로 '恐爲腎志, 故足少陰腎經有病則善恐.' 한다.

53) 곡식 중의 하나인 '기장'을 말한다.

七. 會厭脉

會厭脉은 舌骨處 足少陰腎經에서 나오는 絡脉이며, 會厭[54]·舌·咽喉에 분포하고,
天突穴에서 任脉과 相會한다. 會厭脉은 外邪의 침범을 받을 때 失音과 失語症이 발생할
수 있으며, 任脉의 天突穴에서 침자하여 치료할 수 있다.

[원문]

《靈樞·憂恚無言》篇 : “足之少陰, 上[55]繫于舌[56], 絡[57]于橫骨[58], 終[59]于
會厭, 兩瀉[60]其血脉[61], 濁氣[62]乃辟[63]. 會厭之脉[64], 上絡任脉, 取之天
突[65], 其厭乃發[66]也.”

[註解]

이 脉은 대다수의 사람이 足少陰腎經에서 分支한 絡脉이라 여긴다. 舌骨處의 足少陰
腎經에서 나오고, 會厭·인후에 분포하며, 胸骨切迹(suprasternal notch)處에 이르러
任脉과 서로 連接한다(天突穴은 任脉에서 經氣가 始發하고, 胸骨切迹 상방에 위치함).

---

54) 후두개(epiglotis)를 말하며, 이는 혀와 설골 뒤에 자리하는 것으로서 음식물을 삼키거나 할 때에는 닫혀
　　이물질이 기도로 들어가지 못하게 막아 주는 목구멍 사이의 얇은 膜이다. 즉, 氣喉를 가리는 것인데 음식
　　물을 막음으로써 氣喉에 잘못 들어가지 않게 한다. 이를 '喉厭·遮護'라고도 한다. 참고로, 《難經·四十四
　　難》에서는 七衝門의 하나로서, "會厭爲吸門."라 했고, 《靈樞·憂恚無言》篇에서는 "會厭者, 音聲之戸也(會厭
　　은 음성의 문호)."라고 했다.
55) 上行. 즉 足部로부터 上行한다.
56) 舌根.
57) 聯絡.
58) 舌根部의 橫骨.
59) 經脉이 終止한다.
60) 두 차례의 瀉法 시술. 馬元臺曰 : "瀉其血脉, 指瀉足少陰腎脉的血絡."
61) 足少陰經 會厭의 血脉.
62) 外感寒邪 종류의 濁氣.
63) 濁氣를 제거한다.
64) 脉絡.
65) 陰維脉·任脉의 會穴. 흔히 暴瘖·咽腫·喉痺·暴喘·咳逆 등의 증상에 상용하는 유효혈이다.
66) 會厭의 開闔을 회복하여 發音을 할 수 있게 된다.

八. 昌陽脉

昌陽脉은 內踝 상방 2寸, 아킬레스건(achilles tendon)과 脛骨 사이 足少陰腎經에서 分支한 絡脉이다.[67] 이 脉에 병이 있을 때 요통이 발생하고 또한 胸部疼痛을 牽引하며, 심각할 때는 角弓反張·언어장애와 視物不淸(사물이 뚜렷하게 보이지 않음)이 나타나며, 이 脉에 침자하여 치료할 수 있다.

[원문]

《素問·刺腰痛論》: "昌陽之脉令人腰痛, 痛引膺, 目𥄕𥄕然, 甚則反折, 舌卷不能言, 刺內筋[68]爲二痏, 在內踝上大筋前太陰後[69], 上踝二寸所."

[註解]

王冰 註: "陰蹻脉也, 陰蹻者, 足少陰之別也, 起于然骨之後, 上內踝之上."

馬蒔 註: "昌陽卽足少陰腎經穴名, 又名復溜."

《類經》刺腰痛 註: "少陰屬腎, 故爲腰痛. 腎脉注胸中, 故痛引入膺. 腎之精爲瞳子, 故目𥄕𥄕然. 少陰合于太陽, 故反折. 督脉循喉嚨, 故舌卷不能言."

昌陽脉의 부위는 여러 醫家의 註解로 봤을 때 기본적으로 足少陰腎經에 속하며, 內踝 상방 2寸處의 아킬레스건과 脛骨 사이의 足少陰腎經에서 分支하여 나오는 絡脉으로 인식했다.

足少陰腎經과 陰蹻脉은 모두 舌[혀]에 분포하여 腰痛이 있고 또한 舌運動에 영향을 끼쳐서 장애가 또는 언어장애 등이 나타난다.

陰蹻脉은 足少陰腎經에서 起始하며, 胸部을 거쳐 頭[머리]로 올라가 目[눈]에서 그치고, 足太陽膀胱經에서 합하므로 腰痛이 있을 때에 胸部근육통을 牽引하고 眼睛이 사물을 잘 보지 못한다.

---

67) 足少陰脉에서 갈라져 足太陽脉과 연락되는 絡脉.

68) 足少陰腎經의 復溜穴.

69) 足太陰脾經의 후방.

九. 飛陽脉

飛陽脉은 足太陽膀胱經의 飛陽穴에서 起始하며, 本經 絡脉의 第2分支인데, 下肢 내측을 沿하여 비스듬히 상행하고 足少陰腎經을 거쳐 陰維脉과 相會하여 순행한다.[70] 이 脉에 병이 있어 요통이 발생하면 疼痛 時에 슬퍼하고 두려워하는데[71], 이 脉에 침자하여 치료할 수 있다.

[원문]

《素問·刺腰痛論》：“飛陽之脉, 令人腰痛, 痛上怫怫然, 甚則悲以恐. 刺飛陽之脉, 在內踝上五寸, 少陰之前與陰維之會[72].”

[註解]

王冰 註：“是陰維之踝也. 去內踝上同身五寸腨分中, 并少陰經而上也. 少陰之脉前, 則陰維所行也.”

《素問識》丹波元簡 註[73]：“考經脉篇. 飛陽. 在去踝七寸, 且在少陰之後. 而上文云. 在內踝上五寸. 又云. 少陰之前. 乃知飛陽非太陽經之飛陽也. 下文云. 陰維之會, 亦知飛陽是非陰維之踝也. 蓋此指足厥陰蠡溝穴.”

《黃帝內經太素·十五絡脉》楊上善 註：“足太陽之別, 名曰飛陽[74], 有木飛作蜚[75]. 太陽去外踝上七寸, 別走足少陰. 當至內踝上二寸, 足少陰之前, 與陰維會處.”

飛陽脉은 어느 經에서 起始하는가? 원문에 의하면 “飛陽之脉, 在內踝上五寸, 少陰之前與陰維之會.”라 했다. 그 의미는 少陰 前面과 陰維에서 會合하는 것으로, 飛陽脉이 少陰脉도 아니고 陰維脉도 아님을 증명한다. 丹波元簡은 厥陰經의 蠡溝穴에서 分出한 絡脉이라 인식했으나 이 穴은 太陽·少陰·陰維脉의 앞에 있어 원문과 부합되지 않는다.

楊上善은 足太陽之別이 이름은 飛陽이고 …… 足少陰經에 別走한다고 인식했다.

---

70) 足太陽脉에서 갈라져 足少陰脉과 연락되는 絡脉.

71) 요통이 발생한 경우에 그로 인하여 슬퍼하고 두려워한다는 것은 환자가 요통의 통증으로 인하여 상당히 괴롭다는 것을 표현한 것이다.

72) 足少陰腎經의 築賓穴.

73) 일본 丹波元簡 等編에 의하여 1837년에 저술되었으며, 人民衛生出版社(1984)에서 출판한 자료를 참고하라.

74) 太陽之絡, 別走向少陰經, 迅疾如飛, 故飛陽也.

75) 迅疾如飛.

《靈樞·經脉》篇을 살펴보면 "足太陽之別, 名曰飛陽, 去踝七寸, 別走少陰."이라 기록했다.

飛陽脉이 足太陽膀胱經 分支의 絡脉이라는 것은 합리적이고 명실상부한 것이다.

'飛揚'은 古代의 형용사로 疾走할 때 뒤쪽에 먼지가 날리는 것을 표현한 것이다. 그러므로 飛陽도 다만 走行하는 속도와 관련 있는 腓腹筋에서 명명했다. 穴位가 太陽脉에 있기 때문에 飛陽을 飛揚이라 고쳤다. 그래서 飛陽은 穴位名稱이자 부위 명칭이며, '飛陽'과 '飛揚'은 원래 서로 통용했다. 飛陽穴에서 起始하므로 飛陽脉이라 命名하며 이것은 經脉을 命名하는 일반적인 규칙이다.

*

飛陽脉의 분포 : 飛陽은 足太陽膀胱經의 분포구역이며, 足太陽膀胱經의 絡脉은 飛陽에서 分出한다.

《靈樞·經脉》에는 足太陽膀胱經의 絡脉이 飛陽穴에 있다고 기록했다. 한 개 分支의 絡脉만을 분출하는데 表裏經과 相通하나 기타 부위의 第2分支와 통하지 않아 이 飛陽脉은 당연히 膀胱經 絡脉의 第2分支이다. 飛陽에서 分出한 후에 각 내측은 비스듬히 상행하고 足少陰腎經 前面에서 陰維脉과 相會하여 순행한다. 足少陰腎經은 足太陽膀胱經 前面에 있고, 陰維脉은 足少陰腎經에 있어 足少陰腎經의 前面에 이르러 陰維脉과 서로 會合하므로 '少陰之前, 與陰維之會.' 라 한다.

十. 肉裏脉

肉裏脉은 足太陽膀胱經의 附陽穴에서 나오는 한 개의 分支인 絡脉으로서, 足太陽膀胱經과 陽蹻脉 사이의 근육 내부에 지나간다. 이 脉에 병이 있을 때 요통이 발생하고 咳嗽[기침]할 때에 쉽게 경련이 일어나는데, 이 脉에 침자하여 치료할 수 있다.

[원문]

《素問 · 刺腰痛論》：“肉裏之脉[76] 令人腰痛, 不可以咳, 咳則筋縮急. 刺肉裏之脉, 爲二痏, 在太陽之外, 少陽絶骨之後[77].”

[註解]

王冰 註：“肉裏之脉, 少陽所生, 則陽維之脉氣所發也, 里, 裡也.”, “一經云, 少陽絶骨之裏, 傳寫誤也, 絶骨之前, 足少陽脉所行; 絶骨之後, 陽維脉所行. 故指曰在太陽之外 · 少陽絶骨之後也. 分肉穴在足外踝直上絶骨之端.”

張隱庵 註：“足少陽陽輔穴, 又名分肉穴, 在太陽膀胱經之外, 少陽絶骨穴之後, 去外踝四寸, 乃其脉也.”

高士宗 註：“在太陽之外, 少陽絶骨之後……乃太陽附陽穴也.”

肉裏脉은 어느 經에 분포하는가? 원문에 의하면 “在太陽之外, 少陽之後.”라 한다. 太陽經에서 少陽經까지의 사이에는 陽蹻脉과 陽維脉이 있다.

王冰은 肉裏脉에 대해 “少陽所生, 則陽維之脉所發.”은 陽維脉이라 인식했다. 그러나 肉裏脉과 陽維脉은 《素問 · 刺腰痛論》篇에 동시에 나오므로 同脉異名은 아니다.

張隱庵은 陽輔穴이라 인식했는데, 이 穴은 歷代로 少陽經에 속했으며 絶骨의 위에 있고 원문 “在太陽之外, 少陽絶骨之後”와 부합되지 않아 絶骨之後도 결코 陽輔穴이 아니다. 同陰脉은 絶骨의 끝에 있어 肉裏脉도 同陰脉이 아니라고 말할 수 있다.

高士宗은 附陽穴이라 인식했다. 明代 이전 여러 사람의 서적에서는 “附陽 · 陽蹻之郄, 在足外踝上三寸, 太陽前少陽之後.”라 인식했다. 이것은 太陽之外 · 少陽絶骨之後와 서로 부합되는 것이다.

肉裏脉은 太陽經의 附陽穴 分支의 한 개 絡脉을 거쳐 太陽과 少陽 사이의 근육 속에 분포하므로 肉裏脉이라 한다. 太陽經은 腰[허리]에 분포하고, 그 表裏經인 足少陰腎經은 肺에 분포하므로 肉裏脉의 요통은 咳할 수 없고 咳하면 바로 筋縮緊한다.

---

76) 分肉穴之裏. 肉裏脉은 少陽이 生하는 부위, 즉 陽維脉의 發하는 곳이다.

77) 陽輔穴. 馬蒔曰：“足少陽膽經有陽輔穴, 又名分肉, 故王氏以肉裏爲分肉.”

十一. 同陰脉

　　同陰脉은 足少陽膽經의 陽輔穴에서 나오는 한 개의 分支인 絡脉으로서, 本經과 병행하여 外踝 상방에 이르러 갈라져 발등(足跗)에 비스듬히 순행하여 그 表裏經인 足厥陰肝經과 相合한다. 同陰脉에 병이 있을 때는 허리가 마치 추(錘)에 맞은 듯이 통증이 있으며 또한 명확한 부종이 있다. 이 脉에 침자하여 치료할 수 있다.

[원문]

《素問 · 刺腰痛論》：“同陰之脉[78], 令人腰痛, 痛如小錘居其中, 怫然腫. 刺同陰之脉, 在外踝上絶骨之端[79]爲三痏.”

[註解]

　　王冰 註：“足少陽之別絡也, 并少陽經上行, 去足外踝上同身寸之五寸, 乃別走厥陰, 并經下絡足跗, 故曰同陰脉也.”, “絶骨之端, 如前同身寸之三分, 陽輔穴也[80].”

　　楊上善 註：“同陰脉在外踝上絶骨之端, 當是足少陽絡脉也.”

　　張隱庵 註：“此論陽蹻之脉也.”

　　同陰脉의 분포 위치는 《素問 · 刺腰痛論》의 “在外踝上絶骨之端”에 의하면 그 위치가 아주 명확한데 絶骨端의 穴位는 陽輔穴이며, 陽輔穴은 足少陽經이 지나가는 부위이다.

　　《鍼灸甲乙經》[81]에는 “陽輔[82]者, 火也[83], 在足外踝上四寸, 輔骨前絶骨端, ……足少陽脉之所行也, 爲經[84].”라 기록했다. 그러므로 同陰脉은 당연히 足少陽膽經의 陽輔穴에서 분출한 絡脉이며, 少陽經과 外踝 상방에서 병행하게 순행하고, 갈라져 하행하여 足跗[발등]에 이르며, 表裏관계인 厥陰經과 相合하는데 이를 ‘同陰’이라 한다.

---

78) 足少陽膽經의 別絡.

79) 陽輔穴.

80) 《醫經理解 · 穴名解》“陽輔, 外輔骨也.” 穴當輔骨前, 外側屬陽, 故名陽輔.

81) 足少陽及股并陽維二穴凡二十八穴爲三十四.

82) 《醫經理解 · 穴名解》“陽輔, 外輔骨也.”

83) 足少陽膽經의 火穴.

84) 足少陽膽經의 經 · 火穴.

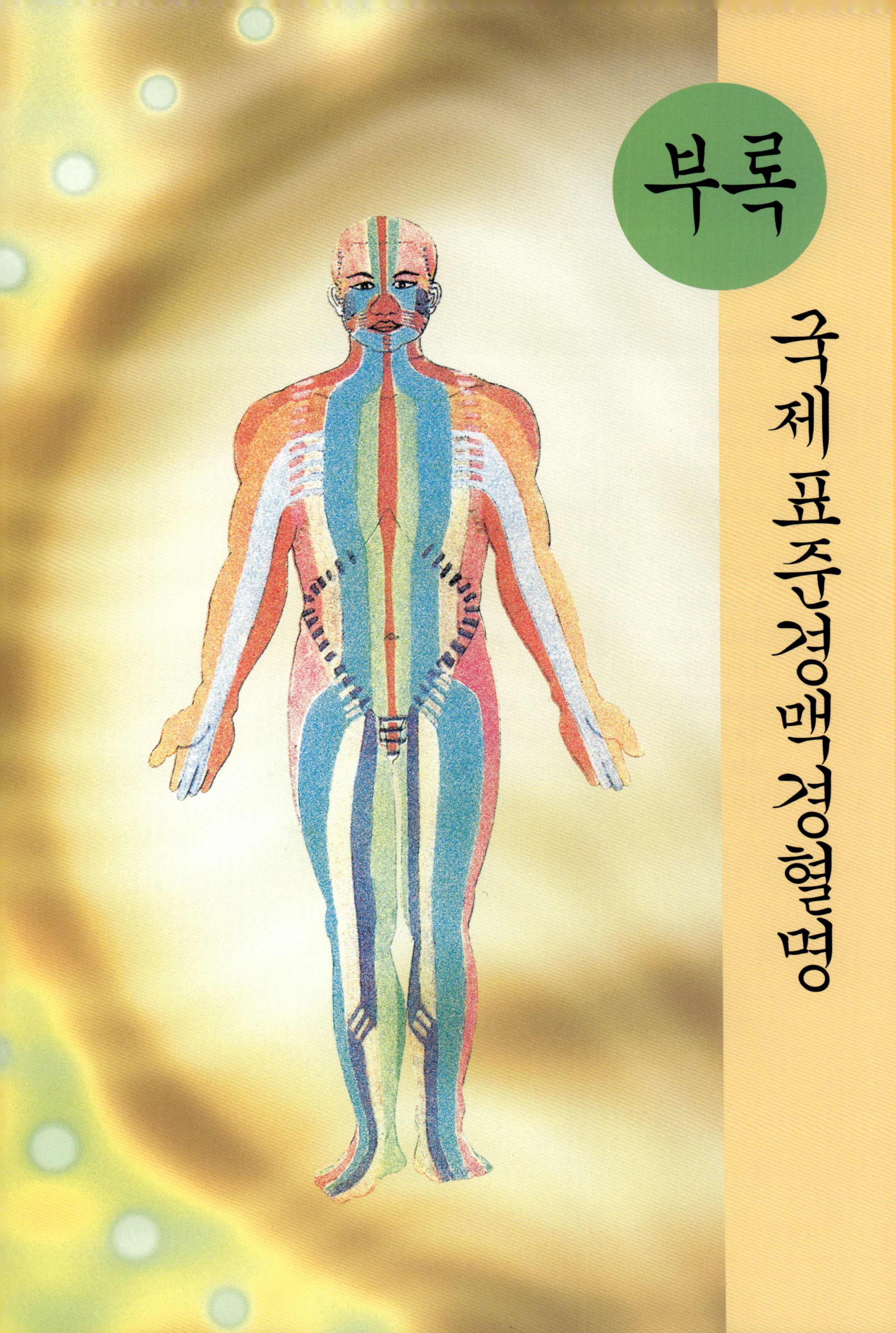
부록
국제 표준 경맥 경혈명

14경맥

경맥명	영어	부호	혈수
手太陰肺經	Lung Meridian	**LU**	11穴
手陽明大腸經	Large Intestine Meridian	**LI**	20穴
足陽明胃經	Stomach Meridian	**ST**	45穴
足太陰脾經	Spleen Meridian	**SP**	21穴
手少陰心經	Heart Meridian	**HT**	9穴
手太陽小腸經	Small Intestine Meridian	**SI**	19穴
足太陽膀胱經	Bladder Meridian	**BL**	67穴
足少陰腎經	Kidney Meridian	**KI**	27穴
手厥陰心包經	Pericardium Meridian	**PC**	9穴
手少陽三焦經	Triple Energizer Meridian	**TE**	23穴
足少陽膽經	Gallbladder Meridian	**GB**	44穴
足厥陰肝經	Liver Meridian	**LR**	14穴
督脈	Governor Vessel	**GV**	28穴
任脈	Conception Vessel	**CV**	24穴

번호	경락	혈명	경혈부호
1	手太陰肺經	中府 / 중부 / Zhongfu	LU_1
2	手太陰肺經	雲門 / 운문 / Yunmen	LU_2
3	手太陰肺經	天府 / 천부 / Tianfu	LU_3
4	手太陰肺經	俠白 / 협백 / Xiabai	LU_4
5	手太陰肺經	尺澤 / 척택 / Chize	LU_5
6	手太陰肺經	孔最 / 공최 / Kongzui	LU_6
7	手太陰肺經	列缺 / 열결 / Lieque	LU_7
8	手太陰肺經	經渠 / 경거 / Jingqu	LU_8
9	手太陰肺經	太淵 / 태연 / Taiyuan	LU_9
10	手太陰肺經	魚際 / 어제 / Yuji	LU_{10}
11	手太陰肺經	少商 / 소상 / Shaoshang	LU_{11}
12	手陽明大腸經	商陽 / 상양 / Shangyang	LI_1
13	手陽明大腸經	二間 / 이간 / Erjian	LI_2
14	手陽明大腸經	三間 / 삼간 / Sanjian	LI_3
15	手陽明大腸經	合谷 / 합곡 / Hegu	LI_4
16	手陽明大腸經	陽谿 / 양계 / Yangxi	LI_5
17	手陽明大腸經	偏歷 / 편력 / Pianli	LI_6
18	手陽明大腸經	温溜 / 온류 / Wenliu	LI_7
19	手陽明大腸經	下廉 / 하렴 / Xialian	LI_8
20	手陽明大腸經	上廉 / 상렴 / Shanglian	LI_9
21	手陽明大腸經	手三里 / 수삼리 / Shousanli	LI_{10}
22	手陽明大腸經	曲池 / 곡지 / Quchi	LI_{11}
23	手陽明大腸經	肘髎 / 주료 / Zhouliao	LI_{12}
24	手陽明大腸經	手五里 / 수오리 / Shouwuli	LI_{13}
25	手陽明大腸經	臂臑 / 비노 / Binao	LI_{14}
26	手陽明大腸經	肩髃 / 견우 / Jianyu	LI_{15}
27	手陽明大腸經	巨骨 / 거골 / Jugu	LI_{16}
28	手陽明大腸經	天鼎 / 천정 / Tianding	LI_{17}
29	手陽明大腸經	扶突 / 부돌 / Futu	LI_{18}
30	手陽明大腸經	禾髎 / 화료 / Heliao	LI_{19}
31	手陽明大腸經	迎香 / 영향 / Yingxiang	LI_{20}
32	足陽明胃經	承泣 / 승읍 / Chengqi	ST_1

번호	경락	혈명	경혈부호
33	足陽明胃經	四白 / 사백 / Sibai	ST2
34	足陽明胃經	巨髎 / 거료 / Juliao	ST3
35	足陽明胃經	地倉 / 지창 / Dicang	ST4
36	足陽明胃經	大迎 / 대영 / Daying	ST5
37	足陽明胃經	頰車 / 협거 / Jiache	ST6
38	足陽明胃經	下關 / 하관 / Xiaguan	ST7
39	足陽明胃經	頭維 / 두유 / Touwei	ST8
40	足陽明胃經	人迎 / 인영 / Renying	ST9
41	足陽明胃經	水突 / 수돌 / Shuitu	ST10
42	足陽明胃經	氣舍 / 기사 / Qishe	ST11
43	足陽明胃經	缺盆 / 결분 / Quepen	ST12
44	足陽明胃經	氣戶 / 기호 / Qihu	ST13
45	足陽明胃經	庫房 / 고방 / Kufang	ST14
46	足陽明胃經	屋翳 / 옥예 / Wuyi	ST15
47	足陽明胃經	膺窓 / 응창 / Yingchuang	ST16
48	足陽明胃經	乳中 / 유중 / Ruzhong	ST17
49	足陽明胃經	乳根 / 유근 / Rugen	ST18
50	足陽明胃經	不容 / 불용 / Burong	ST19
51	足陽明胃經	承滿 / 승만 / Chengman	ST20
52	足陽明胃經	梁門 / 양문 / Liangmen	ST21
53	足陽明胃經	關門 / 관문 / Guanmen	ST22
54	足陽明胃經	太乙 / 태을 / Taiyi	ST23
55	足陽明胃經	滑肉門 / 활육문 / Huaroumen	ST24
56	足陽明胃經	天樞 / 천추 / Tianshu	ST25
57	足陽明胃經	外陵 / 외릉 / Wailing	ST26
58	足陽明胃經	大巨 / 대거 / Daju	ST27
59	足陽明胃經	水道 / 수도 / Shuidao	ST28
60	足陽明胃經	歸來 / 귀래 / Guilai	ST29
61	足陽明胃經	氣衝 / 기충 / Qichong	ST30
62	足陽明胃經	髀關 / 비관 / Biguan	ST31
63	足陽明胃經	伏兎 / 복토 / Futu	ST32
64	足陽明胃經	陰市 / 음시 / Yinshi	ST33
65	足陽明胃經	梁丘 / 양구 / Liangqiu	ST34
66	足陽明胃經	犢鼻 / 독비 / Dubi	ST35
67	足陽明胃經	足三里 / 족삼리 / Zusanli	ST36
68	足陽明胃經	上巨虛 / 상거허 / Shangjuxu	ST37
69	足陽明胃經	條口 / 조구 / Tiaokou	ST38

번호	경락	혈명	경혈부호
70	足陽明胃經	下巨虛 / 하거허 / Xiajuxu	ST$_{39}$
71	足陽明胃經	豊隆 / 풍륭 / Fenglong	ST$_{40}$
72	足陽明胃經	解谿 / 해계 / Jiexi	ST$_{41}$
73	足陽明胃經	衝陽 / 충양 / Chongyang	ST$_{42}$
74	足陽明胃經	陷谷 / 함곡 / Xiangu	ST$_{43}$
75	足陽明胃經	內庭 / 내정 / Neiting	ST$_{44}$
76	足陽明胃經	厲兌 / 여태 / Lidui	ST$_{45}$
77	足太陰脾經	隱白 / 은백 / Yinbai	SP$_{1}$
78	足太陰脾經	大都 / 대도 / Dadu	SP$_{2}$
79	足太陰脾經	太白 / 태백 / Taibai	SP$_{3}$
80	足太陰脾經	公孫 / 공손 / Gongsun	SP$_{4}$
81	足太陰脾經	商丘 / 상구 / Shangqiu	SP$_{5}$
82	足太陰脾經	三陰交 / 삼음교 / Sanyinjiao	SP$_{6}$
83	足太陰脾經	漏谷 / 누곡 / Lougu	SP$_{7}$
84	足太陰脾經	地機 / 지기 / Diji	SP$_{8}$
85	足太陰脾經	陰陵泉 / 음릉천 / Yinlingquan	SP$_{9}$
86	足太陰脾經	血海 / 혈해 / Xuehai	SP$_{10}$
87	足太陰脾經	箕門 / 기문 / Jimen	SP$_{11}$
88	足太陰脾經	衝門 / 충문 / Chongmen	SP$_{12}$
89	足太陰脾經	府舍 / 부사 / Fushe	SP$_{13}$
90	足太陰脾經	腹結 / 복결 / Fujie	SP$_{14}$
91	足太陰脾經	大橫 / 대횡 / Daheng	SP$_{15}$
92	足太陰脾經	腹哀 / 복애 / Fuai	SP$_{16}$
93	足太陰脾經	食竇 / 식두 / Shidou	SP$_{17}$
94	足太陰脾經	天谿 / 천계 / Tianxi	SP$_{18}$
95	足太陰脾經	胸鄕 / 흉향 / Xiongxiang	SP$_{19}$
96	足太陰脾經	周榮 / 주영 / Zhourong	SP$_{20}$
97	足太陰脾經	大包 / 대포 / Dabao	SP$_{21}$
98	手少陰心經	極泉 / 극천 / Jiquan	HT$_{1}$
99	手少陰心經	靑靈 / 청령 / Qingling	HT$_{2}$
100	手少陰心經	少海 / 소해 / Shaohai	HT$_{3}$
101	手少陰心經	靈道 / 영도 / Lingdao	HT$_{4}$
102	手少陰心經	通里 / 통리 / Tongli	HT$_{5}$
103	手少陰心經	陰郄 / 음극 / Yinxi	HT$_{6}$
104	手少陰心經	神門 / 신문 / Shenmen	HT$_{7}$
105	手少陰心經	少府 / 소부 / Shaofu	HT$_{8}$
106	手少陰心經	少衝 / 소충 / Shaochong	HT$_{9}$

번호	경락	혈명	경혈부호
107	手太陽小腸經	少澤 / 소택 / Shaoze	SI_1
108	手太陽小腸經	前谷 / 전곡 / Qiangu	SI_2
109	手太陽小腸經	後谿 / 후계 / Houxi	SI_3
110	手太陽小腸經	腕骨 / 완골 / Wangu	SI_4
111	手太陽小腸經	陽谷 / 양곡 / Yanggu	SI_5
112	手太陽小腸經	養老 / 양로 / Yanglao	SI_6
113	手太陽小腸經	支正 / 지정 / Zhizheng	SI_7
114	手太陽小腸經	小海 / 소해 / Xiaohai	SI_8
115	手太陽小腸經	肩貞 / 견정 / Jianzhen	SI_9
116	手太陽小腸經	臑俞 / 노수 / Naoshu	SI_{10}
117	手太陽小腸經	天宗 / 천종 / Tianzong	SI_{11}
118	手太陽小腸經	秉風 / 병풍 / Bingfeng	SI_{12}
119	手太陽小腸經	曲垣 / 곡원 / Quyuan	SI_{13}
120	手太陽小腸經	肩外俞 / 견외수 / Jianwaishu	SI_{14}
121	手太陽小腸經	肩中俞 / 견중수 / Jianzhongshu	SI_{15}
122	手太陽小腸經	天窓 / 천창 / Tianchuang	SI_{16}
123	手太陽小腸經	天容 / 천용 / Tianrong	SI_{17}
124	手太陽小腸經	顴髎 / 권료 / Quanliao	SI_{18}
125	手太陽小腸經	聴宮 / 청궁 / Tinggong	SI_{19}
126	足太陽膀胱經	晴明 / 정명 / Jingming	BL_1
127	足太陽膀胱經	攢竹 / 찬죽 / Zanzhu	BL_2
128	足太陽膀胱經	眉衝 / 미충 / Meichong	BL_3
129	足太陽膀胱經	曲差 / 곡차 / Quchai	BL_4
130	足太陽膀胱經	五處 / 오처 / Wuchu	BL_5
131	足太陽膀胱經	承光 / 승광 / Chengguang	BL_6
132	足太陽膀胱經	通天 / 통천 / Tongtian	BL_7
133	足太陽膀胱經	絡却 / 낙각 / Luoque	BL_8
134	足太陽膀胱經	玉枕 / 옥침 / Yuzhen	BL_9
135	足太陽膀胱經	天柱 / 천주 / Tianzhu	BL_{10}
136	足太陽膀胱經	大杼 / 대저 / Dazhu	BL_{11}
137	足太陽膀胱經	風門 / 풍문 / Fengmen	BL_{12}
138	足太陽膀胱經	肺俞 / 폐수 / Feishu	BL_{13}
139	足太陽膀胱經	厥陰俞 / 궐음수 / Jueyinshu	BL_{14}
140	足太陽膀胱經	心俞 / 심수 / Xinshu	BL_{15}
141	足太陽膀胱經	督俞 / 독수 / Dushu	BL_{16}
142	足太陽膀胱經	膈俞 / 격수 / Geshu	BL_{17}
143	足太陽膀胱經	肝俞 / 간수 / Ganshu	BL_{18}

번호	경락	혈명	경혈부호
144	足太陽膀胱經	膽俞 / 담수 / Danshu	BL19
145	足太陽膀胱經	脾俞 / 비수 / Pishu	BL20
146	足太陽膀胱經	胃俞 / 위수 / Weishu	BL21
147	足太陽膀胱經	三焦俞 / 삼초수 / Sanjiaoshu	BL22
148	足太陽膀胱經	腎俞 / 신수 / Shenshu	BL23
149	足太陽膀胱經	氣海俞 / 기해수 / Qihaishu	BL24
150	足太陽膀胱經	大腸俞 / 대장수 / Dachangshu	BL25
151	足太陽膀胱經	關元俞 / 관원수 / Guanyuanshu	BL26
152	足太陽膀胱經	小腸俞 / 소장수 / Xiaochangshu	BL27
153	足太陽膀胱經	膀胱俞 / 방광수 / Pangguangshu	BL28
154	足太陽膀胱經	中膂俞 / 중려수 / Zhonglushu	BL29
155	足太陽膀胱經	白環俞 / 백환수 / Baihuanshu	BL30
156	足太陽膀胱經	上髎 / 상료 / Shangliao	BL31
157	足太陽膀胱經	次髎 / 차료 / Ciliao	BL32
158	足太陽膀胱經	中髎 / 중료 / Zhongliao	BL33
159	足太陽膀胱經	下髎 / 하료 / Xialiao	BL34
160	足太陽膀胱經	會陽 / 회양 / Huiyang	BL35
161	足太陽膀胱經	承扶 / 승부 / Chengfu	BL36
162	足太陽膀胱經	殷門 / 은문 / Yinmen	BL37
163	足太陽膀胱經	浮郄 / 부극 / Fuxi	BL38
164	足太陽膀胱經	委陽 / 위양 / Weiyang	BL39
165	足太陽膀胱經	委中 / 위중 / Weizhong	BL40
166	足太陽膀胱經	附分 / 부분 / Fufen	BL41
167	足太陽膀胱經	魄戶 / 백호 / Pohu	BL42
168	足太陽膀胱經	膏肓 / 고황 / Gaohuang	BL43
169	足太陽膀胱經	神堂 / 신당 / Shentang	BL44
170	足太陽膀胱經	譩譆 / 의희 / Yixi	BL45
171	足太陽膀胱經	膈關 / 격관 / Geguan	BL46
172	足太陽膀胱經	魂門 / 혼문 / Hunmen	BL47
173	足太陽膀胱經	陽綱 / 양강 / Yanggang	BL48
174	足太陽膀胱經	意舍 / 의사 / Yishe	BL49
175	足太陽膀胱經	胃倉 / 위창 / Weicang	BL50
176	足太陽膀胱經	肓門 / 황문 / Huangmen	BL51
177	足太陽膀胱經	志室 / 지실 / Zhishi	BL52
178	足太陽膀胱經	胞肓 / 포황 / Baohuang	BL53
179	足太陽膀胱經	秩邊 / 질변 / Zhibian	BL54
180	足太陽膀胱經	合陽 / 합양 / Heyang	BL55

번호	경락	혈명	경혈부호
181	足太陽膀胱經	承筋 / 승근 / Chengjin	BL_{56}
182	足太陽膀胱經	承山 / 승산 / Chengshan	BL_{57}
183	足太陽膀胱經	飛揚 / 비양 / Feiyang	BL_{58}
184	足太陽膀胱經	跗陽 / 부양 / Fuyang	BL_{59}
185	足太陽膀胱經	崑崙 / 곤륜 / Kunlun	BL_{60}
186	足太陽膀胱經	僕参 / 복삼 / Pucan	BL_{61}
187	足太陽膀胱經	申脈 / 신맥 / Shenmai	BL_{62}
188	足太陽膀胱經	金門 / 금문 / Jinmen	BL_{63}
189	足太陽膀胱經	京骨 / 경골 / Jinggu	BL_{64}
190	足太陽膀胱經	束骨 / 속골 / Shugu	BL_{65}
191	足太陽膀胱經	足通谷 / 족통곡 / Zutonggu	BL_{66}
192	足太陽膀胱經	至陰 / 지음 / Zhiyin	BL_{67}
193	足少陰腎經	湧泉 / 용천 / Yongquan	KI_1
194	足少陰腎經	然谷 / 연곡 / Rangu	KI_2
195	足少陰腎經	太谿 / 태계 / Taixi	KI_3
196	足少陰腎經	大鐘 / 대종 / Dazhong	KI_4
197	足少陰腎經	水泉 / 수천 / Shuiquan	KI_5
198	足少陰腎經	照海 / 조해 / Zhaohai	KI_6
199	足少陰腎經	復溜 / 부류 / Fuliu	KI_7
200	足少陰腎經	交信 / 교신 / Jiaoxin	KI_8
201	足少陰腎經	築賓 / 축빈 / Zhubin	KI_9
202	足少陰腎經	陰谷 / 음곡 / Yingu	KI_{10}
203	足少陰腎經	橫骨 / 횡골 / Henggu	KI_{11}
204	足少陰腎經	大赫 / 대혁 / Dahe	KI_{12}
205	足少陰腎經	氣穴 / 기혈 / Qixue	KI_{13}
206	足少陰腎經	四滿 / 사만 / Siman	KI_{14}
207	足少陰腎經	中注 / 중주 / Zhongzhu	KI_{15}
208	足少陰腎經	肓俞 / 황수 / Huangshu	KI_{16}
209	足少陰腎經	商曲 / 상곡 / Shangqu	KI_{17}
210	足少陰腎經	石關 / 석관 / Shiguan	KI_{18}
211	足少陰腎經	陰都 / 음도 / Yindu	KI_{19}
212	足少陰腎經	腹通谷 / 복통곡 / Futonggu	KI_{20}
213	足少陰腎經	幽門 / 유문 / Youmen	KI_{21}
214	足少陰腎經	步廊 / 보랑 / Bulang	KI_{22}
215	足少陰腎經	神封 / 신봉 / Shenfeng	KI_{23}
216	足少陰腎經	靈墟 / 영허 / Lingxu	KI_{24}
217	足少陰腎經	神藏 / 신장 / Shencang	KI_{25}

번호	경락	혈명	경혈부호
218	足少陰腎經	彧中 / 욱중 / Yuzhong	KI$_{26}$
219	足少陰腎經	俞府 / 수부 / Shufu	KI$_{27}$
220	手厥陰心包經	天池 / 천지 / Tianchi	PC$_1$
221	手厥陰心包經	天泉 / 천천 / Tianquan	PC$_2$
222	手厥陰心包經	曲澤 / 곡택 / Quze	PC$_3$
223	手厥陰心包經	郄門 / 극문 / Ximen	PC$_4$
224	手厥陰心包經	間使 / 간사 / Jianshi	PC$_5$
225	手厥陰心包經	内關 / 내관 / Neiguan	PC$_6$
226	手厥陰心包經	大陵 / 대릉 / Daling	PC$_7$
227	手厥陰心包經	勞宮 / 노궁 / Laogong	PC$_8$
228	手厥陰心包經	中衝 / 중충 / Zhongchong	PC$_9$
229	手少陽三焦經	關衝 / 관충 / Guanchong	TE$_1$
230	手少陽三焦經	液門 / 액문 / Yemen	TE$_2$
231	手少陽三焦經	中渚 / 중저 / Zhongzhu	TE$_3$
232	手少陽三焦經	陽池 / 양지 / Yangchi	TE$_4$
233	手少陽三焦經	外關 / 외관 / Waiguan	TE$_5$
234	手少陽三焦經	支溝 / 지구 / Zhigou	TE$_6$
235	手少陽三焦經	會宗 / 회종 / Huizong	TE$_7$
236	手少陽三焦經	三陽絡 / 삼양락 / Sanyangluo	TE$_8$
237	手少陽三焦經	四瀆 / 사독 / Sidu	TE$_9$
238	手少陽三焦經	天井 / 천정 / Tianjing	TE$_{10}$
239	手少陽三焦經	清冷淵 / 청냉연 / Qinglengyuan	TE$_{11}$
240	手少陽三焦經	消濼 / 소락 / Xiaoluo	TE$_{12}$
241	手少陽三焦經	臑會 / 노회 / Naohui	TE$_{13}$
242	手少陽三焦經	肩髎 / 견료 / Jianliao	TE$_{14}$
243	手少陽三焦經	天髎 / 천료 / Tianliao	TE$_{15}$
244	手少陽三焦經	天牖 / 천유 / Tainyou	TE$_{16}$
245	手少陽三焦經	翳風 / 예풍 / Yifeng	TE$_{17}$
246	手少陽三焦經	瘈脈 / 계맥 / Qimai	TE$_{18}$
247	手少陽三焦經	顱息 / 노식 / Luxi	TE$_{19}$
248	手少陽三焦經	角孫 / 각손 / Jiaosun	TE$_{20}$
249	手少陽三焦經	耳門 / 이문 / Ermen	TE$_{21}$
250	手少陽三焦經	和髎 / 화료 / Heliao	TE$_{22}$
251	手少陽三焦經	絲竹空 / 사죽공 / Sizhukong	TE$_{23}$
252	足少陽膽經	瞳子髎 / 동자료 / Tongziliao	GB$_1$
253	足少陽膽經	聴會 / 청회 / Tinghui	GB$_2$
254	足少陽膽經	上關 / 상관 / Shangguan	GB$_3$

번호	경락	혈명	경혈부호
255	足少陽膽經	頷厭 / 함염 / Hanyan	GB$_4$
256	足少陽膽經	懸顱 / 현로 / Xuanlu	GB$_5$
257	足少陽膽經	懸釐 / 현리 / Xuanli	GB$_6$
258	足少陽膽經	曲鬢 / 곡빈 / Qubin	GB$_7$
259	足少陽膽經	率谷 / 솔곡 / Shuaigu	GB$_8$
260	足少陽膽經	天衝 / 천충 / Tianchong	GB$_9$
261	足少陽膽經	浮白 / 부백 / Fubai	GB$_{10}$
262	足少陽膽經	頭竅陰 / 두규음 / Touqiaoyin	GB$_{11}$
263	足少陽膽經	完骨 / 완골 / Wangu	GB$_{12}$
264	足少陽膽經	本神 / 본신 / Benshen	GB$_{13}$
265	足少陽膽經	陽白 / 양백 / Yangbai	GB$_{14}$
266	足少陽膽經	頭臨泣 / 두임읍 / Toulinqi	GB$_{15}$
267	足少陽膽經	目窓 / 목창 / Muchuang	GB$_{16}$
268	足少陽膽經	正營 / 정영 / Zhengying	GB$_{17}$
269	足少陽膽經	承靈 / 승령 / Chengling	GB$_{18}$
270	足少陽膽經	腦空 / 뇌공 / Naokong	GB$_{19}$
271	足少陽膽經	風池 / 풍지 / Fengchi	GB$_{20}$
272	足少陽膽經	肩井 / 견정 / Jianjing	GB$_{21}$
273	足少陽膽經	淵腋 / 연액 / Yuanye	GB$_{22}$
274	足少陽膽經	輒筋 / 첩근 / Zhejin	GB$_{23}$
275	足少陽膽經	日月 / 일월 / Riyue	GB$_{24}$
276	足少陽膽經	京門 / 경문 / Jingmen	GB$_{25}$
277	足少陽膽經	帶脈 / 대맥 / Daimai	GB$_{26}$
278	足少陽膽經	五樞 / 오추 / Wushu	GB$_{27}$
279	足少陽膽經	維道 / 유도 / Weidao	GB$_{28}$
280	足少陽膽經	居髎 / 거료 / Juliao	GB$_{29}$
281	足少陽膽經	環跳 / 환도 / Huantiao	GB$_{30}$
282	足少陽膽經	風市 / 풍시 / Fengshi	GB$_{31}$
283	足少陽膽經	中瀆 / 중독 / Zhongdu	GB$_{32}$
284	足少陽膽經	足陽關 / 족양관 / Zuyangguan	GB$_{33}$
285	足少陽膽經	陽陵泉 / 양릉천 / Yanglingquan	GB$_{34}$
286	足少陽膽經	陽交 / 양교 / Yangjiao	GB$_{35}$
287	足少陽膽經	外丘 / 외구 / Waiqiu	GB$_{36}$
288	足少陽膽經	光明 / 광명 / Guangming	GB$_{37}$
289	足少陽膽經	陽輔 / 양보 / Yangfu	GB$_{38}$
290	足少陽膽經	懸鐘 / 현종 / Xuanzhong	GB$_{39}$
291	足少陽膽經	丘墟 / 구허 / Qiuxu	GB$_{40}$

번호	경락	혈명	경혈부호
292	足少陽膽經	足臨泣 / 족임읍 / Zulinqi	GV$_{41}$
293	足少陽膽經	地五會 / 지오회 / Diwuhui	GB$_{42}$
294	足少陽膽經	俠谿 / 협계 / Xiaxi	GB$_{43}$
295	足少陽膽經	足竅陰 / 족규음 / Zuqiaoyin	GB$_{44}$
296	足厥陰肝經	大敦 / 대돈 / Dadun	LR$_1$
297	足厥陰肝經	行間 / 행간 / Xingjian	LR$_2$
298	足厥陰肝經	太衝 / 태충 / Taichong	LR$_3$
299	足厥陰肝經	中封 / 중봉 / Zhongfeng	LR$_4$
300	足厥陰肝經	蠡溝 / 여구 / Ligou	LR$_5$
301	足厥陰肝經	中都 / 중도 / Zhongdu	LR$_6$
302	足厥陰肝經	膝關 / 슬관 / Xiguan	LR$_7$
303	足厥陰肝經	曲泉 / 곡천 / Ququan	LR$_8$
304	足厥陰肝經	陰包 / 음포 / Yinbao	LR$_9$
305	足厥陰肝經	足五里 / 족오리 / Zuwuli	LR$_{10}$
306	足厥陰肝經	陰廉 / 음렴 / Yinlian	LR$_{11}$
307	足厥陰肝經	急脈 / 급맥 / Jimai	LR$_{12}$
308	足厥陰肝經	章門 / 장문 / Zhangmen	LR$_{13}$
309	足厥陰肝經	期門 / 기문 / Qimen	LR$_{14}$
310	督脈	長強 / 장강 / Changqiang	GV$_1$
311	督脈	腰俞 / 요수 / Yaoshu	GV$_2$
312	督脈	腰陽關 / 요양관 / Yaoyangguan	GV$_3$
313	督脈	命門 / 명문 / Mingmen	GV$_4$
314	督脈	懸樞 / 현추 / Xuanshu	GV$_5$
315	督脈	脊中 / 척중 / Jizhong	GV$_6$
316	督脈	中樞 / 중추 / Zhongshu	GV$_7$
317	督脈	筋縮 / 근축 / Jinsuo	GV$_8$
318	督脈	至陽 / 지양 / Zhiyang	GV$_9$
319	督脈	靈臺 / 영대 / Lingtai	GV$_{10}$
320	督脈	神道 / 신도 / Shendao	GV$_{11}$
321	督脈	身柱 / 신주 / Shenzhu	GV$_{12}$
322	督脈	陶道 / 도도 / Taodao	GV$_{13}$
323	督脈	大椎 / 대추 / Dazhui	GV$_{14}$
324	督脈	瘂門 / 아문 / Yamen	GV$_{15}$
325	督脈	風府 / 풍부 / Fengfu	GV$_{16}$
326	督脈	腦戶 / 뇌호 / Naohu	GV$_{17}$
327	督脈	強間 / 강간 / Qiangjian	GV$_{18}$
328	督脈	後頂 / 후정 / Houding	GV$_{19}$

번호	경락	혈명	경혈부호
329	督脈	百會 / 백회 / Baihui	GV20
330	督脈	前頂 / 전정 / Qianding	GV21
331	督脈	顖會 / 신회 / Xinhui	GV22
332	督脈	上星 / 상성 / Shangxing	GV23
333	督脈	神庭 / 신정 / Shenting	GV24
334	督脈	素髎 / 소료 / Suliao	GV25
335	督脈	水溝 / 수구 / Shuigou	GV26
336	督脈	兌端 / 태단 / Duiduan	GV27
337	督脈	齦交 / 은교 / Yinjiao	GV28
338	任脈	會陰 / 회음 / Huiyin	CV1
339	任脈	曲骨 / 곡골 / Qugu	CV2
340	任脈	中極 / 중극 / Zhongji	CV3
341	任脈	關元 / 관원 / Guanyuan	CV4
342	任脈	石門 / 석문 / Shimen	CV5
343	任脈	氣海 / 기해 / Qihai	CV6
344	任脈	陰交 / 음교 / Yinjiao	CV7
345	任脈	神闕 / 신궐 / Shenque	CV8
346	任脈	水分 / 수분 / Shuifen	CV9
347	任脈	下脘 / 하완 / Xiawan	CV10
348	任脈	建里 / 건리 / Jianli	CV11
349	任脈	中脘 / 중완 / Zhongwan	CV12
350	任脈	上脘 / 상완 / Shangwan	CV13
351	任脈	巨闕 / 거궐 / Juque	CV14
352	任脈	鳩尾 / 구미 / Jiuwei	CV15
353	任脈	中庭 / 중정 / Zhongting	CV18
354	任脈	膻中 / 단중 / Danzhong	CV17
355	任脈	玉堂 / 옥당 / Yutang	CV18
356	任脈	紫宮 / 자궁 / Zigong	CV19
357	任脈	華蓋 / 화개 / Huagai	CV20
358	任脈	璇璣 / 선기 / Xuanji	CV21
359	任脈	天突 / 천돌 / Tiantu	CV22
360	任脈	廉泉 / 염천 / Lianquan	CV23
361	任脈	承漿 / 승장 / Chengjiang	CV24

만화로 읽는 중국전통문화총서 시리즈

고전의학의 스테디셀러!!

만화로 읽는 중국전통문화총서 시리즈는 중국의 천재작가 주춘재가 동양의 고전의학을 현대에 맞게 알짜만을 뽑아 만화로 만들었다. 이 책은 중국에서 베스트셀러가 되었으며 일본, 싱가포르, 대만 등에서도 번역 출간되어 큰 인기를 얻고 있다.

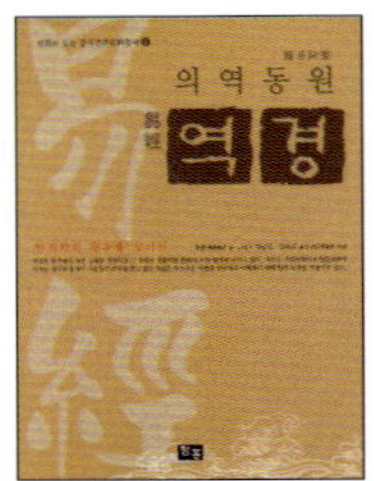

만화로 읽는 중국전통문화총서①
의역동원 역경

■ 주춘재 지음
■ 김남일 강태의 옮김
■ 값 22,000원

역경은 중국에서 가장 오래된 철학서로 동양문화의 모든 영역에 걸쳐 커다란 영향을 끼쳤으며 지금도 자연과학이나 인문과학에 미치는 계시와 충격은 수많은 사람들의 주목을 끈다.

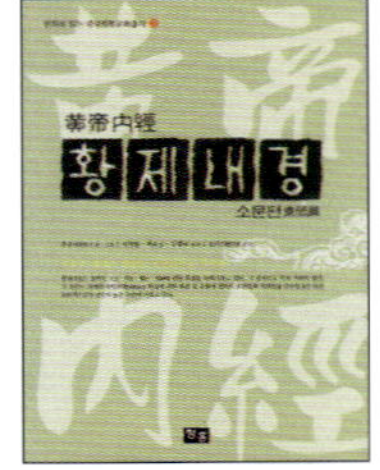

만화로 읽는 중국전통문화총서②
황제내경 소문편

■ 주춘재 지음
■ 정창현 백유상 김경아 옮김
■ 값 22,000원

황제내경은 현존하는 가장 오래된 한의학 이론서이자 한의학의 뿌리가 되는 책으로 총론에 해당하는 소문편은 인간생활의 기본적인 문답과 근원을 음양오행설에 입각해 설명하고 있다.

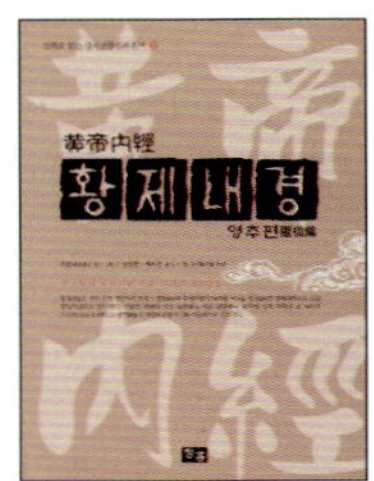

만화로 읽는 중국전통문화총서③
황제내경 영추편

■ 주춘재 지음
■ 정창현 백유상 옮김
■ 값 22,000원

황제내경의 각론에 해당하는 영추편은 질병에 대한 설명과 진단방법, 치료원칙 등이 담겨 있으며 특히 임상에 바로 응용할 수 있는 자법 및 기, 혈, 영, 위에 대해 자세히 나와 있다.

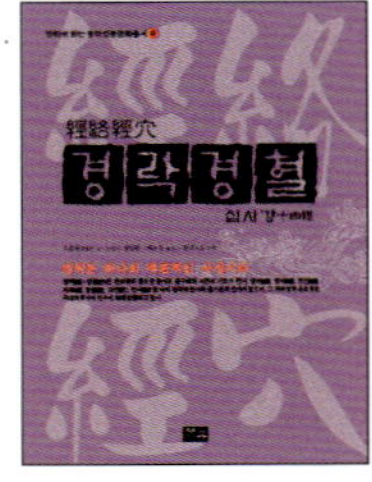

만화로 읽는 중국전통문화총서④
경락경혈 십사경

■ 주춘재 지음
■ 정창현 백유상 옮김
■ 값 22,000원

우리 몸을 거미줄처럼 연결하여 기혈의 흐름을 조절하는 경락은 우주 변화의 신비가 축약되어 있고 실제적이면서도 철학적 체계를 갖추고 있어 일반인들의 치료수단으로 사용되어 왔다.

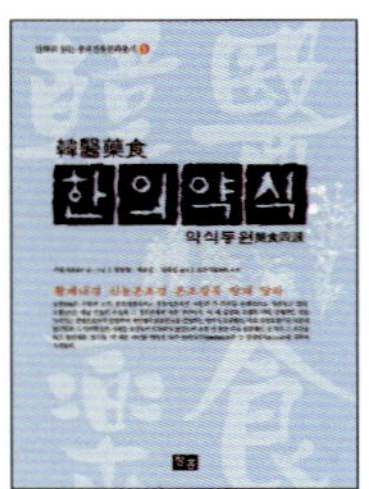

만화로 읽는 중국전통문화총서⑤
한의약식 약식동원

■ 주춘재 지음
■ 정창현 백유상 김혜일 옮김
■ 값 22,000원

한의학에서 약물이나 음식을 활용하는 기본 이론을 쉽고 충실하게 서술하고 있으며 일상생활에서 접하는 여러 음식물들의 효능과 사용방법을 이용하여 건강한 삶을 살게끔 도와준다.

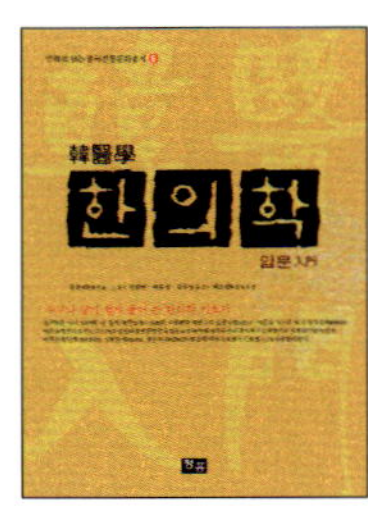

만화로 읽는 중국전통문화총서⑥
한의학 입문

■ 주춘재 지음
■ 정창현 백유상 장우창 옮김
■ 값 22,000원

천인상응의 우주관을 바탕으로 음양오행 이론을 도구로 하고 장부경락, 병인학설, 기혈진액, 변증시치는 물론 한의학 치료원칙인 팔법까지 총 망라한 누구나 알기 쉽게 풀어 쓴 한의학 기초서다.

청홍/지상사   Tel 02)3453-6111   Fax 02)3452-1440

읽기 쉽고 머리에 쏙 들어오는 한방의학

처음으로 읽는 사람들을 위한 이케다 마사카즈 고전의학산책 시리즈

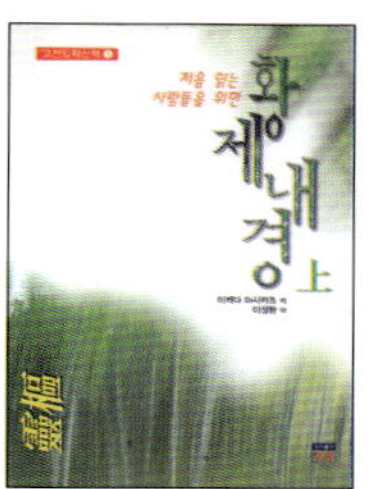

고전의학산책①

처음 읽는 사람들을 위한 황제내경 상(소문)

이케다 마사카즈 지음 | 이정환 옮김 | 값 12,000원

《황제내경 상(소문)》은 황제내경의 총론에 해당하며, 음양오행설에 입각한 철학적 논리를 바탕으로 오장육부의 경락을 통한 기혈의 순행으로 생명활동을 유지해 나간다는 내용이다.

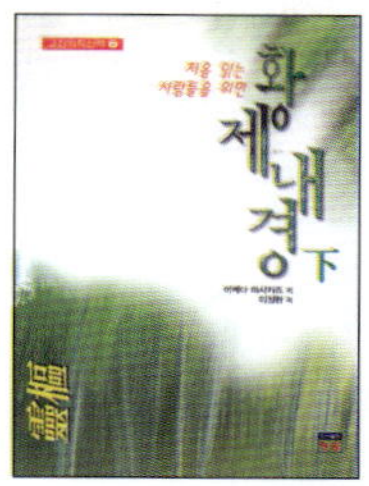

고전의학산책②

처음 읽는 사람들을 위한 황제내경 하(영추)

이케다 마사카즈 지음 | 이정환 옮김 | 값 12,000원

《황제내경 하(영추)》는 황제내경의 각론에 해당하며 음양오행설을 바탕으로 질병에 대한 설명, 진단방법, 치료원칙, 양생, 해부, 생리, 경락, 침구자료 등에 이르기까지 풍부한 내용이 담겨져 있다.

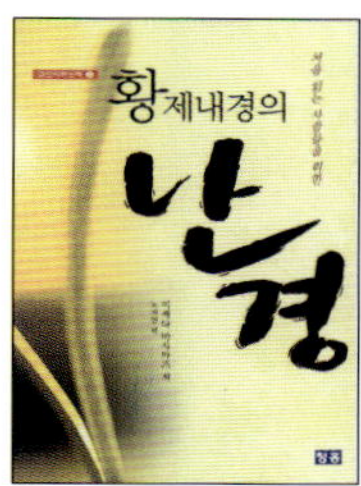

고전의학산책③

처음 읽는 사람들을 위한 황제내경의 난경

이케다 마사카즈 지음 | 노지연 옮김 | 값 12,000원

동양의학의 생리, 해부, 병리를 알기 쉽게 정리한 책. 원전인 황제내경의 81개 의문점을 생리, 병리적 측면에서 해설되어 있다. 경락 치료의 공식만 외우고 왜 그런지 모르는 사람들에게 좋은 지침서로 원작은 동양 최대의 명의인 편작의 저술로 추측하고 있다.

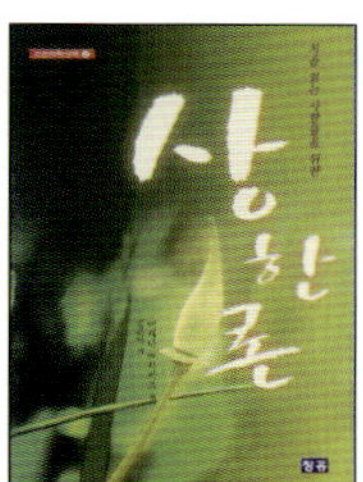

고전의학산책④

처음 읽는 사람들을 위한 상한론

이케다 마사카즈 지음 | 김은아 옮김 | 값 9,500원

어떤 약재가 따뜻하고 차가운지, 어떤 약재가 장부를 보하고 사하는지, 또 약재 배합의 금기를 비롯하여 100여 가지 처방법 등 약재에 대한 지식을 총망라하여 현대인이 알기 쉽게 풀어 쓴 책.

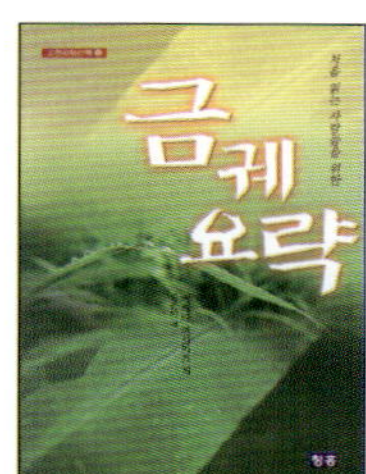

고전의학산책⑤

처음 읽는 사람들을 위한 금궤요략

이케다 마사카즈 지음 | 김은아 옮김 | 값 9,500원

《상한론》과 함께 《금궤요략》은 동양의학을 연구하는 사람들의 성전으로, 부인병을 포함한 각 질병에 대해 그 원인과 병리를 중심으로 이해하기 쉽게 정리되어 있다. 《상한론》과 함께 원작은 후한말기 의성 장중경이다.

일반인뿐 아니라 한의대 학생들과 동양철학을 연구하는 사람들을 염두에 두고
임상학적 측면에서 접근한 책

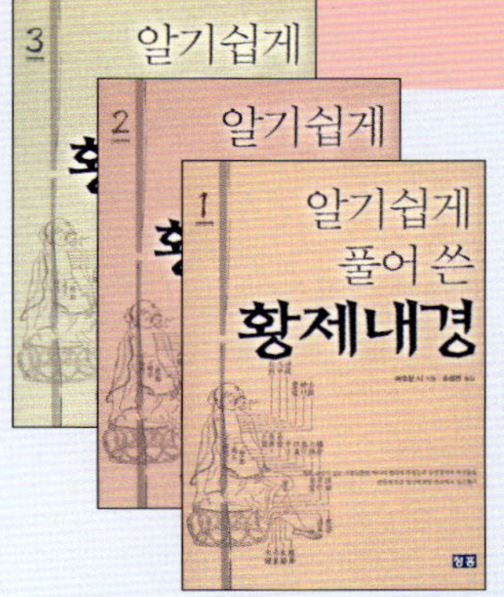

알기쉽게 풀어 쓴 황제내경(전3권)

마오싱 니 지음 | 조성만 옮김 | 각권 8,900원

이 책은 전통중국의학에서 최고의 권위를 자랑하는 《황제내경》의 소문편을 아주 쉽게 풀어쓴 책으로 입문서 중의 입문서로 손꼽힌다. 저자 마오싱 니 박사는 미국 캘리포니아 샌타모니카에 있는 요산중의대학교의 공동 설립자로 오랜 기간 미국과 중국에서 선진의술을 익혔으며 중국전통의학 시술자로 활동하고 있다. 마오싱 니 박사는 이 책에서 《황제내경》과 현대의학을 미묘하게 절충시킴으로써 동서양 의학자들의 박수갈채를 받을 수 있었다.

《알기쉽게 풀어 쓴 황제내경》은 원본의 광범위한 개념을 담고 있으면서도 자세하게 해설하고 있어 어떻게 하면 우리가 오랫동안 행복하고 건강하게 살 수 있는가에 대한 매우 실용적인 가르침을 얻을 수 있다.

청홍/지상사　Tel 02)3453-6111　Fax 02)3452-1440

經絡圖解 경락도해

초판 1쇄 인쇄 | 2007년 4월 26일
초판 1쇄 발행 | 2007년 5월 10일

原著 | 蘭云桂
共譯者 | 孫仁喆 李汶鎬
發行者 | 崔烽圭

책임편집 | 김준균
편집 | 김종석
마케팅 | 김낙현
경영지원 | 최혜림

펴낸곳 | 청홍(지상사)/출판등록 제17-278(1999.1.27)
주소 | 서울특별시 강남구 역삼동 707-1 두꺼비빌딩 1204호
전화 | 02)3453-6111
팩스 | 02)3452-1440
이메일 | jisangsa@jisangsa.com
홈페이지 | www.jisangsa.com

값 80,000원

ISBN 978-89-90116-28-4 93510